Endocrinologia
Baseada em Evidências

Pauline M. Camacho, MD, FACE
Director, Loyola University Osteoporosis and Metabolic
Bone Disease Center
Associate Professor of Medicine
Division of Endocrinology and Metabolism
Department of Medicine
Loyola University Chicago Stritch School of Medicine
Chicago, Illinois

Hossein Gharib, MD, MACP, MACE
Professor of Medicine
Division of Endocrinology, Metabolism, and Nutrition
Department of Medicine
Mayo Clinic College of Medicine
Rochester, Minnesota
Past President, American Association of Clinical Endocrinologists

Glen W. Sizemore, MD, FACE
Professor of Medicine Emeritus
Division of Endocrinology and Metabolism
Department of Medicine
Loyola University Chicago Stritch School of Medicine
Chicago, Illinois

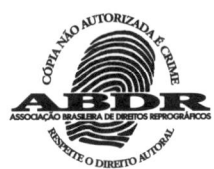

C172e   Camacho, Pauline M.
        Endocrinologia baseada em evidências / Pauline M. Camacho,
        Hossein Gharib, Glen W. Sizemore ; tradução Ivan Carlquist.
        – 2. ed. – Porto Alegre : Artmed, 2008.
        424 p. ; 21 cm.

        ISBN 978-85-363-1376-4

        1. Endocrinologia. I. Gharib, Hossein. II. Sizemore, Glen W.
        III. Título.

                                                            CDU 612.43

Catalogação na publicação: Mônica Ballejo Canto – CRB10/1023.

Endocrinologia
Baseada em Evidências

2ª Edição

Pauline M. Camacho, MD, FACE
Hossein Gharib, MD, MACP, MACE
Glen W. Sizemore, MD, FACE

Tradução:
Ivan Carlquist

Consultoria, supervisão e revisão técnica desta edição:
Augusto Pimazoni Netto
Médico.
*Coordenador do Grupo de Educação e Controle do Diabetes,
Centro Integrado de Hipertensão e Metabologia Cardiovascular,
Hospital do Rim e Hipertensão da
Universidade Federal de São Paulo (UNIFESP).
Consultor Médico para Projetos de Educação em Saúde.*

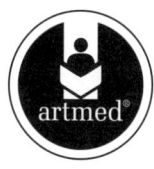

2008

Obra originalmente publicada sob o título
Evidence-Based Endocrinology, 2nd Edition
ISBN 978-0-7817-7154-2

© 2007 by Lippincott Williams & Wilkins, a Wolters Kluwer business
Published by arrangement with Lippincott Williams & Wilkins/Wolters Kluwer Health Inc. USA

Indicações, reações colaterais e programação de dosagens estão precisas nesta obra, mas poderão sofrer mudanças com o tempo. Recomenda-se ao leitor sempre consultar a bula da medicação antes de sua administração.

Os autores e editoras não se responsabilizam por erros ou omissões ou quaisquer conseqüências advindas da aplicação inadequada de informação contida nesta obra.

Capa
Mário Röhnelt

Preparação de original
Sandra da Câmara de Godoy

Supervisão editorial
Letícia Bispo de Lima

Projeto gráfico e editoração eletrônica
Armazém Digital Editoração Eletrônica – Roberto Vieira

Reservados todos os direitos de publicação, em língua portuguesa, à
ARTMED® EDITORA S.A.
Av. Jerônimo de Ornelas, 670 – Santana
90040-340 Porto Alegre RS
Fone: (51) 3027-7000 Fax: (51) 3027-7070

É proibida a duplicação ou reprodução deste volume, no todo ou em parte, sob quaisquer formas ou por quaisquer meios (eletrônico, mecânico, gravação, fotocópia, distribuição na Web e outros), sem permissão expressa da Editora.

SÃO PAULO
Av. Angélica, 1091 – Higienópolis
01227-100 São Paulo SP
Fone: (11) 3665-1100 Fax: (11) 3667-1333

SAC 0800 703-3444

IMPRESSO NO BRASIL
PRINTED IN BRAZIL

Colaboradores

Haitham S. Abu-Lebdeh, MD, MSc
Assistant Professor of Medicine
Mayo Clinic College of Medicine
Rochester, Minnesota

Consultant
Department of Medicine
St. Mary's Hospital
Rochester, Minnesota

Francis Q. Almeda, MD, FACC, FSCAI
Assistant Professor of Medicine
Section of Cardiology
Rush University Medical Center
Chicago, Illinois

Interventional Cardiologist
Section of Cardiology
Ingalls Memorial Hospital
Harvey, Illinois

Elise M. Brett, MD
Assistant Clinical Professor of Medicine
Division of Endocrinology, Diabetes and Bone Disease
Mount Sinai School of Medicine
New York, New York

Attending Physician
Division of Endocrinology, Diabetes and Bone Disease
Mount Sinai Hospital
New York, New York

Pauline M. Camacho, MD, FACE
Associate Professor of Medicine
Department of Medicine
Loyola University Chicago Stritch School of Medicine
Maywood, Illinois

Director
Loyola University Osteoporosis and Metabolic Bone Disease Center
Maywood, Illinois

M. Regina Castro, MD
Assistant Professor of Medicine
Department of Endocrinology
Mayo Clinic College of Medicine

Senior Associate Consultant
Division of Endocrinology
Mayo Clinic
Rochester, Minnesota

Gerald A. Charnogursky, MD
Assistant Professor of Medicine
Department of Medicine
Loyola University Chicago Stritch School of Medicine
Maywood, Illinois

Rhoda H. Cobin, MD
Clinical Professor of Medicine
Division of Endocrinology
Mount Sinai School of Medicine
New York, New York

Co-Chief
Endocrine Clinic
Mount Sinai Hospital
New York, New York

Steven A. DeJong, MD
Professor of Surgery
Department of Surgery
Loyola University Chicago Stritch School of Medicine
Maywood, Illinois

Vice Chair of Clinical Affairs and Chief of General Surgery
Department of Surgery
Loyola University Chicago Stritch School of Medicine
Maywood, Illinois

Mary Ann Emanuele, MD
Professor of Medicine
Department of Medicine
Loyola University Chicago Stritch School of Medicine
Maywood, Illinois

Nicholas V. Emanuele, MD
Professor of Medicine
Department of Medicine
Loyola University Chicago Stritch School of Medicine
Maywood, Illinois

Dana Z. Erickson, MD
Assistant Professor of Medicine
Division of Endocrinology, Diabetes, Metabolism, and Nutrition
Mayo Clinic College of Medicine
Rochester, Minnesota

Hossein Gharib, MD, MACP, MACE
Professor of Medicine
Mayo Clinic College of Medicine
Rochester, Minnesota
Past President
American Association of Clinical Endocrinologists

Tiffany A. Karas, MD
Attending Physician
Department of Internal Medicine
Delnor Community Hospital
Geneva, Illinois

Peter Kopp, MD
Associate Professor of Medicine
Associate Division Chief for Education
Division of Endocrinology, Metabolism and Molecular Medicine
Northwestern University
Feinberg School of Medicine
Chicago, Illinois

Subhash C. Kukreja, MD
Professor of Medicine
University of Illinois at Chicago

Chief, Medical Service
Jesse Brown VA Medical Center
Chicago, Illinois

Jeffery I. Mechanick, MD
Associate Clinical Professor
Division of Endocrinology, Diabetes, and Bone Disease
Mount Sinai School of Medicine
New York, New York

Director of Metabolic Support
The Mount Sinai Hospital
New York, New York

Fadi Nadhan, MD
Assistant Professor of Medicine
Department of Medicine
Loyola University Chicago Stritch School of Medicine
Maywood, Illinois

M. Sue O'Dorisio, MD
Professor of Pediatrics
Department of Pediatrics
University of Iowa
Iowa City, Iowa

Nathan J. O'Dorisio, MD
Assistant Professor
Department of Internal Medicine
Ohio State University
Columbus, Ohio

Nathan J. O'Dorisio, MD (*continuação*)
Assistant Director
Division of Hospital Medicine
University Hospital
Columbus, Ohio

Thomas M. O'Dorisio, MD
Professor of Medicine
Department of Internal Medicine
University of Iowa Carver College of Medicine
Iowa City, Iowa

Professor of Medicine
Department of Internal Medicine
University of Iowa Hospitals and Clinics
Iowa City, Iowa

Stephanie Painter, MD
Division of Endocrinology and Metabolism
Loyola University Chicago Stritch School of Medicine
Maywood, Illinois

Steven Petak, MD, JD, FACE, FCLM
Associate
Texas Institute for Reproductive Medicine and Endocrinology
Houston, Texas

Shailesh U. Pitale, MD, DNB, DAB, FACE
Consultant Endocrinologist
Diabetes and Hormone Center
Shriman Complex
Nagpur, India

Glen Sizemore, MD
Emeritus Professor of Medicine
Department of Medicine
Loyola University of Chicago Stritch School of Medicine
Maywood, Illinois

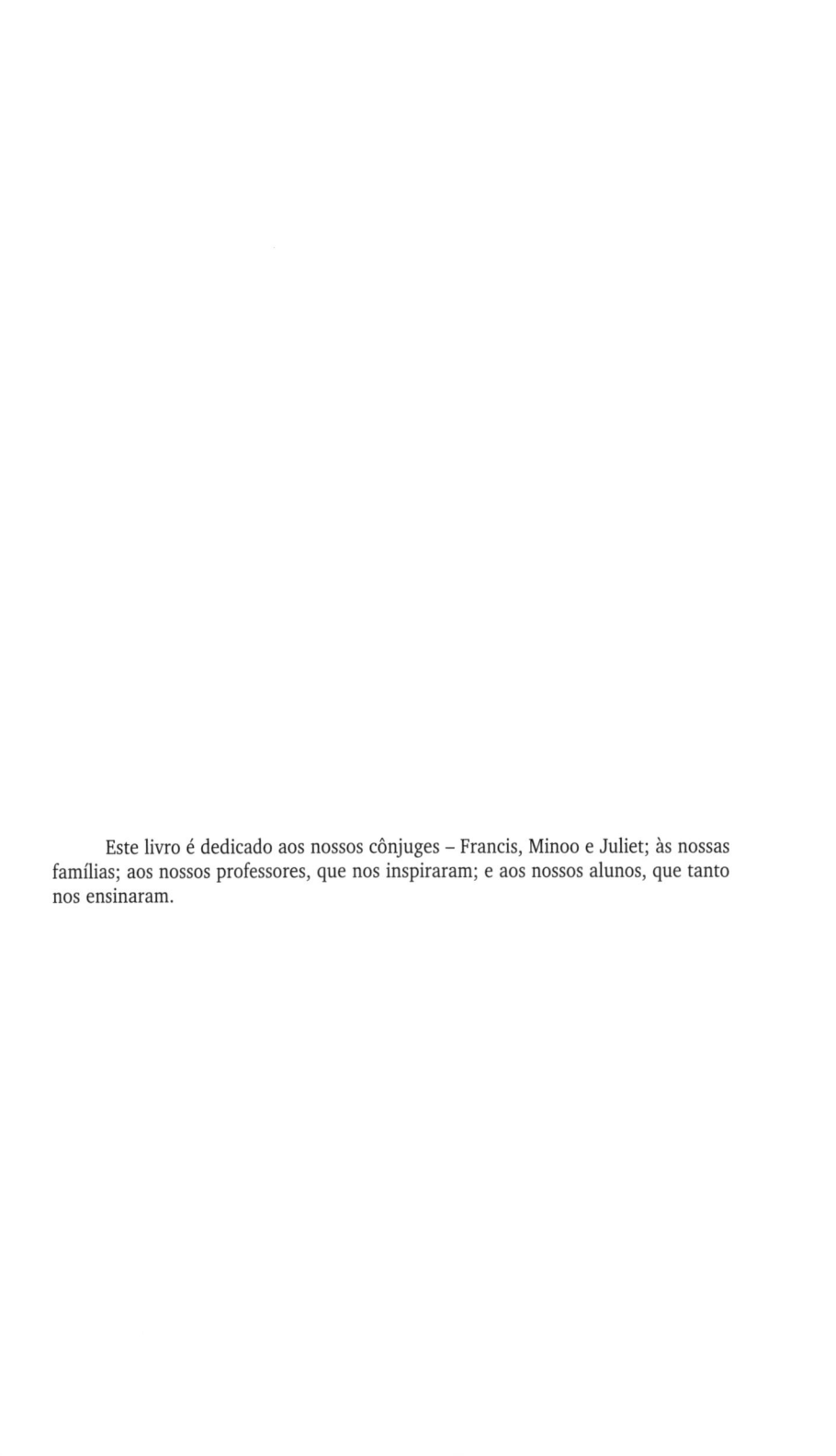

Este livro é dedicado aos nossos cônjuges – Francis, Minoo e Juliet; às nossas famílias; aos nossos professores, que nos inspiraram; e aos nossos alunos, que tanto nos ensinaram.

Agradecimentos

Agradecemos aos nossos colaboradores sua disponibilidade em manter o foco em suas áreas de atuação em endocrinologia. Sua participação tornou a produção deste livro mais agradável e excitante. Acreditamos que os leitores se beneficiarão desses esforços e também aqueles dos formidáveis e atenciosos profissionais da Lippincott Williams & Wilkins. Nosso especial agradecimento à editora de aquisições Lisa McAllister e à editora de desenvolvimento Grace R. Caputo, Dovetail Content Solutions. Sem sua ajuda, este livro não existiria.

Prefácio

Em 2004, nos perguntamos "Por que não existe um manual de endocrinologia baseada em evidências?". As doenças endócrinas claramente se prestam à Medicina Baseada em Evidências, pois englobam grandes populações de pacientes: estima-se que 14 milhões de pessoas têm diabetes melito, 44 milhões têm osteoporose ou densidade mineral óssea baixa e 127 milhões de cidadãos americanos têm peso acima do normal. Essas doenças estão associadas com altos índices de morbidade e mortalidade, considerável custo social e altos custos de tratamento.

A literatura endócrina é enorme e pode ser excessiva para um clínico atarefado. Para algumas doenças, foram feitos e publicados grandes estudos controlados de esquemas de tratamento quantificáveis com resultados quantificáveis; para outras, esse tipo de ensaio não é encontrado na literatura, mas estudos de casos e pequenos ensaios de tratamento com droga ou de medidas diagnósticas estão disponíveis. No atual sistema de saúde, alguns médicos que tratam pacientes com doenças endócrinas podem ter pouco treinamento especializado ou pouca experiência com doenças endócrinas e somente uma apreciação mínima da qualidade da vasta literatura. Havia necessidade, então, de um manual englobando as melhores informações disponíveis baseadas em evidências em endocrinologia. A partir disso, publicamos o primeiro manual, que continha os últimos ensaios clínicos e evidências. Fomos gratificados com o bom recebimento do livro nos Estados Unidos e no exterior, e o retorno dos leitores foi muito recompensador.

Dada a rapidez e a extensão de novos desenvolvimentos na endocrinologia, uma nova edição do livro tornou-se necessária. Nesta 2ª edição de *Endocrinologia baseada em evidências*, acrescentamos um novo capítulo de genética e expandimos os capítulos de dislipidemias, obesidade e nutrição. Todos os capítulos foram revistos pelos autores e centenas de novas referências foram acrescentadas. Diabetes e osteoporose talvez sejam os campos que mais se expandem, e os autores apresentam uma atualização abrangente de novos tratamentos para essas doenças. Finalmente, uma pequena mas notável mudança foi a omissão das terminações possessivas nos epônimos, acompanhando a tendência prevalente nas publicações sobre cuidados de saúde.

Por que os clínicos se beneficiariam deste livro? Basicamente, porque ele os livra de terem que encontrar e digerir o enorme volume de literatura endócrina. As últimas e melhores publicações foram coletadas e resumidas aqui. Em sua melhor utilidade, *Endocrinologia baseada em evidências* pode aprimorar o diagnóstico e o tratamento das doenças endócrinas.

Aplicando uma modificação da classificação de McMaster (ver Introdução), os colaboradores criticamente avaliaram e graduaram os estudos, assistindo os leitores na avaliação rápida dos artigos que levaram a recomendações práticas. Isso deve permitir que eles apliquem a última e, espera-se, melhor ciência nos aspectos diagnósticos e terapêuticos de sua prática.

O texto é organizado nas tradicionais áreas clínicas da endocrinologia – hipotálamo-hipofisária, tiróide, adrenal[*], metabolismo ósseo, sistema reprodutor, diabetes, dislipidemias, obesidade e nutrição, tumores endócrinos malignos incomuns e genética. Dentro desse quadro, nossos objetivos foram múltiplos. Primeiro, desejamos apresentar aos estudantes, residentes e médicos que atuam no atendimento primário e aos especialistas que procuram informações sobre tratamento em endocrinologia um manual conciso baseado em referências. Segundo, usamos uma modificação da classificação de McMaster para avaliar a qualidade das referências e fornecer recomendações práticas baseadas em referências resumidas e graduadas escolhidas por autores experientes. Terceiro, quando possível, fornecemos estimativas da eficácia de custos das escolhas clínicas. Com os limitados estudos disponíveis atualmente em algumas áreas, o objetivo final foi mais evasivo nessas situações.

Esperamos que os leitores encontrem na presente edição de *Endocrinologia baseada em evidências* uma fonte valiosa para as bibliotecas de consultórios, para as áreas de referência médica e, conforme o objetivo primário, para os bolsos de seus aventais.

Pauline M. Camacho, MD, FACE
Hossein Gharib, MD, MACP, MACE
Glen W. Sizemore, MD, FACE

---

[*]N. de R.T. Embora o termo mais recomendável para relatos formais seja "supra-renal" ou, mais precisamente ainda, "glândula supra-renal", utilizaremos neste livro a expressão "adrenal", mais consagrada na linguagem médica usual.

Sumário

Introdução 29

1. Doenças hipotálamo-hipofisárias 33
Gerald A. Charnogursky, Tiffany A. Karas,
Nicholas V. Emanuele, Mary Ann Emanuele e Fadi Nabhan

    Avaliação do eixo hipotálamo-hipofisário 33
        Hormônio do crescimento 33
            Deficiência 33
            Excesso de hormônio do crescimento 34
            Gonadotrofinas 34
            Tirotrofina 35
        Hormônio adrenocorticotrófico 35
            Deficiência 35
            Excesso de ACTH 36
        Hipófise posterior 36
            Deficiência 36
    Exames de imagem do sistema hipotálamo-hipofisário 36
        Técnicas de imagem radiológica 36
            Octreotida 37
    Tumores hipofisários 38
        Etiologia 38
        Epidemiologia 38
        Fisiopatologia 38
        Diagnóstico 38
        Tratamento 39
            Radiação 40
    Hipopituitarismo 41
        Fisiopatologia 41
        Diagnóstico 41
            Classificação e achados clínicos 41
            Achados laboratoriais 43
            Teste combinado de hipófise anterior 44
            Teste de tolerância à insulina 45

16 ■ Sumário

Tratamento	45
Hormônio do crescimento	45
Esteróides gonadais	46
Doenças do sistema prolactina	48
Etiologia	48
Fisiopatologia	49
Epidemiologia	49
Diagnóstico	49
Tratamento	49
Gravidez e hiperprolactinemia	50
Acromegalia	51
Definição	51
Etiologia	51
Epidemiologia	51
Fisiopatologia e quadro clínico	51
Diagnóstico	52
Tratamento	52
Neurocirurgia	52
Análogos da somatostatina	53
Radioterapia	53
Agonistas da dopamina	53
Antagonista do receptor de hormônio do crescimento	54
Doença de Cushing	54
Etiologia e patogenia	54
Diagnóstico	54
Manifestações clínicas	54
Achados laboratoriais	54
Tratamento	55
Diabetes insípido	56
Definição	56
Etiologia	56
Diabetes insípido central	56
Diabetes insípido nefrogênico	56
Fisiopatologia	57
Diagnóstico	57
Tratamento	57
Diabetes insípido central	57
Diabetes insípido nefrogênico	58
Síndrome da secreção inapropriada de hormônio antidiurético	58
Etiologia	58
Epidemiologia	58
Fisiopatologia	59
Diagnóstico	60
Achados clínicos	60
Achados laboratoriais	60

Sumário ■ 17

Tratamento 60
   Tratamento a curto prazo 60
   Tratamento a longo prazo 61
   Tratamento futuro 61
Referências bibliográficas 61

2. Doenças da tiróide 73
M. Regina Castro e Hossein Gharib

Avaliação da função da tiróide 73
   Tirotrofina 73
   Tiroxina livre 74
   Tiroxina total e triiodotironina 74
   Auto-anticorpos antitiróide 74
   Tiroglobulina 75
Exames de imagem da tiróide 75
   Ultra-sonografia 75
   Cintilografia 76
   Tomografia computadorizada 76
   Captação de iodo radiativo 76
   Cintilografia de todo o corpo com I^{131} (CTC) 76
   Tomografia por emissão de pósitrons com [^{18}F]
      Fluorodesoxiglicose 77
Hipertiroidismo 77
   Definição 77
   Etiologia 77
   Epidemiologia 77
   Fisiopatologia 78
   Diagnóstico 78
   Tratamento 80
      Drogas antitiroideanas 80
      Drogas antitiroideanas mais levotiroxina (L-T4) 80
      Iodo radiativo 80
      Cirurgia 81
      β-Bloqueadores 81
Hipotiroidismo 81
   Definição 81
   Etiologia 81
   Epidemiologia e fisiopatologia 81
   Diagnóstico 82
   Tratamento 82
      L-T4 82
      L-T4 mais triiodotironina (T3) 82
Nódulos da tiróide 82
   Etiologia 82
   Epidemiologia 83

Diagnóstico 83
Tratamento 83
Cirurgia 83
Tratamento supressivo com levotiroxina 84
Tratamento com iodo radiativo 84
Injeção percutânea de etanol (IPE) 84
Ablação térmica com *laser* (ATL) 84
Câncer da tiróide 85
Definição e classificação 85
Epidemiologia 85
Diagnóstico 85
Testes de função da tiróide 85
Biópsia por aspiração com agulha fina 86
Marcadores tumorais 86
Tratamento 87
Cirurgia 87
Ablação de remanescentes tiroideanos com iodo radiativo 87
Supressão do TSH com hormônio tiroideano 88
Síndrome do eutiróideo doente 88
Definição e etiologia 88
Fisiopatologia 88
Diagnóstico 89
Tratamento 89
Reposição de triiodotironina 89
Referências bibliográficas 89

3. Doenças da adrenal 109
Dana Erickson, Shailesh Pitale e Steven A. DeJong

Avaliação da função da adrenal 109
Avaliação da função glicocorticóide 109
Cortisol 109
Hormônio adrenocorticotrófico 110
Testes dinâmicos da adrenal 110
Avaliação da função mineralocorticóide 110
Avaliação da medula adrenal 110
Avaliação da produção de andrógeno pela adrenal
e hiperplasia adrenal congênita 111
Exames de imagem da adrenal 111
Tomografia computadorizada 111
Ressonância magnética 112
Cintilografia cortical da adrenal 113
Cintilografia da medula adrenal 113
Tomografia por emissão de pósitrons 114
Amostra da veia adrenal 114

Hiperaldosteronismo primário ... 114
 Definição e etiologia ... 114
 Epidemiologia ... 115
 Fisiopatologia ... 115
 Diagnóstico ... 115
 Tratamento ... 117
Síndrome de Cushing ... 118
 Etiologia e patogenia ... 118
 Características clínicas ... 119
 Avaliação ... 119
 Testes diagnósticos ... 119
 Testes de localização ... 120
 Imagem radiológica ... 121
 Tratamento ... 121
Incidentaloma adrenal ... 122
 Definição ... 122
 Etiologia ... 122
 Diagnóstico ... 122
 Tratamento ... 123
 Seguimento ... 124
Insuficiência adrenal ... 124
 Definição ... 124
 Etiologia e epidemiologia ... 124
 Fisiopatologia ... 126
 Diagnóstico ... 126
  Sintomas clínicos ... 126
  Diagnóstico laboratorial ... 126
  Estudos de imagem ... 128
 Tratamento ... 128
Feocromocitoma ... 129
 Definição e etiologia ... 129
 Epidemiologia ... 129
 Fisiopatologia ... 130
 Diagnóstico ... 131
 Tratamento ... 132
Referências bibliográficas ... 133

4. Doenças ósseas metabólicas ... 147
Stephanie E. Painter e Pauline M. Camacho

Avaliação de doenças ósseas metabólicas ... 147
 Cálcio, fosfato e magnésio séricos ... 147
 Hormônio da paratiróide intacto ... 147
 Metabólitos da vitamina D ... 147
 Proteína relacionada com o hormônio da paratiróide ... 148

Calcitonina 148
Excreção urinária de cálcio 148
Marcadores bioquímicos de metabolismo ósseo 148
Marcadores de formação óssea 148
Marcadores de reabsorção óssea 148
Uso clínico 149
Exames de imagem óssea 149
Densitometria óssea 149
Cintilografia 151
Biópsia óssea 151
Osteoporose 151
Definição 151
Epidemiologia 151
Fisiopatologia 152
Diagnóstico 152
Tratamento 152
Bisfosfonatos 152
Raloxifeno 156
Calcitonina 157
Tratamento de reposição hormonal 157
Combinação 157
Teriparatida 158
Suplementação de cálcio e vitamina D 159
Outros tratamentos 160
Tratamentos futuros 160
Monitorização do tratamento 160
Doença de Paget 161
Epidemiologia 161
Fisiopatologia 161
Diagnóstico 162
Tratamento 162
Bisfosfonatos 162
Calcitonina 164
Outros tratamentos 164
Hiperparatiroidismo primário 164
Epidemiologia 164
Patogenia 165
Diagnóstico 165
Tratamento 166
Tratamento cirúrgico 166
Tratamento clínico 167
Carcinoma de paratiróide 168
Epidemiologia 168
Patogenia 168
Manifestações clínicas 168
Diagnóstico 169

Tratamento 169
Hipercalcemia 169
   Diagnóstico 169
   Tratamento 171
      Dirigido para a causa primária 171
      Diminuição da absorção intestinal 171
      Aumento da excreção urinária de cálcio 171
      Inibição da reabsorção óssea 172
      Diálise 173
   Emergências hipercalcêmicas 173
   Tratamento futuro 173
Hipocalcemia 173
   Diagnóstico 173
   Tratamento 175
   Emergências hipocalcêmicas 175
   Suplementos orais de cálcio 175
   Vitamina D 176
   Magnésio 176
   Hormônio da paratiróide 176
Osteomalacia 177
   Raquitismo dependente de vitamina D (tipo 1 e tipo 2) 178
   Osteomalacia oncogênica 178
   Raquitismo hipofosfatêmico 179
   Hipofosfatasia 179
   Osteomalacia induzida por droga 179
Referências bibliográficas 179

5. Doenças do sistema reprodutor 203
Steven Petak e Rhoda H. Cobin

Amenorréia 203
   Definição 203
   Etiologia 203
   Epidemiologia 203
   Fisiopatologia 203
      Amenorréia primária 204
      Amenorréia secundária 205
   Diagnóstico 207
   Tratamento 207
Hirsutismo 208
   Etiologia 211
   Epidemiologia 211
   Diagnóstico 211
   Tratamento 212
Puberdade precoce 214
   Definição 214
   Fisiopatologia 214

Etiologia e diagnóstico 214
Tratamento 215
Hipogonadismo masculino 216
  Definição 216
  Etiologia e diagnóstico 216
    Hipogonadismo masculino congênito 217
    Hipogonadismo masculino adquirido 217
  Tratamento 219
Infertilidade 220
  Definição 220
  Etiologia e diagnóstico 220
  Epidemiologia 220
  Tratamento 221
Menopausa 222
  Definição 222
  Diagnóstico 222
  Tratamento 222
Referências bibliográficas 223

6. Diabetes melito 241
Haitham S. Abu-Lebdeh

Diabetes melito tipo 1 241
  Definição 241
  Etiologia 241
  Genética 241
    Genes do complexo de histocompatibilidade principal 241
    Genes do diabetes melito insulinodependente 242
  Epidemiologia 242
  Fisiopatologia 242
  Diagnóstico 242
    Rastreamento 242
    Manifestações clínicas 243
    Achados laboratoriais 244
  Prevenção 244
  Tratamento 244
    Insulina 244
    Dieta 246
    Exercícios 247
    Monitorização da glicemia 247
    Transplante 247
Diabetes melito tipo 2 248
  Definição 248
  Etiologia 248
    Fatores de risco 248
  Epidemiologia 249
  Fisiopatologia 249

Diagnóstico 249
Manifestações clínicas 249
Achados laboratoriais 249
Rastreamento 250
Prevenção 250
Tratamento 251
   Diminuição de peso e restrições dietéticas 251
   Exercício 251
   Tratamento com droga 251
   Tratamento combinado 254
   Transplante 254
Cetoacidose diabética 254
   Definição 254
   Etiologia 254
   Epidemiologia 254
   Fisiopatologia 255
   Diagnóstico 255
      Achados laboratoriais 255
      Manifestações clínicas 255
   Tratamento 256
      Reposição de líquidos 256
      Insulina 256
      Bicarbonato 256
      Potássio 257
      Fosfato 257
      Monitorização do tratamento 257
   Prognóstico 258
Coma hiperosmolar 258
   Definição 258
   Etiologia 258
   Fisiopatologia 258
   Epidemiologia 258
   Diagnóstico 258
      Manifestações clínicas 258
      Achados laboratoriais 259
   Tratamento 259
      Fluidos 259
      Insulina 259
      Eletrólitos 259
Hipoglicemia 260
   Definição 260
   Classificação 260
   Etiologia 260
   Fisiopatologia 260
   Epidemiologia 261
      Diabetes melito tipo 1 261

24 ■ Sumário

Diabetes melito tipo 2 261
Diagnóstico 261
Manifestações clínicas 262
Tratamento 262
Falta de percepção de hipoglicemia 262
Complicações 263
Complicações do diabetes 263
Doenças cardiovasculares 263
Epidemiologia 263
Etiologia 263
Diagnóstico 264
Prevenção e tratamento 264
Lesões oculares 266
Etiologia 266
Fisiopatologia 267
Epidemiologia 267
Diagnóstico 267
Prevenção e tratamento 267
Neuropatia diabética 269
Classificação 269
Fisiopatologia 269
Epidemiologia 269
Diagnóstico 269
Tratamento 270
Doença renal 271
Definição 271
Etiologia 271
Fisiopatologia 271
Epidemiologia 272
Diagnóstico 272
Prevenção e tratamento 272
Tratamento glicêmico intensivo 274
Definição 274
Etiologia/fundamento 274
Paciente do ambulatório 274
Diabetes melito tipo 1 274
Diabetes melito tipo 2 275
Paciente internado 275
Epidemiologia 275
Fisiopatologia 275
Referências bibliográficas 277

7. Dislipidemias **297**
Francis Q. Almeda

Metabolismo de lipoproteínas 297
Lipoproteína de baixa densidade (LDL) 300

Sumário ■ **25**

Ensaios 300
   Ensaios de prevenção primária 301
   Ensaios de prevenção secundária 302
   Quanto a LDL deve ser reduzida? 303
   Opções de tratamento 304
      Modificação da dieta 304
      Inibidores da estatina (3-Hidroxi-3-Metilglutaril-Coenzima A
         Redutase) 304
      Tratamento com estatina em populações de alto risco 304
      Ezetimiba (Zetia) 306
      Seqüestrantes de ácidos biliares (resinas) 306
      Ácido nicotínico e ácidos fíbricos 307
      Tratamento combinado 307
      Estratégias não-farmacológicas 307
   Lipoproteína de alta densidade
      (HDL) e triglicerídeos (TAG) 307
      Opções de tratamento 308
         Mudanças terapêuticas no estilo de vida 308
         Ácido nicotínico (niacina) 308
         Ácidos fíbricos (fibratos) 309
         Estatinas 309
         Óleos de peixe 309
         Novas opções de tratamento para aumento de HDL 310
   Lipoproteína (a) 310
   Homocisteína 310
   Direções futuras 311
   Referências bibliográficas 311

8. Obesidade e nutrição 321
Jeffrey I. Mechanick e Elise M. Brett

   Definição 321
   Epidemiologia 321
   Etiologia 322
   Fisiopatologia 323
   Tratamento 323
      Mudanças terapêuticas no estilo de vida 324
         Comportamentais 324
         Alimentação sadia e nutrição 324
         Atividade física 326
      Farmacoterapia 327
         Sibutramina 327
         Orlistat 327
      Direções futuras 328
      Cirurgia bariátrica 328
      Referências bibliográficas 328

9. Neoplasia endócrina múltipla ... 339
Glen W. Sizemore

Definição ... 339
Epidemiologia ... 339
Etiologia ... 339
Neoplasia endócrina múltipla tipo 1 ... 341
Rastreamento ... 341
Doença enteropancreática ... 342
Tumores secretores de gastrina ... 342
Diagnóstico ... 343
Tratamento ... 343
Tumores secretores de insulina e outros tipos de tumores ... 344
Diagnóstico ... 344
Tratamento ... 344
Doença da paratiróide ... 345
Diagnóstico ... 345
Tratamento ... 345
Doença hipofisária ... 346
Doenças associadas ... 346
Neoplasia endócrina múltipla tipo 2 ... 346
Rastreamento ... 347
Carcinoma medular de tiróide ... 348
Diagnóstico ... 348
Tratamento ... 348
Feocromocitoma ... 350
Diagnóstico ... 351
Tratamento ... 351
Doença da paratiróide ... 352
Diagnóstico ... 352
Tratamento ... 352
Referências bibliográficas ... 352

10. Tumores carcinóides ... 361
Nathan J. O'Dorisio, M. Sue O'Dorisio e Thomas M. O'Dorisio

Definição ... 361
Etiologia ... 361
Epidemiologia ... 362
Patologia ... 362
Diagnóstico ... 363
Tratamento ... 364
Referências bibliográficas ... 365

Sumário ■ **27**

11. Síndromes endócrinas paraneoplásicas **369**
Subhash Kukreja

    Hipercalcemia de malignidade 369
        Definição 369
        Etiologia 372
        Epidemiologia 373
        Fisiopatologia 373
        Diagnóstico 374
        Tratamento 375
        Prognóstico 376
    Bisfosfonatos e metástases ósseas 376
    Referências bibliográficas 376

12. Genética **385**
Peter Kopp

    Definição 385
    Etiologia 386
    Epidemiologia 387
    Fisiopatologia 392
    Diagnóstico 393
        Abordagem do paciente 393
        Informações sobre doenças genéticas 393
        Aconselhamento genético 394
        Teste genético 394
        Coleta de amostra 396
        Laboratórios que executam testes genéticos 396
        Limitações práticas do teste genético 396
    Tratamento 397
    Agradecimentos 398
    Referências bibliográficas 398

Índice **405**

Introdução

Nos primórdios da medicina, o tratamento dos pacientes geralmente era baseado em estratégias orais ou escritas recolhidas da interpretação da literatura existente ou de observações de primeira mão dos pacientes. Os resultados eram transmitidos aos jovens por autoridades "experientes" ou com mais idade. Embora não exatamente difícil, essa forma de educação tinha problemas: ela padecia de atitudes empíricas de alguns clínicos e da falta de habilidade ou falha em avaliar a "melhor" literatura corrente; uma tendência inerente em supervalorizar os resultados de observações limitadas a poucos pacientes; freqüentemente faltavam observações sistemáticas de resultados, com falha na inclusão de medidas de benefícios ou danos aos pacientes; e faltavam regras formais para avaliar a evidência clínica.

Para melhorar as decisões diagnósticas e terapêuticas oferecidas em *Endocrinologia baseada em evidências*, usamos referências resumidas e graduadas baseadas em modificações da classificação de McMaster [1]. Os esforços baseados em evidências para melhorar o atendimento ao paciente começou no final dos anos 1980 na Universidade McMaster [2] e foi fundamentado em duas idéias: que mais ênfase poderia ser colocada nos benefícios e riscos do tratamento e que era melhor para o paciente o uso de tratamentos de ponta de pirâmides de informações de pesquisa que continham metodologicamente trabalhos fracos na base e resultados importantes na ponta. Essa última idéia deixou evidente que poderíamos identificar os bons e os maus estudos médicos [3] e que alguns resultados são mais certos que outros. Embora reconheça que há validade de relatos de casos iniciais, intuitivos e observacionais ou de estudos de caso-controle, a classificação dá maior peso aos ensaios controlados por placebo, randomizados e duplos-cegos.

Os graus usados na classificação de McMaster são 1A, 1B, 1C+, 1C, 2A, 2B e 2C (Tabela 1). Uma recomendação grau 1 sugere que o benefício claramente sobrepuja os danos e os custos, enquanto o grau 2 indica recomendação mais fraca (Tabela 2). A última parte do grau denota a qualidade do estudo. O grau A é dado a ensaios controlados randomizados com resultados consistentes. O grau B é aplicado a ensaios randomizados com resultados menos consistentes. O grau C é dado a estudos observacionais ou à generalização de resultados de ensaios randomizados de um grupo de pacientes em relação a um grupo diferente. O grau C+ é dado a estudos observacionais com resultados forçados.

A classificação de McMaster foi desenvolvida para informação terapêutica somente. Em diretrizes clínicas, as recomendações e as evidências em geral são graduadas separadamente. Neste livro, no entanto, pedimos aos autores para graduar em conjunto as referências e as recomendações. Também modificamos seu uso para incluir estudos de testes diagnósticos e, com mais freqüência, para usá-la como sistema de graduação na maioria dos tipos de literatura médica. Em virtude de muitas áreas permanecerem um pouco controversas, os autores tiveram ampla liberdade depois da revisão da literatura em sua área para fazer julgamentos baseados em suas interpretações de todas as evidências.

Tabela 1 ■ Abordagem McMaster dos graus de recomendação

Grau[a]	Clareza do risco/ benefício	Força metodológica da evidência de apoio	Implicações
1A	Clara	ERCs sem limitações importantes	Recomendação forte, podendo ser aplicado na maioria dos pacientes, na maior parte das circunstâncias, sem reserva
1B	Clara	ERCs com limitações importantes (resultados inconsistentes, leis metodológicas[b])	Recomendação forte, provavelmente pode ser aplicado na maioria dos pacientes
1C+	Clara	Nenhum ERC, mas os resultados do ERC podem ser inequivocamente extrapolados ou há evidência esmagadora a partir da observação	Recomendação forte, podendo ser aplicado na maioria dos pacientes, na maior parte das circunstâncias
1C	Clara	Estudos observacionais	Força de recomendação intermediária; pode mudar quando houver evidência mais forte
2A	Não clara	ERCs sem limitações importantes	Força de recomendação intermediária; melhor ação pode diferir dependendo das circunstâncias dos pacientes ou dos valores sociais
2B	Não clara	ERCs com limitações importantes (resultados inconsistentes, falhas metodológicas)	Recomendação fraca; abordagens alternativas provavelmente são melhores para alguns pacientes sob determinadas circunstâncias

(*Continua*)

Tabela 1 ■ *(Continuação)*

Grau[a]	Clareza do risco/ benefício	Força metodológica da evidência de apoio	Implicações
2C	Não clara	Estudos observacionais	Recomendação muito fraca; outras alternativas podem ser igualmente razoáveis

ERCs = ensaios randomizados controlados.

[a] As seguintes considerações indicam se a recomendação é grau 1 ou 2: magnitude e precisão do efeito do tratamento, risco do paciente do evento-alvo ser evitado, natureza do benefício e magnitude do risco associado ao tratamento, variabilidade nas preferências do paciente, variedade na disponibilidade dos recursos regionais, práticas de assistência à saúde e considerações de custo. Inevitavelmente o peso dessas considerações envolve um julgamento subjetivo. Também, já que os estudos das categorias B e C podem ser falhos, é provável que a maioria das recomendações nessas classes seja grau 2.

[b] Essas situações incluem ERCs com falta de consistência e resultados subjetivos, onde o risco de tendenciosidade na medida dos resultados é alto e com grande perda de seguimento.
Conforme Montori VM, Schunemann HJ, Guyatt GH. What is evidence-based medicine? Endocrinol Clin 2002;31:521-526.

Tabela 2 ■ Fatores que podem enfraquecer uma recomendação de tratamento, mudando de grau 1 para grau 2

Menor número de desfechos sérios
Efeito menor do tratamento
Estimativa imprecisa do efeito do tratamento
Risco mais baixo de evento-alvo
Risco mais alto do tratamento
Custos mais altos
Valores variáveis

Conforme Montori VM, Schunemann HJ, Guyatt GH. What is evidence-based medicine? Endocrinol Clin 2002;31:521-526.

REFERÊNCIAS BIBLIOGRÁFICAS

1. Montori VM, Schunemann HJ, Guyatt GH. What is evidence-based medicine? Endocrinol Clin 2002;31:521-526.
2. Evidence-Based Medicine Working Group. Evidence-based medicine: a new approach to teaching the practice of medicine. JAMA 1992;268:2420-2425.
3. Brody JM. Separating gold from junk in medical studies. New York Times, October 22, 2002.

1
Doenças hipotálamo-hipofisárias

Gerald A. Charnogursky, Tiffany A. Karas,
Nicholas V. Emanuele, Mary Ann Emanuele e Fadi Nabhan

Avaliação do eixo hipotálamo-hipofisário ... 33	Doenças do sistema prolactina ... 48
Exames de imagem do sistema hipotálamo-hipofisário ... 36	Acromegalia ... 51
	Doença de Cushing ... 54
	Diabetes insípido ... 56
Tumores hipofisários ... 38	Síndrome da secreção inapropriada
Hipopituitarismo ... 41	de hormônio antidiurético ... 58

AVALIAÇÃO DO EIXO HIPOTÁLAMO-HIPOFISÁRIO
Mary Ann Emanuele e Nicholas Emanuele

A coleta e o transporte adequados de amostras, incluindo tempo e condição (p. ex., jejum, estresse, sono, postura e drogas), são de importância primária na avaliação de todos os níveis hormonais [1], e o laboratório responsável deve ser consultado antes da obtenção da amostra. A avaliação basal deve consistir em níveis de hormônios tróficos e alvos (Tabela 1.1) Embora o radioimunoensaio (RIE) e o ensaio imunorradiométrico (EIR) meçam concentrações hormonais, os EIRs geralmente são mais rápidos, mais específicos e mais sensíveis que os RIEs. Precursores de proteínas ligantes e metabólitos podem interferir com ambos os ensaios e produzir valores espúrios altos ou baixos. Uma nova avaliação depende da questão clínica da hipofunção ou da hiperfunção da glândula endócrina suspeita. Os testes estimulantes fornecem dados em casos de hipofunção, enquanto os de supressão são melhores para casos de hiperfunção.

Hormônio do crescimento

Deficiência

A hipoglicemia induzida por insulina é o teste usado como critério-padrão para deficiência de hormônio do crescimento (GH) [2]. Depois de jejum durante a noite, níveis de glicose, GH e cortisol são determinados. Administra-se, então, insulina regular IV (0,1-0,15 U/kg), e os níveis de glicose, GH e cortisol são medidos novamente em 30, 60 e 90 minutos depois do bolo inicial. Se não houver evidência clínica de hipoglicemia (p. ex., taquicardia e sudorese) depois de 45 minutos, deve-se repetir o bolo de insulina e a amostragem. Uma hipoglicemia adequada ocorre quando a

Tabela 1.1 ■ Hormônios hipofisários e alvos

Hormônio hipofisário	Glândula-alvo	Hormônio de realimentação
Hormônio do crescimento (GH)	Fígado, osso, adipócitos e outros tecidos	IGF-1
Hormônio luteinizante (LH)	Gônada	Testosterona (homens)
Hormônio folículo-estimulante (FSH)	Gônada	Estradiol (mulheres)
Tirotrofina (TSH)	Tiróide	T4, T3
Corticotrofina (ACTH)	Adrenal	Cortisol
Prolactina	Mama	Desconhecido

glicose sangüínea diminui para menos de 40 mg/dL. Normalmente os níveis de GH devem aumentar para mais de 5 mg/L. Cardiopatia isquêmica, distúrbios de condução intracardíacos e epilepsia são contra-indicações para o teste. Outros testes estimulantes incluem administração de fator de liberação de GH, arginina, L-dopa ou glucagon. O fator de liberação de GH (1 μg/kg/IV) é injetado, e sangue é obtido em 0, 15, 30 e 60 minutos para níveis de GH. Os níveis de pico de GH ocorrem em 15 a 30 minutos e variam de 10 a mais de 50 ng/mL em adultos jovens normais. Hidrocloreto de arginina (0,5 μg/kg de peso em salina normal) é administrado IV em um período de 30 minutos. O pico de GH ocorre em 45 a 60 minutos. Levodopa (500 mg, se peso for >30 kg; 250 mg, se peso for de 15-30 kg e 125 mg, se >15 kg) é dado oralmente. Náusea transitória é comum. A resposta de pico de GH usualmente ocorre entre 45 e 90 minutos. Glucagon, 1 mg, é dado por via intramuscular, e a resposta de pico do GH ocorre de 2 a 3 horas mais tarde.

Excesso de hormônio do crescimento

Os níveis basais de GH não são muito úteis, enquanto níveis elevados de fator de crescimento semelhante à insulina tipo 1 (IGF-1) indicam excesso de GH. Além disso, a proteína-3 ligante de IGF (IGFBP-3) aumenta em associação com acromegalia.

O teste de tolerância à glicose é útil. A glicose (75 g) é administrada depois de jejum noturno. O GH sérico é medido a intervalos de 150 minutos. Em indivíduos normais, os valores de GH são suprimidos abaixo de 0,5 mg/L. Em pacientes com acromegalia, essa supressão não ocorre, e um aumento paradoxal de níveis de GH pode ocorrer.

Gonadotrofinas

Deficiência

A deficiência de gonadotrofina pode ser diagnosticada pela medida dos valores séricos basais de hormônio luteinizante (LH), hormônio folículo-estimulante (FSH) e concomitantes esteróides gonadais (testosterona livre em homens e estradiol em

Endocrinologia baseada em evidências ■ **35**

mulheres). Uma concentração baixa de testosterona livre ou estradiol em associação com níveis inapropriadamente baixos de gonadotrofinas é sugestiva de disfunção hipotálamo-hipofisária. Em geral, os testes dinâmicos não são necessários para o diagnóstico. Em homens, a testosterona sérica tem variação diurna, sendo mais alta no início da manhã; portanto, deve ser colhida às 8 horas.

Excesso

O excesso de gonadotrofina é extremamente raro, sendo discutido na seção de tumores hipofisários.

Tirotrofina

Deficiência

Nível baixo ou inapropriadamente normal de TSH associado com baixo nível sérico de tiroxina (T4) livre sugere deficiência de TSH. Os atuais ensaios sensíveis de TSH eliminaram a necessidade de teste dinâmico com estímulo de hormônio liberador de tirotrofina (TRH).

Excesso

Os estados de excesso de TSH são extremamente raros e discutidos na seção de tumores hipofisários.

Hormônio adrenocorticotrófico

Deficiência

A deficiência de hormônio adrenocorticotrófico (ACTH) é diagnosticada quando os níveis de rastreamento de cortisol e ACTH são baixos, indicando prontamente o uso do teste de hipoglicemia induzida por insulina. Em situações de reserva normal de ACTH, o cortisol sérico aumenta acima de 20 mg/dL. Além disso, um nível baixo aleatório de cortisol na presença de resposta normal a ACTH exógeno indica deficiência de ACTH.

O teste de estímulo do hormônio liberador de corticotrofina (CRH) é usado para se distinguir entre causas hipotalâmicas e hipofisárias de hipoadrenalismo. Um bolo intravenoso de CRH ovino sintético (1 mg/kg de peso) é injetado depois que o paciente jejuou no mínimo durante quatro horas. Amostras sangüíneas são colhidas 15 e 0 minutos antes e 5, 10, 15, 30, 45, 60, 90 e 120 minutos depois da injeção de CRH para dosagem de ACTH e cortisol. A resposta normal é documentada quando o ACTH plasmático aumenta pelo menos 35% e/ou o cortisol sérico aumenta pelo menos 20% [3]. A diminuição do nível plasmático de ACTH e da resposta de cortisol ao CRH é notada em pacientes com deficiência primária de ACTH hipofisário. Aqueles com doença hipotalâmica têm resposta plasmática exagerada e prolongada de ACTH e resposta subnormal de cortisol.

O teste de metirapona também é usado para determinar a reserva de ACTH. A metirapona bloqueia a síntese de cortisol pelo bloqueio da 11β-hidroxilase, o que, por sua vez, estimula a produção de ACTH. Esse aumento de ACTH leva ao aumento do precursor de cortisol, 11-desoxicortisol, testando, assim, a reserva de ACTH. A metirapona é administrada por via oral na dose de 750 mg, a cada quatro horas, durante 24 horas. Em pacientes não-afetados, ela suprime o nível de cortisol às 8 horas para menos de 7 mg/dL e aumenta o nível sérico de 11-desoxicortisol em pelo menos 10 mg/dL. Hidrocortisona, 100 mg, deve ser dada por via intravenosa para reverter a deficiência de cortisol depois de colhidas as amostras às 8 horas. Em pacientes com deficiência hipotalâmica ou doença hipofisária, o nível sérico de 11-desoxicortisol é menor que 10 mg/dL.

Excesso de ACTH

Os testes para síndrome de Cushing são descritos mais adiante neste capítulo.

Hipófise posterior

Deficiência

Poliúria excedendo 2L/dia pode ser devida a diabetes insípido (DI). Deficiência de glicocorticóide, se associada, pode evitar a ocorrência de poliúria, pois diminui a depuração de água livre pelos glomérulos, o que pode mascarar DI sintomático. Assim, o clínico deve avaliar completamente a função da hipófise anterior e repor corticosteróides antes da avaliação do paciente quanto a DI.

O teste de privação de água é útil. O paciente não precisa estar em jejum, mas água é o único fluido permitido. Ele deve também evitar fumar. Depois de esvaziar a bexiga, o paciente é pesado, e o consumo de água não é permitido até o final do teste. Osmolaridade e volume da urina e o peso são medidos de hora em hora. O teste é continuado até que o peso do paciente caia 3%, até que haja hipotensão ou até que o teste de osmolaridade não mude mais de 30 mOsm entre duas amostras. Osmolaridade de urina acima de 500 mOsm/kg é a resposta normal. No final do teste, 2 mg de arginina vasopressina são administrados por via intravenosa. Os pacientes com DI central (DIC) apresentam concentração de urina depois da injeção de vasopressina.

EXAMES DE IMAGEM DO SISTEMA HIPOTÁLAMO-HIPOFISÁRIO
Mary Ann Emanuele e Nicholas Emanuele

Técnicas de imagem radiológica

A ressonância magnética (RM) em geral fornece a melhor visualização da anatomia hipotalâmica-hipofisária seguida pela tomografia computadorizada (TC) coronal de alta resolução com secções de 1,5 mm ao longo da hipófise. Embora ambas sejam igualmente eficazes na identificação de grandes tumores hipofisários, a RM é superior na definição da relação com as estruturas em volta. É mais acurada na identificação de lesões pequenas [4], especialmente após a administração de gadolínio-ácido dietilenotriaminopentacético (Gd-DTPA). Em pacientes com microadenomas cirurgicamente comprovados, a RM visualiza todas as lesões, enquanto a TC revela somente a metade [5]. Embora ambas as modalidades de imagem sejam equivalentes na detecção de microadenomas, invasão óssea e deslocamento do eixo hipofisário, a RM é mais sensível na definição da extensão extra-selar do adenoma e na detecção de invasão do seio cavernoso. A TC é superior à RM na demonstração de osso cortical, freqüentemente crítico no caso de adenomas hipofisários, causando erosão do assoalho selar. Uma angiografia cerebral pode ser necessária antes da cirurgia, mas não tem lugar na avaliação inicial.

O microadenoma hipofisário (=10 mm) visto na RM é redondo e hipointenso em relação à glândula normal e nas imagens T1, com sinais mais altos observados na cintilografia T2. O infundíbulo pode se afastar do tumor. Macroadenomas tendem a ter sinal característico semelhante ao da glândula normal, mas podem conter áreas císticas ou hemorrágicas. A administração de Gd-DTPA intravenoso amplifica a RM da hipófise normal, atingindo o máximo depois de aproximadamente 30 minutos; adenomas são amplificados mais lentamente, e a amplificação persiste mais. Gd-DTPA e imagens coronais aumentam a probabilidade da identificação de lesões pequenas.

A RM também pode identificar massas intra-selares não-hipofisárias (p. ex., meningiomas ou aneurisma de artéria carótida interna). Uma hemorragia cerebral, e presumidamente em um tumor hipofisário, tem aspecto característico, dependendo da idade da hemorragia e do grau de rompimento da barreira hematoencefálica [6]. Uma hemorragia aguda que tenha ocorrido há menos de uma semana, consistindo de desoxiemoglobina, é isointensa com a glândula em imagens T1 e tem baixa intensidade de sinal em imagens T2. Uma hemorragia subaguda, entre 1 e 4 semanas, contém metemoglobina, que se forma a partir da periferia para o centro e tem sinal de alta intensidade em imagens T1 e T2. Já uma hemorragia com mais de 4 semanas produz sinal alto homogêneo em imagens T1 e T2; a hemossiderina aparece como um anel em torno da hemorragia e tem sinal de baixa intensidade nessas imagens [6].

Octreotida

A octreotida, um análogo de somatostatina, é usada para detectar a presença de tecidos que expressam receptores de somatostatina. A cintilografia com octreotida pode ser usada para detectar tumores neuroendócrinos hipofisários e ectópicos expressando esses receptores. Ela fornece imagem e medida fisiológica. Uma captação aumentada na cintilografia com octreotida prevê o sucesso do tratamento clínico com análogos de somatostatina. No entanto, como esses receptores são expressos por tecido endócrino normal, o resultado positivo pode não representar uma localização do tumor. Apesar da alta incidência de resultados falso-positivos, ela pode ser útil quando acoplada com resultado anormal de TC ou RM.

TUMORES HIPOFISÁRIOS
Mary Ann Emanuele e Nicholas Emanuele

Etiologia

Além do adenoma hipofisário, o diagnóstico diferencial de massa hipofisária inclui hiperplasia hipofisária, abscesso hipofisário, craniofaringioma, cisto de bolsa de Rathke, cisto de parte intermediária, cisto colóide, cisto aracnóide, sela vazia, teratoma, hamartoma, astrocitoma, aneurisma, histiocitose X, cordoma, melanoma e carcinoma metastático [7]. Adenoma hipofisário é o achado mais comum. No caso de tumores secretantes de hormônio com sintomas clínicos associados, uma avaliação hormonal apropriada determina o melhor tratamento inicial e a necessidade de mais tratamento. Os tratamentos cirúrgico, farmacológico e radioterápico estão disponíveis para tumores hipofisários secretantes. Essas mesmas modalidades são úteis para adenomas não-secretantes e para massas selares não-hipofisárias, que necessitam da mesma investigação que os tumores originários das células hipofisárias[7].

Epidemiologia

O aumento da sensibilidade dos testes endócrinos e procedimentos de imagem melhorou o diagnóstico dos tumores hipofisários. A prevalência de adenomas hipofisários em séries de autópsias não-selecionadas é tal alta quanto 20 a 25% [7]. O teste endócrino rotineiro também pode revelar anomalias hormonais e levar ao diagnóstico de tumores hipofisários. É importante lembrar, no entanto, que a maioria desses tumores são microadenomas e muitos são não-funcionantes. Os pesquisadores antecipam que a prevalência de tumores hipofisários clinicamente significativos na população geral continuará aumentando.

Fisiopatologia

A microscopia eletrônica, a imunoistoquímica, a hibridação *in situ* para medida de RNAm e a avaliação de marcadores de proliferação celular (como MIB-1 por microscopia óptica) podem ser úteis na previsão do comportamento biológico e da agressividade do tumor. A mutação de p53, um gene supressor de tumor, também pode ser examinada; ela pode ser um indicador de rápido crescimento. Em marcante contraste com outros tumores, os adenomas hipofisários são menos vasculares que a hipófise normal, sugerindo que inibidores de angiogênese podem ter papel importante no seu comportamento [8].

Diagnóstico

As seções subseqüentes deste capítulo discutem o diagnóstico de hiperprolactinemia, acromegalia e doença de Cushing. Os tumores hipofisários produtores de TSH são inicialmente vistos com sinais e sintomas clássicos de tirotoxicose, aumento de níveis de T3 e T4 e nível aumentado ou inapropriadamente normal de TSH. Massa selar sem excesso de produção de hormônio-alvo ou sem aumento dos níveis de prolactina, GH, ACTH ou TSH indica adenoma hipofisário não-funcionante. A subunidade alfa, comum ao FSH, GH e THS e que não tem atividade metabólica (a subunidade beta dessas glicoproteínas é única e confere especificidade ao hormônio) pode estar aumentada. Se inicialmente alto, esse nível pode ser seguido como marcador de recidiva de tumor.

Tratamento

O tipo, a função e o tamanho do tumor determinam seu tratamento. A avaliação inicial deve determinar a presença e o tipo de hipersecreção hormonal e quaisquer deficiências hormonais, a necessidade de tratamento de reposição, a presença de qualquer anomalia visual e a presença de extensão extra-selar. As intervenções terapêuticas incluem tratamento clínico, cirurgia transesfenoidal ou frontal e radioterapia.

Os agonistas da dopamina tratam eficazmente a maioria dos tipos de tumores secretantes de prolactina. A cirurgia transesfenoidal é indicada na maioria dos pacientes com tumores que secretam GH, ACTH e TSH e com grandes tumores não-funcionantes. O tratamento clínico com análogos da somatostatina somente ou em combinação com agonistas da dopamina devem ser feitos em pacientes com aumento persistente de GH ou IGF-1. A radioterapia pode beneficiar pacientes com tumor residual significativo, nos quais o tratamento clínico não teve sucesso. Idealmente níveis excessivos de hormônios hipofisários e as respostas nos órgãos-alvo do sistema hipotálamo-hipofisário se normalizam, e os efeitos estimulantes e inibitórios são restaurados. Outros objetivos de tratamento são alívio da cefaléia, reversão da perda visual e recuperação da função hipofisária.

Em virtude de a maioria dos tumores hipofisários ser benigna, os resultados da cirurgia em geral são gratificantes, particularmente em pacientes com extensão supra-selar e anomalias visuais. Uma melhoria nas anomalias do campo visual ocorre em 80% de tais pacientes; uma progressão do distúrbio visual é bloqueada em 16% e uma deterioração visual ocorre em 4%. Os resultados da cirurgia dependem da experiência e da perícia do cirurgião, do tamanho do tumor, da invasão do osso ou da dura máter e de tratamento prévio. A prevenção de recidiva e impedimento de DI são talvez os objetivos mais desafiadores da cirurgia do tumor hipofisário. Finalmente, a cirurgia fornece a oportunidade de caracterização histopatológica completa da lesão. O diagnóstico tissular é desejável, porque o diagnóstico diferencial de massas selares é amplo e algumas lesões aparecem como pseudoprolactinomas (hiperprolactinemia secundária à compressão hipofisária ou à lesão hipotalâmica, que leva à interferência com a inibição dopaminérgica de secreção de prolactina).

As complicações de cirurgia hipofisária em grandes séries são poucas. Índices de mortalidade de 0,86, 0,27 e 2,5% foram relatados em pacientes com macroadenomas, microadenomas e macroadenomas já tratados com outras modalidades, respectivamente [9-13]. Em pacientes com tratamento prévio ou com macroadenomas, perda visual ocorreu em 2,5 e 0,1%, vazamento de líquido cefalorraquidiano, em 5,7 e 1,3%, acidente vascular ou lesão vascular, em 1,3 e 0,2%, meningite ou abscesso, em 1,3 e 0,1%, e paralisia oculomotora, em 0,6 e 0,1%, respectivamente. A incidência de hipopituitarismo após a cirurgia é cerca de 3% em pacientes com macroadenomas e aumenta levemente com o tamanho e a invasividade do tumor. O índice de recidiva de tumor hipofisário é cerca de 1 a 2% por ano em pacientes tratados somente com cirurgia [9,10]; irradiação pós-operatória hipofisária externa diminui esse nível. Estudos mais recentes enfatizam a eficácia da radioterapia depois da cirurgia inicial na redução do risco de o tumor crescer novamente [13].

Radiação

A radioterapia de tumor hipofisário normalmente previne um novo crescimento do tumor e, às vezes, diminui a hipersecreção de hormônio. No entanto, a diminuição imediata do tamanho do tumor e da hipersecreção de hormônio é rara. A diminuição da hipersecreção de hormônio pode ocorrer em 3 a 6 meses de tratamento, mas a volta aos valores normais leva pelo menos 5 e, freqüentemente, 10 anos. Além disso, o hipopituitarismo, total ou parcial, é um risco e pode ocorrer em qualquer época após o tratamento. Em um estudo, metade dos pacientes tratados com radiação convencional de supervoltagem desenvolveu hipopituitarismo em 26 meses de tratamento [13]. Em outras séries, pelo menos um terço dos pacientes teve deficiências hipofisárias em 2 a 3 anos. A incidência de hipopituitarismo aumenta com a extensão do seguimento, necessitando monitorização dos pacientes por toda a vida, com medidas adequadas de medidas hormonais e estudos dinâmicos. Outras complicações da radioterapia incluem lesão do quiasma óptico, dos nervos ópticos e dos nervos cranianos, com conseqüente perda visual ou oftalmoplegia, lesão vascular causando isquemia cerebral, convulsões e desenvolvimento de tumor maligno hipofisário ou cerebral. A perda de cognição é menos documentada.

Os diferentes tipos de radioterapia incluem teleterapia de supervoltagem convencional, cirurgia estereotáxica de implante radiativo usando acelerador linear, partículas alfa, tratamento com feixes de prótons e radiação focada com estereotaxia de alta dose de única (faca gama) O tipo de radioterapia deve ser individualizado conforme o tamanho e a localização do tumor (proximidade do quiasma óptico e seio cavernoso) e a disponibilidade da fonte de radiação. Usualmente o tratamento convencional de supervoltagem é feito cinco dias por semana por 4 a 5 semanas. Esse tipo de tratamento pode ser usado em pacientes com tumores hipofisários pequenos ou grandes. A radioterapia com partículas alfa ou feixes de prótons pode ser usada somente para tratar pequenos tumores e necessita cíclotron para fonte de energia, limitando, assim, a disponibilidade. A radiação focalizada de faca gama (p. ex., radiocirurgia) diminui o risco de lesão do hipotálamo e de outras estruturas cerebrais e pode ser feita eficazmente em dose única.

Na maioria dos estudos, relativamente poucos pacientes têm progressão da doença depois da radioterapia, mas o índice de recidiva apesar da radioterapia em uma série foi de 10%. Atualmente, a irradiação hipofisária é mais recomendada para pacientes com doença residual após a cirurgia e para pacientes que não podem se submeter à ressecção cirúrgica.

A radioterapia pós-operatória para tumores não-secretantes também é uma opção se forem encontrados considerável tumor residual ou evidência de crescimento de tumor na RM de seguimento [12-15]. A avaliação e o tratamento do hipopituitarismo são partes importantes do tratamento em todos pacientes com tumores hipofisários. O desenvolvimento de novos tratamentos clínicos, como antagonistas de GH, assim como refinamentos na cirurgia, radioterapia e técnicas de imagem, deve continuar a melhorar o tratamento futuro dos tumores hipofisários. A resposta dos tumores hipofisários aos tratamento médico, cirúrgico e radioterápico varia em função da etiologia, sendo discutida nas seções seguintes.

HIPOPITUITARISMO

Mary Ann Emanuele e Nicholas Emanuele

Fisiopatologia

O hipopituitarismo parcial ou total pode ocorrer em pacientes com adenomas hipofisários, doença parasselar ou hipofisite; depois de cirurgia ou radiação hipofisária (incluindo radiação da cabeça e do pescoço em tumores malignos); ou depois de traumatismo craniano. A apoplexia hipofisária resultante de sangramento em adenoma existente também é comumente associada com hipopituitarismo. Isso também pode ocorrer no puerpério, quando a hipófise está muito aumentada, depois de parto complicado com grande sangramento e hipotensão. Em uma revisão retrospectiva de prontuários de pacientes com apoplexia hipofisária ao longo de um período de 20 anos, aproximadamente 90% dos pacientes tinham hipopituitarismo permanente, independentemente da descompressão cirúrgica [16]. Uma deficiência de qualquer um dos seis hormônios principais (LH, FSH, GH, tirotrofina, corticotrofina e prolactina) pode ocorrer. O sintoma mais comum é o hipogonadismo, devido à deficiência de LH e FSH. Classicamente, os hormônios hipofisários diminuem na seguinte ordem: gonadotrofinas (LH, FSH), GH, tirotrofina e corticotrofina [17]. No entanto, alguns pacientes têm deficiência isolada de corticotrofina ou tirotrofina. A deficiência de prolactina é incomum, exceto com infarto hipofisário.

Diagnóstico

Classificação e achados clínicos

Deficiência de hormônio do crescimento

A deficiência de GH pode ser um fator no aumento do índice de mortalidade observado em pacientes com hipopituitarismo que recebem hormônios de reposição (exceto GH) [18]. Esse risco é predominantemente na forma de doença cardiovascular [19]. Os sintomas de deficiência de GH em adultos incluem diminuição da força muscular, baixa tolerância aos exercícios e diminuição da sensação de bem-estar físico e psicológico (p. ex., menos energia, labilidade emocional, sensação de isolamento social e diminuição da libido). A deficiência de GH permite um aumento da gordura corporal total e produz uma distribuição anormal de gordura. A densidade óssea, particularmente na coluna lombar, diminui em alguns pacientes com deficiência de GH em adulto. Os níveis séricos de lipoproteína de baixa densidade (LDL) podem ser altos, enquanto os de lipoproteína de alta densidade (HDL) permanecem normais.

Deficiência de gonadotrofina

A deficiência de gonadotrofina resulta de defeito hipofisário ou deficiência de estímulo de hormônio hipotalâmico liberador de gonadotrofina (GnRH). A etiologia inclui doença hipotalâmica, doença do pedículo hipofisário ou anomalia funcional, como ocorre na associação com hiperprolactinemia, excesso de cortisol, anorexia nervosa, insuficiência adrenal secundária ou hipotiroidismo secundário. A deficiência de gonadotrofina freqüentemente acontece no início da evolução do hipopituitarismo. Causa atraso ou parada do desenvolvimento da puberdade em adolescentes e infertilidade, distúrbios menstruais e amenorréia nas mulheres. A hipoestrogenemia freqüentemente é associada com falta de libido e dispareunia. Deficiência de longa duração de estrogênio produz atrofia mamária e osteopenia. Em homens, o hipogonadismo pode não ser diagnosticado, porque a síndrome se desenvolve lentamente, e os achados de diminuição da libido e impotência podem ser atribuídos ao envelhecimento. O crescimento da barba e da massa muscular podem ser reduzidos, e uma osteopenia pode se desenvolver. O hipogonadismo em geral é diagnosticado retrospectivamente, após o paciente apresentar sintomas de lesão em massa.

Deficiência de tirotrofina

O hipotiroidismo secundário em geral ocorre de forma relativamente tardia na evolução do hipopituitarismo, sendo caracterizado por mal-estar, aumento de peso, falta de energia, intolerância ao frio e constipação. O grau de hipotiroidismo depende da duração da deficiência de TSH.

Deficiência de corticotrofina

Insuficiência adrenal secundária pode ocorrer como deficiência isolada ou como resultado de deficiência de CRH, ou na evolução do desenvolvimento de pan-hipopituitarismo. Os sintomas são essencialmente os mesmos da insuficiência adrenal primária, mas diferem em vários aspectos.

Primeiro, a insuficiência adrenal secundária resulta da falta do estímulo de ACTH na adrenal; portanto, somente esteróides sob regulação predominante de ACTH (cortisol e andrógenos adrenais) são afetados. A secreção de mineralocorticóides, regulada primariamente por renina e angiotensina, é preservada, embora possa ser subótima. Assim, os eletrólitos podem estar normais, em contraste com a insuficiência adrenal primária. Os sintomas usuais são mal-estar, perda de energia, anorexia, perda de peso, hipotensão postural, tontura ortostática e, algumas vezes, cefaléia. Mulheres tendem a perder pêlos axilares e pubianos, porque nelas a adrenal representa a fonte principal de andrógeno. Elas também têm diminuição da libido. A barba e os pêlos corporais são preservados em homens, salvo se coexistir deficiência de gonadotrofina.

Segundo, em contraste com os pacientes com insuficiência adrenal primária, que podem ter coloração anormal da pele, esses pacientes têm complexão pálida e, às vezes, levemente amarelada. Pacientes com deficiência secundária ou terciária de cortisol tendem a ter sintomas mais leves do que aqueles com insuficiência adrenal primária. Deficiência intensa de cortisol pode resultar em hipoglicemia e hiponatremia; hipercalemia usualmente ocorre apenas com deficiência coexistente de aldosterona.

Esses pacientes, em especial aqueles com pan-hipopituitarismo, podem deteriorar-se aos poucos, mas uma doença relativamente trivial pode precipitar colapso vascular, coma ou hipoglicemia. A insuficiência adrenal, independentemente da causa, é uma emergência médica.

Achados laboratoriais

Hormônio de crescimento sérico

O hormônio de crescimento é secretado de modo pulsátil, e os valores no indivíduo normal podem variar de indetectável (durante o intervalo entre os pulsos) a mais de 40 mg/L.

A secreção de GH é afetada por ingestão de alimentos; é suprimida por hiperglicemia e estimulada por aminoácidos e hipoglicemia. Onda lenta no sono também é associada com aumento de secreção de GH. Por esses motivos, uma medida aleatória de GH sérico é de valor limitado. IGF-1 é o teste de rastreamento mais confiável para deficiência de GH. Se houver suspeita de deficiência de GH, é necessário um teste de estímulo. Testes provocativos de secreção de GH incluem hipoglicemia induzida por insulina, fator liberador de GH, arginina, levodopa ou administração de glucagon.

Hormônio luteinizante sérico e hormônio folículo-estimulante

LH e FSH séricos também são secretados de modo pulsátil. Em homens, os níveis desses hormônios, apesar da secreção pulsátil, caem em amplitude razoavelmente estreita; assim, anomalias marcantes de secreção são facilmente diagnosticadas a partir de um conjunto de três amostras colhidas com intervalo de 20 minutos. Os valores devem ser interpretados com os achados clínicos, nível simultâneo de testosterona e possivelmente análise de sêmen. Em mulheres, mudanças marcantes na secreção de gonadotrofina ocorrem durante diferentes fases do ciclo menstrual. A medida de LH e FSH séricos naquelas que não estão tomando anticoncepcionais orais e que têm ciclos menstruais normais geralmente não é útil.

A documentação de ciclo menstrual normal e nível sérico normal de progesterona na fase lútea exclui disfunção significativa de gonadotrofina. Em mulheres amenorréicas e não-grávidas, a medida de níveis séricos de LH, FSH, estradiol e prolactina pode fornecer informações sobre a causa do hipogonadismo. Insuficiência ovariana primária ocorre com aumento de LH e FSH, enquanto hipogonadismo por causas hipofisárias e hipotalâmicas tem estradiol baixo e níveis inapropriadamente normais de LH e FSH.

Tirotrofina sérica

EIRs de alta sensibilidade tornam possível a distinção entre níveis baixos, normais e altos de tirotrofina. Se a concentração de tirotrofina for normal em associação com níveis séricos normais de hormônios de tiróide, o paciente é eutiróideo e não necessita mais exames. Se os níveis séricos de hormônio de tiróide forem baixos e o nível de tirotrofina for normal (mas inapropriadamente baixo para os níveis prevalentes de hormônio de tiróide), o paciente tem hipotiroidismo secundário ou terciário. No passado, a distinção de insuficiência hipofisária e hipotalâmica podia ser tentada pela administração de TRH, mas este não está mais disponível.

Corticotrofina plasmática

A medida de corticotrofina somente é necessária na avaliação de insuficiência adrenal ou da síndrome de Cushing. A meia-vida curta plasmática da corticotrofina exige que as amostras sejam coletadas em seringa gelada, colocadas em um tubo contendo ácido etilenodiaminotetracético, centrifugadas rapidamente a 4°C e armazenadas imediatamente em congelador. O ACTH é secretado de modo pulsátil com ritmo circadiano e em níveis altos durante estresse. Assim, os resultados de ACTH devem ser interpretados com conhecimento do tempo da coleta da amostra, sabendo se o paciente estava sob estresse e se glicocorticóides sintéticos exógenos foram previamente administrados. Uma amostra simultânea de cortisol plasmático é necessária para interpretar a adequação do nível plasmático de corticotrofina. Valor de cortisol às 8 horas entre 10 e 20 mg/dL exclui eficazmente insuficiência adrenal, embora pacientes com deficiência secundária ou terciária de cortisol possam ter níveis de cortisol plasmático abaixo do normal. Se a suspeita clínica for alta, novas avaliações com teste de hipoglicemia com insulina devem provavelmente ser feitos.

Prolactina sérica

Clinicamente, a medida do nível sérico de prolactina aleatório é útil se ele for indetectável ou marcantemente alto. Nível indetectável pode sugerir hipopituitarismo.

Embora as concentrações de prolactina variem durante o dia, sendo mais baixas à tarde, o tempo da amostra usualmente não é crítico. De modo semelhante, mudanças na secreção de prolactina podem ocorrer com a alimentação; no entanto, a magnitude da mudança é pequena, não sendo clinicamente significativa.

Teste combinado de hipófise anterior

A administração simultânea de três hormônios hipotalâmicos liberadores e a medida da resposta do hormônio hipofisário alvo permite avaliação da reserva hipofisária no ambulatório. O teste combinado de hipófise anterior é uma ferramenta na suspeita de disfunção hipofisária. Pacientes recebendo reposição hormonal a longo prazo também podem ser reavaliados depois da suspensão do hormônio para determinação da extensão do hipopituitarismo. O teste é particularmente útil na avaliação da função hipofisária após cirurgia ou radiação. Os três hormônios hipotalâmicos, GHRH* (1 μg/kg de peso), CRH (1 mg/kg de peso) e GnRH (100 mg), são administrados por via intravenosa (seqüencialmente) em um período de 20 segundos. Os níveis de corticotrofina, cortisol, LH, FSH, GH e prolactina são medidos em -30, 0, 15, 30, 60, 90 e 120 minutos. Os resultados devem ser interpretados em

---

*N. de R.T. *Growth Hormone Releasing Hormone* = Hormônio Liberador de Hormônio do Crescimento.

relação aos níveis basais dos hormônios da glândula-alvo. As respostas normais são como se segue:

- GH aumenta 5 a 10 vezes.
- LH aumenta 2 a 3 vezes.
- FSH aumenta minimamente.
- ACTH aumenta 2 a 4 vezes em 30 minutos.
- Pico de cortisol maior que 20 mg/dL.

As amostras basais são obtidas às 8 horas para cortisol, T4, estradiol (mulheres amenorréicas), testosterona (homens) e IGF-1.

A reserva hipofisária provavelmente é normal se a resposta do hormônio hipofisário é normal no contexto de nível periférico apropriado de hormônio-alvo. O teste combinado de hipófise anterior é útil na amplificação de anomalias sutis. Resposta deficiente a hormônio hipotalâmico pode resultar de células hipofisárias ausentes ou disfuncionais ou de aumento de realimentação negativa pelo hormônio periférico. Resposta hipofisária ausente ou diminuída pode também ser devida a iniciação insuficiente por causa de exposição insuficiente ao hormônio hipotalâmico, como na deficiência isolada de gonadotrofina, em geral resultado de deficiência de GnRH. A administração de CRH também pode ser útil na distinção entre produção ectópica de ACTH e doença de Cushing (veja discussão mais adiante). Resposta deficiente de GH ao GHRH torna provável o diagnóstico de deficiência de GH.

Teste de tolerância à insulina

O teste de tolerância à insulina (TTI) é amplamente usado para determinação das reservas de ACTH e GH. Manifestações clínicas de hipoglicemia e níveis plasmáticos de glicose abaixo de 40 mg/dL são necessárias para a interpretação dos níveis de ACTH e GH. Se esses critérios forem preenchidos, o nível plasmático de cortisol deve exceder 20 mg/dL e os níveis de GH devem exceder 5 mg/dL. Se esses níveis não forem atingidos, deficiência de ACTH ou GH, ou ambas, são prováveis.

Tratamento

A reposição hormonal é possível para todos os hormônios de órgão-alvo (p. ex., cortisol, tiroxina, estrogênio e testosterona) e para alguns hormônios hipofisários (p. ex., gonadotrofinas e GH). A reposição deve ser adequada à deficiência individual de hormônio e, se possível, não deve ser instituída até que o eixo hipotálamo-hipófise-órgão-alvo seja avaliado. Por exemplo, reposição de hormônio de tiróide antes do tratamento com glicocorticóide em paciente com deficiência de cortisol pode precipitar uma crise adrenal.

Hormônio do crescimento

O hormônio do crescimento quase sempre é dado diariamente em injeção subcutânea na hora de dormir. A dose inicial recomendada para adultos é 0,006 mg/kg/dia com dose máxima de 0,0125 mg/kg/dia. O ajuste da dose é baseado na resposta clínica e na obtenção de nível sérico adequado de IGF-1 para pacientes não-afetados conforme a idade e o sexo. A reposição ótima de GH é obtida por aumento lento e fracionado da dose, com adequação individual da dose de GH em cada paciente para obtenção de nível normal de IGF-1 [19]. O uso de reposição com aumento lento e fracionada de GH conforme o nível de IGF-1 não é associado com um aumento inicial óbvio do índice de recidiva de tumor hipotalâmico ou hipofisário se for feita radiação hipofisária no pós-operatório. A reposição de GH reverte parcialmente as anomalias; em especial, aumenta a massa corpórea sem gordura, diminui a massa de gordura (particularmente gordura abdominal), aumenta a densidade óssea e aumenta os níveis séricos de HDL [17, 21]. Uma melhoria na tolerância ao exercício, na força muscular, na avaliação psicossocial e na mortalidade relacionada com doença cardiovascular foi observada em adultos com hipopituitarismo que melhoraram com o uso de GH [21]. Finalmente, um ensaio clínico aberto avaliando espessura da íntima da parede da artéria carótida (IWT) em adultos demonstrou um potente efeito inibitório de um ano de reposição de GH na progressão da IWT, que foi mantido após dois anos [19]. O efeito rápido da reposição de GH na IWT pode indicar efeito benéfico do tratamento de GH no sistema vascular. Os efeitos colaterais mais comuns do GH incluem retenção de fluido, síndrome do túnel do carpo e artralgia; esses efeitos geralmente são relacionados com a dose e desaparecem com a diminuição desta [20, 22]. As contra-indicações do uso de GH incluem tumor maligno e retinopatia diabética.

Esteróides gonadais

Testosterona

A reposição de testosterona em homens hipogonádicos pode ser feita por via intramuscular, 200 mg a cada 2 semanas, ou 300 mg a cada 3 semanas; por via transdérmica na forma de gel, adesivo ou creme nas mãos; ou por preparação via oral. O adesivo deve ser colocado no dorso, no tórax, no abdome, nas coxas ou nos braços. A testosterona transdérmica é o método preferível de reposição porque permite absorção contínua da quantidade de testosterona normalmente secretada pelos testículos (~6 mg/dia), sendo mais fisiológica na sua ação do que as injeções intramusculares. As vantagens da administração de testosterona transdérmica incluem evitar amplas flutuações nas concentrações séricas de testosterona e a injeção intramuscular. Em homens com idade acima de 40 anos, deve-se medir o antígeno prostático-específico e fazer o exame prostático antes do início da reposição de testosterona; depois, periodicamente. Um hemograma completo também deve ser avaliado no início e periodicamente, porque a testosterona pode causar eritrocitose. Hepatotoxicidade é rara, mas é prudente acompanhar as provas de função hepática.

Estrogênio

O tratamento de reposição de estrogênio é feito em mulheres hipogonádicas para diminuir o risco de osteoporose, para melhorar a sensação de bem-estar e para manter ou promover feminização. Uma suplementação de cálcio é usualmente necessária para fornecimento da quantidade recomendada desse elemento (1,0-1,5 g/dia). Se o útero não foi retirado, os estrogênios são administrados cíclica ou continuamente com progesterona apropriada. Um desses esquemas consiste de estrogênios conjugados em 0,625 mg/dia por 3 semanas, juntamente com acetato de medroxiprogesterona em 5 ou 10 mg/dia, durante pelo menos 7 ou 10 dias. Uma menstruação por suspensão das drogas deve ocorrer em poucos dias após a parada da medicação, durante a quarta semana do ciclo. Se for desejável evitar o sangramento causado pela suspensão dos medicamentos, pode-se administrar estrogênios conjugados com acetato de medroxiprogesterona diariamente ao longo do mês. Há disponibilidade de uma preparação de estrogênios conjugados e medroxiprogesterona. Exame ginecológico regular, esfregaço de Papanicolaou e mamografia são necessários para seguimento adequado.

Gonadotrofinas

Gonadotrofinas e GnRH são administrados para iniciar a puberdade e restaurar a fertilidade.
Os esquemas estão além do objetivo desta revisão.

Hormônio de tiróide

Essa deficiência é tratada com levotiroxina. A dose oral usualmente varia de 0,075 a 0,15 mg uma vez por dia, ou 1,67 μg/kg de peso. A dose é ajustada conforme a resposta clínica, e os valores séricos de tiroxina livre (T4 livre) devem estar no meio ou acima da variação normal. A medida do TSH sérico não tem valor na avaliação da resposta à levotiroxina em pacientes com doença hipotálamo-hipofisária.

Cortisol

A deficiência de cortisol usualmente é tratada por administração oral de 20 mg de hidrocortisona ao levantar e 10 mg às 18 horas. Essa é a maneira mais simples de estimular o ritmo circadiano da secreção de cortisol. Alguns pacientes necessitam 5 mg adicionais ao meio-dia ou no início da tarde, e outros, particularmente os pacientes de compleição pequena, podem necessitar doses mais baixas. Outros glicocorticóides podem ser usados – acetato de cortisona, 25 mg de manhã e 12,5 mg no início da noite; prednisona, 5 mg ao levantar e 2,5 mg às 18 horas; ou dexametasona, 0,5 mg ao levantar. A dose apropriada de reposição e seu ajuste são determinados clinicamente. O ajuste da dose é feito com base nos sintomas. Reposição excessiva causa síndrome de Cushing e acelera a perda óssea. Durante estresse (psicológico ou físico), febre e doença, a dose usualmente é dobrada ou aumentada para um equivalente de 20 mg de hidrocortisona a cada seis ou oito horas, dependendo da intensidade do estresse. Se for necessária administração parenteral, usa-se 100 mg de hidrocortisona por infusão contínua, a cada oito horas. Alternativamente, dexametasona é administrada por via intravenosa ou intramuscular na dose de 1 mg, a cada 12 horas; este esquema freqüentemente é usado em pacientes submetidos a cirurgia. O paciente deve ser instruído para aumentar a dose oral durante épocas de doença, e, se ocorrerem vômitos, deve haver disponibilidade de uma seringa preparada com 4 mg de dexametasona para auto-injeção intramuscular.

Pulseira de alerta médico

Todo paciente recebendo tratamento de reposição de hormônios adrenais ou de hipófise posterior deve usar um colar ou um bracelete para alertar os assistentes no caso de emergência médica.

DOENÇAS DO SISTEMA PROLACTINA
Fadi Nabhan

Etiologia

As principais causas da hiperprolactinemia estão relacionadas na Tabela 1.2. O prolactinoma, um adenoma de hipófise produtor de prolactina, é o principal foco desta revisão.

Tabela 1.2 ■ Causas da hiperprolactinemia

Fisiológicas	Drogas
Gravidez	Neurolépticos (p. ex., haloperidol)
Lactação	Bloqueadores de receptor da
Patológicas	dopamina (p. ex., metoclopramida)
Doenças hipotálamo-hipofisárias	Antidepressivos (p. ex., imipramina)
Tumores	Anti-hipertensivos (p. ex.,
Craniofaringioma	α-metildopa)
Glioma	Estrogênios
Hamartoma	Opiáceos
Microadenoma	Neurogênicas
Macroadenoma	Lesões da medula espinal
Metástases	Lesões da parede torácica
Germinoma	Estímulo mamário
Meningioma	Outras
Doenças infiltrativas	Hipotiroidismo primário
Sarcoidose	Insuficiência renal crônica
Granuloma de células gigantes	Cirrose
Granuloma eosinofílico	Estresse (físico, psicológico)
Hipofisite linfocítica	Idiopática
Outras	
Radiação craniana	
Pseudotumor cerebri	
Secção de pedículo hipofisário	
(traumatismo)	
Sela vazia	

Fisiopatologia

A hiperprolactinemia crônica causa hipogonadismo pelo efeito negativo na secreção de GnRH, que leva à diminuição de LH e FSH e produção de hormônio gonadal. Isso leva à amenorréia/oligomenorréia em mulheres, impotência e diminuição da libido em homens e infertilidade em ambos os sexos. Também pode levar à diminuição da densidade mineral óssea em ambos os sexos [23]. A hiperprolactinemia também pode causar galactorréia, principalmente em mulheres. Em casos de prolactinomas, podem ser observados efeitos de massa, como cefaléia, defeitos no campo visual, diminuição da acuidade visual e oftalmoplegia.

Epidemiologia

A prevalência de hiperprolactinemia é cerca de 15% em mulheres anovulatórias. Aumenta para 43% se também tiverem galactorréia [24]. Os prolactinomas representam 40% dos tumores de hipófise, com 90% deles sendo microadenomas. Macroadenomas são mais comumente vistos em homens e mulheres após a menopausa [23]. A prevalência de hiperprolactinemia induzida por medicamentos varia entre eles. Em um estudo de pacientes com esquizofrenia tomando antipsicóticos típicos e atípicos, a prevalência foi entre 67 e 70% [25].

Diagnóstico

Se for detectado um nível alto de prolactina, gravidez, uso de medicamentos que aumentam a prolactina e hipotiroidismo primário devem ser descartados. Quando isso ocorre, uma RM da região selar deve ser feita. Se o paciente estiver tomando medicações que sabidamente causam hiperprolactinemia, ainda é essencial descartar prolactinoma coincidente. Isso pode ser feito se o nível de prolactina se normalizar com a suspensão do medicamento ou com a mudança para outro que não cause hiperprolactinemia. Se isso não for possível, indica-se um exame de imagem de hipófise [26]. O nível de hiperprolactinemia relaciona-se com o tamanho do prolactinoma. Quando se encontra um paciente com macroadenoma associado com somente elevação leve do nível de prolactina, deve-se suspeitar de tumor não-produtor de prolactina causando hiperprolactinemia por meio de compressão do pedículo hipofisário, ou prolactinoma, no qual o nível de prolactina, embora muito elevado, é artificialmente baixo por causa do ensaio usado. Esse artefato, chamado *efeito de gancho*, pode ser evitado por diluição do soro [23]. Elevação de macroprolactina bioinativa pode causar hiperprolactinemia. A prevalência dessa macroprolactinemia é cerca de 10% [27]. A macroprolactinemia não causa sintomas e sinais de hiperprolactinemia. Sua relevância clínica é principalmente evitar gastos com exames para hiperprolactinemia e atraso no diagnóstico do paciente com sintomas por correlacioná-los inapropriadamente com a macroprolactinemia [28].

Tratamento

Os objetivos do tratamento da hiperprolactinemia são diminuição do tamanho do tumor, se a causa for prolactinoma, e correção da hiperprolactinemia para tratar a disfunção gonadal e a galactorréia. Os agonistas de receptor da dopamina normalizam a prolactina e diminuem o tamanho do tumor em número significativo de pacientes. Os dois agonistas de receptor da dopamina usados e aprovados para tratamento de hiperprolactinemia nos Estados Unidos são a bromocriptina [29] e a cabergolina [30, 31]. A bromocriptina, um derivado do ergot, liga-se e estimula os neurônios dopaminérgicos e receptores hipofisários de dopamina. O tratamento é iniciado com doses baixas (1,25 mg), uma vez por dia, ao deitar, e, então, aumentado gradualmente para duas vezes por dia e, depois, aumentado ao longo de várias semanas para se atingir o nível normal de prolactina. A dose usual de bromocriptina é 5 a 7,5 mg por dia em doses divididas. Os efeitos colaterais mais comuns da bromocriptina são náuseas e hipotensão ortostática. Os efeitos colaterais podem ser minimizados por administração vaginal da droga [32].

A cabergolina é outro derivado do ergot mais específico que a bromocriptina na ação nos receptores de dopamina na hipófise e, por isso, tem menos efeitos colaterais sistêmicos. Também é mais eficaz [30,31]. É iniciada na dose de 0,25 mg, uma ou duas vezes por semana, e aumentada até se atingir o nível normal de prolactina. Exame de imagem repetido da hipófise usualmente é feito em seis meses para determinar a resposta ao tratamento.

É apropriado eleger para observar e monitorizar a falta de normalização da hiperprolactinemia em paciente com microadenoma e menstruação regular [23]. É seguro suspender o tratamento clínico em pacientes cujos níveis séricos de prolactina se normalizam e que não têm evidência de tumor ou de diminuição do tamanho do tumor em 50%, sem envolvimento do quiasma óptico [33]. No entanto, é necessária a monitorização cuidadosa com nível de prolactina e exame de imagem da hipófise, pois a prolactina pode aumentar em um número substancial de pacientes.

A cirurgia é indicada em pacientes com falha no tratamento clínico ou sinais e sintomas de compressão local depois de falhar uma tentativa de medicação. Se forem encontrados sintomas de pressão e a cirurgia for contra-indicada, deve-se fazer radioterapia.

No caso de hiperprolactinemia induzida por medicamento, sua suspensão, se possível, ou a mudança para outro que não cause hiperprolactinemia, deve ser considerada após cuidadosa consulta ao médico que o prescreveu. Se isso não for possível, então o tratamento com reposição de esteróide gonadal para tratar o hipogonadismo ou raramente com agonista da dopamina pode ser considerado. A administração de agonista da dopamina para pacientes psiquiátricos que têm hiperprolactinemia induzida por medicação deve ser cuidadosamente considerada, pois pode piorar a doença psiquiátrica de base [26].

Gravidez e hiperprolactinemia

É possível que um prolactinoma possa aumentar na gravidez. Em mulheres grávidas com prolactinoma que não foram tratadas com cirurgia ou radiação, 1 a 5% com microadenomas e 23% com macroadenomas têm crescimento clinicamente significativo durante a gravidez [34]. A descompressão cirúrgica de um macroadenoma com extensão supra-selar antes da gravidez, para evitar crescimento durante esse período, é discutível e deve ser individualizada e discutida com cada paciente [34].

Pacientes com macroadenomas devem ter avaliação do campo visual durante a gravidez. Se o tumor crescer, as opções de tratamento são medicação com agonistas de dopamina ou cirurgia. Em geral, o uso de agonistas de dopamina deve ser suspenso imediatamente quando a gravidez é diagnosticada, e, então, o uso durante a gravidez deve ser evitado, se possível. No entanto, se necessário, bromocriptina e cabergolina [35,36] foram relatadas como seguras na gravidez, porém existem mais dados disponíveis sobre o uso de bromocriptina.

ACROMEGALIA
Gerald A. Charnogursky e Tiffany A. Karas

Definição

Uma secreção excessiva e prolongada de GH resulta em acromegalia. O GH causa produção hepática de IGF-1, que, ao longo dos anos, leva ao supercrescimento dos ossos, tecidos moles e órgãos internos, contribuindo, assim, para hipertrofia ventricular esquerda, miocardiopatia, apnéia do sono e diabetes melito. Gigantismo hipofisário ocorre quando o excesso de GH começa antes da fusão epifisária na infância.

Etiologia

Os adenomas hipofisários secretantes de GH causam 98% dos casos de acromegalia. Em torno de 60% desses adenomas secretam exclusivamente GH, com 25% secretando GH e prolactina (PRL). GH ectópico secretado por neoplasias do pâncreas, pulmões e ovários representa menos de 1% dos casos. Raramente o excesso de GHRH de hamartomas hipotalâmicos e ganglioneuromas e lesões periféricas, incluindo carcinóide brônquico, tumores de ilhotas pancreáticas, câncer de pulmão de pequenas células, adenoma adrenal, carcinoma medular de tiróide e feocromocitoma, pode causar acromegalia [37].

Epidemiologia

A incidência de acromegalia é aproximadamente 3 a 4 por milhão da população. A doença é mais comumente diagnosticada na quinta década de vida. Por causa do estabelecimento gradual dos sintomas, o excesso de GH em geral está presente sete anos antes do diagnóstico.

Fisiopatologia e quadro clínico

Excesso prolongado de GH e IGF-1 causa alterações nas extremidades, incluindo aumento das mãos e pés e características faciais grosseiras. As cartilagens articulares e os tecidos sinoviais se hipertrofiam, levando à artrite e à artralgia.

A função cardíaca freqüentemente é diminuída, observada inicialmente com hipertrofia ventricular esquerda com disfunção diastólica e arritmias. A hipertensão arterial amplia a disfunção cardíaca. Apnéia do sono obstrutiva e central ocorre em mais de 50% dos pacientes. O GH contribui para a resistência à insulina; intolerância à glicose e diabetes são comumente vistos.

A maioria das lesões hipofisárias secretantes de GH são macroadenomas. Esses tumores podem estar presentes com efeitos de massa, como cefaléia, diminuição da visão periférica e paralisia de nervos cranianos. Os pacientes também podem ter perda de outros hormônios tróficos hipofisários, como FSH, LH, TSH e ACTH.

Diagnóstico

Os principais critérios diagnósticos são elevação de IGF-1 e falta de supressão de GH na resposta a cargas orais de glicose. Níveis aleatórios de GH freqüentemente são enganadores por causa da natureza pulsátil da secreção e de sua curta meia-vida plasmática.

O IGF-1, produzido pelo fígado, reflete a produção de GH durante o dia anterior. O IGF-1 é uma avaliação estável e integrada de atividade de GH. Os níveis de IGF-1 variam com idade e sexo. As variações são mais altas nos adolescentes e mais baixas em adultos com mais de 55 anos de idade. Seu nível baixa em doença sistêmica, incluindo desnutrição, insuficiência renal e insuficiência hepática.

Pacientes não-afetados têm níveis de GH menores que 2 ng/mL (p. ex., RIE) ou menores que 1 ng/mL (ensaio imunorradiométrico ou quimioluminescência) duas horas após carga oral de 75 g de glicose.

Uma RM da hipófise é recomendada depois que a hipersecreção de GH foi documentada. Se a RM não revelar lesão, devem ser consideradas síndromes raras de GH ectópico ou lesões secretantes de GnRH. Os níveis de GnRH devem então ser obtidos. Exames de imagem do tórax e abdome ajudam na localização de fontes ectópicas de produção de GH.

Tratamento

O tratamento da acromegalia atualmente envolve combinação de cirurgia transesfenoidal, radioterapia e agentes farmacológicos [38]. Os objetivos do tratamento da acromegalia incluem normalização do IGF-1 conforme a idade e o sexo, GH menor que 1 ng/mL (ensaio imunorradiométrico ou quimioluminescência) depois da carga de glicose e alívio do efeito de massa [39]. A correção do excesso de GH diminui os sinais clínicos e também pode melhorar a função cardíaca, os distúrbios do sono e a intolerância à glicose. Se não for tratado, a mortalidade aumenta muito, por causa de doença vascular e de câncer. O tratamento eficaz, levando à normalização prolongada de GH e IGF-1, pode diminuir o índice de mortalidade [38].

Neurocirurgia

Considerando que a probabilidade de normalização pós-operatória de IGF-1 e GH em macroadenomas grandes invasivos é geralmente 50% ou menos, o tratamento clínico permanece como a abordagem primária. A ressecção transesfenoidal é o tratamento de escolha para microadenomas e macroadenomas adequados e para macroadenomas que causam distúrbios visuais.

Os índices de cura cirúrgica atingem 70 a 90% [40,41]. No entanto, os critérios de cura e a duração do seguimento variam, tornando difícil a comparação de estudos. Os índices de cura aumentaram ao longo do tempo com a melhoria das técnicas de imagem e cirurgia. Os resultados gerais tendem a ser melhores com cirurgiões e centros com grande volume de casos [42].

Análogos da somatostatina

A somatostatina, ou fator inibidor de liberação de somatotrofina, é o inibidor fisiológico de GH. A octreotida é um análogo sintético da somatostatina disponível em preparação de ação curta e de depósito. Um segundo análogo de longa duração de ação, a lanreotida, está disponível na Europa. Esses agentes são mais comumente usados em pacientes que não atingem níveis normais de IGF-1 e GH no pós-operatório. O tratamento primário com octreotida deve ser considerado em pacientes nos quais a cura cirúrgica é improvável [43]. A preparação de octreotida de depósito também normaliza o IGF-1 em 73% e o GH em 69%, como tratamento primário ou como tratamento adjunto pós-operatório [44]. A octreotida pré-operatória pode diminuir o tamanho do tumor e melhorar os sintomas clínicos e a função cardiopulmonar antes da cirurgia. Uma revisão sistemática da literatura de redução de tumor com análogos da somatostatina revelou que 36,6% dos pacientes tratados mostraram diminuição significativa do volume do tumor, com média de 19,4% [45]. Os resultados de estudos clínicos com octreotida pré-operatória não mostraram melhora consistente nos resultados cirúrgicos [46, 47]. Em virtude dos microadenomas poderem ter índices de cura de 90% com neurocirurgiões hábeis, pode ser difícil mostrar mais melhoria com análogos da somatostatina no pré-operatório. O tratamento pré-operatório controlando IGF-1 e GH pode melhorar os índices de cura em macroadenomas, o que, em geral, é de aproximadamente 50% [48].

Radioterapia

A radioterapia externa fracionada controla o crescimento do tumor, mas provavelmente não leva à normalização de IGF-1 e de GH. Os níveis desses hormônios diminuem gradualmente depois de pelo menos dez anos [49]. A perda de hormônios hipofisários tróficos é conseqüência tardia da radioterapia. A radiocirurgia esterotáxica (p. ex., faca gama) pode baixar IGF-1 e GH mais rapidamente, com menos chances de hipopituitarismo [50].

Agonistas da dopamina

Cabergolina e bromocriptina raramente normalizam níveis de IGF-1 e GH quando usadas como tratamento primário [51]. Esses agentes são usados como tratamento adicional quando cirurgia, radioterapia e octreotida não normalizam os níveis hormonais. Os agonistas da dopamina têm mais probabilidade de baixar IGF-1 e GH em adenomas somatotróficos que também secretam prolactina.

Antagonista do receptor de hormônio do crescimento

O pegvisomant é um análogo de GH produzido por engenharia genética e que se liga ao receptor de GH e evita a produção de IGF-1. O pegvisomant normaliza IGF-1 em mais de 89% dos casos [52,53]. Os níveis de GH aumentam com esse agente e o tamanho do tumor deve ser monitorizado. O agente é dado diariamente por injeção subcutânea em pacientes não-controlados com octreotida ou a ele intolerantes [54].

DOENÇA DE CUSHING
Fadi Nabhan

Etiologia e patogenia

A síndrome de Cushing (SC) devida a aumento de secreção hipofisária de ACTH por tumor hipofisário é chamada doença de Cushing (DC). É rara, mas é a causa mais comum de SC, sendo usualmente causada por microadenoma hipofisário benigno [55]. ACTH excessivo também pode resultar de secreção ectópica de ACTH (SEA). Todas as outras etiologias da SC são discutidas no Capítulo 3.

Diagnóstico

Manifestações clínicas

São revistas no Capítulo 3. Em geral, o estabelecimento dos sintomas é insidioso e gradualmente progressivo ao longo de 2 a 10 anos antes do diagnóstico. Uma diferença importante entre DC e causas adrenais de SC é a hiperpigmentação, vista na DC quando o nível de ACTH está alto.

Achados laboratoriais

Depois do estabelecimento do diagnóstico de SC, detalhada do Capítulo 3, o próximo passo é determinar se a SC é dependente ou não de ACTH. ACTH plasmático menor que 5 a 10 pg/mL (dependendo do ensaio) às 9 horas é indicativo de etiologia independente de ACTH, enquanto nível maior que 20 pg/mL indica etiologia dependente de ACTH. Nível plasmático entre 10 e 20 pg/mL é indeterminado, mas usualmente corresponde a etiologia dependente de ACTH [56, 57]. No caso de indeterminação, a medida de ACTH após teste de estímulo com CRH pode ser útil. O ACTH não muda apreciavelmente em casos dependentes de ACTH. Os critérios para esse teste, no entanto, não são bem definidos [56]. Depois do estabelecimento da dependência de ACTH, sua fonte deve ser determinada.

O teste mais usado para isso é o teste de supressão com dose alta de dexametasona (TSADD). Ele se baseia no conceito de que alta dose de dexametasona pode suprimir ACTH na DC, mas não na SEA. Ele pode ser feito administrando-se 2 mg de dexametasona de 6 em 6 horas, durante dois dias em oito doses e medindo cortisol livre em urina de 24 horas (CLU) e 17-hidroxiesteróides antes e depois no segundo dia, ou administrando-se 8 mg de dexametasona por via oral às 23 horas e medindo-se o cortisol às 8h30min antes e às 9 horas depois da dexametasona. Diminuição de CLU de 24 horas em mais de 90% e de 17-hidroxicorticosteróides em urina de 24 horas em mais de 69% identifica pacientes com DC com sensibilidade de 79% e especificidade de 100%. No TSADD noturno, diminuição de cortisol plasmático em mais de 68% indica DC com sensibilidade de 71% e especificidade perto de 100% [58]. As limitações desse teste incluem os fatos de que alguns tumores benignos com SEA podem suprimir com TSADD e alguns macroadenomas hipofisários podem não suprimir. Outro teste usado para diferenciação entre DC e SEA é o teste de estímulo de CRH, que depende do conceito de que o adenoma hipofisário na DC exibe mais receptores de CRH que os tumores com SEA. É feito pela administração de CRH ovino ou humano em injeção IV na dose de 1 μg/kg de peso, ou em dose total de 100 μg. ACTH e cortisol são medidos no início e então em intervalos de 15 minutos durante duas horas após a injeção. Os critérios consistentes com DC variam consideravelmente em diferentes estudos. Um deles usou o aumento a partir da linha de base no pico de cortisol plasmático de 14% ou mais e pico de ACTH de 105% ou mais depois da administração de CRH humano. A sensibilidade foi de 70%, e a especificidade, de 100%, para o aumento de ACTH, enquanto, para o aumento do cortisol, a sensibilidade foi de 85%, e a especificidade, de 100% [59]. Esse teste não é bem padronizado principalmente para os valores de corte de ACTH e cortisol e, portanto, seu uso é limitado [57].

Uma RM hipofisária deve ser feita em pacientes com DC. Ela é positiva entre 50 e 70% dos casos. Um tumor hipofisário maior que 6 mm com testes bioquímicos indicando DC deve ser suficiente para confirmação do diagnóstico. No entanto, 10% dos pacientes não-afetados podem ser identificados como tendo adenoma hipofisário na RM [60]. Assim, se os resultados não são confirmatórios, deve-se colher uma amostra bilateral do seio petroso inferior (ABSPI). Esse procedimento exige colocação de cateter nos seios petrosos esquerdo e direito inferior e medida de ACTH simultaneamente em ambos os seios e na periferia antes e depois do estímulo com CRH. A relação inicial (p. ex., sem CRH) entre o ACTH de seio petroso e a veia periférica de 2,0 ou mais alta e acima de 3,0 após CRH confirma DC com sensibilidades de 95 e 100%, respectivamente, e especificidade de 100% para ambas [61]. Um gradiente entre o seio petroso direito e o esquerdo (> 1,4) ajuda na lateralização da lesão [61]. É discutível se a ABSPI deve ser feita rotineiramente, porque os incidentalomas hipofisários são comuns. Uma alternativa à ABSPI é a amostragem da veia jugular, que é menos invasiva e tem mostrado resultados promissores [62].

Os tumores mais comuns que causam SEA são neuroendócrinos e intratorácicos. A localização do tumor freqüentemente não tem sucesso [9]. Os métodos de localização incluem exame de imagem do pescoço, tórax e abdome com TC e/ou RM e análogos da somatostatina. Uma combinação desses métodos freqüentemente é recomendada para o sucesso da localização [63].

Tratamento

O tratamento primário para a DC é a microadenomectomia por abordagem transesfenoidal [64, 65]. Os critérios de cura são discutíveis. Um estudo recomendou critérios de cura como nível basal de cortisol plasmático suprimido por dexametasona de 5 g/dL ou menos na primeira semana após a cirurgia [65]. A taxa inicial de cura é de cerca de 86% em microadenomas e de 65% em macroadenomas, com pior prognóstico em pacientes com ampla extensão supra-selar [64,65]. Aqueles com tratamento cirúrgico bem-sucedido freqüentemente necessitam reposição de glicocorticóide até um ano ou mais. Doença persistente depois da cirurgia é associada com aumento da mortalidade a longo prazo [65]. Os índices de recidiva variam dependendo da definição dos critérios de cura, e todos os pacientes devem ser avaliados anualmente. Um estudo revelou um índice de cura a longo prazo de 67% [66].

Doença persistente pode ser tratada com nova cirurgia ou com radioterapia, usando-se radioterapia fracionada convencional ou radiação focalizada com estereotaxia. Com radioterapia, a cura usualmente é retardada, assim como o hipopituitarismo, o principal efeito colateral [67]. Pacientes que não respondem à cirurgia ou à radioterapia são tratados com medicamentos [68] (discutidos no Capítulo 3) ou adrenalectomia cirúrgica. O tratamento de SEA é o tratamento do tumor subjacente. A adrenalectomia médica ou cirúrgica também é indicada em pacientes com tumores incuráveis não-localizados.

DIABETES INSÍPIDO
Gerald A. Charnogursky e Tiffany A. Karas

Definição

O DI produz poliúria hipotônica; a causa é secreção deficiente de arginina vasopressina (AVP) – diabetes insípido central (DIC) – ou resistência à ação desse hormônio – diabetes insípido nefrogênico (DIN). A polidipsia primária resulta da inibição da liberação de AVP devido a excesso de ingestão de fluidos.

Etiologia

Diabetes insípido central

A maioria dos casos de DIC cai em uma de três categorias: traumatismo craniano ou neurocirurgia; neoplasias primárias ou metastáticas ou doenças granulomatosas (p. ex., sarcoidose, histiocitose X); ou idiopática, que pode ser relacionada com destruição auto-imune dos núcleos hipotalâmicos produtores de AVP [69]. Etiologias menos comuns incluem mutações de genes envolvidos na produção de AVP, infecções do sistema nervoso central, encefalopatia hipóxica ou acidente vascular do SNC (p. ex., síndrome de Sheehan).

Diabetes insípido nefrogênico

O DIN hereditário é causado por transmissão ligada ao cromossomo X de uma deficiência de receptor V2 para AVP e também de defeito autossômico dominante no gene da aquaporina-2. Muitas drogas, incluindo lítio, antibióticos (p. ex., demeclociclina), antifúngicos e antineoplásicos, podem causar DIN adquirido, que usualmente regride com a suspensão do agente; no entanto, o tratamento a longo prazo com lítio tende a causar DIN irreversível [70]. Hipercalcemia persistente (> 11 mg/dL) e hipocalemia intensa (< 3 mEq/L) também podem causar resistência à ação de AVP, e este DIN regride com correção das anomalias metabólicas.

Diabetes insípido gestacional é uma poliúria incomum causada por aumento da atividade de vasopressinase placentária que regride após o parto.

Fisiopatologia

A AVP é produzida nos núcleos supra-óptico e paraventricular do hipotálamo. Ele migra para através do eixo hipofisário para armazenamento na hipófise posterior. A AVP diminui o fluxo urinário, aumentando a reabsorção de água livre de soluto nos túbulos distais e coletores dos rins. A AVP liga-se aos receptores tubulares V2, levando à produção de adenosinamonofosfatase cíclica, que aumenta a permeabilidade tubular à água perfurando a superfície luminal com canais de água feitos de aquaporina-2 (70,71). Osmorreceptores hipotalâmicos e barorreceptores nas carótidas, nos átrios e na aorta regulam a secreção de AVP.

Diagnóstico

Um volume urinário excedendo 50 mL/kg/dia com osmolaridade de urina de 24 horas de 300 mOsm ou menos é sugestivo de DI. Deve-se excluir diabetes melito sem controle; no entanto, essa situação geralmente tem osmolaridade urinária mais alta por causa da glicosúria.

A história clínica ajuda na distinção entre DIC, DIN e polidipsia primária.

Traumatismo ou neoplasia da hipófise aumentam a suspeita de DIC, enquanto história familiar de surgimento na infância sugere DIN. Comumente, vê-se história de distúrbio psiquiátrico em associação com polidipsia primária. A sede pode ser afetada diretamente por problemas psiquiátricos ou por medicamentos usados no tratamento. O sódio sérico é normal ou levemente alto na DIC e na DIN desde que a sensação de sede esteja intacta e a água seja disponível. Na polidipsia primária, o sódio pode estar baixo como resultado da sobrecarga de água.

O teste de privação hídrica pode ser necessário para diferenciar essas doenças. A água é suspensa, monitorizando-se estreitamente o peso, o sódio sangüíneo e a osmolaridade plasmática e urinária do paciente. O paciente recebe AVP exógena quando do a osmolaridade da urina estiver estável em várias determinações. Depois que o paciente atingiu uma osmolaridade plasmática que excede 295 mOsm, a AVP exógena não aumenta mais a osmolaridade da urina em pacientes não-afetados. Indivíduos normais e pacientes com polidipsia primária têm aumento da osmolaridade urinária menor que 9%. No DIC, a osmolaridade da urina excede 50%. Com deficiência parcial de AVP, os pacientes mostram aumento menor.

Pacientes com DIN não aumentam a osmolaridade da urina acima da osmolaridade plasmática em resposta à AVP.

O exame de imagem no DI é discutido na seção inicial do eixo hipotálamo-hipofisário.

Tratamento

Diabetes insípido central

A desmopressina (DDAVP) é uma modificação sintética da AVP com prolongada atividade antidiurética sem efeitos vasopressores. Ela está disponível na forma de injeção, *spray* nasal e comprimidos. A biodisponibilidade dos comprimidos de DDAVP é aproximadamente 5% do *spray* nasal. O paciente também pode ficar intoxicado com água com DDAVP, de modo que a dose deve ser periodicamente reavaliada. A dose inicial usual de DDAVP é 1 mg por via oral duas vezes por dia. Ela é aumentada gradualmente com base nos sintomas e nas medidas de densidade urinária. Outros agentes que aumentam a secreção de AVP (p. ex., clofibrato) ou a ação (p. ex., clorpropamida, indapamida, carbamazepina) são menos eficazes, e seu uso é limitado.

Diabetes insípido nefrogênico

A desmopressina, mesmo em doses suprafisiológicas, tem resposta limitada, porque o DIN é causado por resistência à AVP. O tratamento de causas metabólicas adquiridas e farmacológicas pode diminuir o volume urinário no DIN e usualmente leva à resolução desse DIN adquirido. Os diuréticos tiazídicos podem diminuir o volume urinário, causando leve depleção de volume. Em conjunto com uma dieta com pouco sal, as tiazidas aumentam a absorção de sódio e água no túbulo proximal, levando à diminuição de entrega de água no túbulo coletor, onde ocorre a ação da AVP. Drogas antiinflamatórias não-esteroidais diminuem as prostaglandinas renais e, assim, aumentam a ação da AVP, diminuindo o volume no DIN.

SÍNDROME DA SECREÇÃO INAPROPRIADA DE HORMÔNIO ANTIDIURÉTICO
Nicholas Emanuele e Mary Ann Emanuele

A síndrome da secreção inapropriada de hormônio antidiurético (SSIHA) é uma constelação de achados que resultam do desequilíbrio da água em relação ao sódio. É uma hiponatremia euvolêmica dilucional.

Etiologia

A SSIHA pode surgir de várias doenças e farmacoterapias. Elas podem ser divididas em seis categorias principais mostradas na Tabela 1.3. As que surgem do sistema nervoso central causam SSIHA por aumento de secreção de hormônio antidiurético (ADH) através da via fisiológica do organismo. Quando a causa é um carcinoma, este em geral produz ADH, independentemente do eixo hipotálamo-hipofisário, como parte da síndrome paraneoplásica. O carcinoma de pulmão de pequenas células é a causa mais comum de SSIHA [72,73]. Em um estudo de Comis et al. [74], pelo menos 46% dos pacientes com carcinoma de pulmão de pequenas células tinham níveis elevados de ADH. Outra causa de SSIHA crescente e mais prevalente é a síndrome da imunodeficiência adquirida (AIDS). Até 25% dos pacientes hospitalizados com AIDS possivelmente têm SSIHA [75].

Epidemiologia

A epidemiologia da SSIHA pode ser extrapolada daquela da hiponatremia. Ela pode ocorrer com quaisquer dos precipitadores já sugeridos, mas o idoso, o hospitalizado e os residentes de casas de repouso apresentam mais riscos.

Tabela 1.3 ■ Causas da síndrome da secreção inapropriada de hormônio antidiurético

Sistema nervoso central
 Acidente vascular (hemorrágico ou isquêmico)
 Hemorragia
 Neoplasia
 Infecção
 Hidrocefalia
 Após cirurgia transesfenoidal
 Esquizofrenia
 Lúpus
 Porfiria intermitente aguda
Carcinoma
 Carcinoma de pulmão de pequenas células
 Carcinoma de faringe, timoma
 Carcinoma de pâncreas
 Carcinoma de bexiga
 Linfoma, sarcoma
 Outros: próstata, duodeno, ovário, mesotelioma
Pulmonares
 Infecções (pneumonia, abscesso, tuberculose)
 Bronquiectasia
 Ventilação mecânica
Relacionadas com medicamentos
 Psiquiátricos: antipsicóticos, tricíclicos, inibidores seletivos de receptor de serotonina, carbamazepina
 Neurológicos: narcóticos, *ecstasy*
 Inibidores da enzima conversora da angiotensina (ECA)
 Oncológicos: vincristina, vinblastina, ciclofosfamida
 Endócrinos: oxitocina, desmopressina, clorpropamida, clofibrato
Infecções
 Sistema nervoso central e infecções pulmonares, como acima
 Síndrome de imunodeficiência adquirida
Idiopática

Fisiopatologia

A via para a SSIHA começa quando ocorre desequilíbrio de água; o organismo recebe mais água do que excreta. Se o paciente tiver excesso de ADH, será incapaz de excretar a quantidade adicional de água. Os volumes dos fluidos intracelular e extracelular subseqüentemente aumentam e a concentração de sódio diminui, levando à hiponatremia. O aumento do nível de fluido é detectado pelas células renais justaglomerulares, e os níveis de renina e de aldosterona diminuem. Níveis diminuídos dessas substâncias aumentam a excreção de sódio, que evita a sobrecarga mas também perpetua a concentração baixa de sódio.

Diagnóstico

Achados clínicos

Nem todos os pacientes com SSIHA são sintomáticos. A probabilidade de ficar sintomático depende da mudança na concentração de sódio – mais do ritmo em que ele muda do que da mudança absoluta do sódio. Os sintomas variam de leves e gerais (p. ex., fadiga, anorexia, náusea e cefaléia leve) a sinais mais sérios (p. ex., convulsões, coma e morte). Geralmente, quando a concentração de sódio diminui para menos de 125 mmol/L, aparecem sintomas leves. Sintomas neurológicos mais sérios aparecem quando a concentração de sódio diminui para 115 mmol/L. Quando o nível de sódio é menor que 115 mmol/L, há risco de morte súbita.

Achados laboratoriais

Na avaliação de hiponatremia e SSIHA, três testes-chave são aqueles que medem os níveis de osmolaridade plasmática, osmolaridade urinária e sódio urinário. Esses testes revelam osmolaridade plasmática baixa e osmolaridade urinária alta. Os rins, como já descrito, estão excretando excesso de sódio, de modo que o nível urinário de sódio será alto, excedendo 20 mmol/L. Outros valores laboratoriais (p. ex., hematócrito, uréia e ácido úrico) diminuem secundariamente à diluição. Além desses valores laboratoriais, o diagnóstico de SSIHA exige que o paciente não tenha outra causa para a hiponatremia, como insuficiência cardíaca congestiva, cirrose, insuficiência renal, insuficiência adrenal, doença da tiróide e desequilíbrio eletrolítico.

Tratamento

O tratamento para a hiponatremia aguda e crônica inclui correção da causa subjacente.

Tratamento a curto prazo

Outros tratamentos dependem do quadro clínico do paciente. Se ele for levemente sintomático, pode-se restringir fluidos até 1 L/dia. Se a hiponatremia for intensa e o paciente for sintomático, a restrição de fluidos pode não restaurar a concentração de sódio. Deve-se acrescentar sódio em excesso de água, usualmente em conjunto com furosemida. Isso pode ser feito com adição de solução salina a 3%. Os autores dão diferentes velocidades nas quais o fluido deve ser transfundido, mas parece existir um consenso de que as alterações na concentração de sódio não devem exceder 8 a 12 mmol/L nas primeiras 24 horas. Deve-se ter em mente dois pontos principais: a velocidade deve ser suficiente para resolver os sintomas, mas não tão grande para causar complicações como mielinólise pontina central. Uma diretriz é transfundir o fluido na velocidade de 0,5 a 1 mL/kg/min para aumentar a concentração de sódio na metade do déficit [72]. Adrogue e Madias [76] forneceram a seguinte fórmula para prever a mudança no sódio em 1 L de fluido: alteração no sódio sérico = concentração de sódio na infusão (–) concentração de sódio sérico (÷) água corporal total +1.

A infusão pode ser suspensa quando os sintomas regridem ou quando a concentração de sódio aumenta para 125 a 130 mmol/L. A concentração de sódio e o débito urinário devem ser estreitamente monitorizados a cada 1 a 2 horas para se ter certeza de que o ritmo de elevação do sódio é adequado e para detectar se a síndrome regrediu, porque ela pode ceder abruptamente.

A mielinólise pontina central ainda é um perigo potencial da reposição de sódio. Certos fatores, como alcoolismo, desnutrição e debilidade, podem aumentar o risco do paciente. Além disso, a existência da síndrome por mais de dois dias aumenta o risco dessa complicação se o nível de sódio for corrigido muito rapidamente. Vários estudos consideraram esse efeito adverso. Um estudo prospectivo multicêntrico de Sterns et al. [75], que observou pacientes com hiponatremia grave, mostrou que complicações neurológicas, incluindo mielinólise pontina central, ocorreram em pacientes com hiponatremia, cuja concentração de sódio foi corrigida com rapidez maior que 12 mmol/L em um período de 24 horas ou que 18 mmol/L ao longo de um período de 48 horas.

Tratamento a longo prazo

Pode-se usar duas medidas no tratamento a longo prazo da SSIHA. A primeira é a restrição de fluidos, como já foi mencionado, às vezes com uso de diuréticos de alça; no entanto, muitos pacientes são incapazes de suportar a restrição de fluidos, sendo necessária medicação com demeclociclina ou fludrocortisona. A demeclociclina bloqueia o hormônio antidiurético no rim. A dose é de 600 a 1.200 mg/dia, podendo levar de 1 a 2 semanas para aparecer o efeito. Um estudo de Forrest et al. [77] comparando demeclociclina com lítio, que foi usado para a SSIHA, mostrou que a demeclociclina é superior ao lítio. A fludrocortisona também pode ser usada na dose de 0,1 a 0,3 mg duas vezes por dia.

Tratamento futuro

Um antagonista da AVP atualmente está em estudo para o tratamento da SSIHA. Saito et al. [78] mostraram que a administração de um antagonista de AVP, rotulado OPC-31260, aumenta a concentração sérica de sódio e trata essa síndrome. Mais estudos foram relatados, mas ainda estão em andamento.

REFERÊNCIAS BIBLIOGRÁFICAS

Avaliação do sistema hipotálamo-hipofisário

1. (*1C*) **Livesey JH** et al. Effect of time, temperature and freezing on the stability of immunoreactive LH, FSH, TSH, growth hormone, prolactin and insulin in plasma. Clin Biochem 1980;13:151-155.
    LH, FSH, TSH e GH endógenos, prolactina e insulina foram medidos por RIE em amostras de plasma humano armazenadas a 4°C, 20°C e 37°C por até 8 dias ou repetidamente congeladas e aquecidas. A 4°C, a concentração de todos os hormônios foram estáveis durante pelo menos 8 dias; a 20°C, somente LH, FSH e TSH estavam estáveis em 8 dias; a 37°C, somente o TSH estava estável em 8 dias. Todos os hormônios testados, exceto a insulina, estavam estáveis durante os cinco ciclos de congelamento/aquecimento.

2. *(1C)* **Hindmarsh PC** et al. Comparison between physiological and pharmacological stimulus of growth hormone secretion: The response to stage IV sleep and insulin-induced hypoglycemia. Lancet 1985;2:1033-1035.

   A resposta de pico de GH à hipoglicemia induzida por insulina foi comparada com concentração de pico de GH durante o primeiro ciclo do estágio IV do sono em 75 crianças. Sessenta e cinco crianças tinham resultados concordantes: em 38 a concentração de GH excedeu 15 mU/L e em 27 ela foi mais baixa. Os resultados foram discordantes em 10 crianças. Resultados de amostragem durante o sono com controle eletroencefalográfico da avaliação da secreção de GH são comparados com estudos farmacológicos convencionais em termos de eficácia, sensibilidade e porcentagem de resultados falso-negativos. A amostragem durante o sono tem a vantagem de ser um teste fisiológico de secreção.

3. *(1C)* **Nieman LK** et al. A simplified morning ovine corticotrophin releasing hormone stimulation test for the differential diagnosis of adrenocorticotropin-dependent Cushing syndrome. J Clin Endocrinol Metab 1993;77:1308-1312.

   Foi feita uma revisão retrospectiva de 118 pacientes com doença de Cushing comprovada ou ACTH ectópico para desenvolvimento de critérios de interpretação de teste matutino de CRH ovino para o diagnóstico diferencial de síndrome de Cushing dependente de ACTH. Notou-se uma sensibilidade de 93% e uma especificidade de 100%.

Exames de imagem do sistema hipotálamo-hipofisário

4. *(1C+)* **Webb SM** et al. Computerized tomography versus magnetic resonance imaging: a comparative study in hypothalamic-pituitary and parasellar pathology. Clin Endocrinol 1992;36:459-465.

   Esse estudo comparou TCs e RMs hipotálamo-hipofisárias em 40 pacientes encaminhados para avaliação de lesões hipofisárias e parasselares pois dois neurorradiologistas independentes. Mais de 40 parâmetros relacionados com margens ósseas, seios cavernosos, artérias carótidas, quiasma óptico, cisternas supra-selares, hipófise, pedículo hipofisário e extensão da lesão foram avaliados. Os neurorradiologistas coincidiram em seus relatórios em 32 pacientes. Nos oito pacientes com doença de Cushing, as RMs foram positivas em cinco, e as TCs, em dois. Os autores concluíram que, em pacientes com suspeita de síndrome de Cushing ou hiperprolactinemia (por microadenomas), a RM foi claramente preferível à TC. Em macroadenomas, ambas são igualmente diagnósticas, mas a RM oferece mais informações sobre a morfologia da hipófise e das estruturas vizinhas.

5. *(1C+)* **Nichols DA** et al. Comparison of MRI and CT in the preoperative evaluation of pituitary adenomas. Neurosurgery 1988;22:380-385.

   Vinte adenomas hipofisários cirurgicamente verificados foram submetidos a exame de imagem de modo sistematicamente comparativo com RM e TC antes da cirurgia. O grupo de estudo incluiu 11 microadenomas, quatro macroadenomas, dois microadenomas recidivantes e três macroadenomas recidivantes. Os exames de RM e TC foram avaliados quanto à presença de lesão de massa, deslocamento do pedículo hipofisário, deslocamento ou invasão do seio cavernoso, hemorragia, degeneração cística dentro do adenoma, erosão óssea, detecção de extensão supra-selar e deslocamento de estruturas supra-selares. A RM foi superior à TC na detecção da extensão supra-selar do tumor. Dentro da sela túrcica RM e TC foram equivalentes na detecção da lesão.

6. **Thorner MO** et al. The anterior pituitary. In: Williams' textbook of endocrinology. 9th ed. Philadelphia: WB Saunders, 1988.

   Visão geral excelente e abrangente da anatomia da hipófise normal e da correlação com imagem.

Tumores hipofisários

7. *(1C+)* **Freda PU, Wardlaw SL.** Diagnosis and treatment of pituitary tumors. J Clin Endocrinol Metab 1999;84:3859-3866.

   Essa excelente revisão resume as opções de tratamento e o prognóstico de todos os tumores hipofisários.

8. *(1C)* **Turner HE** et al. Angiogenesis in pituitary adenomas and the normal pituitary gland. J Clin Endocrinol Metab 2000;85:1159-1162.
   Esse estudo de ponta demonstrou o novo achado de que os adenomas hipofisários são menos vasculares que o tecido normal da hipófise anterior e que, dependendo do tipo de tumor, o tamanho é relacionado com a densidade vascular. Os autores também discutem a possibilidade excitante de que inibidores endógenos da angiogênese são responsáveis pelo comportamento do tumor e pelo seu papel na determinação do fenótipo angiogênico.
9. *(1C+)* **Laws ER Jr, Thapar K.** Pituitary surgery. Endocrinol Metab Clin North Am 1999;28:119-131.
   O tratamento cirúrgico de adenomas hipofisários é discutido como método seguro e eficaz no tratamento de pacientes afetados por essa lesão. Os objetivos do tratamento em geral são discutidos em relação à compreensão da fisiopatologia hipofisária.
10. *(1C+)* **Comtois R** et al. The clinical and endocrine outcome to transsphenoidal microsurgery of nonsecreting pituitary adenomas. Cancer 1991;68:860-866.
    Esse estudo analisou os resultados de 126 pacientes submetidos à cirurgia transesfenoidal para tratamento primário de adenomas hipofisários não-associados com evidência clínica ou bioquímica de superprodução hormonal de 1962 a 1987. A avaliação endócrina revelou presença de hipogonadismo em 75%, insuficiência adrenal em 36% e hipotiroidismo em 18%. A prolactina plasmática estava aumentada em 65%. Aumento da sela foi documentado em todos os casos, com 33% com adenomas invasivos. Depois da visão foi normalizada ou melhorada em 75% dos pacientes, enquanto as funções tiroideana, adrenal e gonadal melhoraram em menos de 50% e pioraram em 15%. DI permanente ocorreu em 5%. O índice de recidiva em pacientes com seguimento médio de 6,4 anos foi de 21%. Esses dados sugerem que a microcirurgia transesfenoidal realizada por um neurocirurgião habilidoso é um tratamento inicial seguro e eficaz em pacientes com adenoma hipofisário não-secretante e pode reverter o hipopituitarismo.
11. *(1C+)* **Turner H** et al. Audit of selected patients with non-functioning pituitary adenomas treated without irradiation: A follow-up study. Clin Endocrinol 1999;51:281-284.
    O banco de dados desse estudo foi feito a partir de evoluções e de exames de imagem de uma coorte original de 65 pacientes de 1994 que foram submetidos à cirurgia transesfenoidal para adenomas não-funcionantes entre julho de 1979 e 1992. Os pacientes não tinham recebido radiação. O seguimento médio foi de 76 meses. Os dados mostraram que um novo crescimento do tumor hipofisário ocorreu em 21 (32%) de 65 pacientes durante um seguimento médio de 76 meses. O novo crescimento do tumor foi detectado em média de 5,4 anos. Oito pacientes necessitaram segunda cirurgia. Os autores concluíram que, apesar da seleção cuidadosa de pacientes com adenomas hipofisários não-funcionantes, o novo crescimento do tumor ocorre em proporção significativa, de modo que o seguimento contínuo é essencial. A radioterapia deve ser recomendada em todos os pacientes com adenomas hipofisários não-funcionantes, porque o índice de novo crescimento aproxima-se de 50% em 10 anos.
12. *(1C+)* **Brada M** et al. The long-term efficacy of conservative surgery and radiotherapy in the control of pituitary adenomas. Clin Endocrinol 1993;38:571-578.
    Nesse estudo retrospectivo, a eficácia e a toxicidade a longo prazo de cirurgia e radioterapia de raio externo convencional foram avaliadas em 411 pacientes com adenoma hipofisário entre 1962 e 1986. Os autores concluíram que a radioterapia de raio externo convencional combinada com cirurgia é segura e eficaz no controle de adenomas hipofisários.
13. *(1C+)* **Lillehei KO** et al. Reassessment of the role of radiation therapy in the treatment of endocrine inactive pituitary macroadenomas. Neurosurgery 1998;43:432-439.
    Esse ensaio clínico prospectivo avaliou o índice de recidiva do tumor em pacientes com macroadenomas hipofisários tratados com ressecção cirúrgica total, mas sem radioterapia adjuvante, entre dezembro de 1987 e julho de 1994. A duração média do seguimento foi de 5,5 anos. Uma análise imunocitoquímica revelou que 66% dos tumores eram adenomas de células gonadotróficas fracas, 22%, adenomas não-funcionantes, 9%, prolactinomas silenciosos e 3%, adenomas silenciosos de células de corticotrofina. Trinta e dois de 38 pacientes decidiram não receber radioterapia adjuvante. Durante esse

tempo, a recidiva ocorreu em 6% em 24 meses após a cirurgia, e foram tratados com sucesso usando radioterapia, com um necessitando cirurgia adicional. O estudo demonstrou índice de recidiva de 6% em 5 anos em pacientes com macroadenomas hipofisários não-ativos tratados apenas com ressecção cirúrgica total. Os autores concluíram que é razoável reservar a radioterapia para pacientes com recidiva.

14. *(1C+)* **Gittoes N** et al. Radiotherapy for non-functioning tumors. Clin Endocrinol 1998;48:331-337.

    A radioterapia hipofisária é freqüentemente usada no tratamento adjuvante no período pós-operatório de pacientes com tumores hipofisários clinicamente não-funcionantes. Uma revisão retrospectiva de prontuários foi feita em126 pacientes com adenomas não-funcionantes tratados em duas instituições no Reino Unido. Um hospital fazia radioterapia rotineiramente em 12 meses após a cirurgia hipofisária, enquanto um outro raramente a usava. A principal medida de resultado foi um novo crescimento de tumor hipofisário após a cirurgia. Os autores determinaram a eficácia da radioterapia na prevenção de novo crescimento dos tumores. O índice de sobrevida livre de progressão foi de 93% em 10 e 15 anos para o grupo tratado com radioterapia e 68% e 33%, respectivamente, para o grupo não-tratado com radioterapia.

15. *(1C)* **Nelson PB** et al. Endocrine function in patients with large pituitary tumors treated with operative decompression and radiation therapy. Neurosurgery 1989;24:398-400.

    Nesse estudo, 30 pacientes submetidos à descompressão cirúrgica e a radioterapia para grandes tumores selares e supra-selares foram investigados prospectivamente em termos de resultado endócrino. Dez deles tinham pan-hipopituitarismo antes e depois do tratamento. Os outros 20 tinham déficits hormonais parciais antes do tratamento. Dez (50%) dos 20 que tinham déficits parciais no pré-operatório finalmente tiveram piora tardia da função endócrina; nove de 10 tiveram pan-hipopituitarismo e um teve diminuição da função tiroideana. O tempo médio a partir da cirurgia até o estabelecimento de deterioração da função hipofisária foi de 26,1 meses. Nenhum dos 10 pacientes com deterioração tardia da função hipofisária tinha evidência de recidiva do tumor por TC. Os autores concluíram que o efeito tardio da radiação foi provavelmente a causa do declínio lento da função endócrina.

16. **Sibal L** et al. Pituitary apoplexy: A review of clinical presentation, management and outcomes. Pituitary 2005;7:157-163.

    Essa revisão retrospectiva de prontuários ilustra a alta incidência (90%) de hipopituitarismo associado com apoplexia hipofisária em um período de 20 anos e a necessidade de o clínico estar vigilante no diagnóstico e na reposição de hormônios hipofisários em indivíduos com essa patologia.

17. **Thorner MO** et al. Manifestations of anterior pituitary hormone deficiency. In: Williams' textbook of endocrinology. 9th ed. Philadelphia: WB Saunders, 1998.

    Visão geral excelente e abrangente da insuficiência da glândula hipófise, exames e reposição.

18. *(1A)***Salomon F** et al. The effects of treatment with recombinant human growth hormone on body composition and metabolism in adults with growth hormone deficiency. N Engl J Med 1989;321:1979-1803.

    Esse estudo foi conduzido como ensaio duplo-cego controlado com placebo, investigando os efeitos de seis meses de reposição de GH em 24 adultos com deficiência de GH. Todos os pacientes estavam recebendo reposição apropriada de hormônio de tiróide, adrenal e gônadas. A massa corpórea livre de gordura e o índice metabólico basal aumentaram significativamente, enquanto a massa de gordura diminuiu no grupo tratado com GH em comparação com os achados no grupo de placebo após seis meses de tratamento com GH. Os níveis de colesterol também ficaram mais baixos com o tratamento de GH. Concluiu-se que o GH tem um papel na regulação da composição corporal em adultos, provavelmente por meio de suas ações anabólica e lipolítica.

19. *(1C+)* **Borson-Chazot F** et al. Decrease in carotid intima-media thickness after one year growth hormone (GH) treatment in adults with GH deficiency. J Clin Endocrinol Metab 1999;84:1329-1333.

Esse foi um ensaio aberto multicêntrico envolvendo 22 pacientes com deficiência de GH tratados com reposição hormonal por dois anos. Observou-se uma diminuição na espessura da camada íntima-média da artéria carótida em 21 de 22 pacientes. O tratamento com GH resultou em diminuição moderada da circunferência da cintura e na massa gordurosa corpórea. Fatores convencionais de risco cardiovascular não se modificaram, exceto por diminuição transitória de 10% na LDL em seis meses. A diminuição da camada íntima-média pode indicar reversão no processo aterosclerótico.

20. *(1C+)* **Murray RD** et al. Dose titration and patient selection increases the efficacy of GH replacement in GDH adults. Clin Endocrinol 1999;50:749-757.

Esse ensaio foi um estudo aberto de reposição de GH em 65 pacientes com deficiência grande de GH que tinham iniciado GH em dose baixa (0,8 U/dia) com aumentos gradativos de 0,4 U para normalizar o IGF-1. Depois de iniciado o GH, os níveis séricos de IGF-1 aumentaram significativamente e os níveis de lipídeos diminuíram, enquanto outros parâmetros metabólicos permaneceram inalterados. A melhoria na qualidade de vida de adultos com deficiência de GH foi proporcional ao grau de diminuição antes do início do tratamento. Os autores concluíram que o uso de aumento gradativo em baixas doses e a seleção de uma população com maior morbidade reduz a ocorrência de superreposição e aumenta a eficácia do tratamento.

21. *(1A)* **Whitehead HM** et al. Growth hormone treatment of adults with growth hormone deficiency: Results of a 13 month placebo-controlled cross-over study. Clin Endocrinol 1992;36:45-52.

Esse estudo cruzado controlado com placebo investigou o efeito da reposição de GH em 14 adultos com deficiência de GH. Os pacientes foram tratados por seis meses com reposição de GH e seis meses com placebo, separados por um período de lavagem de um mês. Peso corporal, gordura, massa corporal livre de gordura, volume muscular, capacidade de exercício, consumo máximo de oxigênio, força muscular, conteúdo mineral ósseo, IGF-1, anticorpos GH e bem-estar psicológico foram todos avaliados. Massa corporal livre de gordura, capacidade de exercício e consumo máximo de oxigênio aumentaram significativamente. Os níveis de IGF-1 aumentaram, enquanto tolerância à glicose, lipídeos de jejum, eletrólitos, função renal e hepática, bem-estar psicológico e densidade óssea mineral da coluna vertebral permaneceram inalterados. Os autores concluíram que os efeitos benéficos da reposição de GH na composição corporal e na capacidade de exercício em adultos deficientes de GH são significativos e que esse tratamento deve ser considerado em pacientes apropriados.

22. *(1B)* **Drake WM** et al. Optimising growth hormone replacement therapy by dose titration in hypopituitary adults. J Clin Endocrinol Metab 1998;83:3913-3919.

Esse importante estudo avaliou dois esquemas de reposição de GH e explorou as diferenças de sexo na susceptibilidade ao GH. Cinqüenta pacientes com hipopituitarismo instalado na idade adulta tomaram GH usando um esquema de aumento gradativo de dose comparado com 21 pacientes previamente tratados com uso convencional de dose baseada no peso. Os pacientes com aumento gradativo iniciaram GH com 0,8 UI/dia por via subcutânea, com ajuste de dose a cada quatro semanas para se atingir nível sérico adequado de IGF-1. As doses de manutenção foram significativamente mais altas em mulheres do que em homens e o tempo para atingir a dose de manutenção foi significativamente mais curto em homens (4 semanas *versus* 9 semanas). A dose média de manutenção foi em geral mais baixa do que aquela em um grupo de 21 pacientes tratados inicialmente com GH usando esquema de dose baseada no peso, com ajuste subseqüente de dose durante o seguimento clínico. O esquema de aumento gradativo resultou em aquisição rápida de doses de manutenção mais baixas do aquelas com o uso de esquemas convencionais baseados no peso, sem perda de eficácia. Foi particularmente importante em mulheres que mostraram sensibilidade geral diminuída ao GH e necessitaram doses mais altas para obtenção dos mesmos efeitos nos pacientes masculinos.

Doenças do sistema prolactina

23. **Schlechte JA**. Clinical practice: Prolactinoma review. N Engl. J Med 2003;349:2035-2041.
    Revisão abrangente da prática clínica atual no diagnóstico e tratamento de prolactinoma.
24. *(1C+)* **Greer ME** et al. Prevalence of hyperprolactinemia in anovulatory women. Obstet Gynecol 1980;56:65-69.
    Estudo prospectivo de um ano de 119 pacientes com pelo menos três meses de anovulação. Foram rastreadas com determinação de prolactina sérica. Em pacientes com anovulação com ou sem galactorréia foi estabelecido um índice de prevalência de hiperprolactinemia de 15%. A variação da prevalência foi de 43% naquelas com galactorréia até 9% naquelas sem galactorréia.
25. *(1C+)* **Montgomery J** et al. Prevalence of hyperprolactinemia in schizophrenia: Association with typical and atypical antipsychotic treatment. J Clin Psychiatry 2004;65:1491-1498.
    Pacientes com diagnóstico de esquizofrenia e outras doenças psicóticas relacionadas foram analisados retrospectivamente. O número total de pacientes foi 422. Antipsicóticos que sabidamente elevam a prolactina foram associados com índices mais altos de prevalência de hiperprolactinemia, e medicamentos que "poupam" prolactina tiveram índices de prevalência mais baixo.
26. **Molitch ME**. Medication-induced hyperprolactinemia. Mayo Clin Proc 2005;80:1050-1057.
    Revisão da literatura médica de medicamentos que podem causar hiperprolactinemia. Incluiu medicamentos como antipsicóticos, antidepressivos e anti-hipertensivos e drogas que aumentam a motilidade intestinal. A hiperprolactinemia nesses casos comumente é sintomática.
27. *(1C+)* **Vallette-Kasik S** et al. Macroprolactinemia revisited: A study on 106 patients. J Clin Endocrinol Metab 2002;87:581-588.
    Foram analisados 1.106 pacientes consecutivos quanto à hiperprolactinemia em um período de 10 anos. Entre eles, 106 tinham macroprolactinemia, uma prevalência de cerca de 10%. Esses 106 pacientes foram seguidos prospectivamente e comparados com 262 pacientes sem macroprolactinemia.
28. **Gibney J** et al. Clinical relevance of macroprolactin. Clin Endocrinol 2005;62:633.
    Artigo de revisão sobre a natureza, os métodos de medição e a bioatividade da macroprolactina. Também revê a epidemiologia e a evolução dos pacientes com macroprolactinemia.
29. *(1C+)* **Vance ML** et al. Drugs five years later. Bromocriptine. Ann Intern Med 1984;100:78-91.
    Esse artigo inclui uma revisão de 13 estudos mostrando que a bromocriptina diminui a concentração sérica de prolactina para o normal em 229 (82%) das 280 mulheres com hiperprolactinemia e, em 13 estudos, em 66 (71%) de 92 pacientes com macroadenomas lactotróficos.
30. *(1C)* **Di Sarno A** et al. Resistance to cabergoline as compared with bromocriptine in hyperprolactinemia: Prevalence, clinical definition, and therapeutic strategy. J Clin Endocrinol Metab 2001;86:5256-5261.
    No total, 207 pacientes foram estudados. A cabergolina foi usada em 120 pacientes (56 macroadenomas, 60 microadenomas e 4 hiperprolactinemias não-tumorais), e a bromocriptina foi usada em 87 pacientes (28 macroadenomas, 44 microadenomas e 15 hiperprolactinemias não-tumorais). A normalização da prolactina sérica e a diminuição do tamanho do tumor foram significativamente mais altas no grupo da cabergolina (82,1% vs. 46,4% em pacientes com macroprolactinomas e 90% vs. 56,8% [$p < 0,001$] entre aqueles com microprolactinomas).
31. *(1C)* **Sabuncu T** et al. Comparison of the effects of cabergoline and bromocriptine on prolactin levels in hyperprolactinemic patients. Intern Med 2001;40:857-861.
    Neste estudo foi feita comparação (*head-to-head*) de cabergolina e bromocriptina. A cabergolina foi muito mais eficaz e tolerável. Depois de 12 semanas a diminuição de

prolactina foi maior que 93% na grupo de cabergolina vs mais de 87,5% no grupo de bromocriptina ($p < 0,05$).

32. *(1C)* **Jasonni VM** et al. Vaginal bromocriptine in hyperprolactinemic patients and puerperal women. Acta Obstet Gynecol Scand 1991;70:493-495.
Quinze mulheres hiperprolactinêmicas e sete puerperais foram tratadas com bromocriptina via vaginal por causa de intolerância ao tratamento oral. Em ambos os grupos a hiperprolactinemia foi normalizada sem os efeitos colaterais típicos da bromocriptina.

33. *(1C+)* **Colao A** et al. Withdrawal of long-term cabergoline therapy for tumoral and nontumoral hyperprolactinemia. N Engl J Med 2003;349:2023-2033.
A população do estudo incluiu 200 pacientes (25 com hiperprolactinemia não-tumoral, 105 com microprolactinomas e 70 com macroprolactinomas). A suspensão da cabergolina foi considerada se os níveis de prolactina eram normais, a imagem de ressonância magnética (RM) não mostrava tumor (ou diminuição do tumor de 50% ou mais, com o tumor a uma distância maior que 5 mm do quiasma óptico e nenhuma invasão de seios cavernosos ou outras áreas críticas) e se o seguimento após a suspensão podia ser mantido por pelo menos 24 meses. Os índices de recidiva de 2 a 5 anos após a suspensão da cabergolina foram de 24% em pacientes com hiperprolactinemia não-tumoral, 31% em pacientes com microprolactinomas e 36% em pacientes com macroprolactinomas. Um novo crescimento do tumor não ocorreu em nenhum paciente.

34. **Molitch ME**. Management of prolactinomas during pregnancy. J Reprod Med 1999;44(12 suppl): 1121-1126.
Artigo de revisão do tratamento e seguimento de prolactinomas na gravidez.

35. *(1C)* **Turkalj I** et al. Surveillance of bromocriptine in pregnancy. JAMA 1982;247:1589-1591.
Foram coletadas informações sobre o resultado de 1.410 gestações em 1.335 mulheres que receberam bromocriptina, primariamente nas semanas iniciais da gravidez. O índice de incidência de aborto espontâneo, gravidez ectópica e más-formações menores e maiores é comparável ao citado para as populações normais.

36. *(2C)* **Ciccarell E** et al. Long-term treatment with cabergoline, a new long lasting ergoline derivative in idiopathic or tumorous hyperprolactinemia and outcome of drug induced pregnancy. J Endocrinol Invest 1997;20:542-547.
Nenhum efeito adverso foi notado em mulheres que ficaram grávidas sob tratamento com cabergolina.

Acromegalia

37. **Melmed S**. Acromegaly. N Engl J Med 1990;322:966-977.
Artigo de revisão abrangente sobre o tópico.

38. **Melmed S** et al. Guidelines for acromegaly management. J Clin Endocrinol Metab 2002;87:4054-4058.
Essa declaração de consenso foi desenvolvida por neuroendocrinologistas e neurocirurgiões em relação às suas opções para acromegalia.

39. **Giustina A** et al. Criteria for cure of acromegaly: A consensus statement. J Clin Endocrinol Metab 2000;85:526-529.
Em fevereiro de 1999, um grupo de trabalho foi formado em Cortina, Itália, para desenvolvimento de um consenso definindo os critérios para a cura da acromegalia. Participantes internacionais convidados incluíam endocrinologistas, neurocirurgiões e radioterapeutas experientes no tratamento de acromegalia. Essa declaração resume o consenso obtido nessas discussões.

40. *(1C+)* **Swearingen B** et al. Long-term mortality after transsphenoidal surgery and adjunctive therapy for acromegaly. J Clin Endocrinol Metab 1998;83:3419-3426.
Nessa revisão retrospectiva de 162 pacientes, a cura cirúrgica foi vista em 91% dos microadenomas e em 48% dos macroadenomas. Um tratamento adjuvante foi necessário em 40%. Remissão bioquímica foi obtida em 83% em média de 7,8 anos. A análise de

regressão da mortalidade de pacientes curados com cirurgia usou amostras equivalentes com relação a idade e sexo em uma população dos EUA.
41. l(1C+) **Kreutzer J** et al. Surgical management of GH-secreting pituitary adenomas. An outcome study using modern remission criteria. J Clin Endocrinol Metab 2001;86:4072-4077.
Essa análise retrospectiva de 57 pacientes na média de 37,7 meses de pós-operatório, revelou remissão por IGF-1 normal em 70,2%; GH aleatório menor que 2,5 mg/L em 66,7% e GH suprimido por glicose menor que 1 mg/L em 61,1%. O tamanho do tumor na época do diagnóstico previu a persistência da doença.
42. (1C+) **Barker F** et al. Transsphenoidal surgery for pituitary tumors in the United States, 1996-2000: Mortality, morbidity, and the effects of hospital and surgeon volume. J Clin Endocrinol Metab 2003;88:4709-4719.
Essa análise retrospectiva de 5.497 cirurgias hipofisárias mostrou que um maior volume de hospitais e neurocirugiões tinham melhores resultados a curto prazo depois da cirurgia transesfenoidal.
43. (1A) **Newman C** et al. Octreotide as primary therapy for acromegaly. J Clin Endocrinol Metab 1998;83:3034-3040.
Esse estudo multicêntrico usando octreotida diária comparou 26 pacientes recebendo octreotida como tratamento primário com 81 recebendo tratamento adjuvante. Os respondedores foram definidos como tendo diminuição de níveis de GH para pelo menos 2 desvios-padrão abaixo do valor basal do GH médio. Não foi observada diferença significativa nos índices de resposta nos grupos de tratamento primário (70%) ou adjuvante (60%). Ambos os grupos tiveram melhoria semelhante nos sintomas clínicos durante três anos de seguimento.
44. (1A) **Colao A** et al. Long-term effects of depot long-acting somatostatin analog octreotide on hormone levels and tumor mass in acromegaly. J Clin Endocrinol Metab 2001;86:2779-2786.
Octreotida de depósito foi dado a 36 pacientes, 15 *de novo* e 21 com tratamento cirúrgico prévio, durante até 24 meses. Incluindo ambos grupos, GH abaixo de 2,5 mg/L foi observado em 69,4%, enquanto os níveis de IGF-1 foram normais em 61,1% na última observação. Porcentagens semelhantes foram atingidas em ambos os grupos. O volume do tumor diminuiu em 12 de 15 no grupo *de novo* e em 5 de 9 no grupo operado.
45. **Melmed S** et al. A critical analysis of pituitary tumor shrinkage during primary medical therapy in acromegaly. J Clin Endocrinol Metab 2005;90:4405-4410.
Essa revisão sistemática da literatura destaca a eficácia dos análogos da somatostatina na diminuição do tamanho do tumor como tratamento primário ou antes de cirurgia ou radiação.
46. (1C+) **Abe T, Ludecke DK**. Effects of preoperative octreotide treatment on different subtypes of 90 GH-secreting pituitary adenomas and outcome in one surgical centre. Eur J Endocrinol 2001;145:137-145.
Esse estudo retrospectivo comparou 90 pacientes que receberam pelo menos três meses de octreotida diariamente no pré-operatório *versus* 57 que não receberam tratamento. Em um seguimento médio de 51 meses, a remissão endócrina foi atingida levemente com mais freqüência no grupo pré-tratado de microadenomas (100% *vs.* 92,9%), microadenomas ressecáveis (95,2% *vs.* 87,5%) e macroadenomas ressecáveis potencialmente invasivos (81,4% *vs.* 73,9%).
47. (1A) **Kristof RA** et al. Does octreotide treatment improve the surgical results of macroadenomas in acromegaly? Acta Neurochir 1999;141:399-405.
Esse estudo prospectivo controlado avaliou os resultados cirúrgicos em 13 pacientes tratados com octreotida *versus* 11 controles. O tratamento foi feito durante uma média de 16 semanas no pré-operatório. Os índices de remissão no pós-operatório não foram significativamente diferentes nos tratados (55%) *versus* nos não-tratados (69%).
48. **Ben-Shlomo A, Melmed S**. The role of pharmacotherapy in perioperative management of patients with acromegaly. J Clin Endocrinol Metab 2003;88:963-966.
Essa revisão discute o tratamento com análogo da somatostatina antes da ressecção de adenomas somatotróficos ou cirurgia não-hipofisária necessitando anestesia em pacien-

tes com acromegalia. Foram avaliados os efeitos nos índices pós-operatórios de IGF-1 e controle de GH e nos parâmetros cardiovasculares, pulmonares e glicêmicos.

49. *(1C+)* **Barrande G** et al. Hormonal and metabolic effects of radiotherapy in acromegaly: Long-term results in 128 patients followed in a single center. J Clin Endocrinol Metab 2000;85:3779-3785.
Radioterapia de raio externo convencional foi feita em 128 pacientes nesse estudo retrospectivo em um único centro. GH basal menor que 2,5 mg/L foi observado em 35% em 5 anos, 53% em 10 anos e 66% em 15 anos. Em 10 anos, uma deficiência relativa de gonadotrofinas foi vista em 80%, de TSH em 78% e em ACTH em 82%.

50. **Laws E** et al. Stereotactic radiosurgery for pituitary adenoma: A review of the literature. J NeuroOncol 2004;69:257-272.
A radiocirurgia estereotáxica pode levar à normalização mais rápida dos níveis hormonais com diminuição da chance de hipopituitarismo, neoplasia induzida por radiação e lesão cardiovascular quando comparada com radioterapia fracionada.

51. *(1A)* **Abs R** et al. Cabergoline in the treatment of acromegaly: A study in 64 patients. J Clin Endocrinol Metab 1998;83:374-378.
Esse estudo prospectivo aberto revelou IGF-1 menor que 300 mg/L em 39%. Se os tumores secretavam GH e prolactina, o nível de IGF-1 era menor que 300 mg/L em 50%. No subgrupo de pacientes com IGF-1 inicial menor que 750 mg/L, 53% atingiram nível de IGF-1 menor que 300 mg/L. A duração do tratamento foi entre 3 e 40 meses.

52. *(2A)* **Trainer PJ** et al. Treatment of acromegaly with the growth hormone-receptor antagonist pegvisomant. N Engl J Med 2000;342:1171-1177.
O IGF-1 diminuiu em 50,1% (626,7%) no grupo com 15 mg por via subcutânea diariamente e 62,5% (621,3%) no grupo com 20 mg nesse estudo duplo-cego randomizado de 12 semanas. O IGF-1 normal foi atingido em 81% do grupo de 15 mg/dia e em 89% no grupo de 20 mg/dia.

53. *(2A)* **Van der Lely AJ** et al. Long-term treatment of acromegaly with pegvisomant, a growth hormone receptor antagonist. Lancet 2001;358:1754-1759.
Pegvisomant foi administrado por 6 a 18 meses. O IGF-1 diminuiu 50% ou mais em todos os grupos, com níveis normais de IGF-1 em 97% dos tratados por pelo menos 12 meses.

54. **Clemmons D** et al. Optimizing control of acromegaly: Integrating a growth hormone receptor antagonist into the treatment algorithm. J Clin Endocrinol Metab 2003;88:4759-4767.
Essa revisão discute pegvisomant em um novo algoritmo de tratamento de acromegalia.

Doença de Cushing

55. *(1C+)* **Lindholm J** et al. Incidence and late prognosis of Cushing's syndrome: A population-based study. J Clin Endocrinol Metab 2001;86:117-123.
O objetivo do estudo foi avaliar a incidência e o resultado tardio da síndrome de Cushing, especialmente da doença de Cushing. A informação foi coletada em pacientes diagnosticados com síndrome de Cushing na Dinamarca ao longo de um período de 11 anos. A incidência anual foi de 1,2 para 1,7 por milhão de pessoas para doença de Cushing, 0,6 por milhão para adenoma adrenal e 0,2 por milhão para carcinoma adrenal. Dos 139 pacientes com doença não-maligna, 11,1% morreram durante o seguimento. Uma mortalidade excessiva foi observada principalmente durante o primeiro ano. A qualidade de saúde percebida diminuiu em pacientes com DC.

56. **Arnaldi G** et al. Diagnosis and complications of Cushing's syndrome: A consensus statement. J Clin Endocrinol Metab 2003;88:5593-5602.
Em outubro de 2002, foi feita uma reunião em Ancona, Itália, para estabelecer um consenso no tratamento da síndrome de Cushing. A declaração de consenso sobre os critérios diagnósticos e o diagnóstico e tratamento das complicações dessa síndrome estabelecida nessa reunião foi resumida no artigo.

57. **Newell-Price J** et al. The diagnosis and differential diagnosis of Cushing's syndrome and pseudo-Cushing's states. Endocr Rev 1998;19:647-672.

Revisão abrangente dos diferentes testes no diagnóstico da síndrome de Cushing.
58. (1C+) **Dichek HL** et al. A comparison of the standard high dose dexamethasone suppression test and the overnight 8 mg dexamethasone suppression test for the differential diagnosis of adrenocorticotropin-dependent Cushing's syndrome. J Clin Endocrinol Metab 1994;78:418-422.
Quarenta e um pacientes que foram subseqüentemente diagnosticados na cirurgia como portadores da síndrome de Cushing foram estudados (34 DC e 7 SEA). Alta dose de dexametasona e seis dias de altas doses de dexametasona (incluindo dois dias de alta dose de dexametasona) foram administradas nesses pacientes. Ótimos critérios para o diagnóstico de DC foram desenvolvidos para ambos os testes.
59. (1C+) **Newell-Price J** et al. Optimal response criteria for the human CRH test in the differential diagnosis of ACTH-dependent Cushing syndrome. J Clin Endocrinol Metab 2002;87:1640-1645.
Cento e quinze pacientes consecutivos com SC comprovada como sendo dependente de ACTH foram estudados, 101 com DC e 14 com SEA. A resposta a hCRH também foi estudada em 30 voluntários normais sem evidência clínica de SC, e os resultados foram comparados. Depois da amostragem basal em -15 e 0 min, hCRH (100 μg IV) foi administrado às 9 horas, e cortisol e ACTH séricos foram medidos em intervalos de 15 minutos por duas horas. Os resultados foram então analisados para determinação da sensibilidade e a especificidade do teste.
60. (1C) **Hall WA** et al. Pituitary magnetic resonance imaging in normal human volunteers: Occult adenomas in general population. Ann Intern Med 1994;120:817-820.
RMs de alta resolução de 100 voluntários normais e 57 pacientes com doença de Cushing foram avaliadas independentemente por três revisores cegados para determinação da prevalência de lesões focais da hipófise que sugerissem a presença de adenoma em pessoas sem sintomas. Em pacientes com doença de Cushing, as anomalias na RM da hipófise foram relatadas em cerca de 56% dos casos, mas nem todas as anomalias se correlacionavam com os achados cirúrgicos. Dos voluntários normais, 10% tinham anomalias na RM da hipófise.
61. (1C+) **Oldfield EH** et al. Petrosal sinus sampling with and without corticotropin-releasing hormone for the differential diagnosis of Cushing syndrome. N Engl J Med 1991;325:897-905.
Um estudo prospectivo de 281 pacientes com síndrome de Cushing foi feito para avaliar a amostragem do seio petroso inferior bilateralmente. A amostragem bilateral foi feita em 278 pacientes, sem qualquer morbidade importante; em 262, foram colhidas amostras antes e depois da administração de CRH ovino. O diagnóstico de 246 pacientes foi confirmado cirurgicamente. Os resultados então foram comparados para avaliação da sensibilidade e especificidade do teste.
62. (1C+) **Ilias I** et al. Jugular venous sampling: an alternative to petrosal sinus sampling for the diagnostic evaluation of adrenocorticotropic hormone-dependent Cushing's syndrome. J Clin Endocrinol Metab 2004;89:3795-3800.
Esse estudo incluiu 74 pacientes com DC cirurgicamente comprovada, 11 com SEA cirurgicamente comprovada e 3 com SEA oculta. Os pacientes foram submetidos a JVS e BIPSS com administração de CRH em dias separados. Foram calculadas relações de ACTH central e periférica nas amostras venosas. Em 100% de especificidade, BIPSS identificou corretamente 61 de 65 pacientes com doença de Cushing (sensibilidade de 94%). Quando do pacientes com drenagem venosa anormal foram excluídos, a sensibilidade foi de 98%. JVS teve sensibilidade de 83% e especificidade de 100%. Eles concluíram que centros com experiência limitada na coleta de amostras podem escolher o uso mais simples de JVS e encaminhar pacientes para IPSS se os resultados forem negativos.
63. (1C+) **Ilias I** et al. Cushing's syndrome due to ectopic corticotropin secretion: Twenty years' experience at the National Institutes of Health. J Clin Endocrinol Metab 2005;90:4955-4962.
Foi feito um estudo em um centro clínico terciário de pesquisa que reflete sua experiência com SEA de 1983 a 2004. Ele abrange 90 pacientes com idade de 8 a 72 anos, inclusi-

ve 48 mulheres que foram incluídas no estudo. Exames de imagem localizaram tumores em 67 de 90 pacientes. A cirurgia confirmou tumor secretante de ACTH em 59 de 66 pacientes e curou 65%. Esse artigo também descreve as características dos testes bioquímicos na SEA e o índice de mortalidade.

64. *(1C+)* **Swearingen B** et al. Long-term mortality after transsphenoidal surgery for Cushing's disease. Ann Intern Med 1999;130:821-824.
    No total, 161 pacientes (129 mulheres e 32 homens; idade média de 38 anos) foram tratados de doença de Cushing entre 1978 e 1996. Todos foram submetidos à adenomectomia transesfenoidal com ou sem tratamento adjuvante. O índice de cura para microadenoma foi de 90%. Não houve mortes perioperatórias. Os índices de sobrevida a longo prazo foram semelhantes aos controles combinados para idade e sexo.
65. *(1C+)* **Hammer G** et al. Transsphenoidal microsurgery for Cushing's disease: Initial outcome and long-term results. J Clin Endocrinol Metab 2004;89:6348-6357.
    Análise retrospectiva de pacientes submetidos à cirurgia transesfenoidal para doença de Cushing. Um seguimento mediano de 11,1 anos foi obtido. Eles mencionaram um índice inicial de cura e os fatores de risco associados com baixa cura. A mortalidade a longo prazo foi mais alta em pacientes com doença persistente em comparação com a população geral e foi a mesma em pacientes com cura inicial.
66. *(1C+)* **Bachicchio D** et al. Factors influencing the immediate and late outcome of Cushing's disease treated by transsphenoidal surgery. A retrospective study by the European Cushing's Disease Survey Group. J Clin Endocrinol Metab 1995;80:3114-3119.
    Levantamento retrospectivo de 668 pacientes tratados em 25 centros europeus. O índice de mortalidade cirúrgica foi de 1,9%, a maior morbidade cirúrgica foi de 14% e o índice inicial de cura foi de 76%. O índice de cura a longo prazo foi de 67% durante 6 a 104 meses de seguimento.
67. (Revisão) **Vance ML.** Pituitary radiotherapy. Endocrinol Metab Clin North Am 2005;34: 479-487.
    Revisão de vários métodos de radioterapia hipofisária; sua eficácia e suas complicações.
68. **Morris D, Grossman A.** The medical management of Cushing's syndrome. Ann N Y Acad Sci 2002;970:119-133.
    Revisão das drogas disponíveis para tratamento de glicocorticóides circulantes excessivos.

Diabetes insípido

69. **Pivonello R** et al. Central diabetes insipidus and autoimmunity. J Clin Endocrinol Metab 2003;88:1629-1636.
    DI central considerado idiopático em aproximadamente 33% dos casos. Esse estudo avaliou 150 casos de DIC, incluindo 64 supostamente idiopáticos. Auto-anticorpos contra células secretoras de AVP estavam presentes em 33% dos casos idiopáticos, com maior probabilidade dessa auto-imunidade estar presente em pacientes com estabelecimeto da doença em idade abaixo de 30 anos, história de outras doenças auto-imunes e espessamento do pedículo hipofisário na RM.
70. **Garofeanu C** et al. Causes of reversible nephrogenic diabetes insipidus: A systematic review. Am J Kidney Dis 2005;45:626-637.
    Essa revisão de 155 estudos observou que as causas reversíveis mais comuns de DIN foram medicamentos. Lítio, antibióticos, antifúngicos, agentes antineoplásicos e antivirais foram as principais causas. Hipercalcemia e hipocalemia também foram causas reversíveis. DIN usualmente regride com suspensão da medicação ou correção da anomalia metabólica; no entanto DIN devido a tratamento a longo prazo com lítio foi comumente irreversível.
71. **Robertson G.** Antidiuretic hormone: Normal and disordered function. Endocrinol Metab Clin North Am 2001;30:671-694.
    Essa revisão completa descreve a fisiologia do hormônio antidiurético e os estados de doenças que resultam da função anormal dessa substância.

Síndrome da secreção inapropriada de hormônio antidiurético

72. **Robertson G.** Antidiuretic hormone: Normal and disordered function. Endocrinol Metab Clin North Am 2001;30:671-694.

    Essa revisão completa descreve a fisiologia do hormônio antidiurético e os estados de doenças que resultam da função anormal dessa substância.

73. **Miller M.** Syndromes of excess antidiuretic hormone release. Crit Care Clin 2001;17:11-23.

    Esse artigo apresenta uma excelente explanação sobre hiponatremia e seu tratamento, particularmente entre os pacientes em estado crítico.

74. *(1C)* **Comis R** et al. Abnormalities in water homeostasis in small cell anaplastic lung cancer. Cancer 1980;45:2414-2421.

    Estudo observacional de 41 pacientes com carcinoma de pulmão de pequenas células. Todos os pacientes do estudo fizeram teste-padrão de sobrecarga hídrica: 68% tinham resultado anormal do teste e 46% tinham evidência clínica de SSIHA.

75. *(1C+)* **Sterns R** et al. Neurologic sequelae after treatment of severe hyponatremia: A multicenter perspective. J Am Soc Nephrol 1994;4:1522-1530.

    Estudo observacional multicêntrico de 56 pacientes com níveis séricos de sódio menores que 105 mM que observou os efeitos colaterais do tratamento que corrigiu a hiponatremia. Esse estudo concluiu que a hiponatremia crônica e a rápida correção nos primeiros dois dias aumentaram significativamente o risco de complicações.

76. **Adrogue H, Madias N.** Hyponatremia. N Engl J Med 2000;342:1581-1589.

    Esse artigo apresenta uma explicação detalhada da hiponatremia, incluindo suas causas, seu tratamento e seu controle.

77. *(1C+)* **Forrest J** et al. Superiority of demeclocycline over lithium in the treatment of chronic syndrome of inappropriate secretion of antidiuretic hormone. N Engl J Med 1978;298:173-177.

    Esse estudo comparou a eficácia de demeclociclina com lítio no tratamento de 10 pacientes com SSIHA crônica. Mostrou que a demeclociclina é mais eficaz no tratamento dessa síndrome.

78. *(1C)* **Saito T** et al. Acute aquaresis by the nonpeptide arginine vasopressin (AVP) antagonist OPC-31260 improve hyponatremia in patients with syndrome of inappropriate secretion of antidiuretic hormone (SIADH). J Clin Endocrinol Metab 1997;82:1054-1057.

    Estudo observacional de 11 pacientes que tomaram 0,25 a 0,5 mg/kg de OPC-3160 e depois foram observados quanto a níveis séricos de sódio e volume/osmolaridade de urina. Os resultados mostraram que o antagonista da AVP aumentou o volume urinário e diminuiu a osmolalidade da urina. Esta medicação na dose de 0,5 mg/kg também aumentou a concentração sérica de sódio em 3 mEq/l. O efeito da droga durou 4 horas.

2
Doenças da tiróide

M. Regina Castro e Hossein Gharib

Avaliação da função da tiróide 73
Exames de imagem da tiróide 75
Hipertiroidismo 77
Hipotiroidismo 81
Nódulos da tiróide 82
Câncer da tiróide 85
Síndrome do eutiróideo doente 88

AVALIAÇÃO DA FUNÇÃO DA TIRÓIDE

Tirotrofina

O hormônio estimulante da tiróide (TSH), ou tirotrofina, é a medida única mais útil na avaliação da função da tiróide. Produzido pela hipófise anterior, o TSH estimula a glândula tiróide a produzir os hormônios tiroxina (T4) e triiodotironina (T3), e sua secreção, por sua vez, é estreitamente regulada pelas concentrações séricas desses hormônios. Essa medida foi recomendada pelo American College of Physicians como teste de rastreamento em mulheres com idade acima de 50 anos, nas quais a prevalência de hipotiroidismo insuspeito parece ser significativa [1]. Determinação de TSH a cada cinco anos em mulheres e homens com idade acima de 35 anos é uma medida com eficácia de custo para detectar insuficiência inicial de tiróide; o rendimento diagnóstico aumenta com a idade, sendo mais alto em mulheres que em homens [2]. Em pacientes hospitalizados, no entanto, o rastreamento com TSH leva a muitos resultados falso-positivos [3].

As limitações do teste de TSH são as seguintes:

- Hipotiroidismo central. A medida do TSH isoladamente pode ser enganadora nesses pacientes. Suspeita-se de hipotiroidismo central quando os valores de T4 livre (FT4) são baixos e o nível de TSH é baixo, normal ou menos elevado do que seria esperado em pacientes com hipotiroidismo [4]. Nesses pacientes, o TSH secretado tem atividade biológica diminuída, mas permanece imunoativo no ensaio [5].
- Tirotoxicose por secreção inapropriada de TSH. A medida de TSH isoladamente em pacientes com adenoma hipofisário secretante de TSH pode ser enganadora. Altos níveis de FT4 e T3, juntamente com níveis séricos de TSH inapropriadamente normais ou elevados, aumento de subunidade α e achado de adenoma hipofisário na RM confirma o diagnóstico.
- Pacientes tratados de hipertiroidismo cujos níveis séricos de TSH podem ficar suprimidos por três meses ou mais depois que estiverem clinicamen-

te eutiróideos. Por causa desse atraso na recuperação do eixo hipófise-tiróide durante os vários meses iniciais de tratamento, as decisões clínicas devem ser baseadas na medida de FT4 e T3, até que sejam atingidas as condições de equilíbrio.
- Drogas que afetam a concentração de TSH. A dopamina inibe o TSH e pode diminuir seus níveis para a faixa normal em pacientes eutiróideos. Os glicocorticóides podem diminuir levemente o TSH para a faixa normal. A amiodarona, a curto prazo, pode aumentar transitoriamente a concentração de TSH.
- Pacientes com doença não-tiróidea [6] (veja a seção Síndrome do Eutiróideo Doente).

Tiroxina livre

A tiroxina é amplamente ligada a proteínas plasmáticas e somente uma pequena fração circula em estado livre. A fração de hormônio livre, no entanto, determina sua atividade biológica, tornando sua medida diagnosticamente mais relevante que o nível sérico total por causa de muitas anomalias de proteína ligante que podem alterar os níveis séricos totais de hormônio, independentemente da situação da tiróide. Embora estejam disponíveis muitos métodos de estimativa de concentração sérica de FT4, nenhum deles, incluindo a diálise de equilíbrio e a ultrafiltração – considerados como critérios-padrão ou métodos de referência –, dá a verdadeira indicação dos efeitos dos ligantes competidores que inibem a ligação de T4 à globulina ligante de tiroxina [7].

Tiroxina total e triiodotironina

Os valores séricos totais de T4 e T3 refletem não somente a produção de hormônio tiróideo, mas também os níveis séricos de proteínas ligantes de hormônio. A discrepância entre concentrações séricas de hormônio livre e altas concentrações de hormônio de tiróide total usualmente reflete um aumento do nível de proteínas ligantes, situação comumente referida como *hipertiroxinemia eutiróidea*. A estimativa de T3 é mais útil quando os valores de FT4 são normais e os níveis de TSH suprimidos (toxicose T3 e hipertiroidismo subclínico) [8]. Em pacientes eutiróideos com doença aguda, baixos níveis de T3 podem refletir uma diminuição da conversão periférica de T4 para T3. Relação T3/T4 alta (> 20 ng/μg) sugere doença de Graves como causa subjacente de hipertiroidismo.

Auto-anticorpos antitiróide

O teste para anticorpos contra a perioxidase da tiróide (TPOAbs) é a medida mais sensível para a doença auto-imune da tiróide. Quando são medidos por ensaio sensível, mais de 95% dos pacientes com tiroidite de Hashimoto e 85% dos pacientes com doença de Graves têm níveis detectáveis de TPOAbs [8].

Anticorpos anti-receptor de TSH (TRAbs) podem ser encontrados na maioria dos pacientes com doença de Graves, embora essa determinação raramente seja necessária para confirmar o diagnóstico. Os TRAbs podem ser preditivos do risco de recidiva no hipertiroidismo de Graves depois do tratamento com drogas antitiroideanas [9]. Eles também são úteis na previsão de disfunção tiroideana fetal e neonatal em mulheres grávidas com história de doença auto-imune da tiróide [10]. A medida do anticorpo antitiroglobulina (TgAb) é usada primeiramente como teste adjuvante da tiroglobulina sérica (Tg) no seguimento de pacientes com câncer diferenciado da tiróide, pois níveis muito baixos desses anticorpos podem interferir com a determinação da Tg, causando valores falsamente baixos ou altos [11]. Aumento ou aparecimento súbitos de TgAbs em paciente previamente TgAb-negativo pode ser a primeira indicação de recidiva [8].

Tiroglobulina

A tiroglobulina é a precursora da síntese de hormônio da tiróide e está presente no soro de todas as pessoas não-afetadas. As concentrações séricas de Tg refletem três fatores: massa de tecido tiroideano diferenciado; qualquer dano físico ou inflamação da glândula tiróide; e o nível de estímulo de receptor de TSH, pois a maioria dos passos na biossíntese e secreção de Tg são dependentes de TSH [12]. Um nível alto de Tg é indicador inespecífico de disfunção tiroideana. A Tg é útil na distinção de hipertiroidismo factício resultante de administração exógena de hormônio da tiróide e de hipertiroidismo endógeno, porque, no primeiro caso, os níveis de Tg usualmente são baixos, enquanto, no último, as concentrações séricas de Tg são tipicamente altas. A medida de Tg é usada primariamente como marcador de tumor no seguimento de pacientes com câncer diferenciado de tiróide depois da tiroidectomia, para detecção de recidiva ou metástases. A Tg sérica, medida durante estímulo com TSH – TSH endógeno depois de suspensão de hormônio da tiróide ou administração de TSH humano recombinante – é mais sensível na detecção de câncer diferenciado de tiróide do que a Tg basal durante tratamento supressivo com levotiroxina [13].

EXAMES DE IMAGEM DA TIRÓIDE

Ultra-sonografia

A ultra-sonografia (US) é o exame de escolha para avaliação do tamanho e da morfologia da tiróide; é o exame mais sensível na detecção de nódulos da tiróide, capaz de detectar lesões com 2 a 3 mm de diâmetro. Também é útil para guiar a biópsia por aspiração com agulha fina (AAF) de nódulos de tiróide palpáveis e não-palpáveis. As características da US preditiva de malignidade nos nódulos de tiróide incluem hipoecogenicidade; presença de microcalcificações; halo espesso, irregular ou ausente; margens irregulares; adenopatia regional; e manchas vasculares intranodulares [14]. A US não pode inequivocamente distinguir nódulos benignos e malignos, sendo necessária a AAF para confirmação do diagnóstico. A US também é usada para avaliação de linfonodos regionais, na avaliação pré-operatória e na vigilância pós-operatória de câncer da tiróide. Em alguns estudos, foi mais sensível que outras modalidades de vigilância como medida de Tg e cintilografia de todo o corpo (CTC) [15]. A principal limitação da US é o alto grau de dependência do observador e sua incapacidade de visualizar lesões retrotraqueais, retroclaviculares e intratorácicas.

Cintilografia

A cintilografia (usando tecnécio-99 [Tc^{99m}]) é o método-padrão para imagem funcional da tiróide. Os dois isótopos mais usados são iodo-123 (I^{123}) e pertecnetato de Tc^{99m}, este sendo preferível por causa do baixo custo e da maior disponibilidade. A cintilografia com Tc^{99m} fornece a medida da função de captação de iodo na tiróide ou em nódulo da glândula. A cintilografia da tiróide é comumente usada para demonstrar que um aumento palpável representa um lobo inteiro em vez de um nódulo; para localizar tecido tiroideano funcionante; para identificar a causa de hipertiroidismo: captação homogeneamente aumentada na doença de Graves e irregular no bócio multinodular e nos nódulos de tiróide; para identificar nódulos de tiróide funcionantes: em virtude dos nódulos "quentes" ou hiperfuncionantes raramente serem malignos, esse achado deve obviar a necessidade de biópsia por AAF; e para acompanhar a evolução das características do bócio nodular [16].

Tomografia computadorizada

A TC é útil na avaliação de recidiva de câncer da tiróide, especialmente na delineação da extensão do envolvimento retroesternal e na definição da presença e da extensão de metástases em linfonodos, de invasão, compressão e deslocamento traqueal e invasão vascular. A TC também é útil na avaliação de tumores claramente originários da tiróide e de tumores volumosos com possível invasão de estruturas locais. A TC é menos sensível que a US na detecção de lesões intratiroideanas.

Captação de iodo radiativo

O principal papel da captação do iodo radioativo (IR) é avaliar o hipertiroidismo, distinguir tiroidite subaguda ou silenciosa de bócio tóxico, fornecer dados para determinar se o tratamento com IR é factível e, se assim for, ajudar no cálculo da dose. A captação da tiróide reflete combinação de transporte de iodo para dentro das células foliculares, sua oxidação e organificação e sua liberação da tiróide. O aumento da captação geralmente é visto em associação com hipertiroidismo; tiroidite de Hashimoto; deficiência de iodo; tiroidite subaguda, silenciosa ou pós-parto na fase de recuperação; coriocarcinoma e mola hidatiforme; e durante tratamento com carbonato de lítio. A diminuição da captação ocorre após uso de substância contendo iodo; na fase tirotóxica de tiroidite subaguda, silenciosa ou pós-parto; na tiroidite de Hashimoto com destruição generalizada de parênquima; na agenesia de tiróide ou após ablação terapêutica; e com uso de drogas antitiroideanas [16].

Cintilografia de todo o corpo com I^{131} (CTC)

A CTC com I^{131} é usada inicialmente no diagnóstico de pacientes com suspeita de câncer da tiróide recidivante ou metastático. Sua sensibilidade varia muito entre os estudos, com média de 50 a 60%, dependendo da dose do isótopo usado e da localização do tumor, sendo mais alta para osso e pulmão e mais baixa em metástases em linfonodos [17]; sua especificidade em geral é alta (90 a 100%) [18]. Quando usada em combinação com medida de Tg depois de estímulo com TSH, sua sensibilidade aumenta substancialmente, detectando até 93% de casos com doença ou de tecido limitado ao leito tiroideano e 100% dos casos com metástases [13].

Tomografia por emissão de pósitrons com [^{18}F]Fluorodesoxiglicose

Essa modalidade de imagem é útil em pacientes com suspeita de câncer da tiróide recidivante ou metastático, nos quais outras modalidades de imagem, como CTC com I^{131}, falharam na localização do tumor [19]. Sua sensibilidade nesses casos se aproxima de 94%, e sua especificidade, de 95% [20]. É particularmente útil em pacientes com carcinoma de célula Hürthle, nos quais esse estudo foi mais sensível que a CTC [21].

HIPERTIROIDISMO

Definição

O hipertiroidismo é uma síndrome que resulta dos efeitos metabólicos de concentrações sustentadas e excessivas dos hormônios tiróideos T4, T3 ou ambos. O hipertiroidismo subclínico refere-se à combinação de concentrações séricas indetectáveis de TSH e concentrações séricas normais de T3 e T4, independentemente da presença de sintomas clínicos.

Etiologia

Hipertiroidismo pode resultar de superprodução endógena somente ou em combinação com secreção de hormônios tiróideos, ou pode ser iatrogênica, como resultado da administração de hormônios da tiróide ou outras drogas capazes de induzir tiroidite. As causas mais comuns de hipertiroidismo endógeno incluem doença de Graves, bócio multinodular tóxico, adenoma tóxico e tiroidite. A tiroidite subaguda pode aparecer de forma dolorosa (granulomatosa), de origem viral e de forma indolor, que pode ocorrer esporadicamente ou, o que é mais comum, no período pós-parto. Nessa doença, alta prevalência (50 a 80%) de TPOAbs no soro do paciente, evidência de infiltração linfocítica da glândula e associação freqüente com outras doenças auto-imunes sugerem etiologia auto-imune. O hormônio da tiróide exógeno, dado como tratamento supressor de câncer da tiróide ou de nódulos benignos da tiróide, ou por super-reposição em pacientes hipotiróideos, ou mesmo sub-reptício em outros, pode causar hipertiroidismo patente ou subclínico.

Epidemiologia

A doença de Graves representa 60 a 80% dos pacientes com hipertiroidismo. É até 10 vezes mais comum em mulheres, com alto risco de estabelecimento entre as idades de 40 e 60 anos. Sua prevalência é semelhante entre caucasianos e asiáticos e mais baixa entre negros [22]. Adenomas autônomos e bócio multinodular tóxico são mais comuns na Europa e em outras áreas do mundo onde os residentes têm maior probabilidade de ter deficiência de iodo; sua prevalência também é mais alta em mulheres e em pacientes com idade acima de 60 anos.

Fisiopatologia

A doença de Graves é uma doença auto-imune na qual anticorpos se ligam ao receptor de TSH e o estimulam, resultando em aumento intracelular de níveis de adenosina-monofosfato cíclica (cAMP), com subseqüente crescimento da tiróide, formação de bócio e aumento da síntese e secreção do hormônio da tiróide. Com o uso de ensaios mais sensíveis, esses anticorpos foram encontrados em mais de 90% dos pacientes com doença de Graves. A patologia do bócio nodular tóxico é uma área de investigação ativa. A autonomia da tiróide foi postulada como o principal mecanismo patogênico nos adenomas tóxicos, sendo devida supostamente a mutações somáticas que ativam a cascata da cAMP. Essas mutações foram claramente descritas [23], e, em alguns casos de bócio multinodular, várias mutações foram documentadas no mesmo paciente. Outros fatores de crescimento, ingestão de iodo e mecanismos imunes também podem contribuir na patogenia do bócio multinodular tóxico.

Diagnóstico

As manifestações clínicas do hipertiroidismo incluem nervosismo, irritabilidade, tremor, fadiga, taquicardia ou palpitações, intolerância ao calor e perda de peso, que é freqüente apesar do aumento do apetite. Fibrilação atrial, insuficiência cardíaca e fraqueza também são comuns em pacientes mais velhos. Além desses sintomas, a doença de Graves usualmente aparece com achado de bócio difuso e firme em até 90% dos pacientes, oftalmopatia em cerca de 50% e, em 1 a 2%, com dermopatia localizada nas faces ântero-laterais das pernas [22]. Em pacientes com adenoma tóxico, um nódulo palpável freqüentemente é encontrado no exame clínico, enquanto, no bócio multinodular tóxico, um bócio heterogêneo e firme de tamanho variável é mais comum. Alguns pacientes com bócio multinodular podem ter bócios retroesternais. Pacientes com adenoma tóxico ou bócio multinodular podem ter poucos ou nenhum sintoma, podendo ser diagnosticados somente com base em achados laboratoriais. Tiroidite subaguda (granulomatosa) pode primeiro ser vista com glândula tiróide intensamente sensível, em geral precedida por infecção das vias aéreas superiores, ou em sua forma indolor, que é mais comum, vista no período pós-parto, com hipertiroidismo transitório, seguido de período variável de hipotiroidismo e subseqüente resolução espontânea.

Os achados laboratoriais no hipertiroidismo estão resumidos na Tabela 2.1. TSH suprimido e níveis altos de T4 livre (FT4) e T3 livre (FT3) são vistos no hipertiroidismo patente, mas no hipertiroidismo subclínico as concentrações séricas de FT4 e FT3 tipicamente são normais. Quando houver suspeita de doença de Graves e o diagnóstico ainda for incerto, a medida de TRAbs pode ser útil. Pacientes com sintomas de hipertiroidismo, aumento de níveis de FT3 e FT4 e TSH normal ou alto

Endocrinologia baseada em evidências ■ **79**

Tabela 2.1 ■ Testes laboratoriais para hipertiroidismo

Etiologia	Testes de função da tiróide		Cintilografia/ captação de iodo radiativo	Testes adicionais úteis
	TSH	FT4, T3		
Endógena				
Doença de Graves	↓↓	↑↑	↑ ou N/homogênea	TSI (TSAb)**
Tiroidite subaguda	↓	↑	↓ captação de IR	VHS***
Bócio multinodular tóxico	↓	N ou ↑	N ou ↑/heterogênea	US ou TC
Adenoma tóxico	↓	N ou ↑	Aumento de captação focal; remanescente da glândula pode ter ↓ de captação suprimida	US
Adenoma da hipófise produtor de TSH	N* ou ↑	↑	↓/homogênea	RM da hipófise; teste de estímulo com α-subunidade de TRH
Exógena				
Induzida por iodo (inclusive corante IV e drogas como amiodarona)	↓	↑	↓↓ captação de IR	Excreção de iodo urinário
Forma sub-reptícia Hormônio, reposição excessiva ou doses supressivas	↓	↑	↓ captação de IR	Tiroglobulina sérica

*N = Normal.
**TSI = *Thyroid Stimulating Immunoglobulin* = anticorpo responsável pelo hipertiroidismo da doença de Graves.
***VHS = Velocidade de hemossedimentação.

(secreção inapropriada de TSH) podem ter tumor hipofisário secretante ou resistência hipofisária seletiva ao hormônio da tiróide. Achados semelhantes, na ausência de sinais e sintomas de hipertiroidismo, podem ser vistos em síndromes de resistência generalizada ao hormônio da tiróide. Captação e cintilografia de IR são úteis na determinação da etiologia do hipertiroidismo. Captação aumentada em padrão homogêneo é observada na doença de Graves, enquanto, na tiroidite subaguda e no hipertiroidismo devido à administração de hormônio exógeno de tiróide, a captação costuma ser baixa. Pacientes com adenoma tóxico mostram área localizada de aumento de captação, enquanto no bócio multinodular a captação pode ser normal, mas o padrão é heterogêneo.

Tratamento

Drogas antitiroideanas

As drogas antitiroideanas são o tratamento de escolha da doença de Graves na maioria dos países do mundo. As de uso mais comum nos Estados Unidos são o propiltiouracil (PTU), em doses iniciais de 100 a 150 mg a cada oito horas, e metimazol, nas doses de 10 a 40 mg uma vez por dia. No tratamento do hipertiroidismo, deve-se usar a dose mais baixa necessária para atingir e manter o eutiroidismo, porque doses mais altas não mostram diminuição do índice de recidiva, mas aumentam a freqüência de efeitos adversos [24]. O metimazol tem a vantagem da administração uma vez por dia, resultando na melhoria da adesão; o PTU, porém, é preferido durante a gravidez, porque tem menor probabilidade de cruzar a placenta. Sua principal desvantagem é a alta incidência de recidiva de hipertiroidismo ($\leq$ 60%) após a suspensão do tratamento. Uma duração mais longa do tratamento pode resultar em altos índices de remissão [25], embora prolongar o tratamento além de 18 meses não pareça fornecer benefício adicional [26]. O tratamento a longo prazo parece ser seguro [27] e uma opção razoável para pacientes cujo hipertiroidismo pode ser controlado com dose baixa dessas drogas. Os efeitos colaterais incluem reações alérgicas, hepatite, arterite e agranulocitose.

Drogas antitiroideanas mais levotiroxina (L-T4)

Um estudo do Japão relatou diminuição significativa na recidiva (de 35% para < 2%) com a adição de L-T4 depois de seis meses de tratamento com metimazol e a continuação dessa droga por três anos depois da suspensão do metimazol [28]. Um estudo subseqüente não confirmou esses achados [29]. Embora haja controvérsia sobre a utilidade de drogas antitiroideanas (DATs) na doença de Graves antes de tratamento definitivo com I[131], esse tratamento não parece proteger contra a piora da tirotoxicose nem afetar o tempo para a cura ou os índices de recidiva [30].

Iodo radiativo

O IR tem sido usado para tratamento de hipertiroidismo por mais de seis décadas. Foi a modalidade de tratamento preferida nos Estados Unidos para pacientes com hipertiroidismo de Graves, sendo comumente usado em todo o mundo. O IR é o tratamento apropriado para doença de Graves, nódulos tóxicos e bócio multinodular tóxico [31]. É eficaz e seguro, diminuindo significativamente o volume da tiróide, embora pacientes com grandes bócios e hipertiroidismo intenso possam necessitar várias doses [32]. Sua principal desvantagem é o desenvolvimento de hipotiroidismo permanente em uma proporção significativa de pacientes, necessitando reposição do hormônio da tiróide durante toda a vida. Alguns pesquisadores acreditam que o tratamento com IR pode transitoriamente piorar a oftalmopatia de Graves, o que pode ser evitado com a administração de prednisona [33].

Cirurgia

A cirurgia é o tratamento de escolha para pacientes com hipertiroidismo e grandes bócios com sintomas de compressão, com nódulo de tiróide sugestivo coexistente, com contra-indicação ou recusa ao tratamento clínico com IR e mulheres grávidas cujos sintomas não podem ser controlados com drogas antitiroideanas ou que tenham reações alérgicas a essas drogas. É segura e eficaz, com índice geral de sucesso de 92% [34]. As complicações incluem hipoparatiroidismo, paralisia de corda vocal e hipotiroidismo.

β-bloqueadores

Os β-bloqueadores são úteis para o controle dos sintomas adrenérgicos do hipertiroidismo e podem ser usados como tratamento adjuvante inicial e suspensos depois que o tratamento definitivo com drogas antitiroideanas, IR e cirurgia tiver sucesso no controle dos sintomas. Os β-bloqueadores são seguros e eficazes no tratamento pré-operatório desses pacientes e resultam em alívio mais rápido dos sintomas do hipertiroidismo em comparação com os resultados de preparados convencionais de drogas antitiroideanas [35].

HIPOTIROIDISMO

Definição

O hipotiroidismo é uma síndrome clínica resultante da diminuição da produção e secreção do hormônio da tiróide, mais comumente devido à doença dessa glândula (hipotiroidismo primário), sendo acompanhado de níveis altos de TSH. Em menos de 5% dos pacientes, o hipotiroidismo resulta de doença hipotalâmica ou hipofisária (hipotiroidismo secundário); nesse caso, níveis baixos do hormônio da tiróide são acompanhados de níveis séricos de TSH normais ou mesmo baixos. O hipotiroidismo subclínico refere-se ao estado no qual os níveis altos de TSH são acompanhados por níveis séricos normais de FT3 e FT4, em paciente em geral é assintomático.

Etiologia

A tiroidite de Hashimoto é a principal causa de hipotiroidismo. O tratamento da tirotoxicose com I^{131}, drogas (como lítio e drogas contendo iodo) ou agentes de contraste também pode levar ao hipotiroidismo primário. O hipotiroidismo central resulta de doenças hipotalâmicas ou hipofisárias.

Epidemiologia e fisiopatologia

O hipotirodismo é uma das doenças endócrinas mais comuns. Sua prevalência aumenta com a idade, sendo muito mais comum em mulheres do que em homens. Até 2% das mulheres entre 70 e 80 anos de idade têm hipotiroidismo patente. A prevalência de hipotiroidismo subclínico em mulheres com idade acima de 50 anos é alta, entre 5 e 10% [1]. A tiroidite de Hashimoto é uma doença auto-imune devida à infiltração linfocítica da glândula tiróide com subseqüente atrofia de suas células foliculares e fibrose. Entre 50 e 80% dos pacientes com hipotiroidismo subclínico têm teste positivo para TPOAbs.

Diagnóstico

A medida do nível sérico de TSH é o teste mais sensível para o diagnóstico de hipotiroidismo primário. Pacientes com "hipotiroidismo subclínico" têm concentrações séricas normais de FT4 e T3 e usualmente são assintomáticos, enquanto aqueles com doença patente tendem a apresentar baixos níveis séricos de hormônios da tiróide e sintomas não-específicos, como intolerância ao frio, ganho de peso, constipação, pele seca, fadiga e edema periorbital. O rastreamento da população para doença subclínica da tiróide não é universalmente aceito porque os benefícios de tratamento subseqüente não foram claramente estabelecidos em ensaios clínicos prospectivos. No hipotiroidismo central, níveis séricos baixos de hormônios da tiróide são vistos juntamente com níveis séricos normais ou baixos de TSH. A RM da hipófise é recomendada para exclusão da presença de doenças ou tumores da hipófise ou do hipotálamo.

Tratamento

L-T4

A levotiroxina (L-T4) é o tratamento de escolha para o hipotiroidismo. A dose usual de reposição é de 1,6 a 4,2 µg/kg/dia e deve ser aumentada gradualmente para manter os níveis séricos de TSH dentro dos valores normais [36]. Níveis séricos de TSH entre 0,5 e 2,0 mUI/L geralmente são considerados ótimos [8]. O tratamento do hipotiroidismo subclínico é controverso. Alguns estudos sugerem que o tratamento inicial pode reverter sintomas leves de hipotiroidismo [37] e melhorar os lipídeos séricos [38,39], enquanto outros não mostraram efeito nos lipídeos de lipoproteína de baixa densidade (LDL) e colesterol total [37].

L-T4 mais triiodotironina (T3)

O uso da combinação L-T4-T3 no tratamento do hipotiroidismo foi proposto como uma alternativa ao tratamento somente com L-T4, como uma forma mais fisiológica de reposição do hormônio da tiróide [40]. Relatos iniciais de melhoria de humor e de função neuropsicológica com essa combinação [40] não foram confirmados por outros estudos controlados [41-43], apesar da preferência dos pacientes para essa combinação em alguns estudos [44].

NÓDULOS DA TIRÓIDE

Etiologia

Adenomas funcionantes (tóxicos) podem ocorrer como resultado de mutações no receptor de TSH ou no gene de subunidade α de proteína G, levando à ativação da cascata de cAMP e ao aumento da resposta ao TSH. Essas mutações oferecem crescimento e vantagem funcional para as células afetadas, levando ao desenvolvimento do nódulo funcionante autônomo, à inibição da secreção de TSH e à diminuição da função do restante da glândula. O bócio multinodular tóxico resulta da multiplicação gradual de folículos autônomos com vários graus de função.

Epidemiologia

Os nódulos da tiróide são comuns na prática clínica. Sua prevalência depende muito do método de rastreamento e da população avaliada. Por palpação, o método menos sensível, a prevalência foi estimada em torno de 4% [45]. Com US de alta resolução, ela foi relatada como sendo tão alta quanto 67% [46]. Dados de autópsia de pacientes sem história de doença da tiróide indicaram prevalência de 50% [47]. Idade crescente, sexo feminino, deficiência de iodo e história de radiação na cabeça e no pescoço parece aumentar consistentemente o risco de desenvolvimento de nódulos da tiróide. O estudo Framingham estimou o índice de incidência anual, por palpação, em 0,09% [45]. Isso significa que em 2006 aproximadamente 300 mil novos nódulos serão descobertos nos Estados Unidos.

Diagnóstico

Os nódulos da tiróide usualmente são descobertos por palpação do pescoço durante exame físico de rotina. A maioria dos nódulos palpáveis têm pelo menos 1 cm de diâmetro. Os nódulos podem ser incidentalmente diagnosticados durante US do pescoço feita para doenças não-relacionadas (chamados incidentalomas). O TSH é o melhor teste para determinar se um nódulo palpável é hiperfuncionante; se for, será suprimido. Recomenda-se confirmação com cintilografia.

A biópsia por aspiração com agulha fina (AAF) de nódulos da tiróide é o método mais importante, barato e útil para se determinar se o nódulo é benigno ou maligno. A sensibilidade média do AAF na detecção de câncer da tiróide é de 83% (65 a 98%); sua especificidade é de 92% (72 a 100%); e sua precisão diagnóstica geral, 95% [48]. Suas duas principais limitações são resultado inadequado ou insuficiente e resultados citológicos suspeitos ou indeterminados, que ocorrem em 15 e 20% dos casos, respectivamente. A repetição da biópsia guiada com US pode ajudar na superação do primeiro desses problemas, mas uma excisão cirúrgica freqüentemente é necessária para o diagnóstico definitivo. Incidentalomas de tiróide são comuns. A incidência de câncer nesses nódulos varia entre 6 e 9% [14]. A prevalência de câncer foi semelhante em nódulos maiores e menores do que 1 cm; margens irregulares na US, microcalcificações e manchas nodulares vasculares foram preditores independentes de malignidade, e 87% dos cânceres apresentavam aparência hipoecóica sólida. A AAF de nódulos com pelo menos um fator de risco identificou 87% de câncer [14].

Tratamento

Cirurgia

Todos os nódulos de tiróide suspeitos de malignidade e a maioria considerada suspeita na biópsia por AAF devem ser encaminhados para excisão cirúrgica. A extensão do procedimento cirúrgico necessário é matéria de debate, com alguns autores defendendo tiroidectomia total ou subtotal e outros apoiando uma abordagem mais limitada, com lobectomia do lado afetado. Nódulos benignos solitários ou múltiplos não necessitam cirurgia, salvo se produzirem sintomas de compressão ou hipertiroidismo. A excisão cirúrgica é uma opção razoável em pacientes com grandes nódulos hiperfuncionantes [49].

Tratamento supressivo com levotiroxina

Há evidências controversas em relação à eficácia de tratamento supressivo com hormônio da tiróide na diminuição do tamanho do nódulo. Uma metanálise sugeriu aparente benefício terapêutico de tratamento supressivo com L-T4 em um subgrupo (20 a 23%) de pacientes com 1,9 a 2,5 vezes maior probabilidade de obter pelo menos 50% de diminuição no tamanho do nódulo, em comparação com placebo [50]. Outro relato não mostrou efeito estatisticamente significativo [51]. Os preditores de resposta não foram identificados. Efeitos adversos potenciais nos sistemas cardiovascular e esquelético devem ser considerados antes da recomendação desse tratamento [52, 53]. O tratamento supressivo não é indicado para nódulos hiperfuncionantes. O único ensaio controlado de tratamento supressivo para bócio multinodular não-tóxico mostrou mais de 13% de diminuição do volume na tiróide em 58% dos pacientes tratados com L-T4 em comparação com somente 5% dos tratados com placebo [54].

Tratamento com iodo radiativo

O IR é eficaz na diminuição do volume da tiróide em até 60% dos pacientes com bócio nodular não-tóxico e na melhoria dos sintomas compressivos na maioria deles [55]. É bem-sucedido no tratamento de quase 90% de adenomas tóxicos únicos, embora as doses relativamente altas usualmente resultem, a longo prazo, em hipotiroidismo em 10 a 20% dos casos [49]. Também é 80 a 100% eficaz no tratamento de bócio multinodular tóxico, embora quase sempre sejam necessários vários tratamentos [56].

Injeção percutânea de etanol (IPE)

A injeção percutânea de etanol deve ser reservada para pacientes que não podem ou não querem se submeter ao tratamento-padrão. Dor local, risco de lesão de nervo recorrente laríngeo e necessidade de tratamento repetido tornam a IPE inviável para tratamento de rotina de nódulos sólidos de tiróide. No entanto, esse procedimento parece ser seguro e eficaz no tratamento de nódulos predominantemente císticos, resultando em substancial diminuição do volume do nódulo e melhoria da estética e dos sintomas compressivos em até 80% dos pacientes [57, 58].

Ablação térmica com laser (ATL)

A ATL guiada com ultra-som emergiu como opção terapêutica alternativa no tratamento de pacientes com nódulos de tiróides benignos hipofuncionantes associados com sintomas compressivos, que são maus candidatos para o tratamento cirúrgico ou recusam tal intervenção. Esse procedimento resultou em 45 a 60% de diminuição do volume do nódulo seis meses após o tratamento [59, 60]. O procedimento exige considerável perícia do operador e atualmente é feito somente em poucos centros especializados.

CÂNCER DA TIRÓIDE

Definição e classificação

Os carcinomas da tiróide são neoplasias malignas do epitélio da tiróide. Cânceres papilares e foliculares, coletivamente chamados *câncer diferenciado de tiróide*, surgem a partir de células foliculares epiteliais. Outros cânceres de tiróide derivados de células foliculares incluem o oxifílico, ou variante de célula de Hürthle, e o carcinoma anaplásico indiferenciado. O carcinoma medular da tiróide (CMT) origina-se das células parafoliculares secretoras de calcitonina (células C). O câncer papilar de tiróide (CPT) é o tipo histológico mais comum nos Estados Unidos, representando 80% dos cânceres da tiróide, seguido por carcinoma folicular da tiróide (CFT), com 10 a 15%, CMT, com cerca de 5%, e anaplásico, com < 5%. Dos pacientes com CMT, 75% têm doença esporádica e 25% têm as formas hereditária ou familiar (neoplasia endócrina múltipla 2A [NEM-2A], NEM-2B e CMT familiar).

Epidemiologia

O câncer da tiróide em geral é primeiramente visto como um nódulo palpável na glândula tiróide. Embora nódulos na tiróide sejam muito comuns, o câncer da tiróide é raro, constituindo somente 1 a 2% de todas as neoplasias malignas. É três vezes mais comum em mulheres do que em homens. Sua incidência anual é de aproximadamente 0,5 a 10 por 100 mil no mundo; cerca de 18 mil novos casos são diagnosticados a cada ano nos Estados Unidos, resultando em aproximadamente 1.200 mortes anuais [61]. O câncer da tiróide oculto, definido como qualquer tumor inaparente encontrado em amostra por patologista, foi descrito em 0,5 a 13% dos estudos de autópsia nos Estados Unidos. Fatores genéticos (isto é, história familiar de câncer da tiróide) ou ambientais (isto é, exposição à radiação ionizante) podem estar associados com o desenvolvimento do câncer da tiróide em algumas populações. Nódulo maior que 4 cm, fixação em estruturas adjacentes, aumento regional de linfonodos, paralisia de corda vocal, crescimento rápido e idade abaixo de 15 anos ou acima de 60 anos indicam um risco mais alto de malignidade.

Diagnóstico

Testes de função da tiróide

Todos os pacientes com nódulo de tiróide devem fazer medida de níveis séricos de TSH. Se for alto, deve-se obter TPOAbs para exclusão de tiroidite de Hashimoto coexistente. Pacientes com TSH sérico baixo e níveis altos de FT4 podem ter nódulo tóxico. Em virtude do risco de malignidade nesses nódulos ser baixo, uma cintilografia da tiróide confirmando a hiperfuncionalidade pode obviar a necessidade de biópsia por AAF.

Biópsia por aspiração com agulha fina

A maioria dos cânceres da tiróide aparecem como nódulos palpáveis, freqüentemente assintomáticos, sendo descobertos durante exame de rotina do pescoço. A biópsia por AAF permanece o teste único mais preciso, confiável e barato para o diagnóstico de câncer da tiróide. No primeiro caso, a repetição da AAF sob guia de US pode aumentar o rendimento da biópsia e fornecer o diagnóstico preciso. No entanto, para amostras nas quais a aspiração repetida falha em fornecer a amostra adequada, deve-se fazer excisão, particularmente se os nódulos são grandes, sólidos ou têm outras características sugestivas de malignidade. Nódulos sugestivos devem ser excisados, pois seu índice de malignidade pode ser tão alto quanto 30% [48].

Marcadores tumorais

A tiroglobulina, uma glicoproteína produzida na glândula tiróide em resposta ao estímulo de TSH, pode confiavelmente ser usada como marcador tumoral de câncer de tiróide diferenciado somente depois de ablação total da tiróide, assim como após tiroidectomia e tratamento ablativo com I^{131}. Nesses casos, a Tg sérica, na ausência de TgAb, é um marcador confiável para recidiva local do câncer da tiróide ou para metástases linfáticas ou à distância. A sensibilidade da Tg aumenta com estímulo de TSH, seja depois da suspensão de T4 ou da administração de TSH, em comparação com suspensão de TSH [12, 63]. A medida da Tg nos lavados da agulha tem sido usada para confirmar a presença de câncer metastático de tiróide depois de biópsia por AAF de linfonodos cervicais sugestivos em pacientes com história de câncer da tiróide [64, 65]. Ela é mais sensível do que a citologia de linfonodos e tem a vantagem de não ser afetada pela presença de anticorpos anti-Tg no soro [65].

A calcitonina, um produto das células C parafoliculares, é o marcador mais sensível para o diagnóstico e a monitorização de CMT, porque a maioria dos pacientes que a apresentam têm níveis basais de calcitonina altos, e níveis mais altos podem ser encontrados mesmo em doença subclínica. Uma injeção de secretagogos de calcitonina, como cálcio e pentagastrina (não mais disponível nos EUA), resulta em aumento nos níveis séricos de calcitonina em pacientes com CMT, permitindo a detecção precoce de hiperplasia de célula C, mesmo antes do desenvolvimento de CMT. O teste provocativo atualmente foi substituído pelo teste genético para exame de parentes de primeiro grau dos pacientes com CMT no contexto de síndromes de CMT familiares com mutação positiva [66]. Nos 5% de famílias com CMT familiar e mutação genética não-detectada, o rastreamento de membros afetados deve ser feito com medida de calcitonina depois da administração de secretagogo. Os valores de pico com estímulo de secretagogo são maiores que os valores conhecidos de referência. Elevações leves nos níveis basais ou estimulados de calcitonina devem ser interpretadas com cuidado.

O antígeno carcinoembriônico (ACE) é um marcador bioquímico mais pobre de CMT. Quando usado com calcitonina, é útil na monitorização de CMT, porque o aumento persistente desses marcadores depois do tratamento cirúrgico curativo sugere doença residual ou metastática. Os níveis parecem se relacionar com a massa do tumor, sendo mais alto em pacientes com evidência clínica de CMT do que na doença oculta.

Tratamento

Cirurgia

A excisão cirúrgica de todo o tecido tumoral no pescoço é o tratamento primário para pacientes com câncer de tiróide. A extensão da ressecção inicial da tiróide ainda é matéria de debate. Nenhum ensaio prospectivo controlado foi feito para resolver essa controvérsia. Embora alguns autores argumentem que a lobectomia unilateral é suficiente para a maioria dos pacientes com CPT e CFT na categoria de baixo risco, considerando-se a baixa mortalidade causa-específica e os altos riscos com cirurgia mais extensa [67], a maioria dos clínicos [68-70] defendem a tiroidectomia total ou subtotal, porque ela diminui a recidiva local, as metástases nodais e melhora o índice de sobrevida livre de doença [70,71]. A lobectomia unilateral resulta em índices gerais de recidiva a longo prazo mais altos (30% vs. 1% após tiroidectomia total seguida por tratamento com I^{131}). Carcinomas papilares freqüentemente são multifocais e bilaterais [72].

A tiroidectomia subtotal facilita a ablação com I^{131} e o seguimento com Tg e CTC com I^{131} para detecção de doença recidivante ou metastática. A lobectomia somente parece ser a cirurgia adequada para o microcarcinoma papilar unifocal confinado à tiróide sem invasão vascular [69].

A tiroidectomia total com linfadenectomia central do pescoço é recomendada em todos os pacientes com suspeita ou prova de CMT na biópsia, porque os pacientes com CMT familiar têm doença bilateral multifocal, e aqueles supostamente com doença esporádica representam o índice de casos de 10 a 20% de CMT familiar do tempo.

Ablação de remanescentes tiroideanos com iodo radiativo

Apesar do uso disseminado de IR no tratamento pós-operatório de pacientes com câncer de tiróide diferenciado, a indicação para ablação inicial e subseqüentes intervenções diagnósticas e terapêuticas com I^{131} permanece incerta por causa da falta de estudos prospectivos controlados. A maioria dos estudos retrospectivos mostraram diminuição da recidiva e da mortalidade específica da doença com o uso inicial de tratamento adjunto com I^{131} [69, 73]. Em uma revisão de 1.599 pacientes seguidos no M.D. Anderson Cancer Center, o tratamento com I^{131} foi o único indicador mais poderoso de prognóstico para intervalo livre de doença e aumentou a sobrevida [55]. As vantagens da ablação de remanescentes tiroideanos com I^{131} são as seguintes:

- Eliminação de captação residual no leito da tiróide, facilitando a concentração de I^{131} pelas metástases pulmonares e cervicais.
- Facilitação de altos níveis de TSH necessários para aumentar a captação ótima de I^{131} pelo tumor.

- Possibilidade do uso de Tg como marcador confiável de tumor na ausência de qualquer tecido normal residual de tiróide.

O I^{131} também é usado no seguimento de pacientes de câncer de tiróide para avaliar a presença de doença residual ou metastática. Embora doses terapêuticas de I^{131} tenham sido o padrão de tratamento de recidiva ou metástases diagnosticadas por CTC, o benefício do tratamento de pacientes com Tg positiva e cintilografia corporal total negativa permanece incerto. Tal tratamento pode diminuir a massa de tumor, mas a diminuição na morbidade e na mortalidade não foi demonstrada, e potenciais efeitos colaterais podem negar qualquer benefício.

Supressão do TSH com hormônio tiroideano

Uma diminuição dos índices de recidiva foi observada em pacientes com câncer de tiróide tratados com L-T4 como tratamento adjuvante em comparação com achados em pacientes que não receberam tal tratamento [69,73,74]. Além disso, um estudo mostrou que a supressão constante de TSH para 0,05 mU/mL ou menos resultou em sobrevida livre de recidiva mais longa do que quando os níveis de TSH foram 1 mU/mL ou mais altos e que o grau de supressão de TSH foi um preditor independente de recidiva [75]. No entanto, nenhum estudo controlado determinou o nível ótimo de supressão de TSH que produz máximo benefício de sobrevida e que minimiza o potencial de efeitos adversos do tratamento supressivo prolongado.

SÍNDROME DO EUTIRÓIDEO DOENTE

Definição e etiologia

O termo *síndrome do eutiróideo doente* (SED) refere-se a anomalias nos testes de função da tiróide observadas em pacientes com doenças graves sistêmicas não-tiroideanas. Freqüentemente elas são resultado de distúrbios variáveis no eixo hipotálamo-hipófise-tiróide, na ligação do hormônio da tiróide com proteínas séricas, captação tecidual e no metabolismo do hormônio da tiróide [76]. As anomalias mais comuns incluem T3 sérico baixo e aumento de níveis de T3 reverso e, em doença mais grave e mais prolongada, também diminuição de níveis de T4, indicando pior prognóstico. Os níveis de TSH geralmente são normais, mas podem estar leve ou francamente suprimidos.

Fisiopatologia

Embora o mecanismo das anomalias observadas na SED não seja claro, vários fatores patogênicos estão implicados, incluindo diminuição da conversão periférica de T4 para T3, anomalias nas proteínas séricas ligantes do hormônio da tiróide, diminuição de resposta de TRH e liberação de TSH, baixa captação tecidual, metabolismo alterado dos hormônios da tiróide e aumento de citocinas circulantes.

Diagnóstico

A exclusão de doença da tiróide em pacientes agudamente doentes pode ser desafiadora. A doença não-tiroideana pode mostrar um espectro de anomalias de função da tiróide, comumente observadas em pacientes com patologia intrínseca de tiróide. Níveis séricos baixos de T3 com níveis normais de T4 e TSH são o achado mais comum na SED. Os níveis séricos de TSH em geral são normais ou levemente diminuídos em 80% dos pacientes. História de doença da tiróide, irradiação externa, presença de bócio ou cicatriz na linha média do pescoço podem apontar para uma verdadeira doença primária de tiróide. O ideal é não confiar em uma única função da tiróide no contexto de doença não-tiroideana [76] e esperar a regressão de uma doença não-tiroideana antes de avaliar a condição da tiróide. O teste de TSH em pacientes hospitalizados pode ser razoavelmente impreciso, resultando em baixo rendimento de resultados verdadeiros positivos e muitos resultados falso-positivos [3]. Um estudo de 1.580 pacientes clínicos internados avaliados com TSH na admissão mostrou que 17% tinha níveis anormais; depois da monitorização de 63% daqueles com resultado anormal e um novo teste depois da regressão da doença, 85% eram eutiróideos [6]. Resultados falso-positivos em geral são devidos a doenças agudas não-tiroideanas e interação de drogas, especialmente glicocorticóides.

Tratamento

Reposição de triiodotironina

Dado o aumento da mortalidade observado em pacientes com doenças graves não-tiroideanas e os baixos valores de T4 [77], alguns estudos avaliaram o efeito do tratamento com hormônio da tiróide em tais pacientes. Um estudo controlado mostrou que a administração de T3 a pacientes submetidos à cirurgia de desvio coronário melhora a hemodinâmica cardíaca e diminuiu a isquemia pós-operatória, as necessidades inotrópicas, o índice de mortalidade e a duração da internação [78]. Outro estudo não confirmou tais benefícios [79].

REFERÊNCIAS BIBLIOGRÁFICAS

AVALIAÇÃO DA FUNÇÃO DA TIRÓIDE

Hormônio estimulante de tiróide

1. *(1C)* **Helfand M, Redfern CC.** Screening for thyroid disease: An update: Clinical guideline, Part 2. Ann Intern Med 1998;129:144-158.
   Esse estudo avaliou os benefícios do rastreamento de pacientes assintomáticos quanto à disfunção da tiróide com um teste sensível de TSH e avaliou a eficácia do tratamento de disfunção subclínica da tiróide na população adulta em geral. Trinta e três estudos de rastreamento e 23 estudos controlados sobre o tratamento de disfunção subclínica da tiróide foram incluídos. O rastreamento pode detectar disfunção da tiróide sintomática, com melhores resultados em mulheres com idade acima de 50 anos. Nesse grupo, uma

em 71 mulheres poderia se beneficiar com o alívio de sintomas. A evidência da eficácia do tratamento da disfunção subclínica da tiróide é inconclusiva.
2. *(2C)* **Danese MD** et al. Screening for mild thyroid failure at the periodic health examination: A decision and cost-effective analysis. JAMA 1996;276:285-292.
Essa análise de utilidade de custo foi feita para estimar a eficácia de custo do rastreamento periódico de insuficiência leve da tiróide pela medida dos níveis séricos de TSH em coortes hipotéticas de mulheres e homens rastreados a cada cinco anos durane o exame periódico, começando na idade de 35 anos. A eficácia de custos do rastreamento de pacientes com 35 anos de idade com TSH sérico a cada cinco anos foi US$9.223 por ano de vida ajustado à qualidade (QALY) para mulheres e US$22.595 por QALY para homens; melhorou quando a idade do primeiro rastreamento foi aumentada para ambos os sexos e sempre foi mais favorável para as mulheres. A diminuição da progressão para hipotiroidismo franco e o alívio dos sintomas aumentou os QALYs, mas não diminuiu os custos médicos diretos. A eficácia de custos do rastreamento de hipotiroidismo leve compara-se favoravelmente com outras práticas médicas aceitas de prevenção.
3. *(2C)* **Attia J** et al. Diagnosis of thyroid disease in hospitalized patients. Arch Intern Med 1999;159:658-665.
A revisão sistemática da literatura de 1966 a 1996 foi feita para estimar a prevalência de doença de tiróide não-diagnosticada, para revisar a utilidade dos sinais e sintomas clínicos e para elucidar as características do teste sensível de TSH em pacientes internados. Os resultados indicaram que a prevalência de doença de tiróide entre pacientes internados é de 1 a 2%, semelhante à da população de pacientes de ambulatório. Ausência de características clínicas de doença de tiróide diminui a probabilidade do pré-teste e torna o rasteamento ainda menos útil. A presença de características clínicas específicas de doenças da tiróide pode aumentar a probabilidade e o rendimento do teste. Doença aguda diminui a especificidade dos testes sensíveis de TSH. A razão de probabilidade positiva de um resultado anormal de TSH em pacientes doentes internados é cerca de 10 em comparação com aproximadamente 100 em pacientes de ambulatório.
4. **Ross DS**. Serum thyroid stimulating hormone measurement for assessment of thyroid function and disease. Endocrinol Metab Clin North Am 2001;30:245-264.
Esse artigo de revisão, cobrindo vantagens, utilidade e limitações de avaliação de TSH sérico, descreve várias situações clínicas nas quais as medidas de TSH como teste único de função da tiróide pode não fornecer estimativa precisa do verdadeiro estado da função da tiróide. Também dá um visão geral da doença subclínica da tiróide, sua epidemiologia, história natural e significância clínica.
5. **Faglia G** et al. Thyrotropin secretion in patients with central hypothyroidism: Evidence for reduced biological activity of immunoreactive thyrotropin. J Clin Endocrinol Metab 1979;48:989-998.
Esse estudo prospectivo de coorte avaliou a função do eixo hipófise-tiróide e a significância de níveis normais ou altos de TSH em 89 pacientes com hipotiroidismo documentado, secundário a diversas doenças doenças hipotálamo-hipofisárias. Níveis séricos de TSH foram medidos em todos pacientes antes e depois da administração IV de 200 mg de TRH. Os níveis plasmáticos basais de TSH foram abaixo de 1,0 mUI/mL em 35%, entre 1,0 e 3,6 mUI/mL em 40% e levemente altos (3,7-9,7 mUI/m) em 25% dos casos. A resposta de TSH a TRH foi ausente em 14%, diminuída em 17%, normal em 47% e exagerada em 23% dos casos, com resposta atrasada ou prolongada em 65% dos casos. A resposta de T3 sérico a TRH foi ausente ou baixa em 40 de 53 pacientes avaliados. A administração de T3 (100 mg/dia por 3 dias) ou dexametasona (3 mg/dia por 5 dias), respectivamente, suprimiu ou diminuiu os níveis plasmáticos de TSH basais e induzidos por TRH.
6. **Spencer C** et al. Specificity of sensitive assays of thyrotropin (TSH) used to screen for thyroid disease in hospitalized patients. Clin Chem 1987;33:1391-1396.
Esse estudo de coorte controlado e prospectivo examinou a especificidade e a utilidade clínica da medida do TSH para avaliação da função da tiróide em 1.580 pacientes hospitalizados e 109 controles do ambulatório sem história ou evidência bioquímica de doen-

Endocrinologia baseada em evidências ■ **91**

ça da tiróide. Dezessete por cento dos pacientes hospitalizados tinham resultados anormais de TSH (média ± 3 DP) quando comparados com os valores dos controles (0,35-6,7 mUI/L). O TSH foi indectável (< 0,1 mUI/L) em 3% dos pacientes e alto (> 20 mUI/L) em 1,6%. No seguimento de 329 pacientes, dos quais 62% tinham concentrações anormais de TSH, somente 24% daqueles com níveis indectáveis de TSH tinham doença da tiróide: 36% estavam recebendo esteróides e 40% tinham doença não-tiroideana. Embora metade desses pacientes com TSH acima de 20 mUI/L tivessem doença da tiróide, em 45% deles o nível alto de TSH foi associado com doença não-tiroideana e normalizou-se após a cura. A sensibilidade do TSH foi 91% quando foram usados os limites da média ± 3 DP da população de referência.

T4 e T3 livres

7. **Stockigt JR.** Free thyroid hormone measurement: A critical appraisal. Endocrinol Metab Clin North Am 2001;30:265-289.

Esse artigo revê as vantagens da determinação do hormônio da tiróide livre, mudanças na ligação com proteínas que podem resultar em níveis anormais de hormônio total da tiróide e suas causas subjacentes; descreve a disponibilidade de ensaios para determinação dos níveis do hormônio da tiróide livre, vantagens e limitações de cada um e circunstâncias nas quais os níveis de FT4 podem ser afetados, necessitando interpretação cuidadosa.

8. **Demers LM, Spencer CA.** Laboratory medicine practice guidelines: Laboratory support for the diagnosis and monitoring of thyroid disease. Clin Endocrinol 2003;58:138-140.

Excelente revisão detalhada sobre utilidade clínica, metodologia, armadilhas e recomendações sobre o uso de todos os testes disponíveis de função da tiróide para o clínico e bioanalista.

Auto-anticorpos antitiróide

9. *(1C)* **Feldt-Rasmussen U** et al. Meta-analysis evaluation of the impact of thyrotropin receptor antibodies on long term remission after medical therapy of Graves disease. J Clin Endocrinol Metab 1994;78:98-102.

Essa metanálise revisou a evidência de 10 estudos prospectivos e 8 retrospectivos incluindo um total de 1.524 pacientes. Os estudos prospectivos mostraram uma diminuição de 65% no risco de recidiva nos pacientes TRAb-negativos em comparação com anticorpos positivos depois do tratamento com drogas antitiroideanas. A diminuição do risco de recidiva foi maior (92%) nos estudos retrospectivos. A diminuição do risco de recidiva em geral foi de 78% (todos os estudos).

10. **Matsura N** et al. TSH-receptor antibodies in mothers with Graves disease and outcome in their offspring. Lancet 1988;1:14-17.

Foi colhido sangue de 56 recém-nascidos selecionados, cujas mães tinham doença de Graves, para avaliação da relação entre sua função tiroideana e a presença de imunoglobulinas inibidoras ligantes de TSH (TBIIs) e TSAbs no soro materno. Todas as mães dessas crianças tirotóxicas tinham ambos os anticorpos no soro. A maioria das mães cuja função tiroideana tinha sido controlada na gravidez deu à luz crianças não-afetadas. Quinze crianças tinham síndrome transitória de T4 e FT4 séricos baixos com níveis normais de TSH, que tendia a ser associada com anticorpos anti-receptor de TSH no soro materno (TBII, 9 de 15; TSAb, 4 de 14). Duas crianças tinham hipertiroxinemia transitória sem hipertiroidismo e suas mães mostraram intensa atividade de TSAb sem atividade de TBII.

11. **Spencer CA** et al. Serum thyroglobulin autoantibodies: Prevalence, influence on serum thyroglobulin measurement, and prognostic significance in patients with differentiated thyroid carcinoma. J Clin Endocrinol Metab 1998;83:1121-1127.

Esse estudo de caso-controle investigou a prevalência de TgAb em população de normais e pacientes com câncer diferenciado de tiróide e a influência de TgAb na medida de Tg no soro de 4.453 controles normais e 213 pacientes com câncer diferenciado de tiróide. TgAbs e TPOAbs foram medidos em todos os pacientes com câncer diferenciado de tiróide e controles. Níveis séricos de Tg e TgAb foram medidos em 15 soros TgAb-negativos e em 97 soros TgAb-positivos. A prevalência de auto-anticorpos antitiróide era três vezes maior em pacientes com câncer diferenciado de tiróide em comparação com a população geral (40% vs. 14%). TgAb sérico estava presente em 25% dos pacientes com câncer diferenciado de tiróide e em 10% dos controles. Os padrões seriados pós-operatórios de TgAb e Tg se correlacionavam com a presença ou a ausência de doença. Foi observada interferência de TgAb em 69% dos soros TgAb-positivos, sendo mais freqüente e intensa nos soros contendo altos níveis de TgAb.

Tiroglobulina

12. **Spencer CA, Wang CC**. Thyroglobulin measurement: Technique, clinical benefits, and pitfalls. Endocrinol Metab Clin North Am 1995;24:841-863.
 Esse artigo revê em detalhes as vantagens, a utilidade clínica e as armadilhas potenciais da medida de Tg como marcador sérico no tratamento de pacientes com câncer de tiróide.
13. *(1A)* **Haugen BR** et al. A comparison of recombinant human thyrotropin and thyroide hormone withdrawal for the detection of thyroid remnant or cancer. J Clin Endocrinol Metab 1999;84:3877-3885.
 Esse ensaio clínico randomizado comparou o efeito de TSH recombinante (rTSH) com suspensão do hormônio da tiróide sobre os resultados de CTC com I^{131} e níveis séricos de Tg em 229 pacientes adultos com câncer diferenciado de tiróide necessitando CTC com I^{131}. Os pacientes receberam 0,9 mg de rTSH a cada 24 horas em duas doses (braço I), ou a cada 72 horas, em três doses (braço II). Vinte e quatro horas depois da segunda ou da terceira dose, respectivamente, 4 mCiI^{131} foram administrados, e CTC foi obtida 48 horas depois. Em pelo menos duas semanas depois da segunda ou da terceira dose, foi suspensa a L-T4 e, quando o TSH estava acima de 25 mU/L, 4 mCiI^{131} foram administrados e feita a CTC 48 horas depois. Os resultados de CTC com I^{131} foram concordantes entre as fases de estímulo com rTSH e suspensão de L-T4 em 89% dos pacientes. Nas cintilografias discordantes, 4% dos resultados foram superiores após a administração de rTSH e 8% depois da suspensão de L-T4. Com base em nível sérico de Tg acima de 2 ng/mL, tecido de tiróide ou câncer foi detectado durante o tratamento com L-T4 em 22%; depois do estímulo com rTSH em 52%; e depois da suspensão de L-T4 em 56% dos pacientes com doença ou tecido limitado ao leito da tiróide, e em 80%, 100% e 100% dos pacientes, respectivamente, com doença metastática. A combinação de CTC com I^{131} e Tg sérica após estímulo com rTSH detectou tecido ou câncer de tiróide em 93% dos pacientes com doença ou tecido limitado ao leito da tiróide e em 100% daqueles com metástases.

EXAMES DE IMAGEM DA TIRÓIDE

Ultra-sonografia

14. *(1C)* **Papini E** et al. Risk of malignancy in nonpalpable thyroid nodules: Predictive value of ultrasound and color Doppler features. J Clin Endocrinol Metab 2002;87:1941-1946.
 Esse estudo avaliou 494 pacientes com nódulos hiperfuncionantes de tiróide não-palpáveis, identificados por US e Doppler colorido, em indivíduos clinicamente eutiróideos, ao longo de um período de cinco anos. Todos os pacientes tinham biópsia por AAF dos nódulos. Pacientes com citologia sugestiva ou maligna foram submetidos à cirurgia. Câncer de tiróide foi observado em 9% dos nódulos solitários e 6% dos bócios multinodulares, e sua prevalência foi semelhante em nódulos grandes e menores que 10 mm (9% vs. 7%). Na US, 87% dos cânceres apresentavam aparência sólida hipoecóica. Margens irregulares (RR, 16,83), manchas vasculares intranodulares (RR, 14,29) e microcalcificações (RR, 4,97) foram preditores independentes de malignidade. AAF de nódulos hipoecóicos com pelo menos um fator de risco identificou 87% dos cânceres.
15. *(1C)* **Frasoldati A** et al. Diagnosis of neck recurrences in patients with differentiated thyroid carcinoma. Cancer 2003;97:90-96.
 Nesse estudo de coorte os autores comparam a sensibilidade da medida de Tg depois da suspensão de L-T4, CTC com I^{131} e US no diagnóstico de recidivas de CDT no pescoço em

494 pacientes, depois de tiroidectomia total e subseqüente tratamento radioablativo com I^{131}. O tempo médio de seguimento foi de 55,1 ± 37,7 meses. Recidivas de CDT no pescoço foram detectadas em 51 (10,3%) pacientes e ocorreram depois de 44,6 ± 21,4 meses do tratamento inicial. Os níveis séricos de Tg aumentaram (≥ 2 ng/mL) sem tratamento com L-T4 em 29 pacientes (sensibilidade de 56,8%), CTC com I^{131} mostrou captação no pescoço em 23 pacientes (sensibilidade de 45,1%), metástases à distância foram detectadas em 9 de 23 pacientes e US identificou recidiva no pescoço em 48 pacientes (sensibilidade de 94,1%). A US do pescoço é mais sensível que as técnicas tradicionais de seguimento de pacientes com CDT, detectando recidiva mesmo em pacientes com níveis séricos de Tg indetectáveis e com cintilografia de todo o corpo negativa, sendo recomendada como teste de primeira linha no seguimento de todos os pacientes com CDT.

Cintilografia

16. **Meier DA, Kaplan MM**. Radioiodine uptake and thyroid scintiscanning. Endocrinol Metab Clin North Am 2001;30:291-313.

    Esse artigo revê o uso atual do teste de captação de iodo radiativo e cintilografia da tiróide com radionuclídeo em doenças da tiróide que não sejam câncer.

17. **Gallowitsch HJ** et al. Thyroglobulin and low-dose iodine-131 and technetium-99 tetrosfosmin whole-body scintigraphy in differentiated thyroid carcinoma. J Nucl Med 1998;39:870-875.

    Esse estudo foi feito para comparar cintilografia com dose baixa de I^{131} e CTC com Tc^{99m}, usando Tg sem L-T4 como base para comparação em 58 pacientes com câncer diferenciado de tiróide tratado com tiroidectomia e tratamento com I^{131}. O I^{131} revelou 19 de 44 locais de tumor e três remanescentes tiroideanos. A sensibilidade mostrou valores decrescentes para recidivas locais (57%) e metástase em osso (54%), mediastino (50%), pulmões (43%) e linfonodos (22%). Além disso, a CTC com Tc^{99m} mostrou um total de 39 (89%) de 44 lesões malignas. A sensibilidade foi superior para metástases em pulmão (100%), mediastino (100%) e linfonodos (90%) e inferior para metástases ósseas (85%). Recidivas locais foram detectadas em 86% dos pacientes e remanescentes tiroideanos em 18%. Tg sem L-T4 detectou recidiva maligna ou metástase em 95% dos pacientes quando foi usado o corte de 3 ng/mL, e em 84% usando o corte de 10 ng/mL. A especificidade foi de 72% para o corte de 0,5 ng/mL, 90% para o corte de 3 ng/mL e 100% para o corte de 10 ng/mL.

18. **Haugen BR, Lin EC**. Isotope imaging for metastatic thyroid cancer. Endocrinol Metab Clin North Am 2001;30:469-492.

    Esse excelente artigo é uma revisão de todas as modalidades de imagem com isótopos atualmente disponíveis para avaliação de câncer de tiróide metastático, com indicações, vantagens e fraquezas de cada modalidade, e fornece um algoritmo sugerido para exames de imagem de pacientes com suspeita de recidiva ou metástases de câncer de tireóide.

Tomografia por emissão de pósitrons com [^{18}F]Fluorodesoxiglicose

19. *(2C)* **Hooft L** et al. Diagnostic accuracy of ^{18}F-fluorodeoxyglucose positron emission tomography in the follow-up of papillary or follicular thyroid cancer. J Clin Endocrinol Metab 2001;86:3779-3786.

    Revisão sistemática para determinar a precisão diagnóstica da tomografia por emissão de pósitrons com 18-fluorodesoxiglicose (FDG-PET) em pacientes com suspeita de recidiva de câncer diferenciado de tiróide. Foram incluídos 14 estudos com 10 ou mais indivíduos, avaliando a precisão de FDG-PET no câncer diferenciado de tiróide. Todos os estudos alegaram papel positivo de PET, mas em níveis de evidência 3 ou 4 (mais baixos) com impedimento de análise quantitativa. Os problemas metodológicos incluíram má validade de testes de referência e falta de cegamento na execução e interpretação dos testes. O material foi heterogêneo com relação à variação dos pacientes e à validação dos métodos. Os dados mais consistentes foram observados na capacidade de FDG-PET em fornecer substrato anatômico em pacientes com Tg sérica alta e cintilografias negativas com I^{131}.

20. *(1C)* **Chung JK, Lee JS.** Value of FDG PET in papillary thyroid carcinoma with negative ^{131}I whole-body scan. J Nucl Med 1999;40:986-992.

    Esse estudo prospectivo avaliou a utilidade da FDG-PET na localização de doença metastática em 54 pacientes com CPT atiróideos (33 com tumor metastático e 21 em remissão) com diagnóstico negativo na CTC com I^{131}. A FDG-PET revelou metástases em 31 pacientes (sensibilidade de 94%), mas os níveis de Tg eram altos somente em 18 (sensibilidade de 55%). Os resultados da PET foram positivos em 14 de 15 pacientes metastáticos com níveis normais de Tg; os resultados foram negativos em 20 pacientes com doença em remissão (especificidade de 95%), enquanto os níveis de Tg eram normais em 16 pacientes (especificidade de 76%). Em pacientes com cintilografia de I^{131} normal, a PET detectou metástases nos linfonodos cervicais em 88%, nos pulmões em 27%, no mediastino em 33% e no osso em 9%. Em contraste, entre 117 pacientes com metástases positivas na cintilografia com I^{131}, a cintilografia com I^{131} detectou metástases nos linfonodos cervicais em 62%, nos pulmões em 56%, no mediastino em 22% e nos ossos em 16%. A PET mostrou aumento de captação em linfonodos cervicais e mediastinais em todos os pacientes com resultados falso-negativos de Tg. A metástase foi confirmada em todos os (11) pacientes com aumento de captação de FDG nos linfonodos cervicais.

21. *(1C)* **Grunwald F** et al. Fluorine-18-fluorodeoxyglucose positron emission tomography in thyroid cancer: Results of a multicentre study. Eur J Nucl Med 1999;26:1547-1552.

    Esse estudo avalia a significância clínica de [^{18}F]FDG-PET em CDT, comparando os resultados com CTC com I^{131} e [Tc^{99m}]2-metoxi-isobutil-isonitrila (MIBI). Uma imagem de PET de todo o corpo usando FDG foi feita em 222 pacientes: 134 com tumores papilares, 80 com tumores foliculares e 8 com tipos mistos de tumores. Finalmente foi feita uma avaliação clínica usando histologia, citologia, nível de Tg, US, TC e evolução clínica subseqüente, para permitir comparação com resultados de imagem funcional. A sensibilidade da FDG-PET foi 75% e 85% para todo o grupo de pacientes e para o grupo com cintilografias de todo o corpo negativas com I^{131}, respectivamente. A especificidade foi de 90% em todos os grupos de pacientes. A sensibilidade e a especificidade de CTC foram 50% e 99%, respectivamente. Quando os resultados de FDG-PET e CTC foram considerados em combinação, tecido de tumor foi perdido em somente 7%.

Hipertiroidismo

22. **Weetman AP.** Graves' disease. N Engl J Med 2000;343:1236-1248.

    Essa excelente revisão cobre a patogenia da doença de Graves, fatores predisponentes genéticos e ambientais, epidemiologia, manifestações clínicas, diagnóstico, história natural, opções terapêuticas, tratamento durante a gravidez e tratamento da oftalmopatia.

23. **Russo D** et al. Genetic alterations in thyroid hyperfunctioning adenomas. J Clin Endocrinol Metab 1995;80:1347-1351.

    Trinta e sete adenomas autônomos hiperfuncionantes foram rastreados para mutações nos genes de receptor de TSH (TSHR), G alfa s (*gsp*) e *ras*. Fragmentos de TSHR-parte terminal (éxon 10), *gsp* (éxons 8 e 9) e genes *ras* foram amplificados por reação de polimerase em cadeia, e os 3 genes *ras* foram obtidos do DNA genômico extraído de 37 tumores e seus tecidos adjacentes normais e estudados por seqüenciamento de nucleotídeos e hibridação com sondas sintéticas. Um ponto de mutação na terceira alça intracelular (códon 623) do TSHR foi encontrado em 3 (10%) dos 37 adenomas estudados. Essa mutação codifica para mudança na estrutura do TSHR, sendo somática e heterozigótica. Ativação constitutiva do TSHR foi demonstrada por aumento nos níveis basais de cAMP depois da transfecção de células CHO com um DNA complementar com mutação Ser 623-TSHR. Nove mutações ativantes de *gsp* e uma de *ras* também foram detectadas. Nenhuma alteração simultânea dos genes estudados estava presente.

Drogas antitiroideanas

24. *(1A)* **Reinwein D** et al. A prospective randomized trial of antithyroid drug dose in Graves' disease therapy. J Clin Endocrinol Metab 1993;76:1516-1521.

Esse ensaio multicêntrico randomizado prospectivo avaliou se altas doses de metimazol resultam em índices mais altos de remissão a longo prazo na doença de Graves em 309 pacientes com doença de Graves de 18 clínicas de tiróide na Europa. Os pacientes receberam metimazol, 10 ou 40 mg, com L-T4 por um ano, com um ano de seguimento. Ambas as doses foram igualmente eficazes na aquisição de remissão, embora o eutiroidismo tenha sido obtido em três semanas com doses mais altas. Nenhuma diferença foi observada nos índices de recidiva entre os dois grupos (36% vs. 37%) ou no tempo entre a parada do tratamento e a recidiva, mas o índice de reações adversas foi significativamente maior no grupo de 40 mg (26% vs. 15%).

25. *(1A)* **Allannic H** et al. Antithyroid drugs and Graves' disease: A prospective randomized evaluation of the efficacy of treatment duration. J Clin Endocrinol Metab 1990;70:675-679.

Esse ensaio clínico randomizado prospectivo comparou a eficácia de 18 meses vs. 6 meses de tratamento com droga antitiroideana nos índices de remissão do hipertiroidismo de Graves em 94 pacientes com doença de Graves. Carbimazol foi dado em doses necessárias para manter o eutirodismo clínico por seis meses (grupo 1) ou 18 meses (grupo 2). O tratamento por 18 meses resultou em índices de remissão mais altos dois anos após a suspensão do tratamento (62% vs. 42%; $p < 0,05$).

26. *(1A)* **Maugendre D** et al. Antithyroid drugs and Graves' disease-prospective randomized assessment of long-term treatment. Clin Endocrinol 1999;50:127-132.

Esse ensaio randomizado prospectivo foi feito para determinar benefícios do tratamento de 42 meses comparado com o de 28 meses com carbimazol. A população compreendeu 142 pacientes com doença de Graves que tomaram carbimazol nas doses necessárias para obtenção de eutirodismo por 18 meses (grupo 1) ou 42 meses (grupo 2). Nenhuma diferença nos índices de recidiva foi observada entre os grupos (36% vs. 29%, NS) ou em porcentagem de pacientes TPOAb-positivos (53% vs. 46%; p = NS). A porcentagem de pacientes com TSAb foi mais baixa no grupo 2 (18% vs. 42%; $p = 0,004$) na suspensão do medicamento.

27. *(1A)* **Azizi F** et al. Effect of long-term continuous methimazole treatment of hyperthyroidism: Comparison with radioiodine. Eur J Endocrinol 2005;152:695-701.

Nesse estudo prospectivo randomizado, os autores investigaram os efeitos a longo prazo de tratamento contínuo com metimazol (MMI) em 104 pacientes cujo hipertiroidismo regrediu em um ano depois da suspensão do tratamento de 18 meses com MMI. Foram distribuídos aleatoriamente em dois grupos para tratamento contínuo com DAT e IR. Os números de recidiva de disfunção de tiróide e custos totais do tratamento foram avaliados durante 10 anos de seguimento. No final do estudo, 26 pacientes ainda estavam recebendo MMI contínuo (grupo 1) e 41, I[131] (grupo 2), 16 estavam eutiróideos e 125 ficaram hipotiróideos. Nenhuma diferença significativa em idade, sexo, duração dos sintomas e função da tiróide foi observada entre os dois grupos. Nenhuma complicação séria ocorreu em qualquer paciente. O custo do tratamento foi mais baixo no grupo 1. No final de 10 anos, o índice de bócio foi maior e a concentração de TPOAb foi mais alta (RR 1,8) no grupo 1 do que no grupo 2. Concentrações séricas de colesterol total e LDL foram mais altas (RR 1,6) no grupo 2. Os autores concluem que o tratamento a longo prazo de hipertiroidismo com MMI é seguro e que as complicações e o custo do tratamento não excedem aqueles do tratamento com I[131].

Drogas antitiroideanas mais L-T4

28. *(2B)* **Hashizume K** et al. Administration of thyroxine in treated Graves' disease: Effects on the level of antibodies to thyroid-stimulating hormone receptors and on the risk of recurrence of hyperthyroidism. N Engl J Med 1991;324:947-953.

Esse estudo controlado com placebo randomizado prospectivo avaliou a eficácia de L-T4 na diminuição de níveis de TSAb e no índice de recidiva de hipertiroidismo de Graves após normalização de secreção de hormônios da tiróide com MMI em 109 pacientes com hipertiroidismo de Graves não-tratados. Todos os pacientes receberam MMI e estavam eutiróideos em seis meses. Os pacientes foram aleatoriamente designados para receber

100 μg de L-T4 e 10 mg de metimazol, ou placebo e 10 mg de MMI. Depois de um ano, o MMI foi suspenso; L-T4 ou placebo foi continuado por mais três anos. Os níveis de TSAb diminuíram depois de um mês de tratamento com L-T4 e MMI, mas não mudaram em pacientes recebendo placebo e MMI ($p < 0,01$). Depois da suspensão de MMI, os níveis de TSAb diminuíram mais em pacientes recebendo L-T4, mas aumentaram naqueles recebendo placebo ($p < 0,01$). Em três anos de suspensão de MMI, o hipertiroidismo recidivou em 2% dos pacientes recebendo L-T4 e em 35% dos pacientes recebendo placebo ($p < 0,001$).

29. *(2B)* **McIver** et al. Lack of effect of thyroxine in patients with Graves' hyperthyroidism who are treated with an antithyroid drug. N Engl J Med 1996;334:220-224.

Esse ensaio controlado randomizado e prospectivo avaliou se a adição de L-T4 ao tratamento antitiróide na doença de Graves diminui os índices de recidiva em 111 pacientes com hipertiroidismo de Graves. Todos os pacientes receberam 40 mg de carbimazol (CBZ) diariamente por um mês. Em seguida, um grupo recebeu CBZ por 17 meses, e o outro grupo recebeu CBZ mais L-T4 por 17 meses, seguidos por L-T4 somente por 18 meses. No grupo do CBZ, essa dose foi ajustada para manter os níveis séricos normais de TSH. No grupo CBZ-L-T4, a dose de CBZ não foi mudada, mas 100 mg de L-T4 foram adicionados e a dose ajustada para manter os níveis séricos de TSH menores que 0,04 mUI/mL. Na época da análise, 53 pacientes tinham completado pelo menos três meses de seguimento (mediana 12 meses) depois da suspensão de CBZ. O hipertiroidismo recidivou em oito pacientes em cada grupo sem nenhuma diferença nos índices de recidiva entre os grupos.

30. **Andrade VA** et al. The effect of methimazole pretreatment on the efficacy of radioactive iodine therapy in Graves' hyperthyroidism: One year follow-up of a prospective randomized study. J Clin Endocrinol Metab 2001;86:3488-3493.

Esse estudo avaliou o efeito do pré-tratamento com MMI na eficácia do tratamento com I[131] em 61 pacientes com hipertiroidismo de Graves não-tratados. Os critérios de inclusão eram tratamento prévio com I[131] ou tiroidectomia, sinais de oftalmopatia moderada ou intensa, cardiopatia grave, condições debilitantes e bócios grandes compressivos. I[131] somente ($n = 32$) ou I[131] mais pré-tratamento com metimazol (30 g/dia; $n = 29$). I[131] foi administrado quatro dias depois da suspensão da droga. A dose calculada de I[131] foi de 200 μCi/g de tecido de tiróide estimado por US e corrigido pela captação de I[131] em 24 horas. Níveis séricos de TSH, T4 e FT4 foram medidos quatro dias antes do tratamento com I[131], no dia do tratamento e, então, mensalmente por um ano. Cerca de 80% dos pacientes de ambos os grupos foram curados (eutiróideos ou hipotiróideos) três meses depois do tratamento com I[131]. Depois de um ano, os grupos eram semelhantes em termos de hipertiroidismo persistente (16% *vs.* 14%), eutiroidismo (28% *vs.* 31%) e hipotiroidismo (56% *vs.* 55%). Os pacientes com recidiva tinham maior volume de tiróide ($p = 0,002$), captação de I[131] mais alta em 24 horas ($p = 0,022$) e níveis de T3 mais altos ($p = 0,002$). A análise de regressão logística múltipla identificou os valores de T3 como preditores independentes da falha no tratamento.

Iodo radiativo

31. **Kaplan MM** et al. Treatment of hyperthyroidism with radioactive iodine. Endocrinol Metab Clin North Am 1998;27:205-223.

Esse artigo reviu as vantagens do I[131] no tratamento do hipertiroidismo, a seleção dos pacientes para esse tratamento, a visão geral das modalidades de tratamento, as recomendações relativas ao pré-tratamento com drogas antitiroideanas, a seleção da dose em diferentes condições de hipertiroidismo, as preocupações com a segurança da radiação, os efeitos colaterais e o seguimento dos pacientes depois do tratamento com iodo radiativo.

32. *(1C)* **Peters H** et al. Reduction in thyroid volume after radioiodine therapy of Graves' hyperthyroidism: Results of a prospective, randomized, multicentre study. Eur J Clin Invest 1996;26:59-63.

Noventa e dois pacientes com doença de Graves tratados com I[131] foram avaliados com US para determinar a diminuição do volume da tiróide. Os pacientes receberam atividade-padrão de I[131] (555 MBq) ou atividade calculada para fornecer 100 Gy. Em um ano de tratamento, foi observada uma diminuição mediana de 71% no volume, a maioria ocorrendo durante os seis primeiros meses. O grupo-padrão atingiu dose mediana mais alta e diminuição de volume mais pronunciada (60% vs. 46% em seis meses, e 74% vs. 66% em 12 meses, respectivamente) do que o grupo calculado. O RR no tamanho da tiróide foi o mesmo marcado em pacientes com grandes tiróides e com glândulas menores, e a prevalência de bócio foi diminuída de 73% para 16% em um ano após tratamento com I^{131}.

33. *(1A)* **Bartalena L** et al. Relation between therapy for hyperthyroidism and the course of Graves' ophthalmopathy. N Engl J Med 1998;338:73-78.

Esse ensaio randomizado controlado avaliou os efeitos de MMI, I^{131} e I^{131} mais prednisona em 443 pacientes com doença de Graves e oftalmopatia leve ou sem oftalmopatia. Todos os pacientes receberam metimazol por 3 a 4 meses e foram alocados para I^{131}, I^{131} e prednisona ou MMI. A progressão ou nova oftalmopatia ocorreram em 15% dos pacientes tratados com I^{131} e em 3% dos que receberam metimazol ($p < 0,001$); nenhum paciente recebendo I^{131} e prednisona desenvolveu ou teve progressão de oftalmopatia ($p < 0,001$ vs. I^{131}). Quando a oftalmopatia estava presente no início, 67% dos pacientes recebendo I^{131} mais prednisona melhoraram em comparação com os 4% que receberam metimazol ($p < 0,001$) e com nenhum recebendo I^{131} somente. Em 65% dos pacientes recebendo somente I^{131} ocorreu oftalmopatia, transitória ou piora da oftalmopatia e em 5% dos pacientes ocorreu diplopia persistente.

Tiroidectomia

34. *(1C+)* **Palit TK** et al. The efficacy of thyroidectomy for Graves' disease: A meta-analysis. J Surg Res 2000;90:161-165.

Metanálise de 35 estudos incluindo 7.241 pacientes submetidos à tiroidectomia total (TT) ($n = 538$) ou subtotal (ST) ($n = 6.703$) para doença de Graves. Hipertiroidismo persistiu ou recidivou em 7% dos pacientes. Todos os pacientes com TT ficaram hipotiróideos. Dos pacientes submetidos à ST, 60% ficaram eutiróideos, 25% ficaram hipotiróideos e 8% permaneceram hipotiróideos. Lesão permanente de nervo laríngeo recorrente ocorreu em 1% dos pacientes com TT e em 0,7% dos pacientes com ST, e hipotiroidismo permanente, em 1,6% e 1% respectivamente. Diminuição de 9% no hipotiroidismo e aumento de 7% no eutiroidismo foram observados para cada grama de tiróide remanescente ($p < 0,0001$). A tiroidectomia teve sucesso no tratamento em 92% dos pacientes.

β-Bloqueadores

35. *(1A)* **Jansson S** et al. Oxygen consumption in patients with hyperthyroidism before and after treatment with beta-blockade versus thyrostatic treatment. A prospective randomized study. Ann Surg 2001;233:60-64.

Esse ensaio prospectivo randomizado controlado foi feito para avaliar o efeito do tratamento tirostático (tiamazol) comparado com bloqueio beta seletivo (metoprolol) e nãoseletivo (propranolol) no metabolismo de todo o corpo, em 28 mulheres hipertiróideas submetidas à cirurgia para tratamento de hipertiroidismo. Seis mulheres eutiróideas, com adenoma benigno de tiróide, serviram como controles. O consumo de O_2 e a produção de CO_2 de todo o corpo foram medidos. O tiamazol normalizou o consumo de O_2 e induziu sinais de anabolismo. O propranolol (não-metoprolol) diminuiu o consumo elevado de O_2 em 54%. O peso corporal foi estável depois de bloqueios beta específico e não-específico, que levaram a alívio dos sintomas em 90% dos pacientes.

HIPOTIROIDISMO

Levotiroxina

36. *(1C)* **Fish LH** et al. Replacement dose, metabolism and bioavailability of levothyroxine in the treatment of hypothyroidism: Role of triiodothyronine in pituitary feedback in humans. N Engl J Med 1987;316:764-770.

Esse estudo de coorte prospectivo e controlado foi feito para determinar a dose adequada de reposição de L-T4 em 19 pacientes com hipotiroidismo de diferentes etiologias; 66 voluntários sadios serviram como controles. Os resultados mostraram que a dose média de reposição foi de 112 ± 19 μg/dia. Os níveis de TSH dos pacientes fazendo reposição de L-T4 voltaram ao normal quando as concentrações de T3 eram semelhantes às dos controles, mas os níveis séricos de T4 eram maiores que os dos controles (11,3 vs. 8,7 mg/dL; $p < 0,001$).

Hipotiroidismo subclínico

37. *(2B)* **Cooper DS** et al. L-Thyroxine therapy in sub-clinical hypothyroidism: A doubleblind, placebo-controlled trial. Ann Intern Med 1984;101:18-24.

    Trinta e três pacientes com hipotiroidismo subclínico foram distribuídos aleatoriamente para receber placebo ou L-T4 (duplo-cego) e observados durante o seguimento de um ano com testes de função de tiróide, lipídeos séricos, índice de metabolismo basal e questionário de sintomas de hipotiroidismo. O grupo placebo não mostrou mudanças na função da tiróide e nos índices de ação do hormônio da tiróide. No grupo tratado com L-T4, os lipídeos séricos não mudaram. Os sintomas melhoraram em 57% dos pacientes tomando L-T4 e em 25% dos pacientes recebendo placebo ($p < 0,05$).

38. *(2B)* **Danese MD** et al. Effect of thyroxine therapy on serum lipoproteins in patients with mild thyroid failure: A quantitative review of the literature. J Clin Endocrinol Metab 2000;85:2993-3001.

    Revisão sistemática da literatura (1966-1999) avaliando mudanças nos níveis lipídicos depois do tratamento com L-T4; 13 estudos com 247 pacientes foram incluídos. A diminuição média do colesterol total foi de 20,20 mmol/L (IC 95%, 0,20 mmol/L; 20,09-20,34), diretamente proporcional à sua concentração de base. Estudos incluindo indivíduos hipotiróideos não-tratados mostraram diminuições mais extensas no colesterol total após normalização do TSH do que os estudos de pacientes não-tratados com hipotiroidismo subclínico (20,44 mmol/L vs. 20,14 mmol/L; $p = 0,05$). Os níveis de lipoproteína de baixa densidade diminuíram 20,26 mmol/L (IC 95%, 20,12-20,41). Os níveis de lipoproteína de alta densidade e de triglicerídeos não mudaram.

39. *(2A)* **Meier C** et al. TSH-controlled L-thyroxine therapy reduces cholesterol levels and clinical symptoms in subclinical hypothyroidism: A double-blind, placebo-controlled trial. J Clin Endocrinol Metab 2001;86:4860-4866.

    Esse estudo randomizado, duplo-cego e controlado com placebo avaliou o efeito do tratamento fisiológico com L-T4, guiado por TSH, nos lipídeos séricos e nos sintomas clínicos de 66 mulheres com hipotiroidismo subclínico. O tratamento incluiu L-T4 com dose guiada por monitorização cega da TSH, resultando em níveis de TSH eutiróideos (0,3-0,4 mUI/L) por 48 semanas. Os resultados indicaram que, no grupo de L-T4, o colesterol total e a lipoproteína de baixa densidade diminuíram em 4% ($p = 0,015$) e 8% ($p = 0,004$), respectivamente. A diminuição da lipoproteína de baixa densidade foi maior em pacientes com níveis de TSH maiores que 12 mUI/L ou maior lipoproteína de baixa densidade na linha de base. Os níveis de lipoproteína de alta densidade, triglicerídeos, apo-AI e Lp(a) não mudaram. A pontuação clínica dos sintomas e sinais de hipotiroidismo melhoraram ($p = 0,02$).

L-T4 mais T3

40. *(2B)* **Bunevicius R** et al. Effects of thyroxine as compared with thyroxine plus triiodotyronine in patients with hypothyroidism. N Engl J Med 1999;340:424-429.

    Estudo cruzado, duplo-cego e randomizado planejado para comparar os efeitos de L-T4 apenas com os de L-T4 mais T3 nas ações do hormônio da tiróide no cérebro, na hipófise e em outros órgãos em pacientes com hipotiroidismo. Trinta e três pacientes recebendo doses de reposição de L-T4 para tiroidite auto-imune ($n = 16$) ou doses supressivas de L-T4 depois de tiroidectomia subtotal para câncer de tiróide ($n = 17$) foram distribuídos aleatoriamente para receber L-T4 somente por cinco semanas, depois L-T4 + T3 por cinco semanas, ou vice-versa e, então, tratamento alternativo. L-T4 foi administrada em comprimidos de 50 μg em dose habitual para cada paciente, mas 50 μg da dose foram substituídos por cápsula contendo 50 μg de L-T4 ou 12,5 mg de T3. No último dia de cada período de tratamento, todos os pacientes tinham medida de TSH, hormônios de tiróide, colesterol, triglicerídeos e SHBG* e avaliação da função cognitiva e do estado psicológico. Entre 17 pontuações nos testes de desempenho cognitivo e avaliação do humor, seis foram melhores ou quase normais depois do tratamento com L-T4 + T3. De modo semelhante, entre 15 escalas análogas visuais usadas para indicar estado físico e do humor, os resultados para 10 foram melhores após o tratamento com L-T4 + T3.

41. *(1B)* **Sawka AM** et al. Does of a combination regimen of thyroxine (T4) and 3,5,3'triiodothyronine improve depressive symptoms better than T4 alone in patients with hypothyroidism? Results of a double-blind, randomized, controlled trial. J Clin Endocrinol Metab 2003;88:4551-4555.

Esse estudo prospectivo, randomizado, duplo-cego e controlado com placebo avaliou se a combinação de L-T4 + T3 melhora mais os sintomas depressivos do que L-T4 apenas em pacientes com hipotiroidismo. Quarenta indivíduos hipotiróideos com sintomas depressivos tomando dose estável de L-T4 foram distribuídos aleatoriamente para receber L-T4 mais placebo ou combinação de L-T4 mais T3 por 15 semanas. Os paciente recebendo tratamento combinado tiveram suas doses de L-T4 diminuídas em 50%, e 12,5 μg de T3 foram iniciados duas vezes ao dia, e as doses ajustadas para manutenção de níveis normais de TSH. Comparado com o grupo tomando somente L-T4, o grupo tomando L-T4 mais T3 não relatou qualquer melhoria no humor auto-avaliado e na pontuação de bem-estar que incluíam todas as subescalas do Symptom Check List-90, da Comprehensive Epidemiological Screen for Depression e do Multiple Outcome Study (p > 0,05 para todos os índices).

42. *(1B)* **Clyde PW** et al. Combined levothryoxine plus liothyronine compared with levothyroxine alone in primary hypothyroidism: A randomized controlled trial. JAMA 2003;290:2952-2958.

Estudo randomizado de grupos paralelos. Quarenta e seis pacientes hipotiróideos (a maioria com tiroidite auto-imune) foram distribuídos aleatoriamente para continuar sua dose atual de L-T4 (n = 23) ou receber 50 μg menos que sua dose usual de L-T4, com a diferença sendo reposta com T3 na dose de 6,5 μg duas vezes por dia por quatro meses (n = 23). As doses de L-T4 foram ajustadas em ambos os grupos para manter os níveis normais de TSH. As pontuações no questionário HRQL** melhoraram significativamente em ambos os grupos de controle (23%; p < 0,001) e no grupo de tratamento combinado (12%; p = 0,02), mas essas mudanças foram estatisticamente semelhantes (p = 0,54). Em 12 de 13 testes neuropsicológicos, os resultados entre os grupos não foram significativamente diferentes; o teste restante (Grooved Peg Board) mostrou desempenho melhor no grupo-controle.

43. *(1B)* **Walsh JP** et al. Combined thyroxine/liothyronine treatment does not improve well-being, quality of life, or cognitive function compared to thyroxine alone: A randomized controlled trial in patients with primary hypothyroidism. J Clin Endocrinol Metab 2003;88:4543-4550.

Ensaio controlado duplo-cego com planejamento cruzado, no qual 110 pacientes hipotiróideos foram distribuídos aleatoriamente para receber sua dose habitual de L-T4 ou com substituição de 10 μg de T3 para 50 μg da dose usual de T4. Nenhuma diferença significativa (p > 0,05) entre tratamento com L-T4 ou combinado L-T4/T3 foi demonstrada na função cognitiva, na pontuação QOL***, na pontuação Thyroid Symptom

---

*N. de R.T. *Sex Hormone Binding Globulin* = Globulina Ligante dos Hormônios Sexuais.
**N. de R.T. *Health Related Quality of Life* = Qualidade de Vida Relacionada à Saúde.
***N. de R.T. *Quality of Life* = Qualidade de Vida.

Questionnaire, na satisfação subjetiva com o tratamento ou em 8 de 10 avaliações de sintomas em escalas análogas visuais. Para o General Health Questionnaire-28 e para as escalas análogas avaliando ansiedade e náusea, a pontuação foi significativamente ($p <$ 0,05) pior para o tratamento combinado do que para L-T4 somente. O TSH sérico foi mais baixo durante o tratamento com L-T4 do que durante o tratamento combinado L-T4/T3, um fator potencial de confusão; no entanto a análise do subgrupo de indivíduos com concentrações séricas de TSH comparáveis durante cada tratamento não mostrou benefício do tratamento combinado em comparação com L-T4 apenas.

44. *(1B)* **Escobar-Morreale HF** et al. Thyroid hormone replacement therapy in primary hypothyroidism: A randomized trial comparing L-thyroxine plus liothyronine with L-thyroxine alone. Ann Intern Med 2005;142:412-424.

Vinte o oito mulheres com hipotiroidismo primário franco foram distribuídas aleatoriamente para receber L-T4 100 µg/dia (tratamento-padrão) ou combinação L-T4 75 µg/dia + T3 5 µg/dia por períodos de oito semanas em planejamento duplo-cego e cruzado. Todos os pacientes também receberam L-T4, 87,5 µg/dia + T3 7,5 µg/dia (tratamento de combinação com adição), por um período final de oito semanas. Os resultados primários incluíram níveis séricos de hormônio de tiróide, resultados de QOL e testes psicométricos e a preferência do paciente. O tratamento combinado levou a níveis mais baixos de FT4, níveis levemente mais altos de TSH e a nenhuma mudança nos níveis de FT3. Nenhuma melhoria foi observada nos outros pontos finais primários depois do tratamento combinado, com exceção do Digit Span Test, no qual a mudança na pontuação retrógrada média e na pontuação total média aumentaram levemente. O tratamento de combinação com adição resultou em super-reposição. Os níveis de TSH diminuíram em 0,85 mU/L, e os níveis séricos de FT3 aumentaram em 0,8 pmol/L, em comparação com o tratamento-padrão; 10 pacientes tinham níveis de TSH abaixo do normal. Doze pacientes preferiram tratamento combinado, seis pacientes preferiram tratamento combinado com adição, dois preferiram tratamento-padrão e seis não tinham preferência ($p = 0,015$).

NÓDULOS DA TIRÓIDE

Epidemiologia

45. **Vander JB** et al. The significance of nontoxic thyroid nodules: Final report of a 15 years study of the incidence of thyroid malignancy. Ann Intern Med 1968;69:537-540.

Uma amostra de 4.469 pacientes da cidade de Framingham, Massachusetts, aleatoriamente selecionados da população total de 10 mil (em 1948), e 740 voluntários foram estudados com exame físico e vários exames laboratoriais a cada dois anos e observados durante até 15 anos. Dos 5.127 participantes, 4% tiveram nódulos não-tóxicos de tiróide; nenhum deles mostrou evidência de malignidade depois de 15 anos de seguimento. O índice de incidência nos 15 anos de novos nódulos de tiróide foi de 1,4%.

46. **Ezzat S** et al. Thyroid incidentalomas: Prevalence by palpation and ultrasonography. Arch Intern Med 1994;154:1838-1840.

Esse estudo prospectivo de coorte avaliou a prevalência de nódulos de tiróide na comunidade e comparou os achados por palpação e HRUS* em 100 indivíduos norte-americanos assintomáticos sem doença de tiróide conhecida. Desses participantes, 21% tinham nódulos palpáveis (9% solitários e 12% múltiplos). Na medida por US, 22% dos pacientes tinham nódulos solitários e 45%, nódulos múltiplos. A prevalência de nódulos foi maior em mulheres (72% *vs.* 41%; $p < 0,02$). O índice de concordância entre US e palpação foi de 49%.

47. **Mortensen JD** et al. Gross and microscopic findings in clinically normal thyroid glands. J Clin Endocrinol Metab 1955;15:1270-1280.

Glândulas tiróides de 1.000 indivíduos sem evidência prévia de doença da tiróide foram retiradas durante autópsia de rotina e examinadas quanto a lesões microscópicas. Ses-

---

*N. de R.T. *High Resolution Ultra Sound* = Ultra-Som de Alta Resolução.

senta e seis indivíduos foram excluídos por causa de evidência clínica de que suas tiróides pudessem não ser normais, e 113 outros por causa de registro inadequado do exame clínico da tiróide. Nas 821 glândulas restantes, 12% continham nódulo único e 38% tinham nódulos múltiplos. O tamanho desses nódulos variou de 2 mm a 7,5 cm de diâmetro, e 36% das glândulas nodulares continham um ou mais nódulos maiores que 2 cm. Nódulos benignos e malignos ocorreram com quase a mesma freqüência, mas os nódulos malignos eram mais comuns em mulheres depois da idade de 40 anos e em pacientes vivendo nos assim chamados cinturões de bócio. Carcinoma oculto primário foi achado em 17 pacientes (4% das glândulas tiróides nodulares).

48. *(1C+)* **Gharib H, Goellner JR.** Fine needle aspiration of the thyroid: An appraisal. Ann Intern Med 1993;118:282-289.

Esse artigo consiste em uma revisão abrangente da literatura e na experiência do autor com mais de 11 mil biópsias sobre a utilidade, as vantagens, as limitações e a precisão diagnóstica de biópsia por AAF no diagnóstico e tratamento dos nódulos de tiróide e câncer de tiróide.

49. **Hermus AR, Huysmans DA.** Treatment of benign nodular thyroid disease. N Engl J Med 1998;338:1438-1447.

Excelente revisão das modalidades de tratamento disponíveis para nódulos tóxicos e nãotóxicos únicos ou múltiplos, incluindo vantagens e desvantagens de cada modalidade.

Tratamento supressivo com L-T4

50. *(2B)* **Csako G** et al. Assessing the effects of thyroid suppression on benign solitary thyroid nodules: A model for using quantitative research synthesis. Medicine 2000;79:9-26.

Revisão sistemática de 30 relatos publicados sobre a eficácia do tratamento supressivo com L-T4 em nódulos solitários de tiróide. Os autores também relatam resultados de um levantamento de opinião de todos os endocrinologistas que trabalham no National Institutes of Health e fazem uma metanálise de cinco ensaios controlados randomizados que atendem aos seguintes critérios: documentação de supressão de TSH, medida dos nódulos da tiróide com US e avaliação de diminuição clinicamente significativa (0,50%) no tamanho do nódulo. A porcentagem de pacientes com diminuição do nódulo excedendo 50% foi maior nos grupos de tratamento do que nos controles (19% vs. 10%). O tratamento supressivo com L-T4 foi associado com probabilidade 2,11 (IC 0,90-4,94; p = 0,086) e 2,49 (IC 1,41-4,40; p = 0,008) maior de atingir pelo menos 50% de diminuição no tamanho do nódulo com o uso de modelos aleatórios e fixos, respectivamente; os efeitos nos tamanhos foram heterogêneos.

51. *(2B)* **Castro MR** et al. Effectiveness of levothyroxine suppresive therapy in benign solitary thyroid nodules: A meta-analysis. J Clin Endocrinol Metab 2002;87:4154-4159.

Revisão sistemática da literatura e metanálise de um um ensaio randomizado e controlado, preenchendo os seguintes critérios de inclusão: nódulos solitários de tiróide, benignos por AAF, tratamento e seguimento por pelo menos seis meses, supressão de TSH documentada, medida do volume do nódulo da tiróide por US e resposta ao tratamento definida como pelo menos 50% de diminuição do volume a partir do achado na linha de base. Seis ensaios randomizados e controlados (1987-1999) com 346 pacientes foram incluídos nessa metanálise. O efeito geral no tamanho mostrou risco relativo de 1,9 (IC 95% 0,95-3,81) favorecendo um efeito de tratamento. Os resultados foram altamente sensíveis a mudanças na análise estatística, especialmente se o método usado ignorava heterogeneidade entre os tamanhos de efeito.

52. **Uzzan B** et al. Effects of bone mass of long-term treatment with thyroid hormones: A meta-analysis. J Clin Endocrinol Metab 1996;81:4278-4289.

Essa metanálise avaliou o efeito de tratamento a longo prazo com L-T4 na densidade mineral óssea. Inclui 41 estudos cruzados controlados com cerca de 1.250 pacientes. Os estudos com mulheres recebendo tratamento de estrogênio foram excluídos *a priori*. Tratamento supressivo com L-T4 foi associado com perda óssea significativa em mulheres após a menopausa, mas não antes da menopausa. Ao contrário, o tratamento de reposição foi associado com perda óssea em mulheres antes da menopausa, mas não

depois dela. Os efeitos adversos de L-T4 foram mais marcantes no osso cortical do que no trabecular.
53. *(1C)* **Sawin CT** et al. Low serum thyrotropin concentrations as a risk factor for atrial fibrillation in older persons. N Engl J Med 1994;331:1249-1252.
Estudo de 10 anos em coorte de participantes no Framingham Heart Study original. Seu objetivo foi determinar se o nível sérico baixo de TSH em adultos com 60 ou mais anos de idade é fator de risco para desenvolvimento de fibrilação atrial. A população consistiu de 2.007 adultos com idade de 60 anos ou mais na avaliação inicial. Cerca de 3% dos participantes tinham níveis baixos (≤ 0,1 mU/L) de TSH, 9% tinham níveis levemente baixos (0,1-0,4 mU/L), 79% tinham níveis normais (0,5-5,0 mU/L) e 9% tinham níveis altos (5,0 mU/L). Durante o seguimento, fibrilação atrial ocorreu em 192 participantes. A incidência cumulativa de fibrilação atrial em 10 anos foi de 28% no grupo de nível baixo, 16% no grupo de nível levemente baixo, 11% no grupo de nível normal e 15% no grupo de nível alto. Quando ajustado para idade, sexo e todos os fatores de risco, o risco relativo para a nova fibrilação atrial no grupo de nível baixo em comparação com o grupo de nível normal foi de 3,1 (IC 95% 1,7-5,5; $p < 0,001$); para o grupo de nível levemente baixo, o risco relativo foi de 1,6 (IC 1,0-2,5; $p = 0,05$). Os resultados foram semelhantes quando os indivíduos tomando hormônios de tiróide foram excluídos.
54. *(2A)* **Berghout A** et al. Comparison of placebo with L-thyroxine alone or with carbimazole for treament of sporadic non-toxic goitre. Lancet 1990;336:193-197.
A eficácia de doses supressivas de L-T4 (2,5 mg/kg/dia) somente ou combinado com CBZ (40 mg por dia) foi estudada em 78 pacientes com bócio não-tóxico esporádico em um ensaio prospectivo duplo-cego, controlado com placebo e randomizado. O tratamento foi feito por nove meses, com nove meses de seguimento. Resposta ao tratamento medida por US foi observada em 58% do grupo L-T4, 35% do grupo L-T4/CBZ e 5% do grupo placebo. A diminuição média do volume da tiróide nos que responderam foi de 25%. Depois da suspensão do tratamento, o volume da tiróide aumentou nos respondedores e voltou à linha de base em nove meses de seguimento. No grupo placebo, o volume médio da tiróide aumentou 20% em nove meses e 27% em 18 meses.

Iodo radiativo

55. *(1C+)* **Nygaard B** et al. Radioiodine treatment of multinodular non-toxic goiter. BMJ 1993;307:828-832.
Esse estudo observacional investigou o efeito a longo prazo de I^{131} no tamanho e na função da tiróide em 69 pacientes com bócio multinodular não-tóxico, causando sintomas compressivos ou preocupações cosméticas que tiveram contra-indicações ou recusaram cirurgia. Cinqüenta e seis pacientes receberam dose única de I^{131}, 12 receberam duas doses e um recebeu quatro doses. Em nove dos 45 pacientes que receberam uma dose e permaneceram eutiróideos, o volume mediano da tiróide foi diminuído em 60% ($p < 0,0001$) em 24 meses; metade dessa melhoria ocorreu durante os três primeiros meses. Pacientes tratados com duas doses e aqueles nos quais se desenvolveu hipotiroidismo também tiveram diminuição significativa do volume da tiróide. O risco cumulativo de desenvolvimento de hipotiroidismo em cinco anos foi de 22% (IC 5-38%).
56. *(1B)* **Huysmans DAKC** et al. Long-term results of two schedules of radioiodine treatment for toxic multinodular goiter. Eur J Nucl Med 1993;20:1056-1062.
Esse estudo prospectivo avaliou a efetividade a longo prazo de dose baixa de I^{131} (150 MBq; grupo A) e de dose calculada ajustada para peso de tiróide (1,85-3,7 MBq/g; grupo B) em 103 pacientes com bócio multinodular tóxico. O seguimento médio foi de 4 a 5 anos. O hipertiroidismo foi revertido com sucesso em 73% do grupo A e 88% do grupo B, com desenvolvimento de hipotiroidismo em 7% em cada grupo. Pacientes tratados com dose calculada necessitaram significativamente menos tratamentos (1,3 ± 0,1 *vs.* 2,2 ± 0,2), e a porcentagem de pacientes adequadamente tratados com dose única foi mais que o dobro no grupo B (66% *vs.* 27%). O eutiroidismo foi atingido mais cedo com doses calculadas (0,6 ano no grupo B *vs.* 1,5 ano no grupo A).

Injeção percutânea de etanol

57. **(1C) Valcavi R, Frasoldati A.** Ultrasound-guided percutaneous ethanol injection therapy in thyroid cystic nodules. Endocr Practice 2004;10:269-275.

Estudo controlado randomizado envolvendo 281 pacientes com nódulos císticos benignos de tiróide. Os critérios de inclusão foram desconforto local ou dano cosmético, volume cístico maior que 2 mL, 50% ou mais de componente fluido, benignidade confirmada com biópsia por AAF guiada por US e eutiroidismo. Os critérios de exclusão foram citologia por biópsia por AAF inadequada, sugestiva ou positiva, calcitonina sérica alta e paralisia laríngea contralateral. Por designação aleatória, 138 pacientes foram submetidos à evacuação simples do cisto e 143 à evacuação mais IPE. A quantidade de etanol injetada foi 50 a 70% do fluido cístico extraído. Antes do tratamento, o volume médio do nódulo foi semelhante em ambos os grupos (19,0 ± 19,0 mL IPE vs. 20,0 ± 13,4 mL no grupo de evacuação simples). Depois de um ano, os volumes eram 5,5 ± 11,7 mL vs. 16,4 ± 13,7 mL ($p < 0,001$), com mediana de 85,6% vs. 7,3% de redução, respectivamente ($p < 0,001$), do volume inicial. Sintomas compressivos e cosméticos desapareceram em 74,8% e 80% dos pacientes tratados com IPE vs. 24,4% e 37,4% dos pacientes tratados com simples evacuação, respectivamente ($p < 0,001$). Efeitos colaterais foram pequenos.

58. **(1A) Bennedbaek FN, Hegedus L.** Treatment of recurrent thyroid cysts with ethanol: A randomized double-blind controlled trial. J Clin Endocrinol Metab 2003;88:5773-5777.

Sessenta e seis pacientes consecutivos com cistos de tiróide recidivantes e benignos (≥ 2 mL) foram aleatoriamente designados para aspiração subtotal do cisto, lavagem com etanol 99% e subseqüente aspiração completa do fluido ($n = 33$) ou aspiração subtotal do cisto, lavagem com salina isotônica e subseqüente aspiração completa do fluido ($n = 33$). Em caso de recidiva (definida como volume do cisto > 1 mL) na avaliação mensal, o tratamento era repetido, mas limitado ao máximo de três tratamentos. Os procedimentos foram guiados por US e os pacientes foram seguidos por seis meses. A cura (definida como volume do cisto ≤ 1 mL no final do tratamento) foi obtida em 82% dos pacientes tratados com etanol e em 48% dos pacientes tratados com salina ($p = 0,006$). No grupo de etanol, 64% dos pacientes foram curados após somente uma sessão, comparados com 18% no grupo de salina ($p = 0,002$). A chance de sucesso diminuiu com o número de aspirações prévias e com o aumento do volume do cisto. Sete pacientes (21%) tratados com etanol tiveram dor de moderada a intensa (duração mediana de 5 minutos) e um teve disfonia transitória. Uma laringoscopia indireta foi feita antes e depois da última sessão e foi normal em todos pacientes. A lavagem com etanol pode ser uma alternativa não-cirúrgica razoável para cistos de tiróide que recidivam apesar de aspirações repetidas.

Ablação térmica com laser

59. **(2C) Dossing H** et al. Effect of ultrasound-guided interstitial laser photocoagulation on benign solitary solid cold thyroid nodules: A randomized study. Eur J Endocrinol 2005;152:341-345.

Trinta pacientes de ambulatório com nódulo benigno frio de tiróide causando desconforto local foram prospectivamente distribuídos aleatoriamente para uma sessão de ATL ($n = 15$) ou observação ($n = 15$) e seguido por seis meses. O volume do nódulo da tiróide e o volume total da tiróide foram avaliados por US, e a função da tiróide foi determinada por ensaios de rotina antes e durante o seguimento. Queixas cosméticas e de pressão antes e em seis meses foram avaliadas em uma escala análoga visual. A ATL foi feita como guia de US. O volume do nódulo diminuiu significativamente no grupo ATL (diminuição mediana de 44%) depois de seis meses ($p = 0,001$), e essa redução se relacionou com substancial diminuição nos sintomas de pressão e nas queixas cosméticas sem efeitos colaterais importantes. No grupo-controle, um aumento não-significativo no volume mediano do nódulo de 7% foi notado depois de seis meses.

60. **(2C) Papini E** et al. Ultrasound-guided laser thermal ablation for treatment of benign thyroid nodules. Endocr Practice 2004;10:276-283.

Estudo de observação prospectiva de coorte. Vinte pacientes preenchendo os seguintes critérios de entrada foram incluídos no estudo: (a) presença de nódulo hipofuncionante de tiróide com volume excedendo 8 mL, (b) achados citológicos benignos, (c) sintomas de compressão local ou preocupação do paciente e (d) recusa ou inelegibilidade para tratamento cirúrgico. Com monitorização de US, foi feita a ATL. O volume do nódulo foi avaliado por US em 1 e 6 meses após a ATL. A diminuição média do volume do nódulo em comparação com a linha de base foi de 43,8% ± 8,1% em um mês e 63,8% ± 8,9% em seis meses. A ATL induziu dor cervical em queimação que diminuiu rapidamente depois que a energia do *laser* foi desligada. Três pacientes (15%) necessitaram tratamento com betametasona por 48 horas. Nenhum paciente teve abrasão local, queimadura cutânea ou disfonia.

CÂNCER DA TIRÓIDE

61. **Mazzaferri EL, Kloos R.** Current approaches to primary therapy for papillary and follicular thyroid cancer. J Clin Endocrinol Metab 2001;86:1447-1463.

    Essa é uma excelente revisão, cobrindo estratificação de risco, sistemas de estadiamento, abordagens ao tratamento cirúrgico inicial, ablação de remanescentes de tiróide com I^{131}, TC corpórea, terapia com I^{131} para doença residual e tratamento supressivo de hormônio da tiróide no tratamento de câncer papilar e folicular da tiróide.

Diagnóstico

62. **Belfiore A, La Rosa GL.** Fine-needle aspiration biopsy of the thyroid. Endocrinol Metab Clin North Am 2001;30:361-400.

    Esse artigo cobre indicações, técnica, complicações, diagnóstico citológico, precisão diagnóstica e armadilhas da biópsia por AAF de tiróide e fornece diretrizes no uso da informação obtida por esse procedimento no tratamento clínico dos nódulos da tiróide.

63. **Torrens JI, Burch HB.** Serum thyroglobulin measurement: Utility in clinical practice. Endocrinol Metab Clin North Am 2001;30:429-467.

    Esse artigo fornece informação para permitir interpretação significativa de níveis de Tg no diagnóstico e tratamento de várias doenças da tiróide, com ênfase no câncer diferenciado de tiróide. Características imunológicas de Tg e TgAb e de vários ensaios de Tg e suas armadilhas potenciais são discutidas. Diretrizes práticas são fornecidas para uso de Tg sérica na prática clínica.

64. *(1C)* **Frasoldati A** et al. Role of thyroglobulin measurement in fine-needle aspiration biopsies of cervical lymph nodes in patients with differentiated thyroid cancer. Thyroid 1999;9:105-111.

    Nessa coorte prospectiva, os autores mediram Tg na lavagem da agulha da biópsia por AAF de linfonodos aumentados no pescoço (LNs) em 23 pacientes aguardando cirurgia para CDT ($n = 33$ LN), 47 pacientes previamente tiroidectomizados para tumor de tiróide ($n = 89$ LNs) e 60 pacientes sem doença da tiróide ($n = 94$ LNs). Imediatamente após a biópsia por aspiração, a agulha foi lavada com 1 mL de solução salina normal e os níveis de Tg foram medidos no lavado da agulha (FNAB-Tg). Os níveis de FNAB-Tg foram marcantemente elevados no LN metastático, em pacientes aguardando tiroidectomia (LN metastático *vs.* LN negativo, média ± SEM, 16,593 ± 7,050 ng/mL *vs.* 4,91 ± 1,61 ng/mL; $p < 0,001$) e em pacientes tiroidectomizados (11,541 ± 7,283 ng/mL *vs.* 0,45 ± 0,07 ng/mL; $p < 0,001$). A sensibilidade de FNAB-Tg avaliada com exame histológico em 60 LNs foi de 84%. A combinação de citologia mais FNAB-Tg aumentou a sensibilidade de FNAB de 76% para 92%.

65. *(1C)* **Baskin HJ.** Detection of recurrent papillary thyroid carcinoma by thyroglobulin assessment in the needle washout after fine-needle aspiration of suspicious lymph nodes. Thyroid 2004;14:959-963.

    Uma US foi feita no pós-operatório de 74 pacientes em seguimento para CPT estágio I e II. Todos os pacientes estavam clinicamente livres do câncer 1 a 43 anos depois de tiroidectomia total e foram rastreados com US e medida de Tg enquanto tomavam supressão de hormônio da tiróide. A US revelou achados sugestivos de recidiva nos LNs do pescoço em 21 pacientes. O material para citologia e análise de Tg foi obtido por AAF guiada por US nesses 21 pacientes, sete dos quais tiveram teste positivo para Tg na lavagem da agulha. Somente três dos sete tinham Tg sérica detectável, e somente cinco dos sete tinham citologia positiva. A presença de Tg no lavado da agulha provou ser mais sensível que a citologia no diagnóstico de câncer no LN e não foi afetada por TgAb-positivo no soro.

66. **Ledger GA** et al. Genetic testing in the diagnosis and management of multiple endocrine neoplasia type II. Ann Intern Med 1995;122:118-124.

    Essa revisão cobre avanços no diagnóstico precoce e no tratamento de CMT em pacientes com síndromes NEM-2, características clínicas, rastreamento bioquímico e utilidade e limitações do teste genético, especialmente DNA e análise de ligação, como meios de detecção precoce de indivíduos afetados com as formas familiares de CMT. Também revê a correlação entre os resultados do teste genético e bioquímico e a atual recomendação para rastreamento dessa doença.

Cirurgia

67. **Shaha AR** et al. Prognostic factors and risk group analysis in follicular carcinoma of the thyroid. Surgery 1995;118:1131-1136.

    Revisão de 228 pacientes previamente não-tratados com CFT durante um período de 55 anos. Cinqüenta e nove (26%) pacientes tinham histologia de células de Hürthle. Sessenta e dois pacientes estavam no grupo de baixo risco, 84 no grupo de risco intermediário e 82 no grupo de alto risco, com índices de sobrevida de 10 anos de 98%, 88% e 56%, respectivamente, e índices de sobrevida de 20 anos de 97%, 87% e 49%, respectivamente. Fatores prognósticos adversos incluíam idade acima de 45 anos ($p < 0,001$), variedade de célula de Hürthle ($p = 0,05$), extensão extratiroideana, tamanho do tumor excedendo 4 cm e presença de metástase à distância ($p < 0,001$). Sexo, foco e metástase em linfonodo não afetaram o prognóstico.

68. **Samaan NA** et al. The results of various modalities of treatment of well-differentiated thyroid carcinomas: A retrospective review of 1599 patients. J Clin Endocrinol Metab 1992;75:714-720.

    Esse estudo de 1.599 pacientes com câncer diferenciado de tiróide analisou o impacto de idade, sexo, diagnóstico histológico, extensão da doença no diagnóstico e intervenção cirúrgica no câncer e o impacto do tratamento cirúrgico, do I^{131} e da radioterapia nos resultados. Os pacientes eram predominantemente mulheres (2,3:1), com carcinomas papilares (81%) e intratiróideos (42%) na ocasião do diagnóstico. O seguimento mediano foi de 11 anos. Desses pacientes, 66% tinham tiroidectomia total, 7% receberam radiação externa e 46% tiveram I^{131} como parte do tratamento da doença original; o índice geral de recidiva foi de 23%, e o índice de morte, de 11%. O tratamento com I^{131} foi o único indicador prognóstico mais poderoso para aumento de intervalos livres de doença e sobrevida geral ($p < 0,001$). Outros preditores de melhor resultado incluíam idade mais jovem, sexo feminino, tumor papilar localizado intratiróideo e tiroidectomia subtotal ou total.

69. **Mazzaferri EL, Jhiang SM**. Long-term impact of initial surgical and medical therapy on papillary and follicular thyroid cancer. Am J Med 1994;97:418-428.

    Pacientes com CPT e CFT ($n = 1.355$) tratados no hospital U.S. Air Force ou no hospital da Ohio State University ao longo de 40 anos foram avaliados para determinação de resultados de tratamento. Depois de 30 anos, o índice de sobrevida foi de 76%, o índice de recidiva, de 30%, e o índice de morte por câncer, de 8%. A recidiva foi mais freqüente nos extremos de idade (< 20 e > 59 anos). Os índices de mortalidade por câncer foram mais baixos em pacientes com idade abaixo de 40 anos e daí aumentaram a cada década da vida. Os índices de mortalidade por câncer em 30 anos foram mais altos nos pacientes com CFT. Quando foram excluídos os pacientes com metásases à distância no diagnóstico, os índices de mortalidade de CFT e CPT foram semelhantes (10% vs. 6%, respectivamente). A probabilidade de morte por câncer foi (a) aumentada por idade acima de 40 anos, tamanho do tumor 1,5 cm ou maior, invasão local, metástase em linfonodo regional e atraso no tratamento por mais de 12 meses; (b) diminuída por sexo feminino, cirurgia mais extensa que lobectomia e I^{131} mais tratamento com hormônio de tiróide; e (c) não-afetada por tipo histológico do tumor. Ablação de remanescentes tiroideanos com I^{131} diminuiu o índice de recidiva para menos de um terço do índice depois do tratamento com hormônio de tiróide somente ($p < 0,001$). Doses baixas de I^{131} (p. ex., 29-50 mCi) foram tão eficazes quanto doses altas (51-200 mCi) no controle da recidiva do tumor. Depois do tratamento com I^{131}, a recidiva e a probabilidade de morte por câncer diminuíram pelo menos pela metade.

70. **Hay ID** et al. Unilateral total lobectomy: Is it sufficient surgical treatment for patients with AMES low-risk papillary thyroid carcinoma? Surgery 1998;124:958-964.
Esse estudo retrospectivo avaliou o resultado em 1.685 pacientes com CPT considerados de baixo risco pelos critérios AMES, inicialmente tratados durante 1940 até 1991 e seguidos por até 54 anos ou menos (média de 18 anos). Nesse estudo, 1.656 (98%) dos pacientes tiveram ressecção primária total do tumor; 634 (38%) tiveram envolvimento de linfonodos regionais. Além disso, 195 (12%) pacientes foram submetidos à lobectomia unilateral; ressecção lobar bilateral foi feita em 1.468 (subtotal 60%, tiroidectomia total 18%). Os índices de mortalidade por câncer em 30 anos e metástases à distância foram de 2% e 3% respectivamente. Os índices de recidiva local e metástase nodal em 20 anos foram de 4% e 8%, respectivamente. Embora a mortalidade específica por câncer e os índices de metástases à distância não fossem sgnficativamente diferentes entre lobectomia unilateral e ressecção lobar bilateral, os índices de recidiva local e metástases em linfonodos em 20 anos foram de 14% e 19%, significativamente mais altos ($p = 0,0001$) na lobectomia unilateral do que os índices de 2% e 6% observados após ressecção lobar bilateral.
71. *(2C)* **Miccoli P** et al. Completion total thyroidectomy in children with thyroid cancer secondary to the Chernobyl accident. Arch Surg 1998;133:89-93.
Depois do desastre nuclear em Chernobyl, 47 crianças com câncer diferenciado de tiróide da Bielorrúsia foram avaliadas na Itália. Cerca de metade tinha hemitiroidectomia prévia e 19 foram submetidas à tiroidectomia total. A Tg sérica foi medida antes e depois da reoperação, sendo feita uma retirada com CTC com I^{131}. O resultado do exame histológico foi positivo para CPT em seis (29%) pacientes, três com câncer residual no lobo remanescente e três com metástase nodal. A CTC após o tratamento mostrou metástases pulmonares e nodais em 28% e 33% dos pacientes, respectivamente. Hipoparatiroidismo se desenvolveu em quatro de 19 pacientes submetidos à finalização de tiroidectomia; paralisia unilateral de nervo laríngeo se desenvolveu em um paciente. Entre 22 crianças com tiroidectomia total prévia, a CTC mostrou metástases pulmonares em 45% e metástases em linfonodos em 14% ($p = $ NS em comparação com aqueles submetidos à finalização da tiroidectomia). A finalização da tiroidectomia permitiu diagnóstico e tratamento de câncer recidivante da tiróide e de metástases pulmonares ou nodais em 61% dos pacientes nos quais o câncer de tiróide diferenciado residual não tinha sido reconhecido antes.
72. **Katoh R** et al. Multiple thyroid involvement (intraglandular metastasis) in papillary thyroid carcinoma: A clinicopathologic study of 105 consecutive patients. Cancer 1992;70:1585-1590.
Tiróides totais ressecadas de 105 pacientes consecutivos não-selecionados foram seccionadas a intervalos de 2 a 3 mm e revistas histologicamente. Focos de câncer intraglandular, outros que não o tumor observado no foco primário, foram demonstrados em 78% dos pacientes. Esses pequenos focos foram distribuídos em torno da lesão primária e também foram freqüentemente achados (61%) no lobo oposto como doença bilateral. No lobo oposto, foi observada incidência semelhante (aproximadamente 30%) da doença.

Ablação de remanescentes de tiróide com iodo radiativo

73. *(1C+)* **Mazzaferri EL.** Thyroid remnant ^{131}I ablation for papillary and follicular thyroid carcinoma. Thyroid 1997;7:265-271.

 Esse estudo comparou resultados de 1.004 pacientes com câncer diferenciado de tiróide e nenhuma aparência de tumor residual depois da tiroidectomia inicial que foram submetidos à ablação de remanescentes tiroideanos com I^{131} ($n = 151$), com resultados naqueles que foram tratados somente com hormônio de tiróide ($n = 755$) ou não fizeram tratamento clínico no pós-operatório ($n = 98$). Recidiva do tumor e morte por câncer foram mais baixos ($p < 0,001$) e menos pacientes tiveram metástases à distância ($p < 0,002$) depois de ablação de remanescentes de tiróide do que depois de outras formas de tratamento, efeito observado somente em pacientes com tumores primários de 1,5 cm ou maiores. A recidiva do câncer foi influenciada por ausência de metástases em linfonodos cervicais ([RR] 0,8), estágio do tumor (RR 1,8) e tratamento de remanescentes de tiróide (RR 0,9); os índices de morte específica por câncer foram independentemente afetados por idade (RR 13,3), recidiva do câncer (RR 16,6), tempo para tratamento (RR 3,5), ablação de remanescentes de tiróide (RR 0,5) e estágio do tumor (RR 2,3).

Tratamento supressivo com L-T4

74. *(1C+)* **Cooper DS** et al. Thyrotropin suppression and disease progression in patients with differentiated thyroid cancer: Results from the National Thyroid Cancer Treatment Cooperative Registry. Thyroid 1998;8:737-744.

 Uma coorte de 683 pacientes (617 com CPT e 66 com CFT) foi observada durante seguimento anual com uma mediana de 4,5 anos. O estado do câncer foi definido como doença não-residual; doença progressiva em qualquer seguimento no tempo; ou morte por câncer de tiróide. A pontuação média de TSH foi calculada para cada paciente fazendo-se a média de todos valores de TSH disponíveis, onde 1 é indetectável, 2 é subnormal, 3 é normal e 4 é elevado. O grau de supressão de TSH não diferiu entre pacientes com CPT e CFT, mas foi mais alto nos pacientes com CPT inicialmente classificados como tendo maior risco de recidiva. Para todos os estágios de CPT, o estágio da doença, a idade do paciente e o tratamento com I^{131} previram a progressão da doença, mas não a categoria de pontuação de TSH. A categoria de pontuação de TSH previu independentemente progressão da doença em pacientes com alto risco, mas não era mais significativa quando o tratamento com I^{131} foi incluído no modelo.

75. *(1C)* **Pujol P** et al. Degree of thyrotropin suppression as a prognostic determinant in differentiated thyroid cancer. J Clin Endocrinol Metab 1996;81:4318-4323.

 Cento e quarenta e um pacientes submetidos a tratamento com L-T4 depois de tiroidectomia foram observados em seguimento de 1970 a 1993. Os pacientes receberam L-T4 (dose média de 2,6 µg/kg/dia). A supressão de TSH foi avaliada por teste de estímulo de TRH até 1986 e depois por ensaio sensível de TSH. A sobrevida livre de recidiva (RFS) foi mais longa no grupo com TSH constantemente suprimido (todos os valores de TSH < 0,05 mU/L) do que no grupo com TSH não-suprimido (todos os valores de TSH >1 mU/L; $p < 0,01$). O nível de supressão de TSH foi analisado pelo estudo da porcentagem de valores indectáveis de TSH (< 0,05 mU/L) durante o seguimento. Pacientes com supressão maior de TSH (> 90% de valores de TSH indetectáveis) tinham tendência para RFS mais longa ($p = 0,14$), enquanto pacientes com menos supressão de TSH (< 10% de valores indetectáveis de TSH) tinham RFS mais curta ($p < 0,01$). Em análise multivariada a supressão de TSH previu independentemente a RFS ($p = 0,02$).

Síndrome do eutiróideo doente

76. **Chopra IJ.** Euthyroid sick syndrome: Is it a misnomer? J Clin Endocrinol Metab 1997;82:329-334.

Esse artigo abrange o conceito e as anomalias laboratoriais da doença do eutiróideo doente, sua patogenia, significância clínica e dificuldades em torno do diagnóstico de doença da tiróide em pacientes afetados por doença sistêmica não-tiróidea. Também revê as evidências contra e a favor da reposição de hormônio da tiróide nessa situação.

77. **Slag MF** et al. Hypothyroxinemia in critically ill patients as a predictor of high mortality. JAMA 1981;245:43-45.

Esse estudo prospectivo de coorte avaliou 86 pacientes criticamente doentes internados em unidade de terapia intensiva. Os critérios de exclusão incluíram um resultado esperado ruim (doença maligna concomitante ou o chamado estado NR), insuficiência renal crônica, transfusão de derivados de sangue nas 48 horas prévias, arritmias simples, superdosagem de drogas e doença conhecida de tiróide ou tratamento atual com hormônio da tiróide. Amostras de sangue dos pacientes foram colhidas nas primeiras 24 horas da admissão na unidade de tratamento intensivo, e ensaios de testes de função de tiróide foram feitos (T4, T3, TBG, TSH, captação de T3 em resina, rT3 e cálculo de índice FT4). Trinta e cinco indivíduos eutiróideos do ambulatório foram usados como controles (33 homens e duas mulheres; variação de idade: 21-74 anos). Desses pacientes, 22% tinham baixos níveis de T4 (8%, < 3 mg/dL e 14%, 3-5 mg/dL), dos quais 30% também tinham índice baixo de FT4. O índice geral de mortalidade foi de 25%. Baixos valores de T4 foram altamente correlacionados com mortalidade. Nível inicial de T4 menor que 3 mg/dL correlacionou-se com 84% de mortalidade ($p < 0,01$), e o índice de mortalidade diminuiu assim que os níveis de T4 aumentaram. Dos pacientes com baixo nível de T3, 44% morreram durante a internação. Nenhum nível de T3 e rT3 se correlacionou com mortalidade ou a previu.

Reposição de hormônio da tiróide

78. *(2B)* **Mullis-Jansson SL** et al. A randomized double-blind study of the effect of triiodothyronine on cardiac function and morbidity after coronary bypass surgery. J Thorac Cardiovasc Surg 1999;117:1128-1134.

Esse estudo randomizado, duplo-cego e controlado com placebo foi feito para definir o efeito de T3 na hemodinâmica e nos resultados após cirurgia de enxerto de coronária em 170 pacientes submetidos eletivamente a enxerto de artéria coronária. T3 intravenoso (bolo de 0,4 mg/kg mais infusão de 0,1 mg/kg em período de 6 horas) ou placebo foram administrados. Pacientes recebendo T3 tiveram índice cardíaco mais alto, menos necessidades inotrópicas e menor incidência de isquemia miocárdia pós-operatória (4% vs. 18%; $p = 0,007$) e dependência de marca-passo (14% vs. 25%; $p = 0,013$). Sete pacientes no grupo placebo necessitaram assistência mecânica pós-operatória em comparação com nenhum no grupo T3 ($p = 0,01$).

79. *(2B)* **Bennet-Guerrero E** et al. Cardiovascular effects of intravenous triiodothyronine in patients undergoing coronary artery bypass graft surgery: A randomized, double-blind, placebo-controlled trial: Duke T3 Study Group. JAMA 1996;275:687-692.

Esse ensaio randomizado, duplo-cego e controlado com placebo avaliou se a administração de T3 melhora as variáveis hemodinâmicas e diminui a necessidade de drogas inotrópicas em 211 pacientes submetidos à cirurgia de artéria coronária com alto risco de necessidade de apoio com drogas inotrópicas. O tratamento consistiu em infusão de T3 (0,8 mg/kg IV seguindo-se 0,12 mg/kg/h por 6 h), dopamina (controle positivo, 5 µg/kg/min por 6 h) ou placebo. Os níveis séricos de FT3 diminuíram significativamente durante a derivação cardiopulmonar em todos os grupos e aumentaram para o dobro do normal ($p < 0,001$) depois do início de T3. O tratamento com T3 aumentou a freqüência cardíaca ($p < 0,001$) mas não mudou as variáveis hemodinâmicas ou as necessidades de drogas inotrópicas.

3
Doenças da adrenal

Dana Erickson, Shailesh Pitale e Steven A. DeJong

Avaliação da função da adrenal 109
Exames de imagem da adrenal 111
Hiperaldosteronismo primário 114
Síndrome de Cushing 118
Incidentaloma adrenal 122
Insuficiência adrenal 124
Feocromocitoma 129

AVALIAÇÃO DA FUNÇÃO DA ADRENAL
Dana Erickson

Avaliação da função glicocorticóide

Cortisol

A produção normal de cortisol pelas glândulas adrenais tem variação diurna. Esse fato, juntamente com variações de "valores normais" em múltiplos ensaios laboratoriais comercialmente disponíveis, explica as dificuldades com o diagnóstico de patologia de adrenal baseado em um único valor de cortisol. Em geral, cortisol plasmático de manhã menor que 3 µg/dL é associado com alta probabilidade de insuficiência adrenal [1]. Valor de cortisol à meia-noite maior que 7,5 µg/dL é útil para o diagnóstico de síndrome de Cushing [2]. Fatores adicionais limitantes na interpretação dos ensaios de cortisol são causados por condições que mudam a concentração de proteína ligante de cortisol: uso de estrogênio, doença crítica. Nesses exemplos, as medidas de cortisol plasmático livre podem ser mais apropriadas [3].

O cortisol salivar reflete cortisol plasmático livre. Vários ensaios laboratoriais e métodos de coleta refletem a necessidade de validação de cada laboratório em particular. Esse teste feito tarde da noite parece ser particularmente útil como teste de rastreamento para síndrome de Cushing [4].

A coleta de cortisol em urina de 24 horas é o melhor teste único para o diagnóstico de síndrome de Cushing (valores 2 a 3 vezes o normal são tipicamente vistos em DC). Valores normais dependem do laboratório; em geral, recomenda-se o uso de imunoensaios ou dos métodos mais novos de cromatografia líquida de alto desempenho e ensaios de espectrometria de massa em fila. A sensibilidade e a especificidade dependem do valor de corte usado para diagnóstico de SC (56 a 100%) [5]. As limitações da coleta em 24 horas incluem coleta incompleta, medicamentos que interferem com a interpretação do ensaio, hipercortisolismo periódico e estados pseudo-Cushing. Esse teste não é muito útil no diagnóstico de insuficiência adrenal.

Hormônio adrenocorticotrófico

A medida de ACTH no plasma é importante no diagnóstico de insuficiência adrenal e SC. Ensaios imunorradiométricos de dois locais devem ser obtidos (juntamente com valores de cortisol sérico), e as amostras devem ser manuseadas rápida e precisamente por causa da instabilidade do ACTH à temperatura ambiente. Em geral, os níveis de ACTH são altos na insuficiência adrenal primária e baixos ou normais na insuficiência adrenal secundária. Na DC dependente de ACTH, ele é tipicamente maior que 20 pg/mL; na SC não-dependente de ACTH, ele tipicamente é abaixo do limite inferior normal do ensaio. Valores intermediários necessitam repetição do teste ou avaliação dinâmica.

Testes dinâmicos da adrenal

Testes laboratoriais estimulantes e supressivos são de grande valor no diagnóstico e no estudo minucioso de doenças de glicocorticóides. Os testes específicos são descritos em cada patologia (ver mais adiante).

Avaliação da função mineralocorticóide

Hipertensão resistente a múltiplas drogas, assim como hipocalemia espontânea, deve levantar suspeita de hiperaldosteronismo primário. O rastreamento com relação aleatória simultânea da concentração de aldosterona plasmática (CAP) com a atividade da renina plasmática (ARP) mostrando valor acima de 20 indica teste de rastreamento positivo para hiperaldosteronismo primário. Uma recente metanálise, no entanto, levantou incerteza sobre as características do teste de rastreamento e descreveu falta de padronização [6]. Teste confirmatório com carga de sódio (comprimido de NaCl ou três dias com dieta de sódio alto) e coleta de urina de 24 horas para aldosterona deve ser feito em seguida (aldosterona urinária >14 μg/24h tem sensibilidade de 96% e especificidade de 93% para o diagnóstico de hiperaldosteronismo) [7]. Deficiência de mineralocorticóide é suspeita quando hipercalemia e hiponatremia estão presentes em situações clínicas apropriadas. Nenhuma avaliação dinâmica é recomendada para deficiência de mineralocorticóide.

Avaliação da medula adrenal

A medida de catecolaminas e seus metabólitos é essencial na avaliação diagnóstica de feocromocitoma. Para detalhes fisiológicos e metabolismo, veja a seção de feocromocitoma.

A utilidade dos vários testes bioquímicos disponíveis foi avaliada em vários estudos. Os resultados desses testes dependem do tipo de ensaio usado e da proficiência e da falta de interferência analítica do laboratório em questão. Metanefrinas livres no plasma têm sensibilidade mais alta (97-99%), mas especificidade mais baixa (85-89%) [8]. Estresse intenso e vários medicamentos podem causar valores falso-positivos. Também foi relatado que metanefrinas totais urinárias em combinação com catecolaminas fracionadas livres urinárias têm sensibilidade relativamente alta e excelente especificidade para o diagnóstico de tumor produtor de catecolamina [9]. O uso de metanefrina fracionada urinária é limitado pela falta de especificidade (69%), enquanto os ensaios de ácido vanilmandélico urinário não têm sensibilidade (65%) [8]. O uso de catecolamina plasmática é limitado por múltiplos fatores componentes.

Avaliação da produção de andrógeno pela adrenal e hiperplasia adrenal congênita

Nível sérico alto de deidroepiandrosterona e sulfato de deidroepiandrosterona (DHEA-S) indica superprodução de andrógeno adrenal. Em casos de suspeita de hiperplasia adrenal congênita (CAH), produtos intermediários de biossíntese de esteróides são elevados [10]. A 17-hidroxiprogesterona (basal ou pós-ACTH) é alta na deficiência de 21-hidroxilase; 11-desoxicortisol é alto na deficiência de 11-hidroxilase; 17-hidroxipregnenolona, na deficiência de 3β-hidroxiesteróide-desidrogenase; e progesterona e pregnanolona, na deficiência de 17-hidroxilase. Os cortes para deficiência parcial e total de enzimas variam, e a genotipagem dos pacientes mudou um pouco a interpretação tradicional dos resultados [11]. O quadro clínico de CAH e o grau de anomalias bioquímicas dependem do tipo e do grau do defeito enzimático.

EXAMES DE IMAGEM DA ADRENAL
Steven A. DeJong

Os estudos de imagem da glândula adrenal tiveram avanço significativo nos últimos anos. A TC da glândula adrenal era o único estudo de imagem necessário na avaliação de pacientes com patologia da glândula adrenal. A gordura periférica abundante, freqüentemente vista em pacientes com SC, permite excelente visualização da glândula. A RM da adrenal e a cintilografia agora podem fornecer informação adicional significativa na avaliação de pacientes com tumores adrenais funcionantes e incidentalmente descobertos. Embora a informação clínica do paciente e os testes bioquímicos sejam o fundamento da avaliação da adrenal, os exames de imagem podem confirmar, visualizar e caracterizar a patologia para intervenção clínica ou cirúrgica direta [12,13]. Além disso, o uso amplo de caracterização precisa dessas lesões tem importância clínica significativa.

Tomografia computadorizada

Apesar do pequeno tamanho, as glândulas adrenais são visualizadas praticamente em 100% dos pacientes com TC. A forma em V da glândula adrenal direita em geral é vista diretamente atrás e abaixo da veia cava inferior, medindo em torno de 1 x 2 x 0,5 cm. Essa glândula tem quase a mesma largura da faixa diafragmática. A glândula adrenal esquerda, com forma e tamanho semelhantes, está localizada na frente da porção superior do rim e diretamente adjacente à aorta. A TC da adrenal continua sendo um excelente estudo inicial no paciente com doença adrenal, e cortes contíguos de 1 cm são usados rotineiramente para mostrar a localização, o tamanho e as características do tecido da maioria das massas adrenais. Essa técnica também pode identificar linfadenopatia, lesões malignas óbvias e invasão local ou metástases à distância associadas com tumores adrenais [14]. Cortes mais finos usando fatias de 3 a 5 mm também são freqüentemente necessários para detecção e avaliação de tumores menores funcionantes, como aldosteronomas. A maioria dos feocromocitomas ou adenomas adrenais causadores da síndrome de Cushing tem de 2 a 5 cm de diâmetro, enquanto a maioria dos aldosteronomas tem tamanho de 8 mm a 2 cm. A principal limitação da TC é sua incapacidade periódica de separar tumores benignos de malignos e funcionantes de não-funcionantes da adrenal. Cistos e mielolipomas são as únicas lesões benignas prontamente identificadas pela TC. Lesão adrenal com grande quantidade de gordura macroscópica é sugestiva de mielolipoma. Adenomas adrenais benignos quase sempre mostram perda de intensificação na imagem retardada após TC com contraste da glândula adrenal. Adenomas adrenais benignos têm valor de atenuação menor que 30 a 40 UH na tomografia com contraste e mostram mais de 60% de lavagem 15 minutos após o contraste inicial [15]. Embora a intensificação com contraste possa aumentar a precisão, pacientes com suspeita de feocromocitoma devem ser submetidos a bloqueio α-adrenérgico antes da administração do contraste para eliminar o pequeno risco dos agentes de contraste precipitarem crise hipertensiva. Tumor adrenal maligno primário deve ser considerado em grandes massas adrenais com calcificação, necrose ou hemorragia. A TC da adrenal mostra índices de sensibilidade, especificidade e precisão de 84, 98 e 90%, respectivamente [3,5]. Biópsia percutânea da glândula adrenal, quando indicada, pode ser feita com segurança usando-se técnica de guia com TC. A glândula adrenal esquerda usualmente é de acesso mais difícil para biópsia com essa técnica por causa de sua localização posterior [16].

Ressonância magnética

A RM está tendo ampla aceitação como estudo inicial na avaliação das massas adrenais por causa de seu excelente contraste de tecido mole, sua intensificação natural de certas massas adrenais patológicas e pela ausência de radiação ionizante. A RM caracteriza os tumores adrenais pelas suas características de sinal em diferentes seqüências de pulso e pelas suas características de intensificação. Também permite imagem multiplanar para mostrar a relação entre a massa adrenal e o rim [17]. A RM identifica com precisão adenomas benignos, mielolipomas, cistos, tumores malignos e metastáticos e feocromocitomas da adrenal e comumente amplia as informações obtidas com TC [18]. A RM faz distinção confiável entre adenoma e metástases na maioria dos casos e permite estadiamento oncológico preciso, biópsias limitadas de adrenal e início de esquemas de tratamento apropriados na população de pacientes afetados. Técnicas de mudança química usando imagens de seqüências de ecogradiente (GRE) ponderadas em T1 com apnéia podem identificar com rapidez e confiança adenomas adrenais benignos pela detecção precisa de seu característico alto conteúdo de lipídeos intracelulares [17,19]. Glândulas adrenais normais e tumores adrenais com mais de 1 cm de diâmetro pode ser visualizados em mais de 90% dos pacientes com essas imagens, mas a RM não é capaz de fazer distinção entre adenomas corticais funcionantes e não-funcionantes. Imagens ponderadas em T2, no entanto, podem mostrar intensidades únicas de sinal. Imagens hiperintensas ponderadas em T2 sugerem presença de feocromocitoma, e a RM também pode ser útil na localização de feocromocitomas extra-adrenais. A intensidade do sinal na RM de carcinomas adrenais corticais é variável e geralmente heterogênea nas imagens ponderadas em T1 e T2. Esses tumores quase sempre aparecem como massas retroperitoneais grandes, necróticas, com limites imprecisos e origem incerta quando a RM falha na identificação de glândula adrenal normal ipsilateral [20]. Essas neoplasias agressivas freqüentemente invadem a veia renal ou a cava inferior, e essa extensão venosa também pode ser mostrada na RM – modalidade de imagem também atraente para crianças e mulheres grávidas com doença adrenal porque não tem radiação ionizante.

Cintilografia cortical da adrenal

A produção de hormônio no córtex da adrenal começa com colesterol. Vários análogos de colesterol marcados com radiação foram desenvolvidos para permitir localização e informação funcional relativas a tumores adrenais. O único atualmente aprovado para uso nos Estados Unidos é o [I^{131}]-6β-iodometilnorcolesterol (NP-59). A cintilografia da adrenal usualmente é feita depois que o diagnóstico de tumor da cortical adrenal funcionante foi bem estabelecido. As informações obtidas com cintilografia em geral são correlacionadas com imagens convencionais de TC e RM. A cintilografia da adrenal quase sempre é útil na diferenciação entre adenomas adrenais unilaterais e hiperplasia adrenal bilateral em pacientes com síndrome de Cushing ou hiperaldosteronismo primário. Infelizmente, NP-59 pode ser de obtenção difícil, e estudos usando esse material são geralmente caros, consomem muito tempo e envolvem exposição significativa do paciente à radiação. O material, no entanto, é seguro para administração, e o índice de precisão do NP-59 na identificação e distinção correta de adenoma adrenal de Cushing ou de aldosteronoma e hiperplasia adrenal bilateral aproxima-se de 90% [21]. A detecção de aldosteronomas com NP-59 necessita suspensão de diuréticos e hipotensores, e os índices de precisão aumentam se os pacientes forem primeiro tratados com dexametasona.

Cintilografia da medula adrenal

Desenvolvido em 1980, a metaiodobenzilguanidina (MIBG) é um derivado da guanetidina marcado com radiação, sem nenhum efeito farmacológico. É a substância mais usada para imagem da medula adrenal e outros tecidos simpáticos. É incorporada nas células dos nervos simpáticos como precursor de catecolamina. [I^{131}]MIBG é o isótopo de uso mais comum, mas estudos recentes sugerem que o I^{123} é mais preciso com menos exposição do paciente à radiação. Tecnologia de tomografia computadorizada com emissão única de fóton (SPECT) também pode melhorar a sensibilidade e a precisão dessa ferramenta de imagem. A cintilografia com MIBG é diagnóstica para neoplasias, produzindo excesso de catecolamina, e detecta com sucesso feocromocitomas, neuroblastomas e outros tumores neuroendócrinos, como paragangliomas, tumores carcinóides e carcinomas medulares da tiróide. O uso mais comum da MIBG é em pacientes com diagnóstico bioquímico de feocromocitoma e estudos convencionais de imagem normais de adrenal. A MIBG pode identificar paragangliomas e feocromocitomas metastáticos para orientar novos exames de imagem. A sensibilidade e a especificidade da cintilografia com MIBG no feocromocitoma e no neuroblastoma estão entre 80 e 100%. Uma alternativa à MIBG é a octreotida-[I[111]](índio)-DTPA (dietilenotriaminopentacético) que pode detectar paragangliomas e tumores neuroendócrinos contendo células com receptor de somatostatina na superfície [22].

Tomografia por emissão de pósitrons

Vários materiais radiofarmacêuticos podem detectar aumento de atividade celular em estados de hiperfunção adrenal mais especificamente que os exames convencionais de imagem. Esses agentes também podem identificar enzimas adrenais expressas em células tumorais adrenais. Como exemplo, a PET com [^{18}F]fluorodopamina permite uma visualização do tumor em minutos após a injeção do agente de imagem, e a resolução espacial é excelente. A cintilografia com [^{18}F]-FDG também é eficaz e altamente precisa na diferenciação entre lesões benignas e malignas da adrenal [24]. A PET também localiza corretamente feocromocitomas adrenais e extra-adrenais que não concentram MIBG [23,25].

Amostra da veia adrenal

A amostra da veia adrenal é útil em pacientes com tumores funcionantes das glândulas adrenais, como síndrome de Cushing ou hiperaldosteronismo primário. Esses pacientes têm achados normais ou equivocados na TC, na RM e nas cintilografias que não podem ser diferenciados entre aldosteronoma unilateral necessitando adrenalectomia e hiperplasia adrenal bilateral tratada clinicamente [26]. Embora a veia adrenal esquerda seja acessível em praticamente todos os pacientes, a do lado direito pode ser mais difícil de ser canular. Pacientes com hiperaldosteronismo primário recebem infusão de cosintropina, colhendo-se sangue das veias adrenais e da veia cava inferior distal (VCI) para dosagem de aldosterona e cortisol. O cortisol da veia adrenal deve ser 5 vezes maior que o cortisol da VCI para verificação da posição do cateter na veia adrenal. As relações entre aldosterona e cortisol em ambas as veias adrenais são comparadas, e uma relação de 4:1 ou maior identifica com confiança pequenos aldosteronomas unilaterais, enquanto uma relação menor que 3:1 geralmente indica hiperplasia adrenal bilateral [27]. A amostra venosa seletiva em pacientes com síndrome de Cushing é feita de modo semelhante sem a infusão de cosintropina. Os níveis de cortisol de ambas as veias adrenais e na VCI são comparados para distinção entre hiperplasia adrenal bilateral e adenoma adrenal em pacientes com síndrome de Cushing.

HIPERALDOSTERONISMO PRIMÁRIO
Steven A. DeJong

Definição e etiologia

Hiperaldosteronismo primário é a secreção adrenal autônoma excessiva de aldosterona, resultando na supressão da ARP. A causa exata é desconhecida. Essa síndrome resulta em uma forma rara de hipertensão cirurgicamente corrigível, poliúria, fraqueza, hipocalemia e retenção de sódio, e leve alcalose metabólica. Um pequeno tumor adrenal benigno unilateral produtor de aldosterona, descrito pela primeira vez por Jerome Conn em 1955, é a causa mais comum de hiperaldosteronismo primário em 70 a 80% dos pacientes. Hiperplasia idiopática bilateral macronodular ou micronodular da córtex da adrenal causa hiperadosteronismo primário em 20 a 30% dos pacientes [28]. Outras causas menos comuns de hiperadosteronismo primário incluem hiperaldosteronismo suprimível por corticóide, uma forma familiar rara de hipertensão que afeta de 1 a 3% dos pacientes com hiperaldosteronismo primário [29], e carcinoma adrenal produtor de aldosterona [30].

Epidemiologia

A prevalência de hiperaldosteronismo primário em pacientes com hipertensão não-selecionados é de 1 a 2%. Cerca de 1% de todas as massas adrenais descobertas de modo acidental são de adenomas adrenais produtores de aldosterona. Aldosteronomas ocorrem mais comumente em mulheres, com uma relação de 2:1, e são raros em crianças. Hiperplasia adrenal bilateral idiopática causando hiperaldosteronismo primário é mais comum em homens e usualmente surge em pacientes mais velhos do que aqueles com aldosteronoma. Hipertensão arterial está presente, mas esse sinal é um problema clínico comum e não suficientemente específico para identificar essa endocrinopatia. Embora a hipertensão nesses pacientes seja quase sempre moderada, múltiplos esquemas para controlá-la em geral não têm sucesso, fazendo com que seja considerado o diagnóstico de hiperaldosteronismo primário [29].

Fisiopatologia

A aldosterona é o produto final da biossíntese de mineralocorticóides produzidos na zona glomerular do córtex da adrenal. Fatores que estimulam a síntese e a liberação de aldosterona incluem angiotensina II, ACTH e diminuição da perfusão renal ou do volume sangüíneo circulante. As manifestações clínicas do hiperaldosteronismo primário se originam da produção autônoma de aldosterona, causando alteração na homeostasia de sódio e potássio. A aldosterona normalmente aumenta a reabsorção de sódio nos túbulos distais renais em troca de excreção de potássio e hidrogênio. Secreção excessiva de aldosterona leva à retenção de sódio e água e aumento da excreção de potássio e hidrogênio. O resultado é uma expansão de volume e hipertensão, supressão de ARP, hipocalemia e alcalose metabólica [28]. Os níveis séricos de sódio permanecem normais por causa do aumento paralelo do conteúdo de água no sangue. A hipocalemia é responsável pela maioria dos sintomas de hiperaldosteronismo primário, como fraqueza de músculos proximais e cãibras, poliúria, polidipsia, noctúria, cefaléia e fadiga.

Diagnóstico

Ao contrário da maioria das doenças endócrinas, o hiperaldosteronismo primário não tem sinais e sintomas característicos, mas deve ser considerado em todos os pacientes com hipertensão, hipocalemia não-provocada e alcalose metabólica. O uso de hipotensores que especificamente bloqueiam a secreção de aldosterona, como espironolactonas e outros diuréticos semelhantes, devem ser suspensos por 4 a 6 semanas antes dos exames. Estudos de rastreamento, como ARP, medidas de níveis de aldosterona e potássio e coleta de urina de 24 horas para aldosterona, potássio e sódio, devem iniciar a avaliação. Praticamente todos os pacientes com hiperaldosteronismo primário têm nível sérico de potássio menor que 4 mEq/L; a maioria varia de 2,5 a 3,5 mEq/L [28, 29]. Apesar da hipocalemia e do déficit corporal total de potássio, a coleta de urina de 24 horas para potássio mostra excreção inapropriada de potássio. Hipocalemia induzida por diurético que não responde à reposição de potássio também sugere a presença de hiperaldosteronismo primário.

Os níveis plasmáticos de aldosterona usualmente são altos, e a ARP é suprimida. ARP baixa exclui presença de hiperaldosteronismo secundário, caracterizado pelo aumento dos níveis de renina e aldosterona, resultante de estenose de artéria renal, cirrose, perda de volume vascular, insuficiência cardíaca congestiva e outras doenças que diminuem a perfusão renal. Os níveis plasmáticos de aldosterona usualmente excedem 30 ng/L, e a ARP em geral é menor que 1 ng/L. A relação de aldosterona plasmática com ARP acima de 30 a 50 é altamente sugestiva de produção endógena excessiva de aldosterona [28,29]. Administração oral ou intravenosa de cloreto de sódio pode ser necessária em alguns pacientes hipertensos nos quais a distinção entre hiperaldosteronismo primário e secundário é menos evidente. A persistência de nível alto de aldosterona urinária durante a sobrecarga de sódio confirma o diagnóstico de secreção autônoma de aldosterona. Além disso, a incapacidade de diminuir os níveis plasmáticos de aldosterona e aumentar a ARP depois da administração de captopril ou de inibidor da enzima conversora da angiotensina (ECA) também sugere hiperaldosteronismo primário [29].

Depois da confirmação do diagnóstico de hiperaldosteronismo primário, a principal causa dessa síndrome, adenoma adrenal unilateral ou hiperplasia adrenal bilateral idiopática, deve ser determinada por causa de implicações significativas no tratamento [31]. O teste postural pode ser usado nessa distinção porque os adenomas adrenais produtores de aldosterona não respondem aos efeitos da angiotensina II. Os níveis plasmáticos de aldosterona são medidos em pacientes em posição supina e novamente depois de quatro horas em pé. Angiotensina II e ARP aumentam na posição em pé, mas os pacientes com adenomas adrenais produtores de aldosterona não têm aumento nos níveis de aldosterona durante esse teste. Ao contrário, os níveis de aldosterona em pacientes com hiperplasia adrenal bilateral idiopática em geral aumentam. O teste postural pode diferenciar corretamente doença adrenal unilateral e bilateral em 75 a 85% dos pacientes com hiperaldosteronismo primário [28,31]. A TC das glândulas adrenais substituiu amplamente o teste postural em muitos centros como estudo inicial de escolha para identificação de aldosteronoma, mas o teste postural é útil em casos equívocos ou quando se suspeita de adenoma adrenal não-funcionante. A medida de 18-hidrocorticosterona (18-OH-β) também pode distinguir adenoma adrenal de hiperplasia adrenal bilateral. Níveis plasmáticos de 18-OH-β maiores que 100 ng/dL são indicativos de adenomas adrenais bilaterais, com índice de sensibilidade de 50 a 80%. O teste postural e os níveis séricos de 18-OH-β somente, no entanto, falham na localização do aldosteronoma [32].

Exame de imagem da adrenal, depois da confirmação do diagnóstico de hiperaldosteronismo primário, apresenta melhor resultado com TC de alta resolução de ambas as glândulas adrenais, que tem índice de sensibilidade de 80 a 90% na detecção de aldosteronomas. Esses tumores usualmente têm diâmetro de 0,8 a 2 cm e necessitam cintilografia mais fina que as secções convencionais de 1 cm da TC. É importante visualizar a adrenal contralateral adequadamente, porque o aumento de ambas as glândulas pode sugerir hiperplasia bilateral idiopática. A sensibilidade da RM é igual à da TC nesses pacientes [29].

Pacientes com hiperaldosteronismo primário bioquimicamente confirmado e sem massa adrenal, massas adrenais bilaterais ou achados equívocos na TC e na RM devem ser submetidos à amostra de veia adrenal para medida de níveis de aldosterona e cortisol a fim de determinar a origem do hiperaldosteronismo primário. A amostra de veia adrenal para dosagem de aldosterona tem sensibilidade diagnóstica de 96%, mas exige perícia técnica significativa, pois a veia adrenal direita curta pode ser de canulação difícil. ACTH é administrado, e os níveis de aldosterona e cortisol são medidos em ambas as veias adrenais e na VCI. Uma relação de cortisol veia adrenal/VCI de 3:1 assegura a colocação adequada do cateter dentro da respectiva veia adrenal. O adenoma unilateral produtor de aldosterona origina relação de aldosterona para cortisol 4 a 5 vezes maior que aquela do lado oposto [32]. Doença adrenal bilateral mostra elevação dessa relação sem gradiente apreciável. Um estudo comparou TC e amostra de veia adrenal em 24 pacientes com hiperaldosteronismo primário [33]. TC levou ao diagnóstico de adenoma unilateral em 19 pacientes e de hiperplasia em sete. Depois da amostra da veia adrenal, adenoma unilateral foi diagnosticado em 22 pacientes. Dos sete pacientes com nódulos bilaterais, a amostra de veia adrenal identificou corretamente adenoma unilateral em seis.

Cintilografia com iodocolesterol usando [6β-I^{131}]iodometil-19-norcolesterol (NP-59) depois de supressão com dexametasona é um estudo de imagem menos usado para diferenciar adenoma de hiperplasia. Esse estudo mostrou sensibilidade de 88% e pode identificar captação unilateral em aldosteronomas adrenais maiores e captação bilateral na hiperplasia adrenal [28,29]. Em um estudo de 41 pacientes que foram examinados com o uso de TC e cintilografia com iodocolesterol com NP-59 depois de supressão com dexametasona, a cintilografia identificou corretamente lesões bilaterais e unilaterais em 92% dos casos em comparação com 58% com TC [34].

O carcinoma adrenal produtor de aldosterona quase nunca mostra captação na cintilografia da adrenal [30]. Infelizmente, esse estudo depende muito do tamanho do adenoma, e seu uso decrescente é limitado pela disponibilidade do radioisótopo.

Tratamento

A hipertensão e a hipocalemia associadas com hiperplasia adrenal bilateral é mais bem tratada clinicamente com diuréticos poupadores de potássio, como espironolactona, amilorida e outros agentes hipotensores. Esses medicamentos podem apresentar efeitos colaterais adversos, como ginecomastia e impotência [29]. A hipertensão responde mal adrenalectomia bilateral nesses pacientes, e quase sempre se desenvolve insuficiência adrenal. Aldosteronomas unilaterais são tratados com adrenalectomia laparoscópica ou aberta [35]. A ressecção adrenal é feita depois de um ciclo de 1 a 2 semanas de espironolactona, 25 a 400 mg/dia, em doses divididas para correção dos distúrbios metabólicos e de volume associados. A abordagem laparoscópica é o método de escolha em função de menos complicações com ferida cirúrgica, menos desconforto, hospitalização mais curta e retorno mais rápido ao trabalho e à atividade normal. A maioria dos pacientes com aldosteronoma fica normotensa e normocalêmica logo após a cirurgia. A resolução da hipocalemia pré-operatória usualmente ocorre em 5 a 7 dias após a adrenalectomia em 95% dos pacientes, e a cura da hipertensão ao longo de vários meses é esperada em 70 a 80% dos pacientes com função renal normal [35,36]. Os outros 20 a 30% dos pacientes geralmente têm melhoria do controle da pressão arterial e quase sempre necessitam menos hipotensores depois da adrenalectomia. Carcinomas adrenais produtores de aldosterona ocorrem em 1% dos pacientes com hiperaldosteronismo primário e têm índice geral de sobrevida em cinco anos de 35%. Esses tumores quase sempre são grandes, com características invasivas agressivas, e necessitam adrenalectomia aberta para ressecção completa [30].

SÍNDROME DE CUSHING

Dana Erickson

A constelação das características clínicas que resultam de elevação inapropriada e persistente de glicocorticóides é descrita como síndrome de Cushing.

Etiologia e patogenia

A administração de glicocorticóides exógenos (iatrogênica ou factícia) é a causa mais comum de SC. Aproximadamente 80% dos pacientes com SC endógena têm doença dependente de ACTH, mais freqüentemente causada por microadenomas hipofisários (doença de Cushing; ver Capítulo 1) [37]. A superprodução de ACTH no Cushing dependente de ACTH também pode ser devida à superprodução ectópica de ACTH ou de CRH, causada por certos tumores malignos (Tabela 3.1). O excesso de produção de ACTH ou CRH leva à superprodução de cortisol pelas glândulas adrenais. Na SC não-dependente de ACTH (15-20% das causas endógenas), há aumento autônomo na produção de cortisol pelas adrenais, resultando em supressão do ACTH. A etiologia dessa superprodução autônoma de cortisol é representada por adenomas adrenais, carcinomas adrenais, hiperplasia adrenal macronodular unilateral ou bilateral e hiperplasia adrenal micronodular. A expressão de certos receptores promíscuos ectópicos (polipeptídeo gástrico inibidor, vasopressina, receptores β-adrenérgicos, serotonina e receptores de hormônio luteinizante) nas células adrenocorticais explica algumas das causas da hiperplasia adrenal macronodular [38]. Certas condições, como transtornos afetivos, estresse e obesidade, podem levar a pequenas elevações dos níveis plasmáticos ou urinários de cortisol, o chamado estado de pseudo-Cushing. A entidade síndrome de Cushing subclínica (SCS) é descrita na seção de incidentalomas adrenais.

… Endocrinologia baseada em evidências

Tabela 3.1 ■ Causas da síndrome de Cushing

Exógenas: oral, injetável, inalada, tópica
Endógenas
Dependente de ACTH
 Produção de ACTH hipofisário: Doença de Cushing
 Produção de ACTH ectópico: Carcinoma de pulmão de pequenas células
  Carcinóide
  Câncer pancreático
  Feocromocitoma
  Carcinoma medular de tiróide
 Produção de CRH ectópico
Não-dependente de ACTH (superprodução adrenal de glicocorticóide)
 Adenoma adrenal
 Carcinoma adrenal
 Hiperplasia micronodular bilateral
 Hiperplasia macronodular bilateral

ACTH: hormônio adrenocorticotrófico; CRH: hormônio liberador de corticotrofina.

Características clínicas

As manifestações clínicas de hipercortisolismo são comuns em todas formas de SC e incluem: hipertensão; obesidade central; diabetes melito [39]; acne; hirsutismo androgênico; sinais de catabolismo protéico, como miopatia, osteopenia ou osteoporose; lesões cutâneas (estrias largas violáceas, tinha versicolor, verruga vulgar, equimose); hiperpigmentação e manifestações psiquiátricas (depressão, função cognitiva e vegetativa). Essas características clássicas podem não estar presentes na produção de ACTH ectópico por tumores malignos devido à duração mais curta da hipercortisolemia.

Avaliação

Testes diagnósticos

A medida de cortisol livre na urina de 24 horas é o teste de rastreamento mais confiável para SC. A sensibilidade é relatada como sendo entre 56 e 100%, e a especificidade varia dependendo da população do estudo, dos ensaios e dos cortes laboratoriais para elevação [40]. Valor acima de três vezes o limite normal superior tipicamente é considerado indicativo de SC.

A perda do ritmo circadiano com alto nível plasmático de cortisol (7,5 mg/dL) entre 22 horas e meia-noite é indicador inicial de SC [2]. Cortisol salivar tarde da noite necessita mais refinamento, mas parece ser muito promissor. A precisão diagnóstica desse teste novamente depende do ensaio do laboratório, da análise estatística particular e da população do estudo (sensibilidade relatada de 92 a 100% e especificidade de 84,9 a 100%) [4].

O teste de supressão noturna de dexametasona (dexametasona, 1 mg, VO, administrada às 23 horas, seguida de cortisol plasmático às 8 horas) é usado como teste de rastreamento de SC [41]. Vários critérios de supressão normal (tradicionalmente < 5 µg/dL ou, recentemente, < 1,8 µg/dL) são aplicados em várias populações de estudo, e a falha freqüente de controles equivalentes influencia a sensibilidade e a especificidade do teste [42]. Dados relativos ao teste de cortisol salivar após 1 mg de dexametasona são muitos limitados.

No teste de dois dias de dexametasona em dose baixa, comprimido de 0,5 mg de dexametasona é tomado a cada seis horas por dois dias, seguindo-se determinação de cortisol plasmático às 8 horas. A resposta normal inclui níveis de supressão de cortisol plasmático para menos de 5 µg/dL (ou corte mais rigoroso de < 1,8 µg/dL) e supressão de cortisol urinário livre abaixo do limite normal inferior [31-43]. Dexametasona – 0,5 mg a cada seis horas, por dois dias, seguida duas horas depois por CRH ovino IV, 1 µg/kg – resulta em cortisol plasmático menor que 1,4 mg/dL em 15 minutos, em pacientes com pseudo-Cushing [44].

Testes de localização

Nível basal de ACTH

Nível plasmático de ACTH inapropriadamente normal ou alto (> 20 pg/mL) indica SC dependente de ACTH. A doença de Cushing em geral aparece com níveis de ACTH menores que 200 pg/mL, enquanto os níveis de ACTH nas síndromes de ACTH ectópico variam de 200 a 1.000 pg/mL. Nível baixo de ATCH (tipicamente < 5 pg/mL) representa SC não-dependente de ACTH.

Supressão com alta dose de dexametasona

O teste de supressão com alta dose de dexametasona (TSADD) é feito para diferenciação entre superprodução de ACTH pela hipófise e produção ectópica de ACTH e, ocasionalmente, na SC não-dependente de ACTH. Dexametasona, 2 mg, VO, a cada seis horas, por dois dias, é seguida por estimativa de cortisol plasmático às 8 horas. Cortisol plasmático abaixo de 50% dos valores basais, cortisol livre urinário de 24 horas abaixo de 90% dos valores basais ou excreção de 24 horas de 17-hidroxiesteróide menor que 69% indicam doença de Cushing [45]. Na ausência de resposta ao TSADD, administra-se dose única de 8 mg de dexametasona às 23 horas, medindo-se o cortisol plasmático às 8 horas do dia seguinte. O teste é interpretado do mesmo modo que o TSADD-padrão. Em uma série limitada, a sensibilidade e a especificidade do TSADD noturno foram semelhantes àquelas do TSADD-padrão; no entanto, nesse último teste, foi usado corte com nível mais alto de supressão de cortisol plasmático (> 68%) [46]. Análises da eficácia de ambos os testes apontam para suas limitações usando-se critérios-padrão de interpretação [47]. Nota-se que a probabilidade préteste de doença de Cushing hipofisária é alta, o que limita a utilidade desses testes.

Exame invasivo incluindo amostra de seio petroso e cavernoso (sensibilidade e especificidade mais altas), assim como testes de estímulo de CRH são discutidos na seção de doença de Cushing, no Capítulo 1.

Imagem radiológica

TC fina (cortes de 3 mm) ou RM das glândulas adrenais para procurar causas de autonomia adrenal é o próximo passo na avaliação de pacientes com SC não-dependente de ACTH. Os exames de imagem na SC dependente de ACTH são discutidos no Capítulo 1.

Tratamento

O objetivo do tratamento é a erradicação da causa da SC. O tratamento da doença de Cushing hipofisária é descrito no Capítulo 1. O tratamento ótimo em casos de SC não-dependente de ACTH inclui remoção cirúrgica do adenoma ou do carcinoma adrenal. Em casos de hiperplasia bilateral não-dependente de ACTH (micronodular ou macronodular), assim como em certos casos de doença dependente de ACTH persistente ou recidivante, a adrenalectomia bilateral é o tratamento de escolha. A abordagem laparoscópica diminuiu a morbidade cirúrgica da adrenalectomia. O tempo de internação é mais curto e as complicações são observadas com freqüência menor em comparação com os resultados da cirurgia a céu aberto. A mortalidade é de 0,2% [48].

O tratamento clínico também pode ser usado quando a cirurgia é contraindicada, o tumor for metastático ou oculto, ou se a cirurgia e a radioterapia (para doença hipofisária) falharam. O tratamento clínico também pode ser usado na tentativa de estabilizar os pacientes no pré-operatório.

Os medicamentos usados para diminuir a produção de cortisol são divididos em vários grupos: os que inibem a esteroidogênese adrenal (mitotano, cetoconazol, aminoglutamida, etomidato e metirapona), os que agem em nível hipofisário (ciproeptadina, bromocriptina, somatostatina, ácido valpróico, possíveis tiazolidinas – todos com uso e eficácia muito limitados) e, finalmente, os antagonistas de receptor de glicocorticóide (mifepristona [não está disponível comercialmente]). Cetoconazol é iniciado na dose de 200 mg, três vezes por dia, e aumentado para 400 mg, três vezes por dia, com diminuição eficaz de cortisol plasmático [49]. Podem ocorrer anomalias nas provas de função hepática. O efeito terapêutico freqüentemente é transitório. Assim como com todos os inibidores da esteroidogênese adrenal, pode ocorrer insuficiência adrenal aguda; portanto, a reposição fisiológica de glicocorticóide pode ser necessária. Mitotano é usado na dose de 0,5 a 1 g/dia, aumentada em 0,5 a 1 g em um período de algumas semanas até, no máximo, 10 g/dia; efeitos colaterais intensos gastrintestinais e neurológicos ocorrem [50]. A monitorização dos níveis de mitotano e o ajuste da dose freqüentemente são defendidos. A dose inicial de aminoglutetamida é de 500 mg/dia dividida em quatro doses, com aumento a cada poucos dias, até o máximo de 2 g/dia; é útil como agente adjuvante [51].

Finalmente, relatou-se que tratamento dirigido (propranolol, leuprolide) diminui a produção de cortisol em casos selecionados de expressão ectópica de hormônio documentada em hiperplasia macronodular bilateral.

INCIDENTALOMA ADRENAL
Dana Erickson

Definição

Incidentaloma adrenal é tumor com diâmetro maior que 1 cm descoberto acidentalmente durante exame de imagem rotineiro na ausência de sintomas ou achados clínicos sugestivos de doença adrenal. O advento de técnicas de exames especializados de imagem e a aplicação mais ampla de ultra-sonografia, TC e RM abdominais tornaram essa entidade um encontro mais freqüente na prática clínica. Em uma série grande de 61.054 TCs publicada pela Mayo Clinic, os tumores adrenais incidentais foram visualizados em 0,4% [52]. Na autópsia, massa adrenal é achada em pelo menos 3% das pessoas com idade acima de 50 anos [53].

Etiologia

Massas adrenais visualizadas em estudos de imagem são de várias etiologias (Tabela 3.2). A massa tem que ser caracterizada com respeito ao estado funcional hormonal e características de imagem. Embora a maioria das massas adrenais incidentalmente descobertas sejam não-funcionantes, até 15% podem ser hormonalmente ativas. Em um estudo prospectivo analisando 1.096 casos de tumores adrenais diagnosticados incidentalmente, 9,2% eram secretores de cortisol, 4,2% eram feocromocitomas e 1,6%, aldosteronomas [54]. Carcinomas adrenais são muito raros nesse contexto, e mais de 98% são maiores que 4 cm.

Diagnóstico

História clínica e exame físico detalhados representam o passo inicial na avaliação de todos os pacientes [53]. Uma avaliação para possível hiperfunção hormonal deve ser realizada. O rastreamento para feocromocitoma inclui medida de metanefrinas totais ou fracionadas em urina de 24 horas combinada com catecolaminas em

Tabela 3.2 ■ Diagnóstico diferencial de massas adrenais

Massas não-funcionantes	Massa hormonalmente ativa
Adenoma adrenal benigno	Feocromocitoma
Cisto	Aldosteronoma primário
Mielolipoma	Síndrome de Cushing
Neurofibroma	Tumores masculinizantes ou
Adenolipoma	feminilizantes
Ganglioneuroma	Hiperplasia micro ou macronodular
Hamartoma	Carcinoma adrenocortical
Teratoma	Massa pseudo-adrenal
Infecções	Origem renal, pancreática, vascular,
Carcinoma metastático	neurológica
Carcinoma adrenocortical	

urina de 24 horas ou medida de catecolaminas plasmáticas [55,56]. A escolha de um exame em particular pode ser determinada por certas características da imagem do tumor e pelo contexto clínico. O rastreamento de hiperaldosteronismo primário inclui medida da relação aldosterona/renina no plasma.

A definição bioquímica ótima de SC subclínica (SCS) é discutível, e vários estudos incluíram pacientes com teste de supressão anormal de dexametasona noturna, 1 mg (> 5 µg/dL; consenso da recomendação do NIH em 2003), ou teste anormal de supressão com 3 mg, teste anormal de supressão com dois dias de dose baixa de dexametasona (cortes para cortisol plasmático e urinário anormal variam), falta de níveis de variação diurna de cortisol, níveis basais altos de cortisol urinário, baixo nível basal de ACTH e teste de estímulo com CRH anormal [57]. Ao longo dos últimos anos, vários estudos mostraram que pacientes com SCS têm anomalias metabólicas (diminuição de tolerância à glicose, aumento de pressão arterial e diminuição da sensibilidade à insulina), aumento de fatores de risco cardiovascular, triglicerídeos mais altos, aumento dos níveis de colesterol total, LDL, e fibrinogênio [58] e possivelmente diminuição de massa óssea. Por fim, o teste para superprodução de andrógeno deve ser feito em casos de hirsutismo intenso.

Certas características de imagem são muito úteis na diferenciação de tumores malignos e não-malignos, conforme descrição na Tabela 3.3. A AAF pode distinguir tumores adrenais de neoplasias extra-adrenais; no entanto, não pode confiavelmente diferenciar adenoma benigno de carcinoma adrenal. Assim, a AAF não deve ser feita rotineiramente na avaliação de incidentaloma adrenal, salvo se a suspeita de malignidade fora da glândula adrenal for alta e a presença de feocromocitoma deva ser excluída antes do procedimento. Cintilografia da adrenal com derivado de colesterol iodado (NP-59) pode identificar pacientes com tecido adrenocortical funcionante, mas sua disponibilidade é muito limitada.

Tratamento

Na maioria dos casos, tumores adrenais maiores que 4 ou 6 cm devem ser excisados cirurgicamente se não houver evidências de metástases à distância [52,

Tabela 3.3 ■ Características de massas adrenais malignas e não-malignas

Característica	Maligna	Benigna
Tamanho	Tipicamente ≥ 4 cm	< 4 cm
Aspecto na TC	Heterogênea	Homogênea (baixa densidade comparada com fígado)
	Calcificada, hemorrágica	
Margens	Irregular	Redonda, lisa
Meio de contraste Intensificação na TC	Marcada	Baixa
Imagem da TC (unidades Hounsfield)	> 10 UH sem contraste e > 40 UH 30 min depois do contraste	< 10 UH sem contraste e < 37 UH depois de contraste
Aspecto da RM	Hiperintensa	Isointensa

53]. Corte em 4 cm teve sensibilidade mais alta (93%) na diferenciação entre tumores benignos e malignos em um grande levantamento nacional de mais de 1.000 pacientes [54]. Adenomas não-funcionantes são virtualmente todos curados com cirurgia. Tumores hormonalmente ativos, como feocromocitoma, aldosteronoma e mesmo tumores não-funcionantes com menos de 4 cm com características de imagem sugestivas, devem ser removidos cirurgicamente. As evidências atuais são insuficientes em relação à intervenção cirúrgica em pacientes com SCS no contexto do incidentaloma adrenal. Análises retrospectivas de casos muito limitadas mostraram melhoria do perfil do risco cardiovascular após remoção cirúrgica de massa adrenal [58]. Se for usado tratamento conservador, as complicações devem ser tratadas agressivamente, com modificações no estilo de vida e farmacoterapia. Nenhum ensaio randomizado comparou adrenalectomia a céu aberto com procedimento laparoscópico na doença benigna; no entanto, os resultados de uma metanálise recente de estudos publicados ilustram as vantagens do último [59]. Em casos de câncer da adrenal, o tipo de abordagem cirúrgica, assim como o uso de tratamento adjuvante sistêmico, ainda é controvertido [60].

Seguimento

Pacientes com tumores não-funcionantes menores que 4 cm de diâmetro devem ser seguidos com TC em série a cada três meses e um ano [53], com diminuição na freqüência a partir daí (p. ex., em dois anos e quatro anos; evidência incompleta evita muitas recomendações específicas). Tumores que aumentam mais de 1 cm (5% de todos os tumores) durante o período de seguimento devem ser removidos cirurgicamente. Uma avaliação hormonal periódica é apoiada pelo fato de que, em aproximadamente 4% dos pacientes, podem se desenvolver novas anomalias hormonais.

INSUFICIÊNCIA ADRENAL
Dana Erickson

Definição

A insuficiência adrenal é caracterizada pela deficiência de hormônios adrenais. A etiologia e a velocidade de estabelecimento dessa afecção determinam o quadro clínico e os achados laboratoriais. A insuficiência adrenal primária, também conhecida como doença de Addison, é devida à disfunção das glândulas adrenais, sendo tipicamente associada com baixo nível plasmático de cortisol e aumento de ACTH plasmático. A insuficiência adrenal secundária é caracterizada por disfunção ao nível do hipotálamo ou da hipófise, que resulta em diminuição de produção de ACTH e declínio ou falta de secreção de cortisol [61].

Etiologia e epidemiologia

A causa mais comum de insuficiência adrenal é a deficiência de ACTH devida à administração prolongada de tratamento com glicocorticóide exógeno (insuficiência adrenal iatrogênica). As várias causas de insuficiência adrenal primária e secundária estão relacionadas na Tabela 3.4.

A adrenalite auto-imune é responsável pela maioria dos casos de insuficiência adrenal primária nas nações industrializadas. Anticorpos contra várias enzimas esteroidogênicas, mais freqüentemente CYP21A2 (21-hidroxilase), estão presentes em 65 a 85% dos casos de insuficiência adrenal auto-imune [62]. Tuberculose disseminada ainda é uma causa significativa dessa afecção em países em desenvolvimento em todo o mundo.

Tabela 3.4 ■ Fatores etiológicos de insuficiência adrenal

Insuficiência adrenal primária

Doença auto-imune (comum)
  Isolada
  Síndromes auto-imunes poliglandulares tipo I e II
Etiologias infecciosas
  Tuberculose disseminada (comum)
  Infecções fúngicas disseminadas
  Infecção por HIV
  Outras infecções bacterianas sistêmicas
Deonças hereditárias
  Leucodistrofia adrenal (rara)
  Síndrome triplo A
  Síndrome de Kearns-Sayre
Infarto hemorrágico
  Sepse (meningococcemia/Pseudomonas aeruginosa)
  Tratamento anticoagulante
  Síndrome anticorpo antifosfolipídeo
Doença metastática
Iatrogênica
  Drogas: cetoconazol, aminoglutetamida, metirapona, suramin e etomidato
Doenças infiltrativas
Hiperplasia adrenal congênita
Hipoplasia adrenal congênita (formas relacionadas com DAX-1)
Resistência ao ACTH

Insuficiências adrenais secundária e terciária

Administração prolongada de corticosteróides exógenos (iatrogênica)
Deficiência isolada de ACTH ou CRH (rara)
Doenças orgânicas hipotalâmicas ou hipofisárias
  Tumores primários ou metastáticos (incluindo macroadenomas e craniofaringiomas)
  Infecções
  Hipofisite
  Doenças granulomatosas
  Síndrome de Sheehan
  Lesões paraselares (meningiomas)
  Radiação ou neurocirugia prévias
Resistência periférica a glicocorticóides

O termo *insuficiência adrenal relativa* foi extensamente utilizado na literatura de tratamento intensivo. Ele inclui produção "inadequada" de corticosteróides durante tratamento de doença crítica, particularmente sepse. Os critérios endócrinos para definir a afecção variam e não são claros (cortisol não-estimulado durante sepse < 20 µg/dL ou aumento durante estímulo com cosintrofina < 9 µg/dL). Com esses vários critérios e com base em resultados de metanálise recente, que mostrou melhoria na mortalidade, o uso de glicocorticóides e/ou mineralocorticóides é recomendado em certas situações na literatura de tratamento intensivo [63,64]. Note-se que alguns estudos incluídos na metanálise usaram esteróides mesmo na ausência de insuficiência adrenal relativa documentada; portanto, alguns dos efeitos benéficos poderiam ser explicados por "superação da resistência ao glicocorticóide no nível do receptor de glicocorticóide".

Fisiopatologia

A secreção de cortisol é controlada primariamente pelo hipotálamo e pela glândula hipófise, enquanto a aldosterona é regulada de modo predominante pelo sistema renina-angiotensina. A insuficiência adrenal primária é caracterizada por diminuição da produção de cortisol e aldosterona, com aumento compensatório de produção de ACTH, enquanto a insuficiência adrenal secundária é associada com diminuição de níveis de cortisol e ACTH, com atividade mineralocorticóide preservada. Na insuficiência adrenal auto-imune, a primeira evidência de declínio da função adrenocortical é um aumento na ARP com concentração baixa ou normal de aldosterona. Isso é seguido por diminuição da resposta do cortisol plasmático ao estímulo de ACTH, aumento de nível basal de ACTH e, finalmente, diminuição de concentrações basais plasmáticas de cortisol e sintomas.

Diagnóstico

Sintomas clínicos

As manifestações clínicas de insuficiência adrenal dependem principalmente da agudeza e do grau de deficiência de glicocorticóide e mineralocorticóide. A insuficiência adrenal aguda tipicamente leva a choque, com freqüência precipitado por estresse significativo (cirurgia, infecção). Uma diminuição da produção de glicocorticóides e mineralocorticóides resulta em hipotensão (diminuição de débito cardíaco e resistência vascular periférica), hipovolemia, hiponatremia, hipercalemia e acidose metabólica. Fraqueza, fadiga, anorexia, náusea, dor abdominal, perda de peso e hipotensão ortostática são características comuns da forma crônica dessa doença. Outras manifestações incluem diarréia, dor muscular, tontura e hipoglicemia. Hiperpigmentação pode ser vista na insuficiência adrenal primária, causada por aumento de hormônio pró-opiomelanocorticotrófico, que leva ao aumento de níveis de melanina na pele.

Diagnóstico laboratorial

Testes provocativos adrenocorticais são críticos no diagnóstico de insuficiência adrenal (ver adiante).

Os níveis plasmáticos de cortisol usualmente estão no seu pico no início da manhã (entre 4 e 8 horas) e depois aumentam com estresse; assim, nível baixo de cortisol plasmático (< 3 μg/dL) fornece evidência presumível de insuficiência adrenal. Ao contrário, concentração plasmática alta de cortisol de manhã (> 17 μg/dL) é altamente preditiva de resposta normal de cortisol plasmático à hipoglicemia induzida por insulina ou por administração de ACTH [65]. Todavia, pacientes com deficiência adrenal parcial podem ter níveis matutinos relativamente normais, enquanto valores baixos podem ser vistos em pacientes eucortisolêmicos (tempo da amostra em relação ao ritmo diurno) e em pacientes com baixa ligação de cortisol com globulina. Do mesmo modo, embora a excreção basal urinária de cortisol livre e de 17-hidroxicorticosteróide (17-OHCS) costume ser baixa em pacientes com insuficiência adrenal intensa, pacientes com deficiência parcial podem ter valores normais baixos. A medida do cortisol urinário da meia-noite até a manhã foi proposta como abordagem diagnóstica potencial, mas isso exige validação [66].

Teste de estímulo com ACTH (cosintrofina)

A resposta normal à dose alta de ACTH (250 mg IV ou bolo intramuscular) no teste de estímulo é um aumento da concentração plasmática de cortisol depois de 30 a 60 minutos para um pico de pelo menos 18 a 20 μg/dL (500-550 nmol/L). A resposta normal a estímulo com dose alta de ACTH exclui insuficiência adrenal primária [67], mas não doença secundária. Insuficiência adrenal secundária prolongada leva à atrofia de adrenal vista como resposta lenta ou inapropriada ao estímulo com ACTH. No entanto, em pacientes com insuficiência adrenal leve ou de estabelecimento recente, os resultados do teste de estímulo com ACTH serão normais, e os únicos testes confiáveis são o teste de hipoglicemia com insulina ou metirapona. O teste de estímulo com dose baixa de cosintrofina (1 μg em bolo IV) com medidas de cortisol plasmático em 15 e 30 minutos foi proposto como apresentando sensibilidade levemente mais alta do que os testes-padrão de estímulo no contexto de insuficiência adrenal secundária. Dependendo do corte usado em vários estudos (pico de cortisol de 18-22 μg/dL), a sensibilidade do teste varia entre 65 e 100%, com especificidade de 87 a 96% [68]. A necessidade de diluição meticulosa do atual frasco disponível de cosintrofina torna a interpretação e a confiabilidade do teste mais difíceis. Note-se que uma metanálise recente do estudo disponível mostrou que ambos os testes provocativos têm sensibilidade semelhante quando as especificidades foram estabelecidas em 95% [69].

Uma resposta subnormal confirma o diagnóstico de insuficiência adrenal, mas novos testes são necessários para determinar a causa da doença. Geralmente é útil medir o ACTH plasmático basal antes da administração de cosintrofina.

Teste de metirapona

Consulte a seção de avaliação de função hipofisária.

Teste de hipoglicemia com insulina

Consulte a seção de avaliação de função hipofisária.

Medida de hormônio adrenocorticotrófico

A medida simultânea de ACTH e cortisol diferencia causas primárias e secundárias de hipoadrenalismo (ACTH plasmático é elevado na insuficiência adrenal primária e baixo ou normal baixo na doença secundária e terciária).

Atividade de renina plasmática e aldosterona

A ARP e a sua relação com aldosterona plasmática ou urinária foi elevada em 100% dos pacientes com insuficiência adrenal primária [67].

Teste de hormônio liberador de corticotrofina

Insuficiências adrenal secundária (hipofisária) e terciária (hipotalâmica) podem ser diferenciadas através da administração de CRH. As respostas de ACTH e cortisol são mínimas ou ausentes com deficiência relacionada com a hipófise, enquanto resposta exagerada é observada com doença hipotalâmica. No momento atual, isso não é clinicamente útil.

Estudos de imagem

Em pacientes com insuficiência adrenal primária, a TC do abdome com cortes de 3 mm das adrenais é o estudo de imagem preferido; quando se identifica insuficiência adrenal secundária, faz-se RM ou TC da sela túrcica e do hipotálamo com contraste.

Tratamento

Os objetivos iniciais do tratamento em paciente com insuficiência adrenal aguda são reposição de volume e correção das anomalias eletrolíticas. Grandes quantidades de salina 0,9% devem ser administradas rapidamente em cerca de 2 a 3 L/h, até que a hipotensão seja corrigida. Uma vez reposto o fluido, a salina pode ser substituída por dextrose a 5% com salina normal 0,45%. A deficiência de glicocorticóide deve ser tratada prontamente com hidrocortisona intravenosa (bolo de 100 mg) ou dexametasona (bolo de 4 mg). Essa última pode ser usada se forem necessários novos testes, pois não interfere com a medida de cortisol. Hidrocortisona, 100 mg, a cada 6 ou 8 horas, no primeiro dia, é continuada e lentamente diminuída nos 3 ou 4 dias seguintes, dependendo do nível de estresse. A dose de manutenção usualmente consiste de 15 a 25 mg de hidrocortisona por dia, VO, dividida em 2 ou 3 tomadas, com a última dose não mais tarde que às 17 ou 18 horas, ou prednisona, 5 mg, de manhã. A necessidade de 2 ou 3 doses de hidrocortisona é discutível. Um estudo recente mostrou perfil melhor de cortisol com doses três vezes ao dia (10 mg, 5 mg e 5 mg), mas melhor qualidade de vida relacionada à saúde com esquema de 20 mg, 0 mg e 10 mg [70]. A super-reposição com glicocorticóides é um problema freqüente e deve ser evitada. Pacientes com insuficiência adrenal primária necessitam tratamento com mineralocorticóides. Fludrocortisona tipicamente é administrada na dose de 0,1 mg/dia, mas doses mais altas ou mais baixas podem ser necessárias, com ajustes baseados nos sintomas, na pressão arterial, na retenção de líquidos e na concentração sérica de sódio. Aumentos transitórios na dose de glicocorticóides são necessários em caso de estresse e cirurgia.

A reposição de andrógenos adrenais ainda não é parte da rotina na prática clínica. Os resultados de vários estudos (feitos somente em mulheres) mostram melhoria na fadiga, no bem-estar e na sexualidade [71] ou na sensibilidade à insulina [72] em alguns estudos, mas não em outros [73]. São usadas doses diárias de DHEA-S de 25 a 200 mg, e hirsutismo parece ser o principal efeito colateral. O tratamento é prejudicado pela falta de preparações farmacologicamente controladas.

FEOCROMOCITOMA
Steven A. DeJong

Definição da etiologia

Feocromocitomas são tumores neuroendócrinos produtores de catecolaminas que se originam em células cromafins na medula adrenal ou em paragânglios extra-adrenais. As células cromafins se desenvolvem a partir de tecido neuroectodérmico e são associadas com os gânglios simpáticos. Embora a maioria dessas células degenere após o nascimento, uma grande coleção persiste na medula adrenal. Como resultado, 90% de todos os feocromocitomas são localizados na medula adrenal e 98% são localizados abaixo do diafragma, no abdome posterior, médio-central ou inferior [74]. Feocromocitomas extra-adrenais, também conhecidos como paragangliomas, usualmente são localizados ao longo da cadeia simpática, da base do crânio até a bexiga, e freqüentemente são malignos. Paragangliomas derivados de tecido parassimpático em geral não têm capacidade de produzir catecolaminas. O local extra-adrenal mais comum de feocromocitoma é o órgão de Zuckerkandl, uma coleção de células paragangliônicas encontradas próximas da origem da artéria mesentérica inferior e na bifurcação da aorta [75]. Paragangliomas foram encontrados adjacentes à aorta torácica e abdominal, na cúpula ou no trígono da bexiga, no corpo carotídeo e dentro do coração. Esses tumores extra-adrenais são ainda caracterizados por irrigação sangüínea aberrante e incomumente grande. Os feocromocitomas tradicionalmente são referidos como "tumores dos 10s", porque 10% são extra-adrenais, malignos, encontrados em crianças, bilaterais, múltiplos ou familiares. Dados recentes, no entanto, sugerem que 80 a 85% dos feocromocitomas se originam da medula adrenal, 15 a 20% são de origem extra-adrenal e aproximadamente 25% podem ser hereditários [76]. A causa é desconhecida, embora destruições cromossômicas e mutações tenham sido identificadas em feocromocitomas esporádicos e familiares associados com síndrome da neoplasia endócrina múltipla tipo 2 ou na doença de von Hippel-Lindau [74, 75, 77].

Epidemiologia

O feocromocitoma pode ocorrer em qualquer idade, tendo sido descrito em recém-nascido e em pacientes mais velhos. O pico da incidência desses tumores ocorre durante a quarta e a quinta décadas da vida, sendo incomuns depois dos 60 anos de idade. Ambas as adrenais são igualmente afetadas e não há predileção sexual, salvo incidência levemente maior em crianças do sexo feminino. Como uma das poucas raras causas curáveis de hipertensão arterial, os feocromocitomas são identificados em somente 0,1 a 0,6% de todos os pacientes hipertensos [78]. Estudos de autópsia mostram prevalência relativamente alta de 0,3 a 0,95%, sugerindo que vários tumores não são percebidos e podem resultar em mortalidade prematura [79]. Rastreamento bioquímico resulta em prevalência de 1,9%. Aproximadamente 1 a 2 em 100 mil pessoas têm feocromocitomas, e pacientes com feocromocitoma não-reconhecido têm risco significativo de morbidade e mortalidade [72,75,76]. Aproximadamente 5% de incidentalomas são feocromocitomas, e 25% dos feocromocitomas são descobertos incidentalmente durante estudos de imagem não-relacionados [78]. Complicações manifestadas por crise hipertensiva somente ou com choque levando à morte podem resultar de farmacoterapia, anestesia, parto e cirurgia feita por outros motivos.

Feocromocitomas hereditários ou familiares quase sempre são bilaterais e componentes freqüentes de síndromes hereditárias. Feocromocitomas ocorrem em 25 a 70% dos pacientes com síndrome de neoplasia endócrina múltipla tipo 2, em 25% dos pacientes com doença de von Hippel-Lindau e em menos de 1% dos pacientes com neurofibromatose tipo 1 e doença de von Recklinghausen [79]. Testes genéticos específicos de identificação de aliterações nas mutações genéticas do proto-oncogene RET facilitaram a identificação rápida e precisa de pacientes com síndrome de neoplasia endócrina múltipla tipo 2, proporcionando o tratamento imediato do feocromocitoma associado e de outras endocrinopatias [82].

Fisiopatologia

A síntese de catecolaminas começa no citoplasma das células cromafins da medula adrenal. Fenilalanina e tirosina sofrem uma série de hidroxilações de descarboxilações para formar norepinefrina, que pode ser armazenada e liberada dos grânulos intracelulares. A conversão de norepinefrina em epinefrina necessita a enzima feniletanolamina-N-metiltransferase (PNMT), encontrada quase exclusivamente na medula adrenal e no órgão de Zuckerkandl. A epinefrina exibe atividade alfa (α), manifestada por vasoconstrição, e atividade beta (β), que causa, em grau menor, vasodilatação e taquicardia. A norepinefrina age primariamente no estímulo de α-receptor, que resulta em vasoconstrição intensa e bradicardia reflexa. A epinefrina é 4 a 6 vezes mais potente que a norepinefrina e constituiu 85% da produção da medula adrenal de catecolaminas. O feocromocitoma produtor de epinefrina quase invariavelmente se localiza na medula adrenal [75]. Ao contrário, feocromocitomas extra-adrenais quase nunca produzem epinefrina e, assim, secretam mais norepinefrina. A quantidade e os tipos de catecolaminas liberadas pela maioria dos feocromocitomas variam muito, o que explica a característica comum de sintomas paroxísticos. Os feocromocitomas também têm capacidade de produzir e liberar outros peptídeos, como calcitonina, peptídeo intestinal vasoativo, dopamina, neuropeptídeo Y, hormônio relacionado com a paratiróide e ACTH [74, 77].

A maioria dos tumores que causam hipertensão têm de 3 a 5 cm de diâmetro, mas podem variar de tamanho: de hiperplasia da medula adrenal microscópica a 30 cm de diâmetro. Podem pesar entre 1 g e 4 kg, com peso médio de 100 g [83]. O exame macroscópico revela tumor altamente vascularizado cinza ou róseo, em geral com áreas de hemorragia, calcificação, necrose e degeneração cística. Microscopicamente os tumores têm estrutura celular e aspecto parecidos com os da medula adrenal. O aspecto histológico desses tumores, mesmo com invasão capsular ou vascular, não pode diferenciar com precisão lesão benigna de maligna. A malignidade é definida pela invasão do tumor fora do sítio primário de origem ou demonstração de metástases em linfonodos, fígado, ossos, pulmões e, raramente, no sistema nervoso central. Feocromocitomas malignos tendem a ser maiores, com mais necrose e são levemente mais comuns em mulheres. A malignidade é menos encontrada em feocromocitomas associados com síndromes familiares. Estudos de ploidia de DNA são úteis na caracterização adequada de tumores malignos e podem prever o prognóstico [84].

Diagnóstico

O quadro clínico do feocromocitoma é atribuído à fisiologia do excesso de catecolaminas circulantes; quase sempre ocorre atraso significativo entre os sintomas iniciais e o diagnóstico final [79]. O sinal predominante é a hipertensão arterial paroxística ou sustentada, embora até 5% dos pacientes com feocromocitoma sejam normotensos. Pacientes com feocromocitoma descoberto incidentalmente quase sempre são normotensos. Outros sintomas associados incluem palpitações, taquicardia, cefaléia, sudorese intensa, náusea, dor abdominal/torácica, febre, rubor, vômito e ansiedade ou ataques de pânico [74,77]. Os efeitos metabólicos incluem hiperglicemia, acidose láctica e perda de peso [85]. Um rastreamento bioquímico deve ser feito em crianças hipertensas, mulheres grávidas, pacientes resistentes à medicação anti-hipertensiva, pacientes jovens com hipertensão recente, pacientes com hipertensão associada com diabetes recentemente diagnosticado ou que piora e pacientes com crise hipertensiva depois de anestesia, cirurgia ou administração de medicamentos. Familiares de pacientes com síndrome de neoplasia endócrina múltipla tipo 2 também devem ser rastreados quanto a feocromocitoma, e a maioria dos indivíduos com feocromocitoma devem ser submetidos a teste genético [81,82].

As medidas de catecolamina plasmática, de catecolamina fracionada, metanefrina e normetanefrina na urina de 24 horas e da produção de ácido vanilmandélico (VMA) ainda são a base do diagnóstico de feocromocitoma. Paragangliomas extra-adrenais são comuns em pacientes com predominância de elevação de norepinefrina urinária. Os níveis plasmáticos de catecolamina livre (metanefrina e normetanefrina) têm papel crescente na detecção de feocromocitomas [86]. Em um dos maiores estudos sobre diagnóstico bioquímico de feocromocitoma, a sensibilidade das catecolaminas livres do plasma foi de 99% e a especificidade de 89% em comparação com as de catecolaminas urinárias: 86 e 88%, respectivamente. A sensibilidade das catecolaminas plasmáticas foi de 84%, com especificidade de 81% [87]. Resultados falso-positivos quase sempre excedem os resultados verdadeiro-positivos, pois muitos estímulos fisiológicos, drogas, interferência dietética e qualquer doença que aumente as catecolaminas circulantes podem produzir resultados falso-positivos. A suspensão ou a substituição de medicamentos como antidepressivos tricíclicos pode melhorar a precisão dos exames de urina e plasma para feocromocitoma [88]. Teste provocativo, usando glucagon, histamina e outros agentes, atualmente são desnecessários e associados com considerável morbidade e mortalidade. Teste de supressão usando clonidina raramente é necessário e pode causar hipotensão inesperada em pacientes com feocromocitoma medicados com agentes α-adrenérgicos e β-bloqueadores [89].

Tratamento

O bloqueio médico da produção de catecolaminas deve ser iniciado assim que for confirmado o diagnóstico de feocromocitoma. Fenoxibenzamina, um antagonista α-adrenérgico não-competitivo pré-sináptico e pós-sináptico de ação longa, é iniciado de 1 a 3 semanas antes da ressecção cirúrgica na dose de 10 mg/dia, gradualmente aumentada até que o paciente tenha hipotensão postural leve. A dose diária pode ser no máximo 1 mg/kg, com o objetivo do controle da pressão arterial, alívio dos sintomas e reposição de volume antes da intervenção cirúrgica. Outros agentes úteis em pacientes refratários incluem prazosin, doxazosin, terazosin, labetalol, fentolamina, metirosina e bloqueadores de canal de cálcio [88]. Um tratamento isolado com β-bloqueador, em geral na forma de propranolol nas doses de 10 a 40 mg, a cada 6 ou 8 horas, pode ser necessário em pacientes com taquicardia ou arritmias cardíacas [77,83]. Crise hipertensiva, arritmias cardíacas, insuficiência cardíaca aguda/isquemia, edema pulmonar e acidente vascular cerebral podem ocorrer se os β-bloqueadores forem iniciados antes que sejam obtidos bloqueio α completo e restauração de volume. A metirosina também pode diminuir os níveis séricos de catecolaminas através da inibição da tirosina-quinase, a enzima limitante de velocidade envolvida na síntese de catecolaminas.

Ressecção cirúrgica depois de localização adequada e preparação clínica permanece o tratamento definitivo de todos os pacientes com feocromocitoma esporádico ou familiar ou paraganglioma. Considerando-se que 98% de todos os feocromocitomas são encontrados no abdome, a localização do tumor é segura e bem-sucedida com RM das adrenais, do abdome e da bacia [90]. TC de adrenais e abdome com e sem contraste é outra opção adequada de imagem em pacientes cujo excesso de produção de catecolamina foi controlado clinicamente. É importante a visualização da glândula adrenal contralateral normal, porque 10 a 20% dos feocromocitomas são bilaterais; doença familiar costuma ser bilateral, embora clinicamente assíncrona. Às vezes, é necessário I[131] ou, preferivelmente, MIBG com I[123] (Meta-Iodo-Benzil-Guanidina) para identificação de tumores extra-adrenais em pacientes com TC ou RM negativas ou em pacientes com feocromocitoma para detecção de metástases à distância. [In[111]]-Octreotida também pode ser útil em pacientes com estudos de localização negativos [91]. Evidências sugerem que cintilografias PET, embora não aconselháveis como estudo inicial de localização, podem ser mais sensíveis que MIBG para visualização de feocromocitoma. Vinte e nove pacientes com feocromocitoma foram avaliados com cintilografia MIBG e PET usando 2-fluoro-2-desoxi-D-glicose (FDG) [92]. Quatro pacientes tinham cintilografia PET positiva e níveis negativos de MIBG. Dos pacientes com cintilografia PET e MIBG positivas, as cintilografias PET foram superiores às MIBG em 56% e determinadas como sendo tão boas ou melhores em 88% dos casos.

Os princípios de extirpação segura incluem monitorização intra-operatória cuidadosa e completa, anestesia livre de estresse, ressecção completa do tumor, manipulação mínima do tumor, evitar disseminação do tumor, hemostasia meticulosa e controle inicial do suprimento vascular e da drenagem venosa do tumor. Muitos desses tumores podem ser removidos com laparoscopia em centros experientes para diminuição da morbidade e da dor pós-operatórias, do tempo de internação e das despesas, em comparação com a laparotomia tradicional. O índice de complicação é menor que 8%, a mortalidade operatória é de 1 a 2% e o índice de conversão aberta é de 5% [93]. Tumores com diâmetro maior que 7 cm podem ser malignos e freqüentemente devem ser removidos com abordagem anterior ou toracoabdominal. Ressecção adrenal bilateral laparoscópica também pode ser feita se indicada como procedimento único ou estadiado com ou sem técnicas poupadoras adrenocorticais. Hipotensão e hipoglicemia pós-operatórias podem surgir e necessitar de administração intravenosa de inotrópicos e glicose, e o índice geral de recidiva é de 17% [94].

Feocromocitomas malignos são tratados, na maioria dos casos, com cirurgia radical, para melhoria dos sintomas e da sobrevida, com resultados variáveis. O controle clínico dos sintomas é obtido com bloqueadores α-adrenérgicos, e o tratamento com agentes quimioterápicos mostrou resultados desapontadores [88]. Ablação radiativa com dose alta de [I^{131}]MIBG teve sucesso moderado no prolongamento da sobrevida e nos efeitos paliativos em alguns pacientes, mas novos estudos são necessários para confirmação do benefício [95].

REFERÊNCIAS BIBLIOGRÁFICAS

Avaliação da função adrenocortical

1. *(1C)* **Smidt I** et al. Diagnosis of adrenal insufficiency: Evaluation of the corticotropin-releasing hormone tests and basal serum cortisol in comparison to the insulin tolerance test in patients with hypothalamic-pituitary-adrenal disease. J Clin Endocrinol Metab 2003;88:4193-4198.
   O objetivo desse estudo prospectivo foi avaliar o valor diagnóstico do teste de CRH humano e o cortisol basal matutino no diagnóstico de insuficiência adrenal em 54 pacientes e 20 voluntários. Em 41 pacientes, o cortisol basal matutino foi avaliado em comparação com TTI. O ponto de corte mais baixo para cortisol basal, desde que houvesse insuficiência adrenal, foi determinado como 98 nmol/L (3,6 μg/dL); 100% de especificidade e 50% de sensibilidade. O ponto de corte superior para cortisol para confirmação de suficiência de adrenal foi de 285 nmol/L (10 μg/dL; 100% de sensibilidade e 68% de especificidade).
2. *(1C)* **Papanicolaou D** et al. A single midnight serum cortisol measurement distinguishes Cushing's syndrome from pseudo-Cushing states. J Clin Endocrinol Metab 1998;83:1163-1167.
   Os autores relatam em uma coorte de 240 pacientes com síndrome de Cushing e 23 pacientes com estado de pseudo-Cushing. Valores de cortisol sérico à meia-noite maiores que 7,5 μg/dL tinham sensibilidade de 96% e especificidade de 100% para diagnóstico de SC. Não foi incluída população-controle de obesos.
3. *(1C)* **Hamrahian A** et al. Measurements of serum free cortisol in critically ill patients. N Engl J Med 2004;350:1629-1638.

Os autores estudaram prospectivamente 66 doentes críticos (36 tinham hipoproteinemia, 30 com concentração de albumina quase normal) e 33 voluntários sadios. As concentrações séricas de base e estimuladas com cosintropina de cortisol foram mais baixas em pacientes hipoproteinêmicos. No entanto o cortisol livre sérico médio basal foi semelhante em ambos os grupos e várias vezes mais alto nos voluntários normais. Em todos os pacientes, os níveis de cortisol estimulados por cosintropina foram normais altos ou altos (incluindo 14 com teste anormal de cosintropina usando medida de cortisol total).

4. *(1C+)* **Papanicolaou D** et al. Nighttime salivary cortisol: A useful test for the diagnosis of Cushing's syndrome. J Clin Endocrinol Metab 2002;87:4515-4530.
Foi estudada uma grande coorte de pacientes (143 com possível síndrome de Cushing e 57 controles). Cortisol salivar à meia-noite maior que 15,2 nmol/L (550 ng/dL) mostrou sensibilidade de 93% e excluiu todos os indivíduos sem a doença com uso de imunoensaio com polarização fluorescente.

5. *(1C+)* **Putignano P** et al. Midnight salivary cortisol versus urinary free and midnight serum cortisol as screening tests for Cushing's syndrome. J Clin Endocrinol Metab 2003;88:4153-4157.
Os autores comparam o desempenho diagnóstico de cortisol livre urinário com o cortisol sérico e salivar da meia-noite na diferenciação entre 41 pacientes com síndrome de Cushing e 33 com pseudo-síndrome de Cushing, 199 com obesidade simples e 27 voluntários sadios com peso normal. A precisão diagnóstica geral do cortisol urinário livre foi de 95,3%, a sensibilidade de 90,2% e a especificidade de 96% (usando corte de 120 μg/24h ou mais), semelhantes aos outros dois testes de rastreamento.

6. *(1C)* **Montori V** et al. Use of plasma aldosterone concentration-to-plasma renin activity ratio as a screening test for primary aldosteronism: A systematic review of literature. Endocrinol Metab Clin North Am 2002;31:619-632.
Revisão sistemática da literatura (16 estudos) para estabelecer características da relação aldosterona-renina usada no rastreamento de hiperaldosteronismo primário em indivíduos com suposta hipertensão essencial. Somente 16% dos estudos tinham a relação e os testes confirmatórios feitos. Nenhum dos estudos forneceu estimativas válidas das características do teste de relação aldosterona-renina.

7. *(1C+)* **Bravo E**. The changing clinical spectrum of primary aldosteronism. Am J Med 1983;74:641-651.
Estudo prospectivo de 80 pacientes com hiperaldosteronismo primário. Os autores mostraram excreção excessiva de aldosterona depois de três dias de sobrecarga de sal (>14 μg/24h) com sensibilidade de 96% e especificidade de 93%.

8. *(1C)* **Lenders J** et al. Biochemical diagnosis of pheochromocytoma: Which is the best test? JAMA 2002;287:1427-1434.
Estudo multicêntrico de coorte de 214 pacientes com feocromocitoma (grande proporção com doença hereditária) e 644 pacientes sem feocromocitoma. A sensibilidade e a especificidade de vários testes foram as seguintes: 99% e 89% para metanefrinas plasmáticas livres, 97% e 69% para metanefrinas urinárias fracionadas, 84% e 81% para catecolaminas plasmáticas, 77% e 93% para metanefrinas urinárias totais e 64% e 95% para ácido vanilmandélico urinário, respectivamente.

9. *(1C)* **Sawka AM** et al. A comparison of biochemical tests for pheochromocytoma: Measurement of fractionated plasma metanephrines compared with the combination of 24-hour urinary metanephrines and catecholamines. J Clin Endocrinol Metab 2003;88:553-558.
Análise retrospectiva de 31 pacientes com tumores secretores de catecolaminas e 261 pacientes sem feocromocitoma. A sensibilidade de metanefrinas plasmáticas fracionadas e metanefrinas totais e catecolaminas em urina de 24 horas (qualquer teste positivo) foram 97% e 90% respectivamente; no entanto a especificidade foi de 85% vs. 98%, respectivamente. A recomendação dos autores é de que a coleta de metanefrina plasmática seja o teste de escolha em pacientes de alto risco (massa vascular adrenal, síndromes familiares).

10. **Speiser P.** Congenital adrenal hyperplasia. N Engl J Med 2003;349:776-778.
    Revisão em profundidade do tópico inclui detalhes sobre fisiopatologia, várias manifestações clínicas e avaliação bioquímica de deficiências enzimáticas. São descritos diagnóstico, análise genética molecular e tratamento (incluindo pré-natal).
11. *(2C)* **Lutfallah C** et al. Newly proposed hormonal criteria via genotypic proof for type II 3beta-hidroxysteroid dehydrogenase deficiency. J Clin Endocrinol Metab 2002;87:2611-2622.
    Uma coorte de 55 pacientes com quadro clínico e/ou hormonal sugerindo atividade comprometida de 3β-hidroxiesteróide-desidrogenase foi submetida à genotipagem. Os achados hormonais dos genotipicamente provados (feita extenso seqüenciamento) foram fornecidos da infância à idade adulta. Para valores detalhados, veja o artigo.

Exames de imagem da adrenal

12. *(1A)* **Korobkin M, Francis IR.** Imaging of adrenal masses. Urol Clin North Am 1997;24: 603-622.
    Esse artigo de revisão fornece um excelente resumo das opções radiológicas disponíveis para exame de imagem da glândula adrenal.
13. *(1C+)* **Francis IR** et al. Integrated imaging of adrenal disease. Radiology 1992;184:1-13.
    Esse artigo descreve as diferentes características radiológicas dos tumores adrenais.
14. *(1C)* **Boland GWL** et al. Characterization of adrenal masses using unenhanced CT: An analysis of the CT literature. AJR Am J Roentgenol 1998;171:201-204.
    Esse artigo revê e descreve as utilidades e as limitações da TC da glândula adrenal. Dez relatos de TC foram analisados, dos quais foram obtidas medidas de densidade da lesão adrenal individual de 495 lesões adrenais (272 benignas e 223 malignas). A análise de limiar gerou uma amplitude de sensibilidades e especificidades para caracterização da lesão em diferentes limiares de densidade. A sensibilidade para caracterização de lesão como benigna variou de 47% no limiar de 2 UH até 88% no limiar de 20 UH. De modo semelhante, a especificidade variou de 100% no limiar de 2 UH até 84% no limiar de 20 UH. A tentativa de estar absolutamente certo de que uma lesão adrenal é benigna pode levar a sensibilidade inaceitavelmente baixa para caracterização da lesão. O limiar escolhido dependeu da população de pacientes e da relação custo-benefício do atendimento ao paciente.
15. *(1C)* **Caoili EM** et al. Adrenal masses: Characterization with combined unenhanced and delayed enhanced CT. Radiology 2002;222:629-633.
    Revisão abrangente das vantagens e desvantagens da TC na detecção e caracterização de massas adrenais benignas, malignas e metastáticas.
16. *(1C)* **Latronico AC, Chrousos GP.** Extensive personal experience: Adrenocortical tumors. J Clin Endocrinol Metab 1997;82:1317-1324.
    São descritos os vários aspectos de doença adrenal benigna e maligna do ponto de vista clínico e radiológico.
17. *(1C+)* **Israel GM, Krinsky GA.** MR imaging of renal and adrenal masses. Radiol Clin North Am 2003:145-159.
    Essa referência é uma excelente revisão dos princípios básicos e características da RM para tumores adrenais.
18. *(1C)* **Tsushima Y** et al. Adrenal masses: Differentiation with chemical shift, fast low-angle shot MR imaging. Radiology 1993;186:705-709.
    Essa referência descreve o papel da técnica de RM na distinção de tumores adrenais benignos e malignos com base no aspecto da RM.
19. *(1C)* **Varghese JC** et al. MR differentiation of phaeochromocytoma from other adrenal lesions based on qualitative analysis of T2 relaxation times. Clin Radiol 1997;52:603-606.
    Esse artigo revê o exame de imagem de feocromocitoma e descreve técnicas específicas usando RM para distinguir feocromocitomas de outros tumores adrenais funcionantes e não-funcionantes.

20. *(1C)* **Siegelman ES.** MR imaging of the adrenal neoplasms. Magn Reson Imaging Clin North Am 2000;4:769-786.
    Revisão abrangente das vantagens do uso da RM na avaliação de massas adrenais. As características únicas vistas na RM de todas as lesões adrenais reconhecidas são demonstradas, e a referência inclui muitas ilustrações.
21. *(1C)* **Reschini E, Catania A.** Clinical experience with the adrenal scanning agents iodine 131-19-iodocholesterol and selenium 75-6-selenomethylcholesterol. Eur J Nucl Med 1991;18:817-823.
    Esse artigo descreve o uso da cintilografia adrenal na caracterização de tumores adrenais. Os resultados da cintilografia adrenocortical com iodo 131-19-iodocolesterol ou selênio-75-6-selenometilcolesterol feitas em 94 pacientes com doença adrenal provada ou suspeita forneceram validação direta de medidas de captação *in vivo*. Os dados coletados ao longo de um período de 17 anos mostram que, apesar do advento de novas técnicas de imagem, a cintilografia adrenal, que fornece informações funcionais e morfológicas, ainda tem um papel importante no diagnóstico de doença adrenal.
22. *(1C)* **Freitas JE.** Adrenal cortical and medullary imaging. Semin Nucl Med 1995;25:235-230.
    Esse artigo de revisão fornece informações detalhadas sobre a cintilografia adrenal medular e seu papel no diagnóstico de feocromocitomas adrenais, extra-adenais e metastáticos.
23. *(1C)* **Shulkin BL** et al. Pheochromocytomas that do not accumulate metaiodobenzylguanidine: Localization with PET and administration of FDG. Radiology 1993;186:711-715.
    Esse estudo descreve o papel da cintilografia PET na imagem de feocromocitomas incapazes de concentrar MIBG.
24. *(1C+)* **Yun M** et al. ^{18}F-FDG PET in characterizing adrenal lesions detected on CT or MRI. J Nucl Med 2001;42:1795-1799.
    Esse estudo detalha os benefícios do uso da cintilografia PET na caracterização de massas adrenais descobertas incidentalmente. É feita uma comparação útil com o uso da TC e vantagens específicas da cintilografia PET.
25. *(1C)* **Pacak K** et al. 6-[^{18}F]Fluorodopamine positron emission tomographic (PET) scanning for diagnostic localization of pheochromocytoma. Hypertension 2001;38:6-8.
    Essa referência descreve a eficácia do uso da cintilografia PET na detecção de feocromocitomas adrenais e extra-adrenais.
26. *(1C+)* **Doppman JL, Gill JR Jr.** Hyperaldosteronism: Sampling the adrenal veins. Radiology 1996;198:309-312.
    Esse artigo é uma revisão do uso e da técnica de amostra de veia adrenal na detecção e localização de tumores adrenais funcionantes.
27. *(1C)* **Young WF** et al. Role for adrenal venous sampling in primary aldosteronism. Surgery 2004;136:1227-1235.
    Esse artigo descreve a técnica e as vantagens da amostra de veia adrenal em um grande grupo de pacientes com hiperaldosteronismo primário.

Hiperaldosteronismo primário

28. *(1A)* **Ganguly A.** Primary hyperaldosteronism. N Engl J Med 1998;339:1828-1834.
    Essa revisão extensa fornece informação detalhada sobre todos os aspectos da doença.
29. *(1C+)* **Young WF Jr** et al. Primary hyperaldosteronism: Diagnosis and treatment. Mayo Clin Proc 1990;65:96-110.
    Essa referência é um guia prático para o quadro clínico e o tratamento da doença.
30. *(2C)* **Li JT** et al. Aldosterone-secreting adrenal cortical adenocarcinoma in an 11-year-old child and collective review of the literature. Eur J Pediatr 1994;153:715-717.
    Esse relato de caso descreve os aspectos do hiperaldosteronismo primário visto em pacientes com carcinoma adrenocortical e revê a literatura atual sobre o assunto.
31. *(1C)* **Weinberger MH, Fineberg NS.** The diagnosis of primary hyperaldosteronism and separation of two major subtypes. Arch Intern Med 1993;153:2125-2129.

Essa publicação descreve técnicas úteis na determinação da etiologia do hiperaldosteronismo. Conclui que o uso da relação aldosterona plasmática/ARP parece ser útil no rastreamento, no diagnóstico e na diferenciação entre formas unilaterais e bilaterais do hiperaldosteronismo primário. Essas observações também podem ser aplicáveis a pacientes recebendo alguns medicamentos hipotensores.

32. *(1C+)* **Young WF** et al. Role for adrenal venous sampling in primary aldosteronomas. Surgery 2004;136:1227-1235.

    Esse estudo fornece informação detalhada de grande população de pacientes submetidos à amostra de veia adrenal para hiperaldosteronismo primário. Muitos aspectos técnicos do procedimento e características clínicas da doença são discutidos.

33. *(1C)* **Doppman JL** et al. Distinction between hyperaldosteronism due to bilateral hyperplasia and unilateral aldosteronoma: Reliability of CT. Radiology 1992;184:677-682.

    Esse estudo comparou a eficácia da TC e da amostra da veia adrenal em 24 pacientes com hiperaldosteronismo primário. A TC diagnosticou adenoma unilateral em 19 pacientes e hiperplasia em sete. Depois da amostra de veia adrenal, adenoma unilateral foi diagnosticado em 22 pacientes. Seis de sete pacientes com nódulos bilaterais tinham adenoma unilateral depois da amostra da veia.

34. *(1C)* **Nocaudie-Calzada M** et al. Efficacy of iodine-131 6-beta-methyl-Iodo-19-norcholesterol scintigraphy and computed tomography in patients with primary aldosteronism. Eur J Nucl Med 1999;26:1326-1332.

    Esse artigo relata 41 pacientes submetidos à TC e à cintilografia adrenal. O diagnóstico correto foi feito em 92% dos casos em comparação com somente 58% usando apenas TC.

35. *(2C)* **Weigel RJ** et al. Surgical treatment of primary hyperaldosteronism. Ann Surg 1994;219:347-352.

    Esse artigo resume o tratamento cirúrgico de pacientes com aldosteroma e descreve os resultados a longo prazo da ressecção.

36. *(1C)* **Celen O** et al. Factors influencing outcome of surgery for primary hyperaldosteronismo. Arch Surg 1996;131:646-650.

    Esse artigo resume o papel e os fatores de previsão do sucesso da cirurgia no hiperaldosteronismo primário. O estudo de 42 pacientes submetidos à adrenalectomia por hiperaldosteronismo primário entre os anos 1970 e 1993 mostrou que os principais determinantes da cura cirúrgica da hipertensão arterial do hiperaldosteronismo primário era a presença de adenoma e resposta pré-operatória à espironolactona. Os autores favorecem a TC como modalidade inicial de estabelecimento de diagnóstico pré-operatório de adenoma por causa de sua reprodutibilidade e alta especificidade.

Síndrome de Cushing

37. **Raff H** et al. A physiologic approach to diagnosis of the Cushing syndrome. Ann Intern Med 2003;138:980-991.

    Esse artigo fornece excelente visão geral da síndrome de Cushing.

38. **Lacroix A** et al. Bilateral adrenal Cushing's syndrome: Macronodular adrenal hyperplasia and primary pigmented nodular adrenocortical disease. Endocr Metab Clin North Am 2005;34:441-458.

    Revisão detalhada de evidências *in vitro* e *in vivo* de receptores de membrana adrenal anormais ectópicos causando SC não-dependente de ACTH. Estratégias para investigação, bem como oportunidades de novos tratamentos farmacológicos são discutidas.

39. **Pivonello R** et al. The metabolic syndrome and cardiovascular risk in Cushing's syndrome. Endocr Metabol Clin North Am 2005;34:327-339.

    Revisão em profundidade da síndrome metabólica no contexto da síndrome de Cushing, incluindo mudanças depois da remissão da doença.

40. *(1C+)* **Putignano P** et al. Midnight salivary cortisol versus urinary free and midnight serum cortisol as screening tests for Cushing's syndrome. J Clin Endocrinol Metab 2003;88:4153-4157.

Os autores comparam o desempenho diagnóstico de cortisol livre urinário com cortisol sérico à meia-noite a cortisol salivar à meia-noite na diferenciação de 41 pacientes com síndrome de Cushing e 33 com pseudo-síndrome de Cushing, 199 com obesidade simples e 27 voluntários sadios com peso normal. A precisão diagnóstica geral para cortisol livre urinário foi de 95,3%, a sensibilidade, de 90,2%, a especificidade, de 96% (usando corte ≥ 120 μg/24 h) e semelhante aos dois outros testes de rastreamento.

41. *(1C)* **Invitti C** et al. Diagnosis and management of Cushing's syndrome: Results of an Italian multicenter study: Study Group of the Italian Society of Endocrinology on Pathophysiology of the Hypothalamic-Pituitary-Adrenal Axis. J Clin Endocrinol–Metab 1999;84:440-448.

Essa análise retrospectiva de 426 pacientes com síndrome de Cushing (288 com doença de Cushing, 80 com adenoma adrenal, 24 com carcinoma adrenal, 25 com CRH ectópico e nove com hiperplasia adrenal nodular não-dependente de ACTH) mostrou que o teste de supressão durante a noite com dose baixa, considerado como teste de rastreamento para síndrome de Cushing, foi tão confiável (precisão de 95%) quanto o teste-padrão de supressão de dois dias com dose baixa de dexametasona.

42. *(1C)* **Findling J** et al. The low-dose dexamethasone suppression test: A reevaluation in patients with Cushing's syndrome. J Clin Endocrinol Metab 2004;89:1222-1226.

Os autores avaliam a utilidade diagnóstica de teste de supressão com 1 mg de dexametasona durante a noite e o teste de supressão com dose baixa de dexametasona por dois dias em 103 pacientes com síndrome de Cushing. Quatorze pacientes suprimiram cortisol sérico para menos de 5 μg/dL, enquanto seis pacientes o suprimiram para menos de 2 μg/dL depois do teste com 1 mg. Além disso, o teste de supressão de dois dias com dose baixa de dexametasona deu resultados falso-negativos em 38% dos pacientes quando foi usado o cortisol urinário.

43. **Liu H** et al. Update on the diagnosis of Cushing syndrome. Endocrinologist 2005;15:165-180.

Descrição detalhada e prática e análise da literatura de diagnóstico definitivo, assim como desafios especiais no diagnóstico e no diagnóstico diferencial de síndrome de Cushing.

44. *(1C)* **Yanowski JA** et al. Corticotropin-releasing hormone stimulation following low-dose dexamethasone administration: A new test to distinguish Cushing's syndrome from pseudo-Cushing's states. JAMA 1993;269:2232-2238.

Cinqüenta e oito adultos com hipercortisolismo leve (nível de cortisol livre em urina de 24 horas, 1.000 nmol/dia; síndrome de Cushing confirmada cirurgicamente em 39 pacientes, pseudo-Cushing em 19) tomaram 0,5 mg de dexametasona por via oral, a cada seis horas, por dois dias, seguida duas horas depois de CRH ovino (1 μg/kg em bolo intravenoso). Usando cortisol livre em urina de 24 horas como critério para o diagnóstico de síndrome de Cushing no segundo dia de administração de dexametasona maior que 100 nmol/dia, o teste teve especificidade de 100%, sensibilidade de 56% e precisão diagnóstica de 71%. Concentração plasmática de cortisol acima de 1,4 μg/dL medida 15 minutos depois da administração de CRH identificou corretamente todos os casos de síndrome de Cushing e todos os casos de estados pseudo-Cushing (especificidade, sensibilidade e precisão diagnóstica de 100%).

45. *(1C)* **Avgerinos P** et al. The metyrapone and dexamethasone suppression tests for the differential diagnosis of the ACTH-depended Cushing's syndrome: A comparison. Ann Intern Med 1994;121:318-327.

Coorte retrospectiva de 186 pacientes com síndrome de Cushing dependente de ACTH. Critério de supressão de mais de 90% no cortisol urinário no teste de dois dias de supressão com alta dose de dexametasona teve sensibilidade de 59%, especificidade de 73% e precisão diagnóstica de 61% para diagnóstico de doença de Cushing dependente de hipófise. Valores semelhantes (54, 73 e 58%, respectivamente) foram atingidos quando foi aplicado o critério de supressão maior que 69% de 17-hidroxiesteróides na urina de 24 horas.

46. *(1C)* **Dichek HL** et al. A comparison of the standard high dose dexamethasone suppression test and the overnight 8 mg dexamethasone suppression test for the differential diagnosis of adreno-corticotropin dependent Cushing's syndrome. J Clin Endocrinol Metab 1994;78:418-422.
    Comparação direta do teste-padrão de supressão com alta dose de dexametasona e teste de supressão durante a noite com dexametasona feita em 41 pacientes (34 com doença de Cushing e sete com síndrome de ACTH ectópico). A sensibilidade dos testes foi comparável: 79% *vs.* 71% com especificidade de 100%; no entanto, para o último, foi usada diminuição de cortisol após dexametasona maior que 68%. O desempenho diagnóstico da combinação de ambos os testes foi melhor que cada um separadamente.
47. *(1C)* **Aron DE** et al. Effectiveness *versus* efficacy: The limited value in clinical practice of high-dose dexamethasone suppression test in differential diagnosis of ACTH dependent Cushing's syndrome. J Clin Endocrinol Metab 1997;82:1780-1785.
    A sensibilidade e a especificidade de SADD para diagnóstico de síndrome de Cushing dependente de hipófise são relatadas como 81% e 66,7%, respectivamente, com base no critério-padrão de supressão maior que 50% do cortisol plasmático de base ou no cortisol de urina de 24 horas.
48. *(1C+)* **Assalia A** et al. Laparoscopic adrenalectomy. Br J Surg 2004;91:1259-1274.
    Metanálise de 20 estudos casos-controle comparativos comparando adrenalectomia laparoscópica com adrenalectomia a céu aberto (2.550 procedimentos, incluindo 225 pacientes com síndrome de Cushing). Os resultados de adrenalectomia laparoscópica foram reproduzíveis, associados com morbidade mais baixa (10,9% *vs.* 35%), menos perda de sangue (154 *vs.* 309 mL), resultados hormonais semelhantes e menor período de internação (12 *vs.* 18,2 dias).
49. *(2C)* **Engelhardt D** et al. Therapy of Cushing's syndrome with steroid biosynthesis inhibitors. J Steroid Biochem Mol Biol 1994;49:261-267.
    Metanálise de 82 pacientes com doença de Cushing tratados com cetoconazol. Doses diárias de 400 a 1.600 mg diminuem eficazmente o cortisol plasmático em 70% dos pacientes. Dados de seguimento a longo prazo não foram incluídos. Também são apresentados os resultados em 26 pacientes com síndrome de Cushing.
50. *(2C)* **Luton JP** et al. Treatment of Cushing's disease by O,p'DDD: Survey of 62 cases. N Engl J Med 1979;300:459-464.
    Revisão retrospectiva de casos tratados com até 12 g de mitotano por dia, que produziu remissão em 83% dos pacientes. Um terço continuou em remissão após suspensão do tratamento.
51. **Nieman L.** Medical therapy of Cushing's disease. Pituitary 2002;5:77-82.
    Revisão concisa de medicamentos disponíveis para tratamento clínico de doença de Cushing. Limitações de vários agentes são descritas em detalhe.

Incidentalomas adrenais

52. *(1C+)* **Herrera MF** et al. Incidentally discovered adrenal tumors: An institutional perspective. Surgery 1991;110:1014-1021.
    Cerca de 2.066 pacientes com massas adrenais foram analisados de um total de 61.054 TCs feitas de 1985 a 1989. Excluindo pacientes com doenças malignas prévias ou concomitantes, tumores adrenais localizados depois de documentação bioquímica de doença e nódulos adrenais menores que 1 cm, 342 pacientes foram analisados, incluindo 136 homens e 206 mulheres com idade média de 62 anos. O diâmetro do tumor variou de 1 a 11 cm (média de 2,5 cm). O diagnóstico histológico foi disponível em 55 pacientes na época da adrenalectomia; malignidade foi descoberta em cinco pacientes (quatro primárias e uma metastática); o menor tumor maligno detectado mediu 5 cm.
53. **Grumbach M** et al. Management of clinically inapparent adrenal mass ("incidentaloma"): NIH conference. Ann Intern Med 2003;138:424-429.
    Convenção de especialistas no campo do NIH Consensus Development Program aborda prevalência, causas, avaliação e tratamento de massas adrenais. As recomendações do

painel incluíram testes de supressão com 1 mg de dexametasona e medida de metanefrinas livres no plasma de pacientes com incidentalomas adrenais, potássio sérico e valores plasmáticos de aldosterona/renina na hipertensão.

54. *(1C+)* **Mantero F** et al. A survey on adrenal incidentaloma in Italy: Study Group on Adrenal Tumors of the Italian Society of Endocrinology. J Clin Endocrinol Metab 2000;85:637-644.
Estudo multicêntrico retrospectivo de 1.096 incidentalomas de 1980 a 1995. Foram obtidos questionários de 1.004 pacientes (420 homens e 584 mulheres) com idade mediana de 58 anos. O tamanho da massa variou de 0,5 a 25 cm (mediana de 3 cm). Cerca de 85% das massas eram não-funcionantes; 9,2% foram definidas como representando síndrome de Cushing subclínica; 4,2% eram feocromocitomas; e 1,6% eram aldosteronomas. Pacientes com síndrome de Cushing subclínica mostraram ACTH basal baixo em 79%, falta de supressão de cortisol depois de 1 mg de dexametasona em 73%, cortisol livre urinário acima do normal em 75%, distúrbio do ritmo de cortisol em 43% e resposta grosseira de ACTH ao CRH em 55%. Adrenalectomia foi feita em 380 pacientes; foram encontrados 198 adenomas corticais (52%), 47 carcinomas corticais (12%), 42 feocromocitomas (11%) e outros tipos menos freqüentes de tumor. Pacientes com carcinoma eram significativamente mais jovens (mediana 46 anos; variação 17-84 anos) do que pacientes com adenoma (mediana 57 anos, variação 16-83 anos; $p = 0,05$), e os adenomas, significativamente menores do que os carcinomas (3,5, 1-15 vs. 7,5, 2,6-25 cm; $p < 0,001$). Corte de 4 cm teve sensibilidade mais alta (93%) na diferenciação entre tumores benignos e malignos. Somente 43% dos pacientes com feocromocitoma eram hipertensos e 86% mostraram elevação de catecolaminas urinárias. Todos os pacientes com aldosteronoma eram hipertensos e tinham ARP suprimida em pé.

55. *(1C)* **Lenders J** et al. Biochemical diagnosis of pheochromocytoma: Which is the best test? JAMA 2002;287:1427-1434.
Estudo multicêntrico de coorte de 214 pacientes com feocromocitomas (grande proporção com doença hereditária) e 644 pacientes sem feocromocitomas. Sensibilidades e especificidades de vários testes são as seguintes: 99 e 89% para metanefrinas plasmáticas livre, 97% e 69% para metanefrinas fracionadas urinárias, 84% e 81% para catecolaminas plasmáticas, 77% e 93% para metanefrinas totais urinárias e 64% e 95% para ácido vanilmandélico urinário, respectivamente.

56. *(1C)* **Sawka AM** et al. A comparison of biochemical tests for pheochromocytoma: measurement of fractionated plasma metanephrines compared with the combination of 24-hour urinary metanephrines and catecholamines. J Clin Endocrinol Metaab 2003;88:553-558.
Análise retrospectiva de 31 pacientes com tumores secretores de catecolaminas e 261 pacientes sem feocromocitoma. A sensibilidade de metanefrinas plasmáticas fracionadas e metanefrinas totais e catecolaminas em urina de 24 horas (qualquer teste postivo) foram 97 e 90%, respectivamente; no entanto, a especificidade foi de 85 e 98%, respectivamente. A recomendação dos autores é de que a coleta de metanefrinas plasmáticas seja o teste de escolha em pacientes de alto risco (massa vascular adrenal, síndromes familiares).

57. **Terzolo M** et al. Subclinical Cushing's syndrome in adrenal incidentalomas. Endocrinol Metab Clin North Am 2005;34:423-439.
Excelente revisão atualizada do tópico.

58. *(2C)* **Tauchmanova L** et al. Patients with subclinical Cushing's syndrome due to adrenal adenoma have increased cardiovascular risk. J Clin Endocr Metab 2002;87:4872-4878.
Estudo cruzado de 28 pacientes consecutivos com SCS comparados com 100 controles equivalentes. Pressão sistólica e diastólica, açúcares de jejum, insulina, colesterol total, triglicerídeos, fibrinogênio e espessura média da íntima média da artéria carótida foram mais altos nos pacientes. Desses, 60,7% tinham hipertensão arterial, 71% tinham anomalias lipídicas, 29% tinham diminuição de tolerância à glicose e 54% tinham diminuição dos parâmetros hemostáticos. Oito pacientes foram submetidos à remoção cirúrgica do adenoma e, no seguimento mediano de 44 meses, ocorreram diminuições significati-

vas no índice de massa corporal, na pressão arterial sistólica e diastólica e nos níveis de fibrinogênio ($p < 0,005$).
59. *(1C+)* **Assalia A, Gagner M.** Laparoscopic adrenalectomy. Br J Surg 2004;91:1259-1274.
Metanálise de 20 estudos de caso-controle comparando adrenalectomia laparoscópica com adrenalectomia aberta (2.550 procedimentos, incluindo 225 pacientes com síndrome de Cushing). Os resultados da adrenalectomia laparoscópica foram reproduzíveis, associados com menor morbidade (10,9% *vs.* 35%), menos perda de sangue (154 *vs.* 309 mL), resultado hormonal semelhante e menor tempo de internação (12 *vs.* 18,2 dias).
60. *(1C)* **Icard P** et al. Adrenocortical carcinomas: Surgical trends and results of a 253-patient series from the French association of Endocrine Surgeons study group. World J Surg 2001;25:891-897.
São apresentados os resultados de grande coorte de pacientes com câncer da cortical adrenal. Mitotano adjuvante após ressecção completa não mostrou benefício na sobrevida.

Insuficiência adrenal

61. **Arlt W** et al. Adrenal insufficiency. Lancet 2003;361:1881-1893.
Excelente revisão da etiologia, patogenia, quadro clínico e pesquisa diagnóstica de insuficiência adrenal. O tratamento da insuficiência adrenal também é discutido em detalhe.
62. *(1C)* **Falorni A** et al. Italian Addison Network study: Update on diagnostic criteria for the etiological classification of primary adrenal insuffiency (PAI). J Clin Endocrinol Metab 2004;89:1598-1604.
Resultados do estudo do grupo específico da Sociedade Italiana de Endocrinologia relativos à classificação etiológica de PAI. Duzentos e vinte e dois participantes foram testados quanto à presença de 21OHAb e auto-anticorpos contra o córtex de adrenal, em dois laboratórios independentes. Ambos os anticorpos foram positivos em 57%, 21OHAb somente em 8% e anticorpos contra adrenal estavam presentes em 12% dos pacientes. Cinqüenta pacientes tiveram anticorpos antiadrenais negativos; desses, seis tinham etiologia idiopática de insuficiência (anticorpos falsamente negativos). Os autores desenvolveram um fluxograma abrangente para a classificação de PAI.
63. *(2A)* **Annane D** et al. Effect of treatment with low doses of hydrocortisone and fludrocortisone on mortality in patients with septic shock. JAMA 2002;288:862-868.
Os autores relatam os resultados de um ensaio multicêntrico francês duplo-cego, randomizado e controlado com placebo de 300 adultos com choque séptico incluídos após teste curto de corticotrofina. Os pacientes foram distribuídos aleatoriamente para receber hidrocortisona (50 mg, IV a cada seis horas) e fludrocortisona (comp. de 50 µg uma vez por dia) ou placebo, todos por sete dias. Foi analisada a sobrevida de 28 dias. Dos 229 não-respondedores (definido como mudança no cortisol menor que 9 µg/dL), 73 (63%) mortes ocorreram no grupo placebo e 60 (53%) no grupo de intervenção (RR 0,67; $p = 0,002$). Não foi encontrada diferença significativa entre os grupos de respondedores.
64. *(1B)* **Minneci P** et al. Meta-analysis: The effect of steroids on survival and shock during sepsis depends on the dose. Ann Intern Med 2004;141:47-56.
Essa metanálise inclui cinco ensaios duplos-cegos randomizados, publicados depois de 1997, de ciclos de 5-7 dias de doses fisiológicas de estresse de hidrocortisona IV, independentemente da função adrenal. Os resultados mostraram efeito benéfico na sobrevida (benefício relativo 1,23; $p = 0,036$) e reversão do choque (benefício relativo 1,71; $p < 0,001$). Esses dados estão em contraste com os de oito estudos prévios, nos quais os glicocorticóides foram usados em doses altas, no início do choque séptico e por período mais curto. Os autores reconheceram as limitações das melhorias relacionadas com o tempo no tratamento clínico e na tendenciosidade secundária potencial da falta de relato de resultados de estudos negativos.
65. *(1C+)* **Erturk E** et al. Evaluation of the integrity of the hypothalamic-pituitary-adrenal axis by insulin hypoglycemia test. J Clin Endocrinol Metab 1998;83:2350-2354.
Revisão retrospectiva de respostas de ACTH e cortisol à hipoglicemia por insulina em 193 indivíduos com suspeita de deficiência de ACTH. Desses, 133 indivíduos foram clas-

sificados como tendo o eixo hipotálamo-hipófise-adrenal intacto e 60 foram determinados como tendo deficiência de ACTH com base em valor de corte para pico de cortisol de 18 mg/dL. As concentrações basais e de pico de cortisol foram fortemente correlacionadas ($r = 0,63$; $p < 0,0001$). Valores basais acima de 17 mg/dL ou menor que 4 mg/dL foram altamente preditivas de eixo hipotálamo-hipófise-adrenal intacto ou diminuído, respectivamente; mas valores intermediários tinham sensibilidade e especificidades limitadas. Aumento de mais de 7 mg/dL acima da linha de base no cortisol plasmático ou o dobro do valor do cortisol basal tinham altos índices falso-positivos e falso-negativos na previsão da integridade do eixo hipotálamo-hipófise-adrenal.

66. *(1C)* **Kong WM** et al. The midnight to morning urinary cortisol increment is an accurate, noninvasive method for assessment of the hypothalamic-pituitary-adrenal axis. J Clin Endocrinol Metab 1999;84:3093-3098.
    Quarenta pacientes com doença hipofisária e 40 controles coletaram amostras duplas de urina à meia-noite e no despertar. Foram calculadas as relações cortisol/creatinina (Cort/Cr). O incremento Cort/Cr foi definido como relação Cort/Cr matinal menos a relação Cort/Cr à meia-noite. O incremento dos pacientes na Cort/Cr foi comparado com os resultados de seu teste de tolerância à insulina ou teste Synacthen curto. Usando os resultados de 40 controles, o incremento Cort/Cr normal foi definido como maior que 9. O valor preditivo positivo de incremento de Cort/Cr para o diagnóstico de insuficiência hipotálamo-hipófise-adrenal foi de 95%. Esses achados sugerem que o incremento Cort/Cr da meia-noite até a manhã é uma alternativa confiável, não-invasiva ao TTI/SST[*] para avaliação do eixo hipotálamo-hipófise-adrenal.

67. *(1C)* **Oelkers WS** et al. Diagnosis and therapy surveillance in Addison's disease: Rapid adrenocorticotropin (ACTH) test and measurement of plasma ACTH, renin activity, and aldosterone. J Clin Endocrinol Metab 1992;75:259-264.
    Em 45 pacientes com insuficiência adrenal primária (PAI), os resultados do teste rápido de ACTH e medidas simples de cortisol plasmático, ACTH, aldosterona e ARP tomadas entre 8 h e 9 h da manhã foram comparadas com medidas em 55 indivíduos normais e 46 pacientes com doença hipofisária (cortisol e ACTH somente). O resultado do teste rápido de ACTH foi anormal em todos os 41 pacientes que fizeram o teste para PAI. ACTH, ARP plasmáticos e as relações de ACTH com cortisol e ARP com aldosterona plasmática ou urinária foram claramente elevadas em todos os pacientes com PAI. A relação ACTH/cortisol distinguiu 100% de pacientes com PAI de insuficiência adrenal secundária (SAI), mas não os indivíduos controles daqueles com SAI. As medidas de ARP durante o tratamento com hidrocortisona e fludrocortisona se relacionaram melhor com a dose de mineralocorticóide do que os níveis plasmáticos de potássio e sódio. A medida de ARP é uma ferramenta valiosa na avaliação de tratamento mineralocorticóide.

68. *(1C)* **Abdu T** et al. Comparison of the low dose short Synacthen test (1 µg), the conventional dose short Synacthen test (250 µg), and the insulin tolerance test for the assessment of the hypothalamo-pituitary-adrenal axis in patients with pituitary disease. J Clin Endocrinol Metab 1999;84:838-843.
    Os autores estudaram prospectivamente 42 pacientes com doença hipofisária suspeita ou provada e compararam os resultados de três testes conforme descrição no título. O teste Synacthen com dose baixa foi levemente mais sensível que o teste Synacthen-padrão (6% dos pacientes tiveram resultado falso-negativo com o teste-padrão; com corte de cortisol em 30 minutos de 500 nmol/l (18 µg/dL).

69. *(1C+)* **Dorin RI** et al. Diagnosis of adrenal insufficiency. Ann Intern Med 2003;139:194-201.
    Os autores geraram um sumário de curvas características operacionais (ROC) de 20 estudos de teste-padrão de cosintropina e nove estudos de teste com dose baixa de cosintropina (todos identificados no banco de dados MEDLINE). Em seguida mostraram os resultados de sensibilidade e especificidade. Em especificidade de 95%, as sensibilidades para diagnóstico de insuficiência adrenal secundária foram de 57% e 61% para sumário de curvas

---

[*]N. de R.T. Teste para avaliação da função do eixo hipotálamo-pituitária-adrenal.

ROC nos testes com dose-padrão e dose baixa, respectivamente. A área sob a curva não foi significativamente diferente ($p > 0,5$).
70. *(1C)* **Alonso N** et al. Evaluation of two replacement regiments in primary adrenal insufficiency patients: Effect on clinical symptoms, health-related quality of life (HRQL) and biochemical parameters. J Endocr Invest 2004;27:449-454.
Os autores estudaram prospectivamente dois esquemas diferentes de hidrocortisona na PAI (20 mg – 0 mg – 10 mg e 10 mg – 5 mg – 5 mg), cada um mantido por três meses e comparado com controles sadios. Pacientes com insuficiência adrenal tinham pior HRQL na dimensão de energia em comparação com a população geral, independentemente do esquema de tratamento. No entanto o esquema com 3 doses diárias de hidrocortisona mostrou melhor perfil de cortisol fisiológico.
71. *(2A)* **Arlt W** et al. Dehydroepiandrosterone replacement in women with adrenal insufficiency. N Engl J Med 1999;341:1013-1016.
Ensaio prospectivo randomizado e duplo-cego em 24 mulheres com PAI abordando reposição de deidroepiandrosterona (50 mg/dia VO) por quatro meses, com um mês de lavagem. O tratamento com deidroepiandrosterona melhorou o bem-estar geral e as pontuações para depressão e ansiedade e sexualidade.
72. *(2A)* **Dhatariya K** et al. Effect of dehydroepiandrosterone replacement on insulin sensitivity and lipids in hypoadrenal women. Diabetes 2005;54:765-770.
Estudo randomizado, duplo-cego, cruzado e controlado com placebo em 28 mulheres hipoadrenais recebendo dose de 50 mg de deidroepiandrosterona. Depois de 12 semanas, a sensibilidade à insulina (avaliada no *clamp* hiper-insulinêmico/euglicêmico) aumentou ($p < 0,05$), e os níveis de colesterol total, triglicerídeos, lipoproteína de baixa densidade e lipoproteína de alta densidade diminuíram ($p < 0,05$).
73. *(2A)* **Lovas K** et al. Replacement of dehydroepiandrosterone in adrenal failure: No benefit for subjective health status and sexuality in a 9-month, randomized, parallel group clinical trial. J Clin Endocrinol Metab 2003;88:112-1117.
Ensaio prospectivo randomizado de reposição de deidroepiandrosterona (25 mg/VO/dia) em 39 mulheres com insuficiência adrenal. Não foi encontrada diferença nas escalas de saúde subjetivas entre os grupos placebo e tratamento. Efeitos colaterais androgênicos foram vistos em 89% do grupo com deidroepiandrosterona.

Feocromocitoma

74. *(1A)* **Young WF Jr.** Pheochromocytoma and primary aldosteronism: Diagnostic approaches. Endocrinol Metab Clin North Am 1997;26:801-827.
Excelente visão geral atual do diagnóstico e tratamento de feocromocitoma.
75. *(1A)* **Januszewicz W, Wocial B.** Pheochromocytoma: The catecholamine-dependent hypertension. J Physiol Pharmacol 1995;46:285-295.
Revisão abrangente da fisiologia de síntese de catecolaminas e feocromocitoma.
76. *(1B)* **Pacak K** et al. Recent advances in genetics, diagnosis, localization, and treatment of pheochromocytoma. Ann Intern Med 2001;134:315-329.
Essa referência é um excelente sumário dos avanços recentes no teste genético para feocromocitoma.
77. *(1C)* **Manger WM, Gifford RW Jr.** Pheochromocytoma: Current diagnosis and management. Cleve Clin J Med 1993;60:365-378.
A referência revê a avaliação atual do paciente com feocromocitoma. O feocromocitoma pode mimetizar várias outras doenças, tornando o reconhecimento difícil. A hipertensão arterial pode ser paroxística ou contínua. Os sinais e sintomas de feocromocitoma são principalmente devidos à hipercatecolaminemia, hipertensão, complicações ou doenças coexistentes; no entanto as medidas de catecolaminas e seus metabólitos no plasma e na urina podem ser normais entre os ataques, e outras doenças podem aumentar seus valores. O teste de supressão com clonidina confere especificidade aos achados clínicos e laboratoriais, e a RM é o método mais confiável de localização do tumor. A ressecção cirúrgica é bem-sucedida em 90% dos pacientes; no entanto a doença é fatal se não for

detectada e tratada. Deve-se suspeitar de feocromocitoma em pacientes com hipertensão paroxística ou contínua, particularmente se houver sintomas.
78. *(1C)* **Omura M** et al. Prospective study on the prevalence of secondary hypertension patients visiting a general outpatient clinic in Japan. Hypertens Res 2004;27:193-202.
Esse estudo investiga a incidência de feocromocitoma em pacientes aleatórios com hipertensão.
79. *(1C)* **Lo CY** et al. Adrenal pheochromocytoma remains a frequently overlooked diagnosis. Am J Surg 2000;179:212-215.
O estudo documenta o atraso do diagnóstico de feocromocitoma em muitos pacientes e a incidência desses tumores em séries de autópsias.
80. *(1C)* **Mansmann G** et al. The clinically inapparent adrenal mass: Update in diagnosis and management. Endocr Rev 2004;25:309-340.
A revisão se focaliza na detecção e incidência de feocromocitoma em massas adrenais descobertas incidentalmente. Fornece estratégia lógica para avaliação e tratamento desses tumores nesse contexto clínico.
81. *(1C)* **Lairmore TC** et al. Management of pheochromocytoma in patients with multiple endocrine neoplasia type 2 syndromes. Ann Surg 1993;217:595-601.
Esse artigo dá conselhos e recomendações no tratamento de feocromocitoma no contexto de síndrome NEM-2. Os resultados de adrenalectomia unilateral ou bilateral foram estudados em 58 pacientes (49 com NEM-2A e nove com NEM-2B). Recidiva da doença foi avaliada pela medida dos índices de excreção de catecolaminas em urina de 24 horas e TC. Em seguimento pós-operatório médio de 9,4 anos, não ocorreu nenhuma mortalidade operatória; feocromocitomas malignos ou extra-adrenais não estavam presentes. Vinte e três pacientes com feocromocitoma unilateral e glândula contralateral macroscopicamente normal foram submetidos à adrenalectomia unilateral. Um feocromocitoma se desenvolveu na glândula remanescente na duração média de 11,87 anos depois da adrenalectomia primária em 12 (52%) pacientes; em 11 (48%) pacientes, durante intervalo médio de 5,18 anos, o feocromocitoma não se desenvolveu. No intervalo depois da adrenalectomia unilateral nenhum paciente teve crise hipertensiva ou outras complicações relacionadas com feocromocitoma não diagnosticado. Dez (23%) de 43 pacientes que tiveram ambas as adrenais removidas (em cirurgia única ou seqüencial) tiveram pelo menos um episódio de insuficiência renal aguda ou crise addisoniana, incluindo um paciente que morreu durante um episódio de gripe. Com base nesses dados, o tratamento de escolha para pacientes com NEM-2A ou NEM-2B e feocromocitoma unilateral é a ressecção da única glândula envolvida. Morbidade substancial e mortalidade significativa foram associadas com o estado addisoniano depois de adrenalectomia bilateral.
82. *(1C+*)* **Modigliani E** et al. Pheochromocytomas in multiple endocrine neoplasia type 2: European study: The European Study Group. J Intern Med 1995;238:363-367.
Essa referência descreve as características únicas e o teste genético de feocromocitomas ocorrendo em pacientes com síndrome NEM-2.
83. *(1C*)* **Sheps SG** et al. Recent developments in the diagnosis and treatment of pheochromocytoma. Mayo Clin Proc 1990;65:88-95.
Essa referência descreve o quadro clínico de pacientes com feocromocitoma. Desenvolvimentos clínicos recentes incluem detecção de paroxismo assintomático de hipertensão arterial por monitorização ambulatorial de 24 horas, caracterização detalhada de miocardiopatia por catecolaminas por ecocardiografia e mais experiência com a tríade de Carney e outras síndromes poliglandulares e de neoplasia múltipla associadas com feocromocitoma. A interpretação refinada de medidas de catecolaminas e o desenvolvimento de cintilografia de radionuclídeo com m-[I^{131}]iodobenzilguanidina, TC e RM melhorou muito a precisão do diagnóstico clínico. Desenvolvimentos no tratamento com drogas hipotensoras e quimioterapia melhoraram o tratamento de hipersecreção de catecolaminas e do crescimento do tumor, respectivamente, em pacientes operáveis e no preparo de pacientes para anestesia e tratamento cirúrgico. Citometria de fluxo para detecção de histogramas de DNA anormal pode ser particularmente útil na previsão da natureza maligna dos tumores.

84. *(1C+)* **Nativ O** et al. The clinical significance of nuclear DNA ploidy pattern in 184 patients with pheochromocytoma. Cancer 1992;69:2683-2687.
    Esse artigo descreve aspectos de determinação de malignidade em pacientes com feocromocitoma usando citometria de fluxo: análise de citometria de fluxo de DNA foi feita em amostra de tecido embebida em parafina de 184 pacientes com feocromocitoma e paraganglioma tratados entre 1960 e 1987. A técnica de Hedley foi usada para medida de conteúdo de DNA nuclear. Cerca de 35% dos tumores eram DNA diplóides, 33% mostraram padrão DNA tetraplóide e 32% tinham padrão DNA aneuplóide. Feocromocitoma familiar e doenças endócrinas ou neoplásicas associadas foram mais comuns entre pacientes com tumores DNA não-diplóides. Oitenta e quatro por cento dos tumores que invadem vasos sangüíneos e todos os pacientes com metástases regionais ou à distância foram associados com tumores classificados como DNA tetraplóide ou DNA aneuplóide. De 22 pacientes com progressão da doença, 21 (95%) tinham tumores com padrão anormal de ploidia de DNA ($p < 0,001$). Todos os 12 pacientes que morreram de doença relacionada com câncer tinham ploidia de DNA anormal; nenhum do 64 pacientes com tumor DNA diplóide morreu como resultado de feocromocitoma ($p < 0,01$). Esses resultados sugerem que o padrão de ploidia de DNA nuclear é uma variável prognóstica importante e independente para pacientes com feocromocitoma e paraganglioma.
85. *(1C)* **Batide-Alanore A** et al. Diabetes as a marker of pheochromocytoma in hypertensive patients. J Hypertens 2003;21:1703-1707.
    Esse estudo focaliza a incidência de feocromocitoma em pacientes com diabetes e hipertensão.
86. *(1C+)* **Lenders JWM** et al. Plasma metanephrines in the diagnosis of pheochromocytoma. Ann Intern Med 1995;123:101-109.
    Essa referência revê os métodos de detecção de excesso de catecolaminas pela medida de catecolaminas urinárias e plasmáticas. Os resultados mostram que concentrações plasmáticas normais de metanefrinas excluem o diagnóstico de feocromocitoma, mas isso não ocorre com concentrações plasmáticas normais de catecolaminas e excreção urinária normal de metanefrinas. No diagnóstico de feocromocitoma, os testes para metanefrinas plasmáticas são mais sensíveis que os testes para catecolaminas plasmáticas ou metanefrinas urinárias.
87. *(1C)* **Lenders JW** et al. Biochemical diagnosis of pheochromocytoma: Which test is best? JAMA 2002;287:1427-1434.
    Nesse estudo multicêntrico de coorte, os achados em 214 pacientes com feocromocitoma confirmado foram comparados com 644 indivíduos normais. A sensibilidde e a especificidade dos testes foram metanefrinas plasmáticas livre, 99% e 89%; metanefrinas urinárias fracionadas, 97% e 69%; catecolaminas plasmáticas 84% e 81%; catecolaminas urinárias, 86% e 88%; e metanefrinas urinárias totais 77% e 93%, respectivamente.
88. *(1A)* **Lenders JWM** et al. Phaeochromocytoma. Lancet 2005;366:665-675.
    Essa referência é uma excelente revisão dos artigos mais recentes publicados de 2000 a 2005 sobre feocromocitoma. As informações foram extraídas de uma revisão dos bancos de dados da PubMed e da EMBASE e inclui capítulos de livros, artigos de revisão e publicações comumente referidas em publicações novas e antigas.
89. *(1C)* **Bravo EL** et al. Clonidine-suppression test: A useful aid in the diagnosis of pheochromocytoma. N Engl J Med 1981;305:623-626.
    Esse estudo fornece os detalhes e a utilidade do teste de supressão com clonidina para identificação de pacientes com feocromocitoma.
90. *(1C)* **Varghese JC** et al. MR differentiation of phaeochromocytoma from other adrenal lesions based on qualitative analysis of T2 ralaxation times. Clin Radiol 1997;52:603-606.
    Esse artigo revê o exame de imagem de feocromocitoma e descreve técnicas específicas usando RM para distinção entre feocromocitoma e outros tumores adrenais funcionantes e não-funcionantes. Conclui que há considerável superposição entre o aspecto na RM do feocromocitoma e de outras lesões adrenais. O feocromocitoma não pode ser excluído com base na falta de sinal de alta intensidade na RM ponderada em T2.

91. *(1C)* **van der Harst E** et al. [(123)I]metaiodobenzylguanidine and [(111)In]octreotide uptake in benign and malignant pheochromocytomas. J Clin Endocrinol Metab 2001;86: 685-693.
  Esse estudo compara o uso de MIBG e octreotida na detecção de feocromocitomas. Alguns pacientes parecem ter feocromocitomas que concentram octreotida marcado com radiação depois que a imagem com MIBG é negativa.
92. *(1C)* **Shulkin BL** et al. Pheochromocytomas: Imaging with 2-[fluorine-18]fluoro-2-deoxy-D-glucose PET. Radiology 1999;212:35-41.
  Trinta e cinco cintilografias FDG-PET e MIBG obtidas de 29 pacientes com feocromocitoma confirmado foram comparadas. Com FDG, 22 de 29 pacientes tinham cintilografia positiva e quatro de 29 pacientes tinham MIBG negativa e FDG positiva. A maioria desses tumores (16 de 29) eram vistos em ambas as técnicas, mas as imagens de FDG foram superiores às de MIBG em 56% dos casos.
93. *(1C)* **Gagner M** et al. Is laparoscopic adrenalectomy indicated for pheochromocytoma? Surgery 1996;120:1076-1080.
  Esse estudo examinou a segurança e a eficácia da adrenalectomia laparoscópica em pacientes com feocromocitoma. Com base em 90 adrenalectomias laparoscópicas feita em 82 pacientes, os autores concluem que esse procedimento para feocromocitoma é difícil porque os tumores são maiores, havendo mais complicações relacionadas com sua secreção hormonal, apesar do bloqueio farmacológico adequado. No entanto as extensões metastáticas podem ser diagnosticadas e a ablação laparoscópica pode ser feita na maioria dos casos sem recidiva. Não é, por conseguinte, uma contra-indicação para essa abordagem.
94. *(1C)* **Amar L** et al. Year of diagnosis, features at presentation, and risk of recurrence in patients with pheochromocytoma or secreting paraganglioma. J Clin Endocrinol Metab 2005;90:268-2075.
  Esse estudo delineia a demografia de pacientes com feocromocitoma e focaliza-se no atraso significativo no diagnóstico em muitos pacientes com a doença.
95. *(1C)* **Rose B** et al. High-dose I^{131}-metaiodobenzylguanidine therapy for 12 patients with malignant pheochromocytoma. Cancer 2003;98:239-248.
  A referência fornece informações relativas a um pequeno grupo de pacientes com doença metastática extensa de feocromocitoma maligno tratado com dose alta de MIBG marcada com radiação. O uso desse agente tem sucesso modesto no controle da produção de catecolamina desses pacientes no contexto de um período paliativo curto.

4
Doenças ósseas metabólicas

Stephanie E. Painter e Pauline M. Camacho

Avaliação de doenças ósseas metabólicas 147	Hiperparatiroidismo primário 164
Exames de imagem óssea 149	Carcinoma de paratiróide 168
Osteoporose 151	Hipercalcemia 169
Doença de Paget 161	Hipocalcemia 173
	Osteomalacia 177

AVALIAÇÃO DE DOENÇAS ÓSSEAS METABÓLICAS

Assim como se faz com toda doença, a avaliação das doenças ósseas metabólicas começa com história abrangente e exame físico. O diagnóstico dessas doenças usualmente é baseado nos resultados de exames bioquímicos e estudos radiológicos.

Cálcio, fosfato e magnésio séricos

Em pacientes com concentrações normais de albumina, o cálcio sérico geralmente é preciso. No entanto, com níveis anormais de albumina, a fórmula para sua correção pode ser imprecisa em 20 a 30% dos casos. Nesse caso, deve-se obter medida de cálcio ionizado. Os níveis de fosfato são úteis na avaliação de hipocalcemia e hipercalcemia. Os níveis de magnésio devem ser verificados na avaliação de hipocalcemia, pois, estando baixos, podem diminuir a secreção do hormônio da paratiróide (PTH) ou levar à resistência aos seus efeitos.

Hormônio da paratiróide intacto

A medida mais confiável de PTH é a da molécula intacta. O radioimunoensaio (RIE) é mais comumente usado, mas ensaios imunológicos de dois locais usando ensaio imunorradiométrico (EIR) ou detecção colorimétrica/quimioluminescência também estão disponíveis. Um novo ensaio, PTH biointacto, elimina o efeito de fragmentos de PTH que se formam na insuficiência renal.

Metabólitos da vitamina D

Os dois metabólitos clinicamente úteis são 25(OH)D, ou calcidiol, e 1,25(OH)D, ou calcitriol. Ambos os testes são quantificados com o uso de RIE baseado em I^{125}. 25(OH)D, o principal hormônio circulante, é usado para determinação do estado da vitamina D. 1,25(OH)D é a forma ativa da vitamina D. Os níveis podem não ser confiáveis na deficiência de vitamina D, porque o estímulo de 1α-hidroxilação de 25(OH)D no hiperparatiroidismo secundário pode aumentar sua concentração.

Proteína relacionada com o hormônio da paratiróide

Comparada com PTH, PTHrP é uma molécula maior. Elas partilham muitos N-terminais, mas poucas seqüências homólogas C-terminal. Além disso, ambas partilham o mesmo receptor. PTHrP é elevada em 60 a 80% dos pacientes com hipocalcemia secundária a tumores malignos.

Calcitonina

É usada principalmente para diagnóstico e seguimento de carcinoma medular. A sensibilidade para calcitonina aumenta com estímulo de pentagastrina ou cálcio.

Excreção urinária de cálcio

A excreção normal de cálcio usualmente está na faixa de 1,5 a 3 mg de cálcio por quilo de peso, por 24 horas. Deve-se medir simultaneamente creatinina urinária para assegurar coleta completa. A excreção fracional de cálcio é calculada com a seguinte fórmula: (Cálcio urinário x Creatinina sérica)/(Creatinina urinária x Cálcio sérico).

Marcadores bioquímicos de metabolismo ósseo

Marcadores de formação óssea

Osteocalcina e fosfatase alcalina específica de osso (FAEO) são as medidas mais comuns de formação óssea. Deve-se notar que a osteocalcina também reflete reabsorção óssea, porque é liberada na circulação a partir da matriz durante esse processo. A FAEO é produzida por osteoblastos, sendo uma enzima necessária para a mineralização óssea. Outros marcadores de formação óssea são pró-peptídeos terminais carboxi e amino de colágeno tipo 1 (PICP e PINP); no entanto, a presença de colágeno tipo 1 em outros tecidos torna esses marcadores menos úteis clinicamente.

A osteoprotegerina se tornou mais compreendida em relação ao seu papel na formação óssea. Ela inibe o RANKL (ligante do ativador do receptor do fator kapa B nuclear) e a produção subseqüente de osteoclasto. Estrogênio e raloxifeno aumentam sua concentração, enquanto corticóides a inibem. Contudo, a osteoprotegerina não é específica para osso, e sua concentração é afetada por doenças como insuficiência renal; isso limita sua utilidade clínica como marcador ósseo [1].

Marcadores de reabsorção óssea

Os níveis urinários de N- e C-telopeptídeo de ligações cruzadas de colágeno (NTX e CTX), piridinolinas (Pyd), desoxipiridinolinas (Dpd) livres e totais e hidroxiprolina são usados como marcadores de reabsorção óssea. NTX e CTX urinários são os mais comumente usados na prática clínica. O RANKL, brevemente mencionado antes, ao se ligar no seu receptor, estimula a produção de osteoclasto e inibe a destruição deste. Notou-se uma associação negativa entre RANKL e 17β-estradiol e uma correlação positiva entre RANKL e marcadores de reabsorção óssea. No entanto, a utilidade clínica ainda é limitada [1].

Uso clínico

Em virtude da variação diurna e da variabilidade técnica desses marcadores, ainda há controvérsias relativas ao seu uso rotineiro no tratamento da osteoporose. A variabilidade a longo prazo pode ser de 20 a 30% para marcadores urinários e de 10 a 15% para marcadores séricos [2,3]. A obtenção de urina de 24 horas para marcadores ósseos pode ajudar a evitar variações circadianas.

Os marcadores ósseos têm papel crescente no tratamento da osteoporose. São úteis na previsão de risco de fraturas e da resposta ao tratamento. Em um estudo, os graus de elevação do NTX basal e seus subseqüentes graus de supressão previram ganhos de densidade mineral óssea (DMO) em indivíduos recebendo tratamento de reposição hormonal (TRH) [4]. Essa associação também foi demonstrada em pacientes tomando alendronato [5], e a correlação foi positiva entre declínio de FAEO e diminuição de risco de fratura [6].

Em uma aplicação diferente, eles podem ser preditores independentes de risco de fratura [7,8]. O uso mais aceito de marcadores ósseos é na determinação da adesão aos medicamentos e na eficácia do tratamento anti-reabsortivo. Para esse fim, geralmente são obtidos antes do início do tratamento e de 3 a 6 meses depois; diminuição de 30 a 50% nos marcadores de reabsorção óssea pode ser vista com agentes anti-reabsortivos, e aumento pode ser visto com tratamento anabólico.

EXAMES DE IMAGEM ÓSSEA

Os achados radiográficos clássicos nas doenças ósseas metabólicas comuns são mostrados na Tabela 4.1.

Densitometria óssea

A densidade mineral óssea pode ser medida com diferentes técnicas. O método mais comum é absorciometria radiológica de dupla energia (ARD), que dá uma medida precisa da densidade real do osso (expressa em gramas por centímetro quadrado). As cintilografias ARD comparam a densidade óssea com a média de controles mais jovens (pontuação T) ou com a média para o sexo e a idade da população equivalente (pontuação Z). As pontuações T são usadas para definição de osteoporose, e as Z dão idéia da "adequação etária" de perda óssea.

A classificação da Organização Mundial da Saúde (OMS) é amplamente usada para diagnóstico de osteoporose (Tabela 4.2). Para cada diminuição de um desvio-padrão (DP) na DMO, o risco de fratura aumenta 1,5 a 3 vezes [9]. O banco de dados National Health and Examination DMO III (NHANES III) fornece valores-padrão de

Tabela 4.1 ■ Características das doenças ósseas metabólicas comuns

Doença	Radiografia	Cintilografia óssea
Osteoporose	Diminuição da densidade óssea, afinamento cortical, deformidades do corpo vertebral, pinçamento e fraturas de compressão	Útil na diferenciação de fraturas vertebrais novas e antigas. Fraturas novas aparecem como áreas quentes
Osteomalacia	Diminuição de densidade óssea, limites imprecisos entre córtex e trabéculas, alargamento de placas de crescimento, deformidades em curvatura e fraturas de esforço	Aumento de atividade no esqueleto axial, ossos longos, mandíbula e calota craniana, junção costocondral
Hiperparatiroidismo primário	Reabsorção subperiostal, afinamento do terço distal da clavícula, aspecto de sal-e-pimenta do crânio, tumores marrons, osteíte fibrosa cística e diminuição da densidade óssea	A maioria não mostra anormalidade. Fraturas podem ser detectadas. Pode haver aumento de atividade no esqueleto axial
Doença de Paget	Aumento da espessura cortical, áreas irregulares de esclerose óssea	Aumento de captação nas áreas afetadas, forma de chama ou V na borda de progressão; envolvimento de todo o osso

Tabela 4.2 ■ Critérios da OMS para o diagnóstico de osteoporose

Classificação	Pontuação T
Normal	-1 a 1
Osteopenia	-1 a -2,4
Osteoporose	-2,5 ou menor
Osteoporose grave	-2,5 ou menor, com fraturas por fragilidade óssea

DMO de quadril e colo femoral para homens, mulheres brancas e mulheres não-brancas. Atualmente é o banco de dados usado na maioria das máquinas. O uso do banco de dados NHANES elimina variabilidades específicas do banco de dados do fabricante.

A cintilografia ARD também fornece meios confiáveis e objetivos para monitorizar a resposta ao tratamento da osteoporose. O erro de precisão da maioria das máquinas ARD varia de 0,5 a 2,5%, e a "mudança menos significativa" (MMS), ou mudança na densidade óssea considerada estatisticamente significativa, é pelo menos 2,8 vezes o erro de precisão da máquina. Anomalias do osso, tais como artropatia degenerativa e fraturas vertebrais por compressão, podem elevar falsamente a DMO – situação vista com freqüência na coluna vertebral de idosos. Uma alternativa possível é a visão lateral da coluna vertebral. Um estudo encontrou mais perda óssea na visão lateral da coluna vertebral em relação à visão tradicional póstero-anterior (PA) [10]. A International Society of Clinical Densitometry (ISCD) não recomenda o uso da visão lateral da coluna vertebral para diagnóstico de osteoporose, porque se supõe que ela superestima a doença. A visão lateral, no entanto, é útil na avaliação de fraturas vertebrais por fragilidade e pode ter um papel na monitorização. Um estudo de 342 pacientes submetidos à cintilografia ARD com visão vertebral lateral encontrou fraturas de compressão em 14,6% dos pacientes. Nesse ensaio, 73 (21,3%) dos 342 pacientes tinham pelo menos 60 anos de idade e eram osteopênicos, e quase 28% deles tinham fraturas de compressão [11]. A análise vertebral lateral tem uso crescente na identificação de fraturas vertebrais prevalentes e na orientação dos clínicos para o início do tratamento. Além disso, as alterações degenerativas comumente vistas na visão PA em geral estão ausentes na visão lateral. A ARD lateral pode ter alguma utilidade na avaliação inicial e no seguimento de perda óssea nesses casos.

Cintilografia

O composto marcado com radiação mais usado é o tecnécio 99m (Tc^{99m}). A disponibilidade da SPECT melhorou a detecção de fraturas vertebrais, mas é mais útil na detecção de metástases ósseas e na localização de doença de Paget.

Biópsia óssea

Raramente usada na prática clínica, a biópsia óssea pode ajudar no diagnóstico de osteomalacia, sendo útil na osteodistrofia renal. Também é usada em ensaios avaliando novas drogas para osteoporose, permitindo medida de mudanças na espessura cortical e trabecular e estimando competência estrutural.

OSTEOPOROSE

Definição

A osteoporose é uma doença caracterizada por diminuição da força óssea devida à diminuição da densidade e da qualidade do osso, levando a aumento de fragilidade óssea. Os critérios para definição de osteoporose da OMS estão relacionados (ou listados) na Tabela 4.2.

Epidemiologia

A prevalência de baixa massa óssea nos Estados Unidos entre indivíduos com pelo menos 50 anos de idade foi aproximadamente 44 milhões em 2002, de acordo com a National Osteoporosis Foundation (NOF). As mulheres são mais afetadas, mas entre os homens a estimativa é de 14 milhões com baixa massa óssea. A prevalência de osteoporose é projetada para o dobro em 2040. Cerca de 1,3 milhão de fraturas por fragilidade ocorrem todos os anos nos Estados Unidos, sendo responsáveis por uma carga significativa de custos para o país.

Fisiopatologia

A doença resulta de desequilíbrio de reabsorção e formação óssea. Alguns fatores que podem levar à predominância de reabsorção incluem deficiência de estrogênio, hipertiroidismo, hiperparatiroidismo e uso de certos medicamentos (p. ex., glicocorticóides e outros imunossupressores). É altamente provável que fatores hereditários ainda desconhecidos contribuam para a doença.

Diagnóstico

A história inicial e o exame físico devem incluir avaliação dos fatores de risco de fraturas, assim como causas secundárias de osteoporose. Os fatores envolvidos na análise de risco de fraturas estão relacionados na Tabela 4.3. Desses, a National Osteoporosis Risk Assessment (NORA) observou que idade, história de fratura, história materna de osteoporose ou fratura, etnia hispânica ou asiática e tabagismo aumentam muito a chance individual de osteoporose. Além disso, índice de massa corporal, etnia negra, uso de estrogênio, ingestão de diurético, uso de álcool e exercício diminuem essa chance [12]. As causas secundárias mais comuns de osteoporose são detalhadas na Tabela 4.4. As recomendações gerais para rastreamento com cintilografia ARD estão descritas na Tabela 4.5.

Tratamento

Para osteoporose pós-menopausa, a NOF recomenda o tratamento de mulheres com pontuação T menor que -1,5 na presença de pelo menos um fator de risco e pontuação T menor que -2 na ausência de fatores de risco. Deve-se enfatizar que a decisão de tratar não deve ser baseada somente no resultado da densidade óssea, porque indivíduos podem ter riscos significativos de fratura mesmo que não preencham os critérios densitométricos para osteoporose. Um esquema de avaliação para ajudar o clínico a quantificar o risco de fraturas do paciente e determinar a necessidade de tratamento está atualmente sendo desenvolvido pela OMS.

As causas secundárias de osteoporose devem ser procuradas e corrigidas. Tratamento preventivo com cálcio e vitamina D e tratamento anti-reabsortivo devem ser feitos em pacientes em tratamento crônico com glicocorticóide (> 5 mg de prednisona diariamente [ou seu equivalente] por > 3 meses).

Bisfosfonatos

Esses análogos de pirofosfatos ligam-se a cristais de hidroxiapatita no osso, inibem a função e o recrutamento de osteoclastos e aumentam a apoptose desses. A

Tabela 4.3 ■ Avaliação de risco de fratura em osteoporose

Menopausa	Quedas repetidas
Idade avançada*	Diminuição da visão
História familiar de osteoporose ou fraturas*	Desequilíbrio
	Necessidade das mãos para ficar em pé a partir da posição sentada
História de fraturas*	
Uso de corticosteróides*	Demência
Tabagismo*	Pouca ingestão de cálcio
Ingestão de álcool > 2 unidades/dia*	Índice de massa corporal (IMC) baixo*
Raça asiática ou branca	Exercícios limitados
	Ingestão de cafeína

*Fatores de risco no modelo da OMS.

Tabela 4.4 ■ Causas secundárias de osteoporose

Hiperparatiroidismo primário
Deficiência de vitamina D
Hipercalciúria idiopática
Hipogonadismo
Hipertiroidismo
Síndrome de Cushing
Doença hepática e renal
Medicamentos (glicocorticóides, ciclosporina, fenitoína [Dilantina], hormônio de tiróide)
Má absorção (doenças inflamatórias intestinais, espru)
Mieloma múltiplo

Tabela 4.5 ■ Recomendações para rastreamento de osteoporose

Mulheres após a menopausa com idade de 65 anos ou mais
Mulheres adultas com história de fratura por fragilidade óssea
Mulheres após a menopausa com menos de 65 anos de idade, mas com fatores clínicos de risco para fraturas
Homens e mulheres com causas sabidas de osteoporose secundária (tratamento a longo prazo com glicocorticóides, hiperparatiroidismo primário)

biodisponibilidade por via oral é somente de 1 a 3%, mas a retenção esquelética é longa. Os pacientes devem ser aconselhados a tomar essa medicação de manhã, suspender alimento e bebidas para assegurar boa absorção e permanecer em pé durante pelo menos 30 minutos. Esofagite erosiva e úlceras gástricas podem ser causadas por esses agentes.

Os três bisfosfonatos orais aprovados para o tratamento de osteoporose são alendronato (Fosamax), risedronato (Actonel) e ibandronato (Boniva).

Alendronato

Essa droga é disponível em comprimidos de 5, 10, 35 e 70 mg. A dose inicial é de 5 mg uma vez por dia ou 35 mg uma vez por semana, e a dose de tratamento é de

10 mg uma vez por dia ou 70 mg uma vez por semana. O Fracture Intervention Trial (FIT) foi o estudo básico que estabeleceu a eficácia do alendronato para o tratamento de osteoporose pós-menopausa [13,14]. Depois de três anos tomando alendronato, aqueles sem fratura vertebral prévia tiveram diminuição de 47% nas novas fraturas vertebrais radiológicas, 55% nas fraturas vertebrais clínicas, 90% nas fraturas vertebrais múltiplas e 51% nas fraturas de quadril [13]. Aqueles com fraturas vertebrais prévias tiveram diminuição de 44% em novas fraturas vertebrais radiológicas [14]. Os aumentos médios na DMO foram de 6 a 8% para coluna lombar (CL) e de 4 a 5% para o quadril [13,14]. Diminuição semelhante em fraturas e benefícios na DMO foram observados em duas metanálises de alendronato para osteoporose pós-menopausa [15,16]. O seguimento de mulheres após a menopausa tomando 10 mg de alendronato por 10 anos mostrou os seguintes aumentos na DMO: coluna lombar, 13,7%; trocanter, 10,3%; colo femoral, 5,4%; e fêmur proximal, 6,7% [17]. Esse estudo de 10 anos mostrou que o benefício do alendronato na DMO diminui gradualmente anos depois de sua suspensão [17]. Além disso, outro ensaio mostrou que, depois de um ano de tratamento com alendronato, a suspensão levou a índice de perda óssea semelhante ao do grupo que não recebeu alendronato. No entanto, no final de 15 meses, foi observada uma diferença de 3% na DMO média da CL entre os grupos, mas a do colo femoral voltou à linha de base [18]. Não se sabe se a proteção de fraturas foi de fato perdida com o declínio da massa óssea.

Um estudo comparativo com doses de 70 mg por semana, 35 mg duas vezes por semana e 10 mg por dia de alendronato, em um período de um ano, revelou aumentos semelhantes na DMO da CL (variação de 5,1 a 5,4%) nesses três grupos, sem diferenças observadas no perfil de efeitos colaterais [19].

Uma preocupação recente sobre o tratamento com bisfosfonatos é a possibilidade de supersupressão da reabsorção óssea, que poderia levar à fragilidade óssea. Uma série de casos de nove pacientes tomando alendronato por 3 a 8 anos descreveu fraturas com atraso ou falta de consolidação. A biópsia óssea mostrou formação mínima de osso. Mais estudos devem ser feitos em relação a esse risco potencial e à duração ótima do tratamento com bisfosfonatos [20].

O alendronato também se mostrou benéfico em homens: 241 homens com osteoporose foram estudados em um ensaio de dois anos, duplo-cego e controlado com placebo. Os homens que receberam alendronato tiveram aumento médio na DMO de 7,1% na CL, 2,5% no colo femoral e 2% no corpo total. A incidência de fratura vertebral foi mais baixa nos tratados *versus* no grupo placebo (0,8% *vs*. 7,1%), e a diminuição de altura foi significativamente maior no grupo placebo do que no grupo com alendronato (2,4 *vs*. 6 mm)[21].

A eficácia do alendronato na osteoporose induzida por glicocorticóide foi estabelecida. Um ensaio de dois anos de 477 homens e mulheres tomando glicocorticóides mostrou aumento significativo na DMO média da CL em 2,1% e 2,9%, respectivamente, com 5 a 10 mg de alendronato por dia. A densidade óssea do colo do fêmur aumentou significativamente em 1,2% e 1% nos respectivos grupos de alendronato [22].

Um estudo comparativo (*head-to-head*) entre alendronato, 70 mg, e risedronato, 35 mg semanais, por um ano, revelou pequenos mas significativos aumentos na

DMO em 6 e 12 meses e maiores graus de supressão óssea no grupo alendronato, com tolerabilidade semelhante [23]. Esse estudo não foi potencializado para detectar diferenças nos índices de fratura.

Risedronato

Essa droga é disponível na dose de 5 mg uma vez por dia ou 35 mg por semana para prevenção e tratamento de osteoporose. Dois estudos grandes randomizados e controlados com placebo mostraram diminuição de fraturas vertebrais radiológicas em 41 a 49% depois de três anos com risedronato [24, 25]. Um desses ensaios foi estendido para sete anos. Esse seguimento revelou persistência de ganhos de DMO e diminuição do risco de fraturas ao longo do sétimo ano de seguimento [26]. No ensaio maior, conduzido com fratura de quadril como ponto final primário [27], o risedronato diminuiu significativamente o risco dessas fraturas em 30%. No subgrupo de pacientes com osteoporose conhecida, uma diminuição significativa de 40% foi observada no risco de fratura.

Uma metanálise sobre o uso de risedronato para osteoporose pós-menopausa [28] mostrou uma diminuição de risco (DR) cumulativa de 0,64 para fraturas vertebrais e 0,73 para não-vertebrais. A estimativa cumulativa das diferenças em porcentagem da mudança entre risedronato (5 mg) e placebo foi de 4,54% na CL e de 2,75% no colo femoral.

A eficácia do risedronato uma vez por semana foi mostrada em um estudo randomizado controlado com placebo de 1.456 mulheres na pós-menopausa com pontuação T menor que -2,5 ou menor que -2,0 com fratura vertebral prevalente, tomando 5 mg por dia, 35 mg por semana ou 50 mg por semana. As mudanças percentuais médias na DMO da CL depois de 12 meses foram semelhantes, assim como os aumentos na DMO do colo femoral nos três grupos [29].

O risedronato também é eficaz na prevenção e no tratamento de osteoporose induzida por glicocorticóide, conforme evidências em dois importantes estudos prospectivos [30, 31].

Ambos os bisfosfonatos são substâncias alcalinas que causam úlceras esofágicas e gástricas. Um estudo inicial da Mayo Clinic relatou esofagite entre pacientes tratados com alendronato [32]. Essa é a razão pela qual os pacientes são aconselhados a ficar em pé depois de tomar os bisfosfonatos. Ainda é tema de controvérsia qual dos bisfosfonatos orais é mais erosivo. Estudos endoscópicos de comparação (*head-to-head*) mostraram resultados conflitantes [33,34]. Uma metanálise de oito ensaios que incluíram 10.086 pacientes não mostrou diferença nos eventos adversos gastrintestinais, clínica e endoscopicamente, em pacientes tratados com risedronato *versus* placebo [35].

Ibandronato

Ibandronato é outro bisfosfonato recentemente aprovado pela FDA para tratamento e prevenção de osteoporose pós-menopausa. Esse medicamento é disponível em duas formas orais, 2,5 mg por dia e 150 mg por mês, assim como por via EV 3 mg por trimestre. Com a opção mensal, esse bisfosfonato tem a vantagem da administração menos freqüente. O Monthly Oral Pilot Study foi um estudo randomizado, duplo-cego, multicêntrico e controlado com placebo de 144 mulheres após a menopausa que tomaram 50, 100 ou 150 mg de ibandronato ou placebo. Não foi observada nenhuma diferença significativa nos eventos adversos em comparação com placebo. O ibandronato também diminuiu significativamente as ligações cruzadas de trelopeptídeo-C (CTXs) séricas naquelas tomando 100 ou 150 mg [36]. O estudo MOBILE foi um ensaio de dois anos, randomizado e duplo-cego, que buscou a dose apropriada de ibandronato para o tratamento da osteoporose. As 1.609 mulheres do estudo foram distribuídas em quatro grupos: 2,5 mg por dia, 50 mg uma vez por mês, 100 mg uma vez por mês e 150 mg uma vez por mês. Aquelas tomando ibandronato mensalmente tiveram aumento na DMO da coluna lombar (3,9, 4,3, 4,1 e 4,9%, respectivamente) e do quadril (cerca de 2 a 3%). O grupo de 150 mg teve aumento pequeno mas significativo na DMO da CL do que aquelas do esquema diário. Além disso, quando os grupos foram avaliados em relação àqueles que atingiram ganhos de DMO acima da linha de base – assim como ganhos de mais de 6% na coluna lombar ou mais de 3% no quadril –, os grupos de 150 mg e 100 mg tiveram um número significativamente maior de pacientes atingindo essas metas em relação ao regime diário (apenas a dose de 150 mg na coluna lombar quanto aos ganhos acima da linha de base). Com relação a efeitos colaterais, a freqüência de sintomas gastrintestinais com cada dose foi semelhante, mas um pequeno aumento nos sintomas semelhantes aos da gripe foi notado com os esquemas mensais [37].

Em um estudo de não-inferioridade com dois esquemas (2 mg IV a cada dois meses e 3 mg IV a cada três meses), a eficácia foi semelhante à do ibandronato diário (2,5 mg) em termos de aumento médio na DMO da coluna lombar e do quadril em 1 e 2 anos. Os perfis de segurança foram semelhantes [38].

Osteonecrose da mandíbula

Houve relatos recentes de pacientes que tiveram osteonecrose da mandíbula enquanto faziam tratamento com bisfosfonatos. A patogenia exata não está clara, mas tratamento dentário recente parece ser um fator de risco. A vasta maioria dos pacientes tomava bisfosfonato IV (ácido zoledrônico mensal e pamidronato a cada três meses para indicações relativas a câncer) e somente uma pequena proporção de pacientes tomava alendronato e risedronato para osteoporose [38a].

Raloxifeno

O raloxifeno é um modulador seletivo de receptor de estrogênio com efeitos agonistas no osso. O principal ensaio de eficácia do raloxifeno foi o Multiple Outcomes of Raloxifene Evaluation (MORE) [39]. O aumento de DMO na CL ao longo dos três anos do estudo foi de 2 a 3%, e os índices de diminuição de fratura vertebral em mulheres com e sem fraturas preexistentes foram de 50 e 30%, respectivamente. Não foi observada nenhuma diferença significativa entre a diminuição da fatura não-vertebral e a do quadril. A eficácia do raloxifeno foi mantida ao longo dos quatro anos de tratamento [40]. Uma metanálise de sete ensaios comparando raloxifeno e placebo mostrou aumento semelhante de DMO na CL e 2% de aumento para os quadris [41].

Essa droga tem outros benefícios potenciais, incluindo diminuição no risco de câncer de mama e melhoria nos lipídeos e marcadores de doenças cardiovasculares, mas eles não serão discutidos nesta seção.

Calcitonina

Por causa de seu modesto efeito na DMO, sua redução de fratura e seus efeitos analgésicos sistêmicos, essa droga é útil como agente alternativo depois de fratura vertebral aguda. Os autores deste livro, no entanto, acreditam que ela deva ser usada com um forte anti-reabsortivo quando possível. O principal ensaio de eficácia foi o estudo PROOF, que mostrou aumento de 1,2% na DMO da CL e 33% de redução de fraturas vertebrais com 200 UI de calcitonina intranasal [42]. Nenhuma redução significativa foi vista nos grupos de 100 ou 400 UI. Nenhuma redução significativa nas fraturas não-vertebrais e do quadril foi mostrada nesse ensaio. Em uma metanálise de 30 ensaios que compararam calcitonina com placebo, os estudos menores tiveram resultados mais impressionantes que o estudo PROOF [43]; os autores dessa metanálise sugerem possível tendenciosidade nos estudos menores.

Tratamento de reposição hormonal

O tratamento de reposição hormonal (TRH) foi o tratamento reabsortivo inicial para osteoporose. No entanto, controvérsias atuais centradas no aumento de câncer de mama e riscos cardiovasculares resultaram em declínio marcante do seu uso na osteoporose. Uma metanálise de 57 estudos randomizados que compararam pelo menos um ano de TRH em mulheres após a menopausa com controles mostrou tendência para redução da incidência de fraturas vertebrais e não-vertebrais. A DMO aumentou em 6,76% em dois anos na CL e em 4,12% no colo femoral [44]. Talvez os melhores dados prospectivos até hoje que mostraram diminuição de fratura com TRH combinado sejam aqueles estabelecidos no estudo Women's Health Initiative. A incidência de fraturas vertebrais clínicas foi diminuída em 34%, de fraturas no quadril, em 34%, e em todas as fraturas, em 24%. No entanto, o aumento do câncer de mama e do risco cardiovascular levou à suspensão desse braço de tratamento. Excessos absolutos de riscos por 10 mil pessoas/ano atribuível a estrogênio mais progestina foram de oito vezes mais eventos de doença arterial coronariana, oito vezes mais acidentes vasculares cerebrais, oito vezes mais embolias pulmonares e oito vezes mais câncer invasivo de mama, enquanto as DRs absolutas por 10 mil pessoas/ano foram de seis vezes menos câncer colorretal e cinco vezes menos fraturas de quadril [45].

Combinação

O TRH combinado com alendronato mostrou superioridade no benefício para a DMO em relação a cada agente isoladamente. Em um estudo de dois anos de 425 mulheres após a menopausa distribuídas aleatoriamente para receber estrogênio, alendronato, combinação dos dois e placebo, a mudança média na DMO da CL foi estatisticamente mais alta com tratamento combinado do que com os agentes isolados [46]. Outro ensaio utilizou alendronato, 10 mg/dia, ou placebo para 428 mulheres após a menopausa recebendo TRH por pelo menos um ano. Depois de 12 meses, o alendronato produziu aumentos significativamente maiores na DMO da CL (3,6% vs. 1,0%) e no trocanter do fêmur (2,7% vs. 0,5%) do que placebo [47].

Um estudo comparando raloxifeno, 60 mg/dia, e alendronato, 10 mg/dia, em combinação ou isolados, em 331 mulheres após a menopausa com pontuação T do colo femoral menor que -2 mostrou aumento significativamente maior na DMO da CL no grupo da combinação em relação aos grupos de alendronato e raloxifeno isolados (3,7% vs. 2,7% vs. 1,7%, respectivamente) [48].

Teriparatida

O PTH (1-34) humano sintético, ou teriparatida, é um agente anabólico aprovado para tratamento de osteoporose de homens e após a menopausa. O ensaio básico em mulheres após a menopausa foi o Fracture Prevention Trial (FPT). Nesse estudo, 1.637 mulheres após a menopausa receberam 20 ou 40 μg de teriparatida por uma média de 21 meses. As fraturas vertebrais diminuíram em 65 e 69%, respectivamente, e as fraturas não-vertebrais foram diminuídas em 53 e 54%. Foram observados aumentos médios na DMO da CL de 9 e 13%, assim como de 3 e 6% no colo femoral. Os efeitos colaterais mais comuns foram náusea e cefaléia [49].

A teriparatida é aprovada somente para dois anos de uso; portanto, é interessante ver o que acontece na massa óssea de pacientes que suspendem a droga. Extensões do FPT procuraram alterações na DMO e no risco de fratura depois da suspensão do teriparatida. Um estudo observou que, 30 meses depois de sua suspensão, o risco relativo para fraturas por fragilidade não-vertebral ainda era significativamente mais baixo do que com placebo, mas somente no grupo com 40 μg. A DMO diminuiu ao longo desses meses em ambos os grupos, exceto naqueles que receberam bisfosfonatos por pelo menos dois anos durante o ensaio [50]. Outro estudo procurou mudanças na DMO vertebral e nas fraturas 1,5 ano depois da suspensão da teriparatida. Havia ainda um aumento estatisticamente significativo na DMO e uma diminuição nas fraturas naqueles que tinham tomado teriparatida. Aqueles que usaram bisfosfonatos por pelo menos um ano continuaram a ganhar DMO, enquanto aqueles que não usaram perderam DMO [51].

O papel do PTH em combinação ou como monoterapia foi abordado. Os resultados não foram consistentes e as conclusões foram principalmente tiradas de dados de DMO e marcadores ósseos. Um estudo comparando somente PTH (1-84), 100 μg por dia, somente alendronato e combinação PTH-alendronato não mostrou diferença significativa na DMO da CL entre o PTH e a combinação, mas houve aumento significativamente maior na DMO do quadril no grupo de tratamento combinado em comparação com o grupo de PTH [52]. Um ensaio randomizado duplo-cego comparou teriparatida, 40 μg, com alendronato, 10 mg por dia. Em três meses e ao longo dos 14 meses do estudo, aqueles no grupo de teriparatida tiveram aumento significativamente maior na DMO na CL e do quadril do que aqueles com alendronato. A ocorrência de fraturas não-vertebral foi significativamente menor no grupo de teriparatida [53].

Os efeitos da teriparatida depois da administração de alendronato ou raloxifeno foram avaliados. O grupo com raloxifeno prévio teve ganhos mais altos na DMO da CL e do quadril. A diferença na DMO na CL foi amplamente devida a um aumento nos seis primeiros meses [54]. Marcadores de formação óssea tiveram pico menor e mais tardio no grupo de alendronato.

A teriparatida também aumenta a massa óssea em 13% na CL e em 2,9% no colo femoral em homens com osteoporose idiopática [55]. Um ensaio randomizado de 83 homens com pontuação T na CL e no colo femoral de pelo menos -2 comparou teriparatida, alendronato e outras combinações ao longo de um período de 2,5 anos (a teriparatida foi iniciada no mês 6). O grupo da teriparatida teve aumentos significativos na DMO da CL e do colo femoral maiores do que do grupo de alendronato e dos grupos de combinação [56]. Em um estudo que avaliou DMO e fraturas por 30 meses depois de um ano de teriparatida, a DMO da CL e do quadril total permaneceu significativamente mais alta no grupo de PTH do que no grupo placebo, embora as DMOs diminuíssem depois da suspensão. Quando os indivíduos foram divididos conforme o uso de bisfosfonatos, aqueles que tomaram bisfosfonatos tiveram aumento na DMO da coluna e do quadril, embora tenham sido perdidas as diferenças significativas entre os grupos. A DMO diminuiu entre aqueles que não tomaram bisfosfonatos. Foi observada uma diminuição significativa nas fraturas moderadas e graves da coluna em 18 meses de seguimento [57].

A freqüência de hipercalcemia transitória em 4 a 6 horas depois da administração é 10 vezes maior nos pacientes que tomaram teriparatida em comparação com os que tomaram placebo, e em um terço deles a hipercalcemia transitória foi novamente verificada em medidas consecutivas. A ocorrência de cãibras nas pernas também foi significativamente maior no grupo de teriparatida do que no grupo placebo [49]. A droga traz um aviso em tarja preta sobre osteossarcoma em ratos. A teriparatida causou aumento dessa doença em ratos dependendo da dose e da duração do tratamento. Por esse motivo, crianças, pacientes com radioterapia prévia e com alto metabolismo ósseo, como metástases ósseas ou doença de Paget, não devem receber a droga.

Em um grande ensaio clínico, em 2,8% dos pacientes surgiram anticorpos contra a droga, geralmente em 12 meses de tratamento. Nesses pacientes, não houve evidências de reações de hipersensibilidade ou alérgicas [49].

Suplementação de cálcio e vitamina D

Em uma metanálise de 15 ensaios comparando cálcio e placebo, o aumento cumulativo na porcentagem da mudança em relação à linha de base foi de 2,05% na DMO total, 1,66% na CL e 1,64% no quadril em pacientes que receberam cálcio. O risco de fratura vertebral diminuiu 23%, e o risco de fratura não-vertebral, 14% no grupo de cálcio [58].

A ingestão recomendada de elemento cálcio é 1.200 a 1.500 mg/dia para adultos com mais de 50 anos. Ingestão maior que 2.000 a 2.500 mg não é recomendada, porque pode causar hipercalciúria (veja a seção sobre cálcio em Hipocalcemia). A suplementação de vitamina D diminuiu as fraturas vertebrais em 37% em uma metanálise de 25 ensaios. Também foi notada tendência para diminuição de fraturas não-vertebrais (DR 0,72; p = 0,09). Pacientes que receberam formas hidroxiladas de vitamina D tiveram aumentos maiores na DMO do que os que receberam vitamina D2 [59]. Para pacientes que não têm insuficiência ou deficiência de vitamina D, a dose atualmente recomendada de vitamina D_2 (ergocalciferol) é de pelo menos 400 a 800 UI/dia (consulte a seção sobre deficiência de vitamina D).

Outros tratamentos

O uso de protetores de quadril pode reduzir as fraturas de quadril naqueles pacientes de mais alto risco; a adesão, todavia, é de apenas 40% [60]. Exercícios de sustentação de peso e fortalecimento da região lombar também são medidas adicionais úteis no controle da osteoporose.

Tratamentos futuros

Ácido zoledrônico

Em um ensaio de um ano, randomizado, duplo-cego e controlado com placebo, a infusão de ácido zoledrônico uma vez por ano (doses de 4 e 2 mg) aumentou a DMO da CL (4-5%) e a DMO do colo femoral (3-3,5%) em comparação com placebo. Três outros grupos que receberam doses variáveis da droga a intervalos de três meses tiveram aumentos semelhantes nas DMOs [61].

Ranelato de estrôncio

O ranelato de estrôncio é um elemento natural normalmente presente em pequenas quantidades no osso [62]. Nos anos recentes, ele surgiu como possível novo tratamento para a osteoporose. Um estudo avaliou o risco de fratura na coluna em mulheres osteoporóticas tomando ranelato de estrôncio por três anos e observou diminuição no risco relativo de cerca de 40%. O efeito gastrintestinal mais comum foi diarréia, que desapareceu depois de três meses. Não foi observada nenhuma mineralização óssea anormal [63]. O estudo Treatment of Peripheral Osteoporosis (TROPOS) avaliou fraturas não-vertebrais e observou também diminuição no risco, embora menor do que no nas vértebras [64].

Denosumab (AMG 162)

Foi desenvolvido um anticorpo humano contra o RANKL, que resulta em inibição de diferenciação, ativação e função e aumento de apoptose de osteoclastos. Estudos fase 1 e 2 mostraram resultados promissores, e um estudo de fraturas está em andamento [64a].

Monitorização do tratamento

A maioria dos especialistas concorda que cintilografias ARD devem ser feitas anualmente depois do início do tratamento, até que seja mostrada estabilidade óssea. O tratamento não deve mudar se houver declínio de DMO depois de um ano, porque se observou que alguns pacientes que "perdem" osso depois de um ano tendem a ganhá-lo depois. Isso foi demonstrado em uma análise *post hoc* de dados do Fracture Intervention Trial e do Multiple Outcomes of Raloxifene Evaluation Trial. Examinando a linha de base e as DMOs dos pacientes desses estudos em um e dois anos, os pesquisadores observaram que o grau de declínio da DMO no primeiro ano de tratamento foi associada com ganho de DMO no ano seguinte. Esse fenômeno é conhecido como "regressão para a média"; isto é, resultados afastados podem ser devidos a erro aleatório ou técnico e podem não representar verdadeira mudança biológica, e, subseqüentemente, as mudanças revertem à média. Se a perda persistir em ARDs subseqüentes, o tratamento pode ser alterado nessa ocasião [65]. Além disso, um estudo mostrou proteção significativa contra fraturas durante o tratamento com bisfosfonatos entre pacientes que perderam até 4% na coluna ou no quadril [66].

Marcadores de metabolismo ósseo são úteis na determinação da eficácia do tratamento e da adesão do paciente. Os marcadores de reabsorção óssea mais usados incluem NTX urinário e CTX sérico. Os marcadores de formação óssea freqüentemente usados incluem fosfatase alcalina específica de osso e osteocalcina sérica (veja seção anterior sobre avaliação de doenças ósseas metabólicas). Sendo a proteção contra fraturas o objetivo primário, é importante que os clínicos monitorizem pacientes quanto à ocorrência de novas fraturas. Fraturas repetidas durante o tratamento podem exigir mudança do tratamento ou reavaliação de causas secundárias de osteoporose. A maioria das fraturas vertebrais de compressão é assintomática. Um estudo recente avaliou a correlação entre diminuição de altura e fraturas vertebrais. Os pesquisadores observaram que diminuição de altura maior que 2 cm em três anos tinha sensibilidade para novas fraturas vertebrais de apenas 36%, mas especificidade de quase 94%. O valor preditivo positivo para esse grau de diminuição de altura foi cerca de 35%, e o valor preditivo negativo foi cerca de 92% [67]. Assim, a medida da altura deve ser feita com precisão durante a consulta.

DOENÇA DE PAGET

A doença de Paget é uma doença óssea metabólica resultante de reabsorção óssea osteoclástica exagerada, formação óssea com rompimento da arquitetura e fragilidade óssea. Isso causa dor e deformidade óssea e fraturas.

Epidemiologia

A prevalência estimada, com base em autópsias e revisão de radiografias, é cerca de 3%. A doença é comum na Inglaterra, Austrália, Nova Zelândia e nos Estados Unidos. É rara em pessoas com menos de 20 anos de idade e mais comumente diagnosticada na idade de 50 anos.

Fisiopatologia

A etiologia exata da doença de Paget é desconhecida. História familiar da doença é identificada em 12 a 23% dos pacientes, e fatores ambientais, como sarampo, exposição ao chumbo e posse de cães foram ligados à doença.

O distúrbio primário parece ser o aumento da atividade dos osteoclastos. Osteoclastos grandes multinucleados podem ser vistos nas bordas da lesão apostas ao osso normal.

Diagnóstico

A maioria dos pacientes não tem sintomas, de modo que o diagnóstico é baseado em achado acidental de fosfatase alcalina alta ou radiografias anormais. Alguns pacientes, no entanto, têm sintomas ou podem já ter complicações na ocasião do diagnóstico. Queixas comuns incluem dor óssea maçante e várias deformidades ósseas, como alargamento do crânio ou curvatura de ossos longos. Fraturas, artrite nas articulações próximas, perda de audição, choques em nervo, insuficiência cardíaca com débito alto e osteossarcoma são complicações da doença de Paget.

Bioquimicamente, aumento de fosfatase alcalina total ou específica do osso sugere a presença da doença. Os níveis séricos e urinários de cálcio raramente estão altos, salvo se o paciente ficar imobilizado. Marcadores de reabsorção óssea, como CTX e NTX urinários, e valores de osteocalcina em geral estão altos.

As áreas pagéticas são visualizadas como áreas de intensa captação na cintilografia óssea. Na maioria dos casos, todo o osso está envolvido, como na bacia, nas vértebras ou na escápula. Uma borda com forma de chama ou da letra V pode ser vista nos ossos apendiculares. Radiografias simples das áreas afetadas mostram espessamento cortical e áreas irregulares de rarefação e esclerose. O envolvimento pagético do crânio usualmente mostra alargamento devido a espessamento cortical e áreas de esclerose e rarefação dando aspecto de algodão. Deformidades em curvatura dos ossos longos, particularmente da tíbia, podem ser apreciadas.

Tratamento

O tratamento é dirigido para a diminuição da reabsorção óssea osteoclástica. As indicações estão listadas na Tabela 4.6. Bisfosfonatos orais ou intravenosos são os agentes mais usados no tratamento da doença de Paget, particularmente risedronato, alendronato e pamidronato.

Bisfosfonatos

Risedronato

A dose recomendada é de 30 mg/dia por dois meses, com terceiro mês opcional se não houver diminuição da fosfatase alcalina em um mês depois do final do trata-

Tabela 4.6 ■ Indicações para tratamento de doença de Paget

Fosfatase alcalina ≥ 3 ou 4 vezes o limite normal superior
Fraturas ou dor no osso envolvido
Envolvimento de locais críticos que podem levar a complicações, como artrite ou fraturas ou compressão de nervos
Envolvimento do crânio associado com perda de audição ou cefaléia
Doença monostótica de ossos que suportam peso
Pré-tratamento de pacientes antes de cirurgia para redução de hipervascularidade e perda de sangue

mento. Em um estudo aberto de 162 pacientes, foram administrados 30 mg de risedronato por 84 dias, seguidos de 112 dias sem tratamento. O ciclo era repetido se a fosfatase alcalina permanecesse alta ou subisse 25%. A normalização da fosfatase alcalina foi observada em 54% dos pacientes depois de 7 a 14 meses de tratamento. Diminuição significativa na dor óssea também ocorreu [68].

Um ensaio randomizado e controlado comparando risedronato (30 mg/dia por 60 dias) com etidronato (400 mg/dia por seis meses) mostrou melhor eficácia com o primeiro do que com o segundo. Em 12 meses, a fosfatase alcalina se normalizou em 73% dos pacientes tratados com risedronato, em comparação com somente 15% do grupo com etidronato. Esse valor também se normalizou mais rapidamente no grupo de risedronato (3 meses vs. 1 ano) [69].

Alendronato

O alendronato é administrado na dose de 40 mg/dia, tipicamente por seis meses. Em um estudo duplo-cego, randomizado e controlado com placebo de 55 pacientes, 40 mg/dia de alendronato resultaram em normalização da fosfatase alcalina em 48% dos pacientes. Diminuições no NTX urinário e na fosfatase alcalina foram observadas em 86% e 73% dos pacientes, respectivamente. Melhoria radiográfica foi notada em 48% dos pacientes [70].

Um ensaio comparativo (*head-to-head*) entre alendronato (40 mg/dia) e etidronato (400 mg/dia), ambos administrados por seis meses, mostrou índices mais altos de normalização de fosfatase alcalina (61% vs. 17%) e maior diminuição na fosfatase alcalina (79% vs. 44%) com alendronato do que com etidronato. Nenhuma evidência de osteomalacia foi vista nas biópsias ósseas de pacientes no grupo do alendronato, enquanto um paciente tomando etidronato tinha osteomalacia, uma complicação conhecida de altas doses dessa droga [71].

Pamidronato

O pamidronato intravenoso é ideal para pacientes incapazes do tolerar bisfosfonatos orais. Também pode ser usado como ensaio terapêutico naqueles que têm dor de natureza indeterminada em área envolvida com doença de Paget. A dose é determinada pela gravidade da doença. A dose recomendada é de 30 mg em infusão IV, em período de quatro horas (em 500 mL de salina ou dextrose a 5%) por três dias consecutivos. No entanto, a maioria dos clínicos optam por doses mais altas, como 60 ou 90 mg de uma só vez, seguindo-se monitorização de fosfatase alcalina. Remissões bioquímicas usualmente são sustentadas por 12 a 18 meses, dependendo da gravidade da doença.

Um estudo prospectivo não-randomizado de 80 pacientes com doença de Paget investigou o uso de 180 mg IV em um período de 3 a 6 semanas. A fosfatase alcalina diminuiu em 63% em comparação com a linha de base, e 62% atingiram normalização da fosfatase alcalina [72].

Efeitos colaterais comuns incluem sintomas semelhantes ao da gripe ou febre baixa por alguns dias após a infusão e, mais raramente, irite.

Calcitonina

A calcitonina está disponível em preparações de origem humana e de salmão para administração subcutânea. A preparação de calcitonina para uso na forma de *spray* nasal não foi aprovada para esta doença. A dose inicial para injeção subcutânea é de 100 unidades MRC* de calcitonina de salmão ao deitar. Após melhora clínica, que pode geralmente ser esperada dentro de algumas semanas ou meses, a dose pode ser reduzida pela metade, para aplicações em dias alternados.

Outros tratamentos

Agentes antiinflamatórios não-esteroidais e analgésicos têm papel de apoio no tratamento da doença de Paget. Pacientes que necessitam reparo de fraturas, prótese de articulações e osteotomias por deformidades em curvatura graves costumam ser tratados também por cirurgiões ortopédicos. Os neurocirurgiões podem ser envolvidos quando estiverem presentes evidências de lesão neurológica compressiva.

Novas gerações de bisfosfonatos, como ibandronato e ácido zoledrônico, atualmente estão sendo investigadas como opções de tratamento para a doença de Paget. O ácido zoledrônico foi estudado nessa doença. Em dois ensaios randomizados, duplos-cegos e ativamente controlados, os pacientes tomaram uma dose de 5 mg de ácido zoledrônico ou 30 mg de risedronato por dois meses. Depois de seis meses, mais indivíduos tomando ácido zoledrônico tiveram resposta (96% vs. 74%), a fosfatase alcalina se normalizou mais freqüentemente no grupo do ácido zoledrônico (89% vs. 58%), a qualidade de vida dos que receberam ácido zoledrônico foi melhor, e menos pacientes no grupo do ácido zoledrônico tiveram recidiva [73].

HIPERPARATIROIDISMO PRIMÁRIO

O hiperparatiroidismo primário é uma das causas mais comuns de hipercalcemia, ocorrendo em cerca de 1 em 800 pessoas. Antes do advento de auto-analisadores, a maioria dos pacientes com essa doença era vista inicialmente como tendo hipercalcemia intensa e com manifestações clássicas de "pedras, ossos, gemidos abdominais e padecimentos com tonalidades psíquicas".** Os achados radiológicos clássicos na doença avançada são nefrolitíase, reabsorção de osso subperiostal, afinamento do terço distal da clavícula e osteíte fibrosa cística (Tabela 4.7). Atualmente, o hiperparatiroidismo é assintomático na maioria dos casos vistos pelos clínicos.

Epidemiologia

Essa doença é mais freqüente em mulheres, com predileção de 3:1, e usualmente ocorre entre pessoas na sexta ou sétima décadas de vida. Dez por cento do hiperparatiroidismo é familiar, herdado de modo autossômico dominante em síndromes como hiperparatiroidismo familiar e NEM-1 e NEM-2A. O estabelecimen-

---

*N. de R.T. Unidades MRC = Unidades-Padrão do Medical Research Council.
**N. de R.T. No original, as palavras rimam: *stones, bones, abdominal moans, and groans with psychic overtones.*

Tabela 4.7 ■ Manifestações clínicas de hiperparatiroidismo primário

Musculoesqueléticas	**Cardiovasculares**
Osteoporose	Hipertensão arterial
Fraturas	Hipertrofia de ventrículo esquerdo
Fraqueza muscular e fadiga	Calcificações valvulares
Renais	Aumento de rigidez vascular
Nefrolitíase	**Reumatológicas**
Insuficiência renal	Gota
Hipomagnesemia leve	Condrocalcinose
Hipofosfatemia	Pseudogota
Neuropsiquiátricas	**Hematológicas**
Ansiedade	Anemia normocítica e normocrômica
Depressão	
Disfunção cognitiva	**Oculares**
	Ceratopatia em faixa

to é em idade bem mais jovem naqueles com hiperparatiroidismo familiar e NEM. Por causa disso, deve-se considerar a medida da concentração de cálcio sérico em parentes próximos dos pacientes com hiperparatiroidismo primário confirmado.

Patogenia

A doença surge da proliferação de células da paratiróide com diminuição da capacidade de perceber cálcio. Essa proliferação foi atribuída a várias alterações genéticas, como as dos genes de adenomatose 1 da paratiróide (PRAD-1) ou NEM-1 e perda de função de um gene supressor de tumor no cromossomo 1p. Outros sítios cromossômicos, como 1q, 6q, 9p, 15q e gene de retinoblastoma, foram investigados como causas prováveis da proliferação clonal. Parece lógico que uma mutação no receptor sensor de cálcio levaria ao hiperparatiroidismo primário, mas isso não foi provado. Deve-se notar que foi relatada uma associação entre irradiação na cabeça e no pescoço e hiperparatiroidismo primário. Diuréticos tiazídicos podem exagerar ou desmascarar a hipercalcemia em muitos casos.

O hiperparatiroidismo primário é devido a adenomas de paratiróide em 80%, a hiperplasia de paratiróide em 15%, a "adenoma duplo" em 1 a 2% e a carcinoma de paratiróide em 1% dos casos. Nas mãos de um cirurgião experiente, os adenomas de paratiróide podem ser identificados com sucesso e ressecados em mais de 90% dos casos. No entanto, adenomas ectópicos podem ser vistos em localizações incomuns, como no sulco traqueoesofágico, na bifurcação da carótida e no timo. A hiperplasia de múltiplas glândulas é mais comum nas síndromes familiares e NEM.

Diagnóstico

Em virtude de a maioria dos pacientes ter hiperparatiroidismo assintomático, a história e o exame físico raramente fazem o diagnóstico. Ele é considerado na exclusão de outras causas de hipercalcemia. Uma história familiar de hipercalcemia deve ser procurada, devendo-se fazer revisão cuidadosa da lista de medicamentos do paciente.

Características bioquímicas incluem hipercalcemia e PTH intacto alto ou inapropriadamente elevado. A excreção urinária de cálcio é alta em menos de 50% dos casos, mas com freqüência é maior que 200 mg/24h. A relação cálcio/creatinina na urina usualmente é maior que 0,01. O desafio surge em pacientes com normocalcemia e pequenas elevações de PTH intacto. Nesses casos, deve-se verificar os níveis de 25(OH)D e creatinina para exclusão de hiperparatiroidismo secundário. No seguimento a longo prazo desses pacientes, a hipercalcemia, embora leve, finalmente se manifesta. Os níveis de fosfato típicos estão abaixo da faixa normal; são francamente baixos em menos de 25% dos casos.

O uso de lítio e tiazida pode simular o hiperparatiroidismo primário, ocorrendo com leve hipercalcemia e aumento dos níveis de PTH intacto. Se for clinicamente seguro, essas drogas devem ser suspensas, e uma reavaliação deve ser feita em 2 a 3 meses.

A avaliação inicial deve incluir cintilografia ARD da coluna e do quadril. Se houver disponibilidade, deve-se também fazer densitometria óssea do rádio distal. Essa região do rádio, composta primariamente de osso cortical, é afetada em maior grau pelo hiperparatiroidismo primário. Deve-se obter creatinina sérica e fazer ultrasonografia renal para rastreamento de nefrolitíase e nefrocalcinose. Hipercalcemia hipocalciúrica benigna familiar (HHFB), que tipicamente ocorre com hipercalcemia assintomática, costuma ser associada com excreção de cálcio em urina de 24 horas menor que 100 mg e excreção fracional de cálcio menor que 0,01.

Tratamento

Tratamento cirúrgico

A cirurgia realizada por um cirurgião endócrino experiente é o tratamento definitivo. A National Institutes of Health Consensus Development Conference on the Management of Asymptomatic Primary Hyperparathyroidism em 2002 recomendou as seguintes diretrizes para a cirurgia [74]:

- Nível sérico de cálcio maior que 1 mg/dL acima do limite superior normal.
- Presença de complicações, como osteoporose, insuficiência renal e nefrolitíase.
- Excreção urinária de cálcio maior que 400 mg/24 h.
- Um episódio de hipercalcemia com risco de morte.
- Pontuação T menor que -2 na CL, no quadril ou no rádio distal.
- Idade menor que 50 anos.
- Depuração de creatinina diminuída em 30% em comparação com controles da mesma idade.
- Pacientes nos quais o tratamento clínico não é desejável ou possível.

Um grupo relatou sua experiência no seguimento de 10 anos de 121 pacientes com hiperparatiroidismo primário assintomático [75]. Durante o estudo, 61 pacientes foram submetidos à paratiroidectomia e 60 foram observados sem cirurgia, porque permaneceram assintomáticos e sem evidências de complicações da doença. Todos os pacientes submetidos à paratiroidectomia tiveram normalização das concentrações séricas de cálcio. A DMO da CL aumentou significativamente após a cirurgia em 8% depois de um ano e em 12% depois de 10 anos. A DMO do colo femoral também aumentou significativamente em 6% depois de um ano e em 14% depois de 10 anos. Não foram observadas mudanças nas concentrações séricas de cálcio, na excreção urinária de cálcio e na DMO daqueles que não foram submetidos à cirurgia. Em 14 desses pacientes que inicialmente não foram submetidos à cirurgia, houve progressão da doença, necessitando paratiroidectomia.

A cirurgia minimamente invasiva necessita do uso de estudos pré-operatórios de localização. Isso pode ser feito com o uso de técnicas não-invasivas, como ultrasonografia, TC, RM e cintilografia com Tc^{99m} sestamibi. O Tc^{99m} tem sensibilidade que varia de 80 a 100%. Em casos de falha na primeira cirurgia e estudos de localização negativos, podem ser necessárias técnicas invasivas, como arteriografia e amostra venosa seletiva com medidas de PTH, as quais devem ser feitas por indivíduos altamente experientes.

A monitorização intra-operatória de PTH aumentou o índice de sucesso cirúrgico no hiperparatiroidismo primário.

Tratamento clínico

Muitos pacientes com hiperparatiroidismo leve e sem complicações não necessitam de tratamento. Scholz et al. [76] mostraram que, em quase 25% desses pacientes, houve necessidade de cirurgia em 10 anos. Dois outros grupos (Henry Ford Hospital e Columbia University) relataram resultados semelhantes [77,78]. Indivíduos que satisfazem os critérios para cirurgia, mas não são candidatos cirúrgicos ou recusam a cirurgia, devem ser tratados clinicamente. São aconselhados para manter hidratação adequada e evitar diuréticos tiazídicos. Também é aconselhada ingestão moderada de cálcio (750 a 1.000 mg/dia).

Os bisfosfonatos podem ser úteis em pacientes com hiperparatiroidismo primário. Todavia os dados para uso a longo prazo para esse fim são limitados. Em um estudo piloto de 26 mulheres osteopênicas após a menopausa com hiperparatiroidismo primário [79], alendronato, 10 mg uma vez por dia, diminuiu o cálcio sérico e a excreção urinária de cálcio por 3 a 6 meses; entretanto, esses níveis aumentaram depois. Aumentos estatisticamente significativos foram notados na DMO da CL, do quadril total e de todo o corpo em comparação com a linha de base e com controles. Um pequeno ensaio mais recente também avaliou o efeito do alendronato no hiperparatiroidismo primário. Aqueles no grupo de tratamento tiveram aumentos significativos na DMO da DL, do quadril total e do colo femoral, em comparação com aqueles tomando placebo. Os marcadores de metabolismo ósseo NTX e FAEO diminuíram pelo menos para a metade. As concentrações de cálcio, PTH e cálcio urinário permaneceram estáveis [80].

O tratamento com estrogênio nessa doença foi associado com leves declínios nos níveis séricos de cálcio e aumentos na DMO. Um pequeno ensaio randomizado e controlado com placebo comparou estrogênio/progesterona com placebo em 33 pacientes com hiperparatiroidismo primário assintomático [81]. A DMO de todo o corpo, da CL, do colo femoral e do antebraço aumentou em quatro anos. O cálcio sérico ionizável foi estável por dois anos e então diminuiu levemente no quarto ano. Um aumento do PTH intacto foi observado no grupo placebo. Os riscos de tratamento com estrogênio devem ser cuidadosamente discutidos com os pacientes.

O agente terapêutico mais novo para essa doença é o calcimimético cinacalcet. Essa droga age nos receptores sensíveis a cálcio, que diminuem diretamente a produção de PTH. Um ensaio multicêntrico, randomizado, duplo-cego e controlado por placebo estudou por um ano pacientes com hiperparatiroidismo leve (cálcio sérico entre 10,3 e 12,5 mg/dL na admissão, com PTH > 45 pg/mL). Eles receberam placebo ou 30 mg de cinacalcet duas vezes por dia, com a dose de cinacalcet sendo aumentada para 40 mg e depois para 50 mg duas vezes por dia, nas semanas 4 e 8, se a hipercalcemia persistisse. Mais mulheres tomando cinacalcet tiveram normalização dos níveis de cálcio, com diminuição da concentração de cálcio em pelo menos 0,5 mg/dL. Os níveis médios de cálcio no grupo de tratamento diminuíram para o normal em duas semanas do início do tratamento. O PTH também diminuiu significativamente. Não foi notada nenhuma diferença na DMO [81]. Outros estudos desse agente são revistos nas seções de carcinoma de paratiróide e hipercalcemia.

CARCINOMA DE PARATIRÓIDE

Epidemiologia

Essa doença é uma entidade rara das glândulas paratiróides. É vista em menos de 1% dos casos de hiperparatiroidismo primário [82]. Não tem preferência de sexo, homens e mulheres sendo afetados igualmente [82,83]. Os pacientes em geral são diagnosticados nos seus 40 anos [82].

Patogenia

A causa do carcinoma da paratiróide ainda é desconhecida. Mutações no gene da ciclina D1 e do cromossomo 13 podem ter um papel. Várias ligações foram relatadas com outras doenças e afecções, como insuficiência renal, radiação no pescoço e outras anomalias de glândulas paratiróides. Os portadores de síndrome hiperparatiroidismo-tumor de mandíbula hereditária têm chance maior de desenvolver esse câncer [82].

Manifestações clínicas

O carcinoma de paratiróide secreta quantidades altas de PTH, que resultam em hipercalcemia. Os pacientes podem queixar-se de sintomas de hipercalcemia. Também podem ter rouquidão devida à lesão do nervo laríngeo recorrente. Até três quartos dos pacientes com carcinoma de paratiróide têm massa no pescoço palpável ao exame físico [82].

Além dos sintomas e sinais, o aumento de secreção de hormônio de paratiróide pode resultar em desarranjos metabólicos, ósseos e orgânicos. São semelhantes aos observados no hiperparatiroidismo primário, embora com freqüência em graus mais pronunciados. Há hipercalcemia, mas a concentração de cálcio usualmente é de pelo menos 14 mg/dL [82]. O PTH também é muito elevado e pode aumentar para 10 vezes o normal. Pacientes com esse carcinoma podem ter também níveis altos de fosfatase alcalina. A proporção com cálculos renais ou insuficiência renal varia de aproximadamente 30 a 80%. Acometimento ósseo, como fratura, osteíte fibrosa cística, ausência de lâmina dura, reabsorção de osso subperiostal e diminuição de DMO foi relatado em 40 a 90% desses pacientes [82,83]. Além disso, podem ter pancreatite, anemia e úlceras [82]. Esse carcinoma quase sempre recidiva no local da ressecção via invasão contígua [82]. A recidiva ocorre em cerca de 33 a 78% dos pacientes [83], usualmente cerca de três anos depois da ressecção. Metástases ocorrem mais tarde por via linfática e sangüínea. Quando o carcinoma se espalha, os pulmões e os gânglios linfáticos são afetados com maior freqüência, e o fígado é envolvido em cerca de 10% dos casos. O índice de sobrevida em cinco anos pode variar de 40 a 86% [82].

Diagnóstico

O diagnóstico pode ser suspeitado quando os pacientes têm achados bioquímicos descritos anteriormente ou massas no pescoço. Cintilografia com tecnécio pode ajudar na localização da glândula anormal [82,83], enquanto a ultra-sonografia auxiliará na avaliação de características da glândula paratiróide anormal (características associadas com carcinoma de paratiróide incluem glândula lobular e heterogênea [83]). O diagnóstico, no entanto, é feito na revisão patológica [82].

Tratamento

O princípio do tratamento é a ressecção do tumor primário e da recidiva. Dada a probabilidade de recidiva, outros tratamentos, como radioterapia e quimioterapia, foram investigados com resultados limitados. Várias opções estão disponíveis para controle da hipercalcemia que se segue com o tumor irressecável. Infusões venosas de bisfosfonato podem diminuir a concentração de cálcio. A calcitonina é menos eficaz. Os calcimiméticos foram estudados como tratamento de hipercalcemia [82], e um desses medicamentos, o cinacalcet, é aprovado para esse uso [84].

HIPERCALCEMIA

As causas mais comuns de hipercalcemia são hiperparatiroidismo primário e tumor maligno – juntos, eles representam cerca de 90% dos casos. Outras causas de elevação do nível sérico de cálcio estão relacionadas na Tabela 4.8. A maioria dos pacientes com hiperparatiroidismo primário são assintomáticos, enquanto os com tumor maligno e hipercalcemia em geral têm doença avançada e prontamente aparente. Os sinais e sintomas de hipercalcemia são revistos na Tabela 4.9.

Diagnóstico

Com o advento do rastreamento bioquímico rotineiro, a hipercalcemia é detectada precocemente, e os pacientes na maioria são assintomáticos ou têm poucos sintomas clínicos. É prudente repetir o cálcio sérico ou confirmar a hipercalcemia com

Tabela 4.8 ■ Causas comuns de hipercalcemia

Aumento de reabsorção óssea
Hiperparatiroidismo primário
Tumores malignos: PTHrP, produção ectópica de PTH, produção de citocina, metástases ósseas osteolíticas
Hipertiroidismo
Intoxicação por vitamina A
Doença de Paget com imobilização

Aumento de absorção intestinal de cálcio ou administração exógena
Intoxicação por vitamina D
Doenças granulomatosas ou linfoproliferativas
Síndrome alcalina do leite
Hemodiálise
Hiperalimentação

Inibição do receptor sensor de cálcio da paratiróide
Hipercalcemia hipocalciúrica familiar
Lítio

Diminuição da excreção renal de cálcio
Diuréticos tiazídicos
Insuficiência renal aguda

Outras
Insuficiência adrenal

Tabela 4.9 ■ Manifestações clínicas de hipercalcemia

Gastrintestinais
Constipação
Anorexia
Dor abdominal
Úlcera péptica por aumento de produção de gastrina

Renais
Nefrolitíase, nefrocalcinose
Insuficiência renal
Diabetes insípido nefrogênico
Acidose tubular renal

Neuropsiquiátricas
Depressão, ansiedade, diminuição da função cognitiva
Psicose, alucinações, letargia, coma com níveis mais altos de cálcio

Cardiovasculares
Encurtamento do intervalo QT
Deposição de cálcio nas artérias coronárias, no miocárdio e nas válvulas cardíacas
Hipertensão arterial

Musculoesqueléticas
Fraqueza muscular
Condrocalcinose

Outras
Ceratopatia em faixa, calcificação límbica

medida de nível de cálcio ionizado antes de passar para uma pesquisa cara. Sendo o hiperparatiroidismo a causa mais comum, o primeiro passo é obter PTH intacto para determinar se a hipercalcemia é mediada por PTH.

O hiperparatiroidismo primário em geral é visto inicialmente com hipercalcemia leve ou moderada (com freqüência < 11 mg/dL) e valores altos ou inapropriadamente normais de PTH. Os valores de fosfato sérico podem ser normais ou baixos, e a excreção de cálcio em urina de 24 horas pode ser normal ou alta. Hipercloremia leve pode ser vista.

O estabelecimento rápido de hipercalcemia aponta para hipercalcemia humoral de tumor maligno. Os níveis de PTHrP são altos em 60 a 80% dos casos. Se a hipercalcemia não for mediada por PTH ou PTHrP, então 25(OH)D e 1,25(OH)$_2$D devem ser medidas. Se elevadas, o primeiro passo é excluir ingestão exógena. Doenças granulomatosas e linfomas causam hipercalcemia por aumento da 1α-hidroxilação da 25(OH)D. Os níveis de fosfato e a excreção urinária de cálcio podem ser normais ou altos.

A HHFB é vista primeiramente com hipercalcemia e baixa excreção urinária de cálcio. A excreção fracional de cálcio em geral é menor que 0,01. História familiar de hipercalcemia também deve ser explorada.

O PTH intacto usualmente está suprimido na hipercalcemia por causa de hipertiroidismo, síndrome alcalina do leite, imobilização em pacientes com doença de Paget, toxicidade de vitamina A e D e, raramente, insuficiência adrenal.

Tratamento

Dirigido para a causa primária

A cirurgia é o tratamento de escolha no hiperparatiroidismo primário se o paciente satisfizer os critérios. O tratamento deve ser dirigido para o tumor maligno primário depois da identificação. Medicamentos que provavelmente contribuem para a hipercalcemia devem ser suspensos, e o paciente, testado novamente em 2 a 3 meses. Nenhum tratamento é necessário para HHFB.

Diminuição da absorção intestinal

Em doenças granulomatosas crônicas ou linfoma, glicocorticóides, como prednisona, 20 a 40 mg/dia, reduzem eficazmente os níveis de cálcio. Deve-se notar que doses mais altas podem ser necessárias no linfoma. Embora raramente usados, agentes antimaláricos, como cloroquina e hidroxicloroquina, diminuem a produção de calcitriol endógeno e também podem ser usados. A ingestão de cálcio, vitamina D e oxalatos deve ser limitada.

Fosfatos orais (250 a 500 mg quatro vezes por dia) podem ser usados para limitar a absorção intestinal de cálcio, formando complexos de fosfatos de cálcio. Todavia, pode haver calcificações ectópicas quando o produto cálcio-fósforo for muito alto.

Aumento da excreção urinária de cálcio

A hidratação é o primeiro passo mais importante. Pode ser feita com infusão intravenosa de NaCl a 0,9%, que aumenta a oferta de cálcio na alça de Henle. A velocidade da infusão salina deve ser ajustada em pacientes com insuficiência cardíaca congestiva ou insuficiência renal. Os eletrólitos devem ser monitorizados cuidadosamente e repostos. Se a normocalcemia não for atingida, pode-se administrar cuidadosamente diuréticos, como furosemida, para facilitar a excreção de cálcio. Isso deve ser feito apenas se o paciente estiver repleto de fluidos.

Inibição da reabsorção óssea

Bisfosfonatos

Bisfosfonatos intravenosos são eficazes na diminuição dos valores séricos de cálcio. O efeito é atingido alguns dias depois da administração, mas é mais sustentável do que hidratação intravenosa, furosemida ou calcitonina. O ácido zoledrônico é aprovado para tratamento de hipercalcemia de tumor maligno. É um bisfosfonato de terceira geração 100 a 800 vezes mais potente que o pamidronato. Em um estudo duplo-cego e randomizado de 287 pacientes com hipercalcemia por tumor maligno, ácido zoledrônico (4 e 8 mg) ou pamidronato (90 mg) foram dados a pacientes com níveis séricos de cálcio excedendo 12 mg/dL. Ambas as doses de ácido zoledrônico foram superiores ao pamidronato, com índices de resposta no dia 10 de 88,4% (4 mg de ácido zoledrônico), 86,7% (8 mg de ácido zoledrônico) e 69,7% (90 mg de pamidronato) para ácido zoledrônico, 4 e 8 mg, e pamidronato, 90 mg, respectivamente. A normalização do cálcio sérico no dia 4 foi aproximadamente 45 a 55% nos grupos do ácido zoledrônico e somente 33,3% nos pacientes tratados com pamidronato [85].

O pamidronato foi amplamente utilizado antes da introdução do ácido zoledrônico. A dose recomendada depende da intensidade da hipercalcemia, variando de 30 a 90 mg em infusão em um período de 2 a 4 horas. Um estudo comparando pamidronato com clodronato em 41 pacientes com hipercalcemia de tumor maligno teve resultados mais favoráveis com pamidronato. Nessa investigação, o pamidronato normalizou os níveis de cálcio em todos os pacientes em um tempo mediano de quatro dias, e a normocalcemia durou 28 dias [86]. A freqüência ótima da administração de pamidronato pode ser variável: um pequeno ensaio prospectivo randomizado observou que infusão de pamidronato a cada duas semanas conferia menos hipercalcemia do que a cada três semanas (10% vs. 50%) [87]. Considerando que os bisfosfonatos são excretados pelos rins, a dose deve ser ajustada em casos de insuficiência renal.

Calcitonina

A dose de calcitonina é de 4 UI/kg via intramuscular ou subcutânea a cada 12 horas. Essa dose atua rapidamente, diminuindo os níveis de cálcio em 1 ou 2 mg/dL a mais do que os obtidos apenas com hidratação; no entanto, taquifilaxia é freqüentemente observada depois de 2 ou 3 dias. Assim, a droga é um adjuvante útil, enquanto se espera o efeito do bisfosfonato intravenoso.

Mitramicina

Essa droga é administrada por via intravenosa na dose de 25 mg/kg ao longo de um período de 3 a 6 horas. O cálcio sérico diminuiu em 12 horas e seu efeito dura vários dias. Contudo, um pequeno estudo prospectivo randomizado em pacientes com hipercalcemia por tumor maligno mostrou normalização do cálcio sérico em somente 3 dos 11 pacientes tomando mitramicina [88]. As contra-indicações dessa droga incluem doença do fígado, dos rins e da medula óssea. Por causa de numerosos efeitos colaterais hematológicos e da eficácia das drogas antes descritas, atualmente a mitramicina é pouco usada.

Diálise

É útil em hipercalcemia grave que ameaça a vida, ou em casos nos quais é necessária uma diminuição imediata do cálcio sérico, e infusão de salina intravenosa ou bisfosfonatos são contra-indicados. A hipercalcemia, no entanto, recidiva rapidamente após o término da diálise.

Emergências hipercalcêmicas

Indivíduos sintomáticos com hipercalcemia devem ser internados para tratamento imediato. Hidratação agressiva com fluidos IV deve ser iniciada independentemente da etiologia da hipercalcemia. Se a causa for aumento de reabsorção óssea, como hiperparatiroidismo primário ou metástases ósseas, ou imobilização do doente com doença de Paget, bisfosfonatos IV (pamidronato, 60 a 90 mg, IV, em período de 4 a 6 horas, ou ácido zoledrônico, 4 mg, IV, em período de 15 min) podem ser administrados. Se a etiologia for devida à toxicidade de vitamina D ou estados de excesso (linfoma, sarcoidose; síndrome alcalina do leite), os bisfosfonatos não têm impacto significativo, pois a reabsorção óssea usualmente não é o principal mecanismo. A hidratação deve ser a principal modalidade. Esteróides podem ser empregados na sarcoidose.

São necessários alguns dias para os bisfosfonatos IV fazerem efeito. Calcitonina, 100 UI, por via subcutânea, pode ser usada por poucos dias, enquanto se espera a ação dos bisfosfonatos. Diurese pode ser tentada com furosemida IV ou oral, mas somente se uma diminuição significativa não for obtida com qualquer uma dessas medidas e somente uma vez que o paciente esteja repleto de volume.

Tratamento futuro

Entre os agentes calcimiméticos, o cinacalcet reduz os níveis de cálcio no hiperparatiroidismo primário [89] ou secundário em pacientes em hemodiálise [90] e portadores de carcinoma de paratiróide [91].
Observou-se que 22-oxocalcitriol e EB 1089, análogos do calcitriol, suprimem a expressão do gene de proteína relacionada com o hormônio da paratiróide em estudos *in vitro* [92, 93].

HIPOCALCEMIA

Diagnóstico

O diagnóstico de hipocalcemia deve ser confirmado por medida de cálcio ionizado. Outros testes úteis na determinação da etiologia incluem PTH intacto, fosfato, 25(OH)D, 1,25(OH)$_2$D, magnésio, creatinina, ALT e fosfatase alcalina total específica de osso. As causas comuns são mostradas na Tabela 4.10.

Em adultos, o hipoparatiroidismo freqüentemente é resultado de cirurgia de paratiróide ou tiróide. A hipocalcemia durante a infância levanta a possibilidade de hipoparatiroidismo congênito ou pseudo-hipoparatiroidismo (Tabela 4.10). Congênito ou adquirido, o hipoparatiroidismo é inicialmente visto como cálcio sérico baixo e nível baixo ou inapropriadamente normal de PTH (Tabela 4.11). Os níveis de fosfato podem estar normais ou altos. Foi relatada uma síndrome de hipocalcemia com hipercalciúria devida a gene anormal dos receptores sensíveis a cálcio [94].

Se os níveis de metabólitos de vitamina D forem baixos, a causa deve ser determinada por história e exame físico. Deve-ser procurar raquitismo, osteomalacia, má absorção, doença hepática, insuficiência renal e medicamentos que interferem com o metabolismo de vitamina D, como a fenitoína. Os níveis séricos de fosfato podem ser

Tabela 4.10 ■ Causas comuns de hipocalcemia

Hipoparatiroidismo	Síndrome de fome óssea após
Pseudo-hipoparatiroidismo	paratiroidectomia
Hipovitaminose D nutricional	Bisfosfonatos
Má absorção	Envenenamento por fluoreto
Hipomagnesemia	Doenças concomitantes: sepse,
Raquitismo tipo 1 e 2 dependente	cirurgia, quimioterapia, síndrome
de vitamina D	de lise tumoral, insuficiência renal
Deposição de cálcio intravascular e	
extravascular	

Tabela 4.11 ■ Manifestações clínicas de hipocalcemia

Musculoesqueléticas	**Oculares**
Tetania, cãibras e espasmos musculares, miopatia, parestesia perioral e nas pontas dos dedos	Catarata
	Ceratoconjuntivite
	Papiledema com hipocalcemia grave
Sinal de Trousseau: espasmo carpal com inflação de manguito do esfigmomanômetro com pressão acima da sistólica	**Cardiovasculares**
	Hipotensão
	Disfunção miocárdica
	Insuficiência cardíaca congestiva
Sinal de Chvostek: contração do músculo facial quando o nervo facial é percutido no lado ipsilateral, no ponto anterior à orelha	Alongamento do intervalo QT
	Diminuição do efeito de digital
	Gastrintestinais
Neuropsiquiátricas	Esteatorréia
Convulsões, fadiga, depressão, ansiedade, letargia, retardo mental em crianças	Diminuição de secreção ácida estomacal
	Pele
	Pele e pêlos secos e ásperos, cabelos e unhas quebradiços
Distúrbios da movimentação	
Distonia, hemibalismo	
Calcificações de gânglios basais	

baixos ou normais baixos, e a excreção urinária de cálcio pode ser baixa. Biópsia óssea é o padrão-ouro para o diagnóstico de osteomalacia; no entanto, o aumento de fosfatase alcalina específica de osso em indivíduo com deficiência de vitamina D ou cálcio e hiperparatiroidismo secundário usualmente sugere a doença. A hipermagnesemia causa hipocalcemia através de falha na secreção de PTH ou de resistência óssea ao PTH em concentrações muito baixas. Os níveis séricos podem ser normais, apesar dos baixos níveis tissulares observados em associação com má absorção crônica e alcoolismo.

Em pacientes hospitalizados, a hipocalcemia pode surgir por causa de diuréticos, transfusão de sangue, quimioterapia e outras doenças concomitantes, como sepse, pancreatite, insuficiência renal aguda e hemodiálise.

Tratamento

Emergências hipocalcêmicas

A hipocalcemia sintomática, particularmente em pacientes com tetania, convulsões, alterações eletrocardiográficas e diminuição de função cardíaca, deve ser tratada com cálcio intravenoso. O gluconato de cálcio, como bolo de 1 a 2 g, fornece 100 a 200 mg de elemento cálcio, seguido por gotejamento contínuo de 0,5 a 1,5 mg/kg/h. O gluconato de cálcio é preferível ao cloreto de cálcio altamente alcalino porque produz menos necrose tissular local. Calcitriol deve ser iniciado logo, em dose de ataque de 1 μg, seguindo-se 0,5 μg por dia com diminuição, geralmente para 0,25 μg, ao longo de poucos dias, assim que se resolva a deficiência de cálcio. Uma vez estabilizado e capaz de tomar medicação oral, o paciente pode iniciar suplementos de cálcio e continuar o calcitriol.

Suplementos orais de cálcio

O objetivo do tratamento da hipocalcemia crônica é manter o cálcio sérico no limite normal inferior. A dose de cálcio elementar necessária é muito variável e geralmente varia de 1,5 a 3 g por dia em doses divididas (três ou quatro vezes), na maioria dos casos com um análogo de vitamina D ativa. No hipoparatiroidismo, a absorção de cálcio oral é muito baixa (daí a razão para grandes quantidades descritas antes). Várias preparações de cálcio oral estão disponíveis. Carbonato de cálcio (250 mg de cálcio elementar por comprimido de 600 mg) é o mais barato, mas tem absorção pobre em pacientes com baixa produção de ácido gástrico. Dá-se preferência para o citrato de cálcio ultradenso (315 a 500 mg de cálcio elementar por comprimido), exceto em pacientes com insuficiência renal. Deve-se lembrar que o conteúdo de cálcio elementar nos comprimidos de lactato e gluconato de cálcio é muito baixo. Em virtude de a maioria dos pacientes estar tomando doses suprafisiológicas de vitamina D, pode haver hipercalciúria, geralmente no contexto de normocalcemia [24].

A excreção urinária de cálcio deve ser monitorizada com freqüência (e a cada dois anos em pacientes muito estáveis). Se houver hipercalciúria, definida como mais de 300 mg/24 horas, é importante diminuir a suplementação, particularmente de vitamina D.

Vitamina D

Várias formas de vitamina D são disponíveis – ergocalciferol (vitamina D2), colecalciferol (vitamina D3), diidrotaquisterol, 1-α-hidroxivitamina D3 e calciltriol (1-25 diidroxivitamina D3) – ergocalciferol e calcitriol são os mais usados. O ergocalciferol está disponível em cápsulas de 50.000 UI e também forma líquida de 8.000 UI/mL, ou em infusão de 500.000 UI/mL. Em virtude de essa forma de vitamina D precisar ser ativada, são necessárias funções hepática e renal intactas. Pacientes com insuficiência renal e hipoparatiroidismo precisam receber suplementação com calcitriol. Ele está disponível em cápsulas de 0,25 e 0,5 μg. É o metabólito mais rápido de vitamina D. Hipercalcemia e hipercalciúria podem ocorrer, mais comumente com calcitriol. Assim, os níveis urinários e séricos de cálcio devem ser monitorizados pelo menos a cada dois anos. O objetivo é manter a concentração sérica normal baixa de cálcio e a excreção normal de cálcio.

O calcidiol [25(OH)D] é disponível em cápsulas de 20 e 50 mg. A ação é mais rápida, mas não tão prolongada quanto a de vitamina D diidrotaquisterol – o equivalente de 1(OH)$_2$D –, que precisa de 25-hidroxilação no fígado.

Um estudo que comparou os efeitos absortivos de cálcio de calcitriol, calcidiol e colecalciferol observou que a potência do calcitriol e do calcidiol era 100:1. A vitamina D3, ou colecalciferol, foi a menos potente no aumento da absorção de cálcio [95]. No entanto, uma metanálise mostrou mais efeitos benéficos de vitamina D hidroxilada na DMO do que a vitamina D não-hidroxilada [59].

Novos análogos de vitamina D, paricalcitol e doxercalciferol, foram disponibilizados. Ambos são indicados em pacientes com insuficiência renal avançada, tendo a vantagem de evitar aumentos no produto cálcio/fósforo que pode levar a efeitos deletérios. Ambos os produtos diminuem eficazmente os níveis de PTH sem causar hipercalcemia significativa e hipercalciúria [94, 95]. No entanto, em situações nas quais o objetivo é melhorar a absorção de cálcio e aumentar os seus níveis, calcitriol, ergocalciferol e colecalciferol devem ter preferência em relação a esses dois novos análogos.

Magnésio

A deficiência concomitante de magnésio deve ser corrigida, desde que a função renal seja normal. A dose inicial pode ser de 2 g de sulfato de magnésio em bolo intravenoso em 10 minutos, seguindo-se 1 g/h, se necessário. Uma vez que o paciente seja estabilizado, o tratamento de manutenção pode ser iniciado com suplemento de magnésio via oral.

Hormônio da paratiróide

Parece lógico que o PTH deve ser benéfico no tratamento do hipoparatiroidismo. No entanto, são poucos os estudos disponíveis que buscaram essa possibilidade de tratamento. Um desses ensaios distribuiu aleatoriamente 20 pacientes com hipoparatiroidismo para PTH duas vezes por dia ou cálcio e calcitriol. Os pacientes tomando PTH necessitaram cerca de 37 μg, e os tomando calcitriol, 0,91 μg, para atingir concentrações normais de cálcio. Os níveis de cálcio, fósforo e magnésio não foram diferentes entre os grupos. O PTH normalizou os níveis urinários de cálcio, o que não ocorreu com o calcitriol. Nenhuma mudança significativa foi observada na DMO entre os grupos. Os marcadores de metabolismo ósseo aumentaram mais no grupo com PTH. Muitos indivíduos preferiram injeção às pílulas [96]. O PTH, no entanto, não teve indicação da FDA para hipoparatiroidismo.

OSTEOMALACIA

A osteomalacia refere-se a um defeito de mineralização da matriz óssea ou osteóide que pode ter várias causas. Deficiências congênitas tipicamente mostram achados clássicos no primeiro ano de vida e na infância. Em contraposição, a osteomalacia em adultos freqüentemente é detectada como baixa massa óssea e anomalias bioquímicas (aumento de fosfatase alcalina; baixos níveis de cálcio, fosfato ou 25(OH)D; elevação secundária de PTH intacto).

Um estudo mostrou prevalência de deficiência de vitamina D de aproximadamente 50% em indivíduos hospitalizados [97]. É crescente a descoberta em pacientes ambulatoriais também. Cerca de metade das mulheres com osteoporose não-hospitalizadas tinham concentração de 25(OH)D menor que 30 ng/mL em um estudo [98].

A maioria dos adultos não têm sintomas, e a doença usualmente é detectada como parte de pesquisa de exames para osteoporose. Aqueles com doença mais grave podem ter dor óssea, fraturas espontâneas da bacia, pseudofraturas e fraqueza muscular. Causas comuns de deficiência incluem falta de exposição ao sol, nutrição inadequada, má absorção por espru celíaco ou doença inflamatória intestinal e insuficiência renal crônica. A avaliação laboratorial revela concentrações baixas de 25(OH)D e freqüentemente cálcio sérico, fosfato sérico e cálcio baixos em urina de 24 horas. A maioria desses pacientes têm hiperparatiroidismo secundário, e, em geral, quanto mais baixa a concentração de vitamina D, maior a concentração de PTH [98,99].

As concentrações exatas de 25(OH)D vistas com várias alterações ósseas, como osteoporose e osteomalacia, embora ainda não inteiramente claras, começaram a ser mais definidas. Concentrações acima de aproximadamente 30 ng/mL em geral são consideradas suficientes. Entre aproximadamente 8 e 30 ng/mL são insuficientes, com aumento de risco de fratura e diminuição de absorção de cálcio. Concentrações menores que 8 ng/mL podem ser associadas com osteomalacia. Um fato que complica esse problema é a falta de padronização e a variabilidade de ensaios de 25(OH)D [100].

A deficiência de vitamina D é tratada com a suplementação dessa vitamina e cálcio. As recomendações para tratamento de deficiência de vitamina D variam. A maioria dos especialistas usam calcitriol por causa da meia-vida mais curta e da ação rápida. A dose inicial usual é de 0,5 μg de calcitriol via oral, duas vezes ao dia, monitorizando-se regularmente cálcio sérico e PTH intacto a cada duas semanas até que haja normocalcemia, ajustando-se, então, a dose. O cálcio urinário também deve ser monitorizado a cada três meses e, menos freqüentemente, à medida que o paciente se estabiliza. Dieta sem glúten no espru celíaco costuma melhorar a absorção de cálcio e vitamina D, levando à diminuição das necessidades desses agentes.

Outras modalidades para graus menores de deficiência de vitamina D incluem 50.000 UI uma vez por semana, por 2 a 3 meses, assim como 100.000 UI uma vez, seguida por doses de manutenção de 800 a 1.200 UI por dia. Níveis de 25(OH)D, cálcio sérico e PTH devem ser verificados depois de três meses de tratamento e, daí em diante, a intervalos regulares, pois hipercalcemia e hipercalciúria podem ocorrer. A reposição diminui o índice de fratura [101]. Há controvérsia em relação à reposição de vitamina D em pacientes com hiperparatiroidismo. Um pequeno estudo recente de pacientes com hiperparatiroidismo e leve hipercalcemia mostrou diminuição de PTH com reposição e nenhum aumento nas concentrações médias de cálcio. Deve-se notar que foram observados aumentos nas concentrações de cálcio urinário em vários pacientes [102].

Raquitismo dependente de vitamina D (tipo 1 e tipo 2)

São raros os erros congênitos do metabolismo de vitamina D. O raquitismo tipo 1 comumente é uma doença autossômica recessiva que resulta em defeito na 25(OH)D-1α-hidroxilase tubular renal. Usualmente aparece durante os primeiros dois anos de vida. Os níveis de cálcio e 1,25(OH)$_2$D são baixos, os níveis de 25(OH)D podem ser normais ou baixos, e os níveis de PTH intacto, elevados. Calcitriol na dose de 0,25 a 1 µg/dia em geral é suficiente para corrigir o déficit. Deve-se monitorizar cuidadosamente o cálcio sérico, o cálcio urinário e o PTH intacto para ajuste da dose.

O raquitismo tipo 2 é uma doença hereditária que resulta em resistência aos efeitos de 1,25(OH)$_2$D. Na maioria dos casos, a doença é primeiro vista na infância antes da idade de dois anos, mas houve relatos da doença em adultos [103,104]. Os níveis de cálcio são normais com o aparecimento da doença mais tarde em adultos. Pode ser diferenciada do raquitismo tipo 1 por níveis normais ou altos de 1,25(OH)$_2$D. De modo semelhante, os níveis de 25(OH)D podem ser normais ou baixos, e os níveis de PTH intacto, altos. Grandes doses de calcitriol (30 a 60 mg/dia) são necessárias para corrigir a hipocalcemia e induzir mineralização dos ossos.

Osteomalacia oncogênica

Essa osteomalacia é induzida por tumor mesenquimal e regride após a excisão deste. A suposta causa é a superexpressão de FGF23 pela massa. Suporte para isso há em vários relatos. Concentrações séricas altas da proteína FGF23 foram medidas antes da remoção do tumor causando osteomalacia oncogênica e se normalizaram depois da ressecção do tumor. Além disso, a proteína FGF23 e seu RNAm foram observados na massa tumoral. Finalmente, um defeito na reabsorção de fosfato foi notado no rim antes da ressecção cirúrgica, com subseqüente melhora nos dados laboratoriais depois da cirurgia, e também foi visto nos tumores [105, 106]. Os pacientes podem ter sintomas por meses ou anos, com queixas de fraqueza muscular, dor óssea ou fraturas recorrentes. Os achados bioquímicos incluem hipofosfatemia e baixa reabsorção tubular de fósforo [107,108]. Deve-se fazer uma busca completa por tumor com radiografias ou RM. Em uma recente série de casos, a cintilografia com tecnécio mostrou-se útil na localização dos tumores [109]. O tratamento consiste principalmente na sua excisão. Alguns investigadores também observaram melhoria da doença com calcitriol e suplementação de fósforo [110].

Raquitismo hipofosfatêmico

É uma doença ligada ao cromossomo X que resulta em diminuição da reabsorção tubular renal de fósforo. Os casos clássicos envolvem pacientes masculinos com baixos níveis de fósforo, parada de crescimento e deformidade nos membros inferiores. No entanto, casos isolados de hipofosfatemia leve foram vistos em mulheres heterozigóticas para o gene conhecido como PHEX. O tratamento ótimo envolve fósforo e calcitriol [110]. O tratamento com hormônio de crescimento tem efeitos positivos no crescimento em crianças acometidas pela doença [111,112]. Doze meses de suplementação de hormônio de crescimento melhorou a altura e a velocidade de crescimento nas pontuações de desvio-padrão em comparação com aqueles com placebo [111].

Hipofosfatasia

Essa rara doença resulta da diminuição da atividade da fosfatase alcalina não-específica de tecido. O quadro clínico pode ser grave durante a infância ou leve durante a idade adulta. A hipofosfatasia no adulto pode ser vista primeiramente com fraturas de esforço recidivantes, quadris dolorosos e pseudofraturas. O quadro clínico varia [113]. O diagnóstico é feito via baixos níveis de fosfatase alcalina, níveis normais ou altos de cálcio e fosfato, fosfoetanolamina alta e pirofosfato inorgânico (Ppi) alto. A medida de piridoxi-5'-fosfato (PLP) é o teste mais sensível e específico para hipofosfatasia. Nenhum medicamento conhecido foi aprovado para essa doença. A suplementação de vitamina D e cálcio pode ser negativa, porque os níveis de cálcio e vitamina D não são baixos. O uso de teriparatida foi relatado em alguns poucos casos [114,115]. Novos estudos devem ser conduzidos em relação aos benefícios e riscos dessa aplicação de teriparatida.

Osteomalacia induzida por droga

Drogas de uso comum que podem causar osteomalacia incluem anticonvulsivantes (inibição da 25-hidroxilação), colestiramina (diminuição da absorção), glicocorticóides (inibição da ação da vitamina D), antiácidos contendo alumínio (inibição da absorção de fosfato) e etidronato (inibição da atividade osteoblástica). O tratamento consiste em suspensão dos agentes prejudiciais.

REFERÊNCIAS BIBLIOGRÁFICAS

Avaliação de doenças ósseas metabólicas

1. **Hofbauer L, Schoppet M.** Clinical implications of the osteoprotegerin/RANKL/RANK system for bone and vascular diseases. JAMA 2004;292:490-495.
   Esse artigo revê amplamente osteoprotegerina, RANKL e RANK. São explicadas suas ações, interações entre si, efeitos no metabolismo ósseo e regulação. Seus papéis em

doenças outras que não as que afetam os ossos também são detalhados. Finalmente, são descritos os possíveis usos desses marcadores no diagnóstico e tratamento.
2. *(1C)* **Panteghini M, Pagani F.** Biological variation in bone-derived biochemical markers in serum. Scand J Clin Lab Invest 1995;55:609-616.
   Esse pequeno estudo de 10 pacientes examinou a variabilidade intra e entre indivíduos de vários marcadores. A fosfatase alcalina total (ALP) e sua forma isoforma óssea tiveram a menor variabilidade entre indivíduos (a maioria da variabilidade observada foi biológica), enquanto a osteocalcina e a fosfatase ácida resistente ao tartarato (TR-ACP) tiveram relativamene alta variabilidade analítica e mostraram a menor flutuação entre indivíduos.
3. *(1C+)* **Gertz BJ** et al. Monitoring bone resorption in early postmenopausal women by an immunoassay for cross-linked collagen peptides in urine. J Bone Miner Res 1994;9:135-142.
   Excreção urinária de N-telopeptídeos de colágeno tipo 1 com ligação cruzada foi obtida de 65 mulheres após a menopausa que participaram de um ensaio controlado com placebo de aminobisfosfonato, alendronato de sódio. A variabilidade entre indivíduos de excreção de peptídeos com ligação cruzada foi 20,2% em nove meses nos indivíduos tratados com placebo, substancialmente mais baixa que a observada em outros marcadores bioquímicos de reabsorção óssea: 45%, 53% e 63% para cálcio e hidroxiprolina urinários de jejum e lisilpiridinolina em urina de 24 horas (por ensaio de cromatografia líquida de alto desempenho), respectivamente. A excreção basal de peptídeo com ligação cruzada se correlacionou significativamente ($p < 0,001$) com lisilpiridinolina total na urina e osteocalcina sérica, mas não com outros marcadores bioquímicos. A excreção inicial de peptídeo também se relacionou inversamente com a DMO da CL na entrada ($r = -0,26$; $p < 0,05$). O tratamento com alendronato por seis semanas produziu depressão dependente da dose da excreção de peptídeo com ligação cruzada ($0 \pm 8,29 \pm 6,56 \pm 5$ e 64 ± 3% para 0, 5, 20 e 40 mg, respectivamente; $p < 0,01$ vs. placebo no efeito do tratamento), com retorno para os valores pré-tratamento durante o seguimento.
4. *(1A)* **Chesnut CH III.** Hormone replacement therapy in postmenopausal women: Urinary N-telopeptide Urinary of type I collagen monitors therapeutic effect and predicts response of bone mineral density. Am J Med 1997;102:29-37.
   Estudo randomizado e controlado de dois anos de 236 mulheres sadias em 1 a 3 anos após a menopausa. Receberam estrogênio mais progesterona mais cálcio (grupo tratado) ou somente cálcio (grupo-controle). No grupo tratado, o NTX diminuiu significativamente ($p < 0,0001$) e a DMO da coluna e do quadril aumentou significativamente ($p < 0,00001$ e $p < 0,005$, respectivamente; no grupo-controle, o NTX não mudou, mas a DMO diminuiu significativamente ($p < 0,01$). Indivíduos nos quartis mais altos da linha de base (67-188 unidades) ou NTX diminuído (-66%-87%) ao longo de seis meses mostraram maior ganho na resposta da DMO ao TRH ($p < 0,05$ e $p < 0,005$). Para cada aumento de 30 unidades no NTX da linha de base, a probabilidade de ganho em DMO em resposta ao TRH aumentou com fator 5 (IC 1,9-13,3); para cada 30% de diminuição de NTX ao longo de seis meses, a probabilidade de ganho de DMO em resposta ao TRH aumentou com fator 2,6 (IC 1,6-4,4). No grupo-controle, aumento de 30 unidades no NTX médio ao longo do estudo indicou maior probabilidade de perda de DMO com fator 3,2 (IC 1,6-6,5). Alto NTX na linha de base (67 unidades) indicou risco 17,3 vezes maior de perda de DMO se não houvesse tratamento com TRH.
5. *(1A)* **Greenspan S** et al. Early changes in biochemical markers of bone turnover are associated with long-term changes in bone mineral density in elderly women on alendronate, hormone replacement therapy, or combination therapy: A three-year, double-blind, placebo-controlled, randomized clinical trial. J Clin Endocrinol Metab 2005;90:2762-2767.
   Nesse ensaio, 373 mulheres com 65 anos ou mais de idade foram randomizadas para alendronato, tratamento de reposição hormonal ou combinação dos dois, ou placebo e, então, seguidas por três anos com NTX, FAEO e níveis de osteocalcina determinados a cada seis meses. Correlação positiva foi demonstrada entre diminuição dos marcadores

ósseos no mês 6 e aumento na DMO na coluna e no quadril no final do estudo, em pacientes tomando os medicamentos ativos. Aqueles tomando alendronato tiveram maior aumento nos marcadores ósseos e aumentos na DMO do que aqueles recebendo tratamento de reposição hormonal. Com respeito aos marcadores ósseos específicos, o tercil que teve a maior diminuição de NTX foi associado com aumento de DMO de 10,1% na coluna e 6,1% no quadril, em comparação com o tercil mais baixo, que tinha aumentos de DMO de 5,9% na coluna e 2,1% no quadril.

6. *(1C)* **Bauer D** et al. Change in bone turnover and hip, nonspine, and vertebral fracture in alendronate-treated women: The Fracture Intervention Trial. Bone Miner Res 2004;19:1250-1258.

FAEO, PINP and PICP foram medidas em 6.186 participantes do Fracture Intervention Trial depois de um ano de alendronato e placebo, e os resultados foram analisados com respeito a fraturas que ocorreram durante o ensaio. Uma associação significativamente positiva foi observada. Diminuição de FAEO em um desvio-padrão foi ligada a menos fraturas da coluna (26% de diminuição; IC 12-37%), não da coluna (14% de diminuição; IC 2-24%) e do quadril (40% de diminuição; IC 21-55%).

7. *(1C+)* **Melton LJ III** et al. Relationship of bone turnover to bone density and fractures. J Bone Miner Res 1997;12:1083-1091.

Níveis séricos de osteocalcina, FAEO e PICP, assim como níveis de NTX em urina de 24 horas e ligações cruzadas de piridínio livre (piridinolina e desoxipiridinolina) foram medidos aleatoriamente em 351 mulheres de Minnesota. PICP, NTX e desoxipiridinolina foram associados negativamente com a idade entre as 138 mulheres após a menopausa. Todos marcadores bioquímicos foram positivamente associados com idade entre 213 mulheres após a menopausa, e a prevalência de metabolismo elevado (> 1 DP acima da média antes da menopausa) variou de 9% (PICP) a 42% (piridinolina). Depois do ajuste para a idade, foi observada correlação negativa entre os marcadores e a DMO do quadril, coluna e antebraço, medida por ARD, e mulheres com osteoporose tinham maior probabilidade de ter alto metabolismo ósseo. História de fratura osteoporótica do quadril, coluna ou antebraço distal foi associado com diminuição da DMO do quadril e com aumento dos níveis de piridinolina.

8. *(1C+)* **Garnero P** et al. Markers of bone resorption predict hip fracture in elderly women: The EPIDOS Prospective Study. J Bone Miner Res 1996;11:1531-1538.

Estudo prospectivo de coorte de 7.598 mulheres sadias com 75 anos ou mais. O grupo compreendeu 126 mulheres que tiveram fratura de quadril durante seguimento médio de 22 meses, comparadas com controles de idade equivalente que não tiveram fraturas. Mulheres mais velhas tinham níveis mais altos de marcadores de formação e reabsorção óssea do que as mulheres sadias após a menopausa. CTX e desoxipiridinolina livre, mas não outros marcadores, foram mais altos em pacientes com fratura de quadril ($p = 0,02$ e 0,005, respectivamente). CTX e excreção de oxipiridinolina livre acima do limite antes da menopausa foram associados com aumento de risco de fratura de quadril com razão de chances (OR – *odds ratio*) de 2,2 (IC 1,3-3,6) e 1,9 (IC 1,1-3,2), respectivamente, enquanto marcadores de formação não foram. O aumento da reabsorção óssea foi um preditor independente de fratura de quadril. Mulheres com pontuação T femoral de -2,5 ou menos e alto CTX ou níveis altos de desoxipiridinolina livre tinham risco maior de fratura de quadril, com OR de 4,8 e 4,1, respectivamente, do que aquelas com somente DMO baixa ou alta reabsorção óssea.

Exames de imagem óssea

9. *(1C+)* **Johnell O** et al. Predictive value of BMD for hip and other fractures. J Bone Miner Res 2005;20:1185-1194.

Metanálise de 12 estudos, consistindo de 9.891 homens e 29.082 mulheres no total. Ela procurou achar a correlação entre DMO e risco de fratura e a influência de fatores como idade, sexo e DMO inicial. Na idade de 65 anos, a diminuição de DP na DMO aumentou o risco relativo para fraturas de quadril em 2,94 (IC 2,02-4,27) em homens e 2,88 (IC

2,31-3,59) em mulheres. Além disso, o risco para todas as fraturas por fragilidade aumentou em 1,41 (IC 1,33-1,51) em homens e 1,38 (IC 1,28-1,48) em mulheres.
10. *(1C)* **Zmuda J** et al. Posterior-anterior and lateral dual-energy x-ray absorptiometry for the assessment of vertebral osteoporosis and bone loss among older men. J Bone Miner Res 2000;15:1417-1424.
Estudo observacional de 193 homens com idade de 51 a 81 anos. A DMO nas incidências supina lateral, póstero-anterior (PA) e fêmur proximal foram medidas via cintilografia ARD. Cento e dois desses indivíduos tiveram as ARDs repetidas quatro anos depois. A DMO diminuiu com o aumento da idade nas incidências médio-lateral ($r = -0,27$) e lateral ($r = -0,24$), mas não na incidência PA ($r = 0,04$). Pontuações T foram significativamente menores nas incidências médio-laterais e laterais do que na incidência PA ($p < 0,0001$). As pontuações T estavam na faixa osteoporótica em 11% dos casos no colo femoral, 22,5% na incidência lateral e 24,6% na incidência médio-lateral da coluna e somente 2,6% na incidência PA.
11. *(1C)* **Schousboe J** et al. Prevalence of vertebral compression fracture deformity by x-ray absorptiometry of lateral thoracic and lumbar spines in population referred for bone densitometry. J Clin Densitom 2002;5:239-246.
Esse estudo observacional avaliou a região lateral da coluna em 342 indivíduos por ARD. Cinqüenta dos 342 pacientes (14,6%; IC 11-18,8%) tinham pelo menos uma deformidade por compressão vertebral. Da população do estudo, 21,3% (73 de 342) tinham pelo menos 60 anos de idade e osteopenia pelo critério de pontuação T; 27 desses 73 indivíduos (27,4%) tinham pelo menos uma deformidade vertebral.

Osteoporose

12. *(1C+)* **Siris E** et al. Identification and fracture outcomes of undiagnosed low bone mineral density in postmenopausal women; Results from the National Osteoporosis Risk Assessment. JAMA 2001;286:2815-2822.
Esse estudo observou 200.160 mulheres após a menopausa com pelo menos 50 anos de idade que tinham diagnóstico recente de osteoporose por cerca de um ano. Aqui, 39,6% tinham osteopenia pela pontuação T e 7,2% tinham osteoporose. A análise das DMOs e dos fatores de risco para osteoporose dos indivíduos revelou que certos riscos (idade, história de fratura, história familiar de fratura, etnia asiática, etnia hispânica, uso de tabaco e ingestão de cortisona) aumentam a chance de osteoporose. Além disso, outros fatores (aumento do índice de massa corporal, etnia afro-americana, uso de estrogênio, ingestão de diuréticos, exercício e uso de álcool) diminuíam esses riscos. Finalmente, 163.979 do grupo original tiveram dados de fratura ao longo do ano; a análise desses dados revelou aumento de 4 vezes nas fraturas na população osteoporótica em relação àqueles com DMO normal e aumento de 1,8 vezes nos pacientes osteopênicos. Dos pacientes com fraturas, 50% não preencheram os critérios para osteoporose na densitometria.
13. *(1A)* **Black DM** et al. Randomised trial of effect of alendronate on risk of fracture in women with existing vertebral fractures: Fracture Intervention Trial Research Group. Lancet 1996;348:1535-1541.
Ensaio randomizado e controlado com placebo de 2.027 mulheres após a menopausa com idade entre 55 e 81 anos, com baixa DMO do quadril, que foram distribuídas para receber placebo ($n = 1.005$) ou alendronato diário ($n = 1.022$) e foram observadas durante seguimento de 36 meses. O alendronato diminuiu o risco de novas fraturas radiográficas em 47%. Fraturas vertebrais clinicamente aparentes foram diminuídas no grupo do alendronato (2,3% vs. 5%; risco relativo [RR] 0,45; IC 0,27-0,72). O risco de qualquer fratura clínica foi mais baixo no grupo de alendronato do que no grupo de placebo (139 [13,6%] vs. 183 [18,2%]; risco relativo 0,72 [0,58-0,90]), incluindo diminuição de 51% nas fraturas de quadril. Não foram observadas diferenças significativas no número de eventos adversos nos dois grupos.
14. *(1A)* **Cummings SR** et al. Effect of alendronate on risk of fractures in women with low bone density but without vertebral fractures: Results from the Fracture Interventional Trial. JAMA 1998;280:2077-2082.

Estudo prospectivo, duplo-cego, randomizado e controlado com placebo de 4.432 mulheres após a menopausa com idade entre 54 e 81 anos sem fraturas vertebrais preexistentes, que foram aleatoriamente distribuídas para receber alendronato ou placebo e seguidas durante quatro anos. De modo semelhante ao FIT 1, o alendronato foi inicialmente administrado na dose de 5 mg/dia por dois anos, seguindo-se 10 mg/dia. O alendronato aumentou a DMO em todos os locais estudados ($p < 0,001$). O risco de fraturas vertebrais radiográficas diminuiu 44% (RR 0,56; IC 95% 0,39-0,80); diferença do tratamento-controle, 1,7%; número necessário para tratar [NNT], 60). A diminuição de fratura vertebral clínica não foi significativamente diferente; no entanto, no subgrupo de pacientes com pontuação T no colo femoral -2,5 ou menor, o alendronato diminuiu as fraturas vertebrais clínicas em 36% (RR, 0,64; IC 95% 0,50-0,82; diferença do tratamento-controle, 6,5%; NNT, 15).

15. *(1C+)* **Cranney A** et al. Meta-analysis of alendronate for the treatment of postmenopausal women. Endocr Rev 2002;23:508-516.
    Metanálise de 11 ensaios randomizados controlados com placebo de alendronato para osteoporose após a menopausa. A diminuição de risco (DR) de fratura vertebral para a dose de 5 mg foi de 0,52 (IC 95% 0,43-0,65) e, para fraturas não-vertebrais, a DR para 10 mg ou mais foi de 0,51 (IC 0,38-0,69). Os resultados para fraturas não-vertebrais foram semelhantes. Aumentos nas porcentagens em 2 a 4 anos na DMO entre alendronato e placebo foram de 7,48% (IC 6,12-8,85) para CL, 5,6% (IC 4,8-6,39) para quadril, 2,08% para antebraço (IC 1,53-2,63) e 2,73% (IC 2,27-3,2) para todo o corpo. O RR cumulativo para efeitos colaterais gastrintestinais foi de 1,03 (0,81-1,3; $p = 0,83$).

16. *(1A)* **Papapoulos S** et al. Meta-analysis of the efficacy of alendronate for the prevention of hip fractures in postmenopausal. Osteopors Int 2005;16:468-474.
    Metanálise de seis ensaios randomizados de alendronato com duração de 1 a 4,5 anos. Pelo menos 95% receberam 5 a 10 mg de alendronato por dia. Os indivíduos com fratura vertebral ou pontuação $T \geq -2$ que tomavam alendronato tiveram diminuição do risco de fratura de quadril de 45% (IC 16%-64%; $p = 0,007$); aqueles com osteoporose pela pontuação T tiveram diminuição de 55% no risco (IC 29-72%; $p = 0,0008$).

17. *(1A)* **Bone H** et al. Ten years' experience with alendronate for osteoporosis in postmenopausal women. N Engl J Med 2004;350:1189-1190.
    Essa extensão de um estudo multicêntrico, randomizado e duplo-cego, originalmente de 994 mulheres após a menopausa, avaliou mudanças na DMO em 804 delas em um período de 10 anos. O grupo original foi dividido em quatro grupos de dose: 20 mg por 2 anos e, então, 5 mg no terceiro ano, e 5 mg, 10 mg ou placebo por três anos. No período de extensão, aquelas nos grupos de 5 mg e 10 mg permaneceram com suas doses respectivas. O grupo originalmente tomando 20 mg e depois 5 mg permaneceu com 5 mg por mais dois anos e, então, tomou placebo. O grupo de placebo recebeu 10 mg nos primeiros dois anos da extensão, ao que não receberam qualquer medicação. As mudanças mais significativas na DMO foram vistas naquelas tomando 10 mg por 10 anos. A DMO desse grupo aumentou na coluna lombar em média 13,7% (IC 12-15,5%), no trocanter, em média 10,3% (IC 8,1-12,4%), no colo femoral, em média 5,4% (IC 3,5-7,4%) e, no fêmur proximal, em média 6,7% (IC 4,4-9,1%).

18. *(1A)* **Uusi-Rasi K** et al. Effect of discontinuation of alendronate treatment and exercise on bone mass and physical fitness: 15 month follow-up of a randomized, controlled trial. Bone 2004;35:799-805.
    Os pesquisadores conduziram uma extensão de um ensaio de 15 meses examinando o efeito de alendronato e exercício na DMO e nos parâmetros de condição física. Das 152 mulheres originais, 102 participaram no ensaio de seguimento. Depois de um ano, o alendronato foi suspenso. Ao longo dos 15 meses seguintes, aquelas previamente no grupo de alendronato perderam massa óssea em ritmo semelhante ao daquelas do grupo placebo. Embora persistisse diferença média de 3,2% na DMO (IC 1-5,4%) da coluna lombar entre os grupos de tratamento e placebo, nenhuma diferença foi observada no colo femoral no final da fase de seguimento.

19. *(1A)* **Schintzer T** et al. Therapeutic equivalence of alendronate, 70 mg, once weekly and aldronate, 10 mg daily, in the treatment of osteoporosis: Alendronate Once-Weekly Study Group. Aging (Milano) 2000;12:1-12.

    A eficácia e a segurança do tratamento com alendronato oral, 70 mg uma vez por semana, 35 mg duas vezes por semana e 10 mg por dia, foram comparadas em um estudo de um ano, multicêntrico, duplo-cego de mulheres após a menopausa com osteoporose por pontuação *T* ou fratura prévia vertebral ou do quadril. Os aumentos médios na DMO da CL em 12 meses foram de 5,1% (IC 4,8-5,4) no grupo de 70 mg uma vez por semana, 5,2% (IC 4,9-5,6) no grupo de 35 mg duas vezes por semana e 5,4% (IC 5,0-5,8) no grupo de 10 mg por dia. Aumentos da DMO no quadril total, no colo femoral, no trocanter e em todo o corpo foram semelhantes nos três grupos. Diminuição nos marcadores de reabsorção (NTX urinário) e formação (FAEO sérica) óssea foram semelhantes entre os três grupos no meio da amplitude de referência pré-menopausa. Os efeitos adversos no trato digestivo alto foram semelhantes, com tendência para incidência menor de eventos esofágicos no grupo de tomada uma vez por semana.

20. *(1C)* **Odvina C** et al. Severely suppressed bone turnover: A potential complication of alendronate therapy. J Clin Endocrinol Metab 2005;90:1294-1301.

    Relato de casos de nove pacientes osteoporóticas tomando cálcio e alendronato, 10 mg por dia ou 70 mg uma vez por semana, por 3 a 8 anos. Todas tiveram fratura por fragilidade não-vertebral enquanto tomavam esse bisfosfonato, e, em dois terços, a fratura não se consolidou ou teve consolidação lenta. Biópsias ósseas nessas pacientes revelaram diminuição do volume ósseo e formação óssea mínima. Sete de nove pacientes tinham poucos osteoblastos. Deve-se notar que a osteocalcina estava normal baixa ou baixa nesses pacientes.

21. *(1A)* **Orwoll E** et al. Alendronate for the treatment of osteoporosis in men. N Engl J Med 2000;343:604-610.

    Estudo duplo-cego controlado com placebo de dois anos. Foi avaliado o efeito de alendronato diário (10 mg) ou placebo na DMO de 241 homens com osteoporose. Cerca de um terço tinha concentrações séricas baixas de testosterona livre na linha de base; o restante tinha concentrações normais e nenhuma outra causa secundária de osteoporose. Os homens que receberam alendronato tiveram aumento médio (±SEM) na DMO de 7,1% ± 0,3% na CL, 2,5% ± 0,4% no colo femoral e 2,0% ± 0,2% em todo o corpo ($p < 0,001$ para todas as comparações com a linha de base). Em contraste, os homens que receberam placebo tiveram aumento na DMO da CL de 1,8% ± 0,5% ($p < 0,001$ para a comparação com a linha de base) e nenhuma mudança significativa na DMO do colo femoral ou de todo o corpo. A incidência da fratura vertebral foi mais baixa no grupo alendronato do que no grupo placebo (0,8% vs. 7,1%; $p = 0,02$), e a diminuição da altura foi significativamente maior no grupo placebo do que no grupo alendronato (2,4 vs. 0,6 mm; $p = 0,02$).

22. *(1A)* **Saag K** et al. Alendronate for the prevention and treatment of glucocorticoid-induced osteoporosis: Glucocorticoid-Induced Osteoporosis Intervention Study Group. N Engl J Med 1998;339:292-299.

    Dois estudos de 48 semanas, randomizados e controlados com placebo de duas doses de alendronato foram conduzidos em 477 homens e mulheres tomando glicocorticóides. A DMO média da CL aumentou 2,1% ± 0,3% e 2,9% ± 0,3% nos grupos que receberam 5 e 10 mg de alendronato por dia, respectivamente ($p < 0,001$), e diminuiu 0,4% ± 0,3% no grupo placebo. A densidade mineral óssea do colo femoral aumentou 1,2%±0,4% e 1,0%±0,4% nos respectivos grupos de alendronato (p<0,01) e diminuiu 1,2%±0,4% no grupo placebo (p<0,01). As DMOs do trocanter e de todo o corpo também aumentaram significativamente nos pacientes tomando alendronato. Houve proporcionalmente menos novas fraturas de vértebra nos grupos de alendronato (incidência geral de 2,3%) do que no grupo placebo (3,7%; RR 0,6; IC 0,1-4,4). Os marcadores de metabolismo ósseo diminuíram significativamente nos grupos alendronato ($p < 0,001$). Não houve diferenças nos eventos adversos sérios entre os três grupos, mas houve pequeno aumento nos efeitos gastrintestinais altos do grupo de 10 mg.

23. *(1A)* **Rosen C** et al. Treatment with once-weekly alendronate 70 mg compared with once-weekly risedronate 35 mg in women with postmenopausal osteoporosis: A randomized double-blind study. J Bone Miner Res 2005;20:141-151.

Esse estudo randomizado duplo-cego e ativamente controlado avaliou mudanças na DMO e nos marcadores de metabolismo ósseo, assim como efeitos colaterais, em 1.053 mulheres osteoporóticas após a menopausa que foram distribuídas aleatoriamente para alendronato, 70 mg por semana, ou risedronato, 35 mg por semana, por 12 meses. Em um ano, aquelas tomando alendronato tiveram aumentos pequenos mas significativos na DMO em relação às que tomaram risedronato, com diferenças de tratamento de 1,4% no trocanter (IC 0,8-1,9%; $p < 0,001$), 1,1% no quadril (IC 0,7-1,4%; $p < 0,001$), 0,7% no colo femoral (0,1-1,2%; $p < 0,005$) e 1,2% na coluna lombar (IC 0,7-1,6%; $p < 0,001$). Diferenças significativas na DMO em todos os locais foram observadas em seis meses também. Mais pacientes (10,3%) no grupo de alendronato mostraram pelo menos aumento de 3% na DMO do trocanter em um ano (IC 4-16,7%; $p < 0,002$) e 16,7% mais pacientes tomando alendronato exibiram manutenção ou ganho da DMO do trocanter em 12 meses ($p < 0,001$). CTX, NTX, FAEO e PINP foram todas mais deprimidas com alendronato ($p < 0,001$). Nenhuma diferença significativa foi notada nos eventos adversos entre os dois grupos.

24. *(1A)* **Harris ST** et al. Effects of risedronate treatment on vertebral and nonvertebral fractures in women with postmenopausal osteoporosis: A randomized controlled trial: Vertebral Efficacy with Risedronate Therapy (VERT) Study Group. JAMA 1999;282:1344-1352.

Nesse estudo randomizado, duplo-cego e controlado com placebo, 2.458 mulheres após a menopausa com idade menor que 85 anos e com pelo menos uma fratura vertebral foram distribuídas para receber durante três anos risedronato (2,5 ou 5 mg/dia) ou placebo. Todas receberam cálcio (1.000 mg/dia), e colecalciferol (≥ 500 UI/dia) era administrado se os níveis de 25(OH)D fossem baixos na linha de base. O braço de 2,5 mg/dia de risedronato foi suspenso após um ano. O tratamento com 5 mg/dia de risedronato diminuiu o risco de incidência de novas fraturas vertebrais em 41% (IC 18-58%) em um período de três anos (11,3% *vs.* 16,3%; $p = 0,003$). Diminuição de 65% de fratura vertebral (IC 38-81%) foi observada depois do primeiro ano (2,4% *vs.* 6,4%; $p < 0,001$). A incidência de fratura não-vertebral ao longo do período de três anos diminuiu 39% (IC 6-61%) (5,2% *vs.* 8,4%; $p = 0,02$). A DMO aumentou significativamente em comparação com placebo na CL (5,4% *vs.* 1,1%), no colo femoral (1,6% *vs.* 21,2%), no trocanter femoral (3,3% *vs.* 20,7%) e na metade da haste do rádio (0,2% *vs.* 21,4%). As biópsias obtidas mostraram osso histologicamente normal.

25. *(1A)* **Reginster J** et al. Randomized trial of the effects of risedronate on vertebral fractures in women with established postmenopausal osteoporosis: Vertebral Efficacy with Risedronate Therapy (VERT) Study Group. Osteoporos Int 2000;11:83-91.

O planejamento desse braço europeu do estudo VERT foi semelhante ao do braço americano. O estudo incluiu 1.226 mulheres após a menopausa. O risedronato diminuiu o risco de novas fraturas vertebrais em 49% ao longo do período de três anos em comparação com placebo ($p < 0,001$). Uma diminuição significativa de 61% foi observada no primeiro ano ($p = 0,001$). O risco de fraturas não-vertebrais foi diminuído em 33% em comparação com placebo ao longo do período de três anos ($p = 0,06$). O risedronato aumentou significativamente a DMO da coluna e do quadril em seis meses. O perfil de eventos adversos de risedronato não foi significativamente diferente do placebo.

26. *(1A)* **Mellstrom DD** et al. Seven years of treatment with risedronate in women with post-menopausal osteoporosis. Calcif Tissue Int 2004;75:462-468.

Essa foi a segunda extensão de dois anos de um ensaio originalmente de três anos, randomizado e controlado com placebo, que avaliou o efeito do risedronato na DMO e nas fraturas. Nessa porção do ensaio, 164 indivíduos foram incluídos e 83% deles (136) completaram a fase de dois anos. Todos os pacientes receberam 5 mg/dia de risedronato. Naqueles que tinham recebido tratamento prévio antes da extensão, os ganhos de DMO persistiram ou melhoraram. A incidência de fraturas vertebrais permaneceu semelhante nos anos 4 a 7. Aqueles do grupo placebo antes da extensão tiveram ganhos significativos de DMO; também tiveram diminuição do índice de fratura semelhante aos do grupo de tratamento.

27. *(1A)* **McClung MR** et al. Effect of risedronate on the risk of hip fracture in elderly women: Hip Intervention Program Study Group. N Engl J Med 2001;344:333-340.
Nesse estudo, 5.445 mulheres após a menopausa, com idade de 70 a 79 anos (pontuação T do colo femoral -4 ou menos ou abaixo de -3 com fator de risco não-esquelético de fratura de quadril, como deficiência de marcha ou propensão para queda; grupo 1), e 3.886 mulheres com pelo menos 80 anos de idade que tinham pelo menos um fator de risco não-esquelético para fratura de quadril ou DMO baixa no colo femoral (pontuação T menor que -4 ou menor que -3 com extensão de eixo do quadril ≤ 11,1 cm; grupo 2) foram distribuídas aleatoriamente para receber risedronato oral (2,5 ou 5 mg/dia) ou placebo por três anos.
A incidência de fratura de quadril em todas as mulheres no grupo risedronato foi significativamente diminuída (RR 0,7; IC 0,6-0,9; $p = 0,02$). No grupo 1 houve diminuição significativa de fraturas do quadril em comparação com o grupo placebo (RR 0,6; IC 0,4-0,9; $p = 0,009$). No grupo 2 a incidência de fratura do quadril não foi significativamente diferente entre os dois grupos ($p = 0,35$).

28. *(1C+)* **Cranney A III** et al. Meta-analysis of risedronate for the treatment of postmenopausal osteoporosis. Endocr Rev 2002;23:517-523.
Metanálise de oito ensaios randomizados comparando risedronato com placebo. O RR cumulativo de fraturas vertebrais em mulheres após a menopausa tomando 2,5 mg ou mais de risedronato foi de 0,64 (IC 0,54-0,77). O RR cumulativo de fraturas não-vertebrais foi de 0,73 (IC 0,61-0,87). A mudança média percentual da diferença entre risedronato e placebo foi de 4,54% (IC 4,12-4,97) na CL e 2,75% (IC 2,32-3,17) no colo femoral.

29. *(1A)* **Brown JP** et al. The efficacy and tolerability of risedronate once a week for the treatment of postmenopausal osteoporosis. Calcif Tissue Int 2002;71:103-111.
O planejamento desse estudo incluiu um grupo randomizado duplo-cego e ativamente controlado de 1.456 mulheres após a menopausa com 50 anos ou mais de idade com pontuaçãoT menor que -2,5 ou menor que -2 com pelo menos uma fratura prevalente. O risedronato (35 mg uma vez por semana, 50 mg uma vez por semana e 5 mg uma vez por dia) teve perfis semelhantes de eficácia e segurança. A mudança percentual média na DMO da CL depois de 12 meses foi de 4% (0,2%) no grupo de 5 mg por dia, 3,9% (0,2%) no grupo de 35 mg e 4,2% (0,2%) no grupo de 50 mg.

30. *(1A)* **Eastell R** et al. Prevention of bone loss with risedronate in glucocorticoid-treated rheumatoid arthritis patients. Osteoporos Int 2000;11:331-337.
Ensaio de dois anos, duplo-mascarado, controlado com placebo, com um terceiro ano de seguimento sem tratamento, no qual 120 mulheres com tratamento de glicocorticóide a longo prazo (> 2,5 mg/dia de prednisolona) foram distribuídas aleatoriamente para receber placebo diário, risedronato 2,5 mg/dia ou risedronato cíclico (15 mg/dia por 2 a 12 semanas). No final de 97 semanas, a DMO foi mantida na CL (1,4%) e no trocanter (0,4%) no grupo de risedronato 2,5 mg, enquanto significativa perda óssea ocorreu na coluna e no quadril do grupo placebo (-1,6%, $p = 0,03$; e -4%; $p < 0,005$, respectivamente). No colo femoral, perda óssea insignificante foi notada no grupo de 2,5 mg de risedronato (-1%), enquanto no grupo placebo a densidade óssea diminuiu significativamente (-3,6%; $p < 0,001$). A diferença entre placebo e risedronato diário 2,5 mg foi significativa na CL ($p = 0,009$) e no trocanter (p=0,02), mas não foi significativa no colo femoral. Embora não-significativamente diferente de placebo na CL, o efeito geral do esquema cíclico foi semelhante ao do esquema de risedronato 2,5 mg por dia. Depois da suspensão do tratamento, ocorreu perda óssea significativa na CL. Os eventos adversos (incluindo eventos no trato gastrintestinal alto) foram semelhantes nos grupos de tratamento.

31. *(1A)* **Reid DM** et al. Efficacy and safety of daily risedronate in the treatment of corticosteroid-induced osteoporosis in men and women: A randomized trial: European

Corticosteroid-Induced Osteoporosis Treatment Study. J Bone Miner Res 2000;15:1006-1013.

Estudo multicêntrico, duplo-cego, controlado com placebo, de 290 homens e mulheres tomando altas doses de corticosteróides orais (prednisona ≤ 7,5 mg/dia ou equivalente) por ≤ 6 meses. Risedronato, 2,5 mg ou 5 mg/dia, ou placebo, foi administrado por 12 meses. Todos os pacientes receberam 1 g de cálcio e 400 UI de vitamina D por dia. O resultado primário foi DMO da CL no mês 12. Em geral, efeitos estatisticamente significativos no tratamento foram observados na DMO em 12 meses na CL ($p < 0,001$), no colo femoral ($p = 0,004$) e no trocanter ($p = 0,010$). Risedronato, 5 mg, aumentou a DMO em 12 meses em SEM de 2,9% (0,49%) na CL, 1,8% (0,46%) no colo femoral e 2,4% (0,54%) no trocanter, enquanto a DMO foi mantida somente no grupo-controle. A incidência de fratura vertebral diminuiu 70% nos grupos de tratamento combinado com risedronato em relação ao placebo ($p = 0,042$). Nenhuma diferença foi observada nos eventos adversos gastrintestinais entre os grupos de risedronato e placebo.

32. *(1C)* **De Groen PC** et al. Esophagitis associated with the use of alendronate. N Engl J Med 1996;335:1016-1021.

Relato de três casos de esofagite grave em pacientes tratados com alendronato e revisão dos dados após a comercialização.

33. *(1A)* **Lanza F** et al. An endoscopic comparison of the effects of alendronate and risedronate on upper gastrointestinal mucosae. Am J Gastroenterol 2000;95:3112-3117.

Ensaio multicêntrico, randomizado, de grupos paralelos, duplo-cego, controlado com placebo, de 235 pacientes (homens e mulheres após a menopausa com idade de 45-80 anos) com endoscopias digestivas altas normais na linha de base. Receberam 28 dias do seguinte tratamento: alendronato, 40 mg/dia, risedronato, 30 mg/dia, placebo ou placebo com 650 mg de aspirina 4 vezes por dia nos últimos sete dias. A endoscopia foi repetida no dia 29. Depois de 28 dias de tratamento, os grupos de alendronato e risedronato tinham pontuações comparáveis de erosão duodenal e gástrica, significativamente mais baixas que as do grupo com aspirina. As pontuações esofágicas foram comparáveis em todos os grupos. Úlcera gástrica somente ou combinada com grande número de erosões gástricas ocorreu em 3% dos pacientes com alendronato e risedronato *versus* 60% nos tratados com aspirina e placebo.

34. *(1A)* **Lanza FL** et al. Endoscopic comparison of esophageal and gastroduodenal effects of risedronate and alendronate in postmenopausal women. Gastroenterology 2000;119: 631-638.

Mulheres sadias após a menopausa foram distribuídas aleatoriamente para receber 5 mg de risedronato ou 10 mg de alendronato por duas semanas. Endoscopias foram feitas na linha de base e nos dias 8 e 15. Úlceras gástricas foram observadas durante o período de tratamento em nove de 221 (4,1%) indivíduos avaliáveis no grupo de risedronato em comparação com 30 de 227 (13,2%) do grupo de alendronato ($p < 0,001$). As pontuações médias de endoscopia gástrica no grupo de risedronato foram mais baixas que as do grupo de alendronato nos dias 8 e 15 ($p \geq 0,001$). As pontuações médias esofágicas e duodenais na endoscopia foram semelhantes nos dois grupos nos dias 8 e 15. Úlceras esofágicas foram observadas em três indivíduos avaliáveis no grupo de alendronato em comparação com nenhuma no grupo de risedronato, e úlceras duodenais foram observadas em um indivíduo avaliável no grupo de alendronato e em dois no grupo de risedronato.

35. *(1C+)* **Taggart H** et al. Upper gastrointestinal tract safety of risedronate: A pooled analysis of 9 clinical trials. Mayo Clin Proc 2002;77:262-270.

Os nove estudos incluídos matricularam 10.068 homens e mulheres recebendo placebo ou 5 mg de risedronato de sódio por ≥ 3 anos (população com intenção de tratamento). Os grupos de tratamento foram semelhantes com respeito à doença do trato gastrintestinal na linha de base e tratamento concomitante durante os estudos. Nenhuma diferença significativa foi observada nos eventos adversos no trato gastrintestinal alto entre os grupos de risedronato e placebo (29,8% e 29,6%, respectivamente). Os pacientes tratados com risedronato e com doença ativa do trato gastrintestinal alto não tiveram piora da doença de base ou aumento na freqüência de eventos adversos no trato gastrintestinal alto. Uso concomitante de antiinflamatórios não-esteroidais, necessidade de drogas antisecretórias gástricas e presença de doença gastrintestinal ativa não resultaram em freqüência mais alta de eventos adversos no trato gastrintestinal alto nos pacientes tratados com risedronato em comparação com os achados nos controles. A endoscopia, feita em 349 pacientes, não mostrou diferença significativa entre os grupos de tratamento.

36. *(1B)* **Reginster J** et al. Monthly oral ibandronate is well tolerated and efficacious in postmenopausal women: Results from the Monthly Oral Pilot Study. J Clin Endocrinol Metab 2005;90:5018-5024.
 Nesse estudo randomizado, duplo-cego, multicêntrico e controlado com placebo, 144 mulheres após a menopausa tomaram 50, 100 ou 150 mg de ibandronato ou placebo por mês. Foram seguidas por três meses para tolerabilidade e mudanças no marcador CTX de metabolismo ósseo. Não houve diferenças significativas nos eventos adversos entre os grupos. O CTX diminuiu significativamente ao longo dos três meses naquelas tomando 100 e 150 mg (soro, -40,7% e -56,7%, respectivamente; $p < 0,001$; urinária, -34,6% e -54,1%, respectivamente, $p < 0,001$).

37. *(1A)* **Miller P** et al. Monthly oral ibandronate therapy in postmenopausal osteoporosis: 1-year results from the MOBILE study. J Bone Miner Res 2005;20:1315-1322.
 Ensaio randomizado duplo-cego que buscou a dose apropriada de ibandronato para o tratamento de osteoporose. As 1.609 mulheres osteoporóticas após a menopausa foram distribuídas no estudo em quatro grupos: 2,5 mg por dia, 50 mg/50 mg uma vez por mês, 100 mg uma vez por mês e 150 mg uma vez por mês, sendo seguidas por dois anos. Aquelas tomando ibandronato tiveram aumento na DMO da coluna lombar (3,9, 4,3, 4,1 e 4,9%, respectivamente) e aumentos semelhantes na DMO do quadril (2-3%). O grupo de 150 mg teve aumento menor, mas significativamente maior na DMO da coluna lombar do que o grupo com esquema diário ($p < 0,0001$). Quando os grupos foram avaliados quanto ao ganho de DMO acima da linha de base de > 6% na CL ou 3% no quadril, os grupos de 150 e 100 mg tiveram significativamente mais pacientes atingindo esses objetivos do que aqueles com esquema diário na CL e no quadril (somente 150 mg na CL com respeito a ganhos acima da linha de base). Em relação a efeitos colaterais, a freqüência de sintomas gastrintestinais foi semelhante entre as doses, mas houve pequeno aumento em sintomas parecidos com resfriado no esquema mensal (6,6% no grupo 50/50 mg, 6,8% no grupo 100 mg, 8,3% no grupo 150 mg e 2,8% no grupo diário).

38. **Emkey R** et al. Two year efficacy and tolerability of intermittent intravenous ibandronate injections in postmenopausal osteoporosis: The DIVA study: Presented at the Annual Scientific Meeting of ACR/ARHP, November 2005; San Diego, CA.
 Estudo fase III multinacional, de dois anos, randomizado, duplo-cego, duplo-mudo, em mulheres após a menopausa com osteoporose. A eficácia e a segurança de ibandronato 2 mg por dia foi comparada com dois esquemas de ibandronato IV (2 mg a cada 2 meses e 3 mg a cada 3 meses). Em 1 e 2 anos, o ibandronato IV produziu aumentos semelhantes na DMO, 6,4, 6,3 e 4,8%, com os dois esquemas IV produzindo ganho significativamente mais alto de DMO na coluna lombar e no quadril proximal do que a dose diária ($p < 0,001$). Todos os braços do tratamento tiveram diminuição semelhante nas CTX e perfil semelhante de segurança.

38a. *(2C)* **Ruggiero SL, Mehrotra B, Rosenberg TJ**, et al. Osteonecrosis of the jaws associated with the use of bisphosphonates: A review of 63 cases. J Oral Maxillofac Surg 62:527-534, 2004.
 A osteonecrose da mandíbula foi primeiramente trazida em foco por esse estudo descritivo.

39. *(1A)* **Ettinger B** et al. Reduction of vertebral fracture risk in postmenopausal women with osteoporosis treated with raloxifene: Results from a 3-year randomized clinical trial: Multiple Outcomes of Raloxifene Evaluation (MORE) Investigators. JAMA 1999; 282:637-645.
 Ensaio multicêntrico, randomizado, cego, controlado com placebo de 7.705 mulheres após a menopausa com osteoporose. Foram distribuídas aleatoriamente para receber 60 ou 120 mg por dia de raloxifeno ou placebo. Em 36 meses, o risco de fratura vertebral foi diminuído em ambos os grupos de estudo recebendo raloxifeno (60 mg/dia: RR 0,7 e IC 0,5-0,8; 120 mg/dia: RR 0,5 e IC 0,4-0,7). A freqüência de fratura vertebral foi diminuí-

da em mulheres com (50% de diminuição) e sem fraturas prevalentes (diminuição de 30%). A diminuição de fratura não-vertebral não foi significativa. O raloxifeno aumentou a DMO do colo femoral em 2,1% (60 mg) e 2,4% (120 mg), e na coluna em 2,6% (60 mg) e 2,7% (120 mg) ($p < 0,001$ para todas as comparações). Mulheres recebendo raloxifeno aumentaram o risco de tromboembolia venosa em comparação com as tomando placebo (RR 3,1; IC 1,5-6,2).

40. *(1A)* **Delmas PD** et al. Efficacy of raloxifene on vertebral fracture risk reduction in postmenopausal women with osteoporosis: Four-year results from a randomized clinical trial. J Clin Endocrinol Metab 2002;87:3609-3617.
Extensão de quatro anos do ensaio MORE. O RR cumulativo de quatro anos para uma ou mais fraturas vertebrais novas foram de 0,64 (IC 0,53-0,76) com raloxifeno, 60 mg/dia, e 0,57 (IC 0,48-0,69) com raloxifeno, 120 mg/dia. O risco de fratura não-vertebral não foi significativamente reduzido (RR 0,93; IC 0,81-1,06). O perfil de segurança depois de quatro anos foi semelhante ao observado depois de três anos.

41. *(1C+)* **Cranney A** et al. Meta-analysis of raloxifene for the prevention and treatment of postmenopausal osteoporosis. Endocr Rev 2002;23:524-528.
Metanálise de sete ensaios comparando raloxifeno com placebo. O aumento percentual médio cumulativo na DMO da CL foi de 2,51% (IC 2,21-2,82), do quadril, 2,11% (IC 1,68-2,53), de todo o corpo, 1,33% (IC 0,37-2,30) e do antebraço, 2,05% (IC 0,71-3,39). A diminuição de fratura vertebral foi de 40% (IC 0,5-0,7). A diminuição de fratura não-vertebral não foi significativa.

42. *(1A)* **Chestnut CH** et al. A randomized trial of nasal spray calcitonin in postmenopausal women with established osteoporosis: The Prevent Recurrence of Osteoporotic Fractures Study. Am J Med 2000;109:267-276.
Estudo de cinco anos prospectivo, randomizado e controlado com placebo de 1.255 mulheres após a menopausa com uma ou mais fraturas vertebrais de compressão e com pontuação T na CL -2 ou mais baixa. A incidência de novas fraturas vertebrais diminuiu significativamente em 33% ($p = 0,05$) somente no grupo de calcitonina 200 UI, mas não nas doses de 100 UI ou 400 UI. Nenhuma diferença significativa foi observada no risco de fratura não-vertebral entre o grupo placebo e calcitonina.

43. *(1C+)* **Cranney A** et al. Meta-analysis of calcitonin for the treatment of postmenopausal osteoporosis. Endocr Rev 2002;23:540-551.
Nessa metanálise de 30 estudos, a calcitonina diminuiu a incidência de fratura vertebral em 54% (IC 0,25-0,87) em relação ao placebo. Em um grande ensaio randomizado, a DR foi 0,79 (IC 0,62-1,0). O RR cumulativo de fratura não-vertebral foi 0,52 (IC 0,22-1,23). No ensaio maior isso não foi significativo. O aumento cumulativo da diferença média ponderada foi de 3,74 (IC 2,04-5,43) na coluna lombar, 3,02 (IC 0,98-5,07) na combinação com antebraço médio e 3,80 ($p = 0,07$) no colo femoral.

44. *(1C+)* **Wells G** et al. Meta-analysis of the efficacy of hormone replacement therapy in treating and preventing osteoporosis in postmenopausal women. Endocr Rev 2002;23:529-539.
Essa metanálise de 57 estudos randomizados mostrou uma tendência para a diminuição de incidência de fraturas vertebrais (RR 0,66; IC 0,41-1,07; cinco ensaios) e fraturas não-vertebrais (RR 0,87; IC 0,71-1,08; seis ensaios) com TRH. O aumento de DMO foi de 6,76% em dois anos na CL (21 ensaios), 4,12% (nove ensaios) no colo femoral e 4,53% (14 ensaios) no antebraço.

45. *(1A)* **Writing Group for the Women's Health Initiative Investigators.** Risks and benefits of estrogen plus progestin in healthy postmenopausal women: Principal results from the Women's Health Initiative (WHI) randomized controlled trial. JAMA 2002;288:321-333.
Esse estudo de controle randomizado de > 16.000 mulheres após a menopausa, Prempro (marca registrada CEE, 0,625 mg, e medroxiprogesterona, 2,5 mg) diminuíram significativamene o risco de fraturas vertebrais clínicas em 34%, fraturas do quadril em 34% e todas as fraturas em 24% em relação a placebo ao longo de um período de cinco anos. Aumento de risco de câncer de mama e risco cardiovascular levaram à suspensão desse braço de tratamento. As razões de risco estimadas foram as seguintes: insuficiência car-

díaca congestiva, 1,29 (IC 1,02-1,63); câncer de mama, 1,26 (IC 1,00-1,59); acidente vascular cerebral, 1,41 (IC 1,07-1,85); embolia pulmonar, 2,13 (IC 1,39-3,25); câncer colorretal, 0,63 (IC 0,43-0,92); câncer endometrial, 0,83 (IC 0,47-1,47); fratura de quadril, 0,66 (IC 0,45-0,98); morte por outras causas, 0,92 (IC 0,74-1,14).

46. *(1A)* **Bone HG** et al. Alendronate and estrogen effects in postmenopausal women with low bone mineral density: Alendronate/Estrogen Study Group. J Clin Endocrinol Metab 2000;85:720-726.

Ensaio prospectivo, duplo-cego, randomizado e controlado com placebo no qual 425 mulheres após a menopausa com histerectomia prévia e com baixa massa óssea foram distribuídas aleatoriamente para receber placebo, alendronato oral, 10 mg/dia, estrogênio conjugado, 0,625 mg/dia ou combinação das duas drogas. Em dois anos, as mudanças percentuais médias na DMO da CL foram 0,6% para placebo, 6% para alendronato (*p* < 0,001 *vs*. placebo), 6% para CEE (*p* < 0,001 *vs*. placebo) e 8,3% para tratamento combinado (*p* < 0,001 *vs*. placebo e CEE; *p* = 0,022 *vs*. alendronato). As mudanças correspondentes na DMO do fêmur proximal foram de 4,0, 3,4, 4,7 e 0,3% para grupos alendronato, estrogênio, alendronato mais estrogênio e placebo, respectivamente. Diminuições maiores em NTX urinária e FAEO foram observadas no tratamento combinado em relação a qualquer outro sozinho.

47. *(1A)* **Lindsay R** et al. Addition of alendronate to ongoing hormone replacement therapy in the treatment of osteoporosis: A randomized, controlled clinical trial. J Clin Endocrinol Metab 1999;84:3076-3081.

Nesse ensaio randomizado e controlado com placebo de 428 mulheres após a menopausa com osteoporose que receberam TRH por ≤ 1 ano, alendronato, 10 mg por dia, mais TRH, produziu aumentos significativamente maiores na DMO da CL (3,6% *vs*. 1,0%; *p* < 0,001) e no trocanter do fêmur (2,7% *vs*. 0,5%; *p* < 0,001) em comparação com TRH apenas; as diferenças entre os grupos na DMO do colo femoral não foi significativa (1,7% *vs*. 0,8%; *p* = 0,072). FAEO sérica e NTX urinária diminuíram significativamente em 6 e 12 meses com alendronato mais HRT, após o que permaneceram nos níveis anteriores à menopausa. Nenhuma diferença foi observada nos eventos adversos do trato gastrintestinal alto.

48. *(1A)* **Johnell O** et al. Additive effects of raloxifene and alendronate on bone density and biochemical markers of bone remodeling in postmenopausal women with osteoporosis. J Clin Endocrinol Metab 2002;87:985-992.

Estudo fase 3, randomizado, duplo-cego, de um ano que avaliou os efeitos da combinação de raloxifeno e alendronato em 331 mulheres após a menopausa com osteoporose. As pacientes receberam placebo, raloxifeno, 60 mg/dia, alendronato, 10 mg/dia ou uma combinação dos dois últimos. Os aumentos médios na DMO média na CL em relação à linha de base foram de 2,1, 4,3 e 5,3% nos grupos de raloxifeno, alendronato e combinação, respectivamente (*p* < 0,05). O aumento médio na DMO do colo femoral no grupo de combinação foi de 3,7% em comparação com 2,7% e 1,7% nos grupos de alendronato (*p* = 0,02) e raloxifeno (*p* < 0,001), respectivamente. As mudanças em relação à linha de base em 12 meses nos marcadores ósseos variaram de -7,1% a -16,0% com placebo, -23,8% a -46,5% com raloxifeno, -42,3% a -74,2% com alendronato e -54,1% a -81,0% no grupo de combinação raloxifeno-alendronato. Embora o grupo alendronato tivesse mudanças na DMO e marcadores ósseos correspondendo a aproximadamente duas vezes a magnitude do grupo raloxifeno, a correlação clínica com fraturas não é conhecida. O tratamento combinado diminuiu os marcadores de metabolismo ósseo em grau maior do que qualquer droga isoladamente.

49. *(1A)* **Neer RM** et al.Effect of parathyroid hormone (1-34) on fractures and bone mineral density in postmenopausal women with osteoporosis. N Engl J Med 2001;344:1434-1441.

Nesse estudo, 1.637 mulheres após a menopausa com fraturas vertebrais prévias foram distribuídas aleatoriamente para 20 ou 40 μg por dia de PTH (1-34) ou placebo por uma mediana de 21 meses. Os RR de fratura nos grupos 20 e 40 μg, comparadas com placebo, foram 0,35 (IC 0,22-0,55) e 0,3 (IC 0,19-0,50). Os RR de fraturas não-vertebrais foram 0,47 (IC 0,25-0,88) e 0,46 (IC 0,25-0,861). Em comparação com placebo, as doses de 20 e 40 mg de PTH aumentaram a DMO da CL em 9% e 13%, e em 3% e 6% no colo femoral; a dose de 40 mg diminuiu a DMO na haste do rádio em 2%, mas a DMO de todo o corpo aumentou de 2-4%. A maioria dos efeitos colaterais comuns incluiu náusea e cefaléia.

50. *(1C+)* **Prince R** et al. Sustained nonvertebral fragility fracture risk reduction after discontinuation of teriparatide treatment. J Bone Miner Res 2005;20:1507-1513.

    Esse estudo observacional avaliou alterações não-vertebrais em 1.262 dos indivíduos do Fracture Prevention Trial por 30 meses depois da suspensão da teriparatida. Embora as razões de risco para fraturas por fragilidade vertebral permanecessem significativamente menores nos grupos de tratamento quando todas as 50 semanas foram analisadas, se o período após a suspensão da teriparatida fosse analisado separadamente, somente o grupo de 40 mg mostraria diminuição significativa. A DMO diminuiu após a suspensão da teriparatida em ambos os grupos, exceto naqueles tomando bisfosfonatos por ≤ 2 anos durante o ensaio.

51. *(1C+)* **Lindsay R** et al. Sustained vertebral fracture risk reduction after withdrawal of teriparatide in postmenopausal women with osteoporosis. Arch Intern Med 2004;164: 2024-2030.

    Estudo observacional de 1.262 indivíduos do Fracture Prevention Trial seguidos por 18 meses após a suspensão da teriparatida. Os grupos de tratamento continuaram a ter diminuição significativa no risco de fraturas vertebrais (41% para 20 µg; $p = 0,004$; e 45% para 40 µg; $p = 0,001$). A diminuição absoluta no risco de fratura vertebral foi cerca de 13% para ambos os grupos de tratamento. Além disso, embora a DMO da CL fosse significativamente maior nos grupos de tratamento no final do seguimento, aqueles que usaram bisfosfonatos por =1 ano continuaram a ganhar DMO, enquanto aqueles que não tomaram bisfosfonatos perderam DMO.

52. *(1B)* **Black D** et al. The effects of parathyroid hormone and alendronate alone or in combination in postmenopausal osteoporosis. N Engl J Med 2003;349:1207-1215.

    Estudo randomizado, duplo-cego, que incluiu 238 mulheres após a menopausa (pontuação T menor que -2,5 ou menor que -2 com outro fator de risco para osteoporose) tomando PTH (1-84), 100 µg por dia, alendronato, 10 mg por dia, ou ambos por um ano. Os aumentos na DMO da coluna não foram significativamente diferentes entre os grupos (6,3%, 6,1% e 4,6%, respectivamente). No quadril, o grupo de tratamento combinado ganhou significativamente mais do que o grupo de PTH (1,9% *vs.* 0,3%; $p = 0,02$).

53. *(1B)* **Body J** et al. A randomized double-blind trial to compare the efficacy of teriparatide [recombinant human parathyroid hormone (1-34)] with alendronate in postmenopausal women with osteoporosis. J Clin Endocrinol Metab 2002;87:4528-4545.

    Nesse ensaio randomizado, 146 mulheres após a menopausa com osteoporose foram estudadas por mediana de 14 meses. Receberam 40 µg de teriparatida e um comprimido de placebo, ou 10 mg de alendronato e uma injeção de placebo. Aumento significativamente maior na DMO da CL foi observado no grupo de teriparatida no terceiro mês ($p < 0,001$). No final do estudo, aumentos significativamente maiores na DMO da CL, do colo femoral e em todo o corpo foram notados no grupo de teriparatida. No entanto, uma diminuição significativa na DMO do terço distal do rádio ocorreu no grupo de teriparatida ($p \geq 0,05$). O grupo de teriparatida também teve diminuição significativa na incidência de fratura não-vertebral (4,1% *vs.* 13,7%; $p < 0,05$).

54. *(1B)* **Ettinger B** et al. Differential effects of teriparatide on BMD after treatment with raloxifene or alendronate. J Bone Miner Res 2004;19:745-751.

    Estudo observacional de 18 meses de 59 mulheres após a menopausa com pontuação T de pelo menos -2, tomando 20 µg de teriparatida depois de 1,5-3 anos de alendronato ou raloxifeno. As do grupo de alendronato começaram com marcadores de metabolismo ósseo mais baixos. Os marcadores no grupo de raloxifeno tenderam a ser mais altos, mas a diferença não foi estatisticamente significativa exceto para FAEO, osteocalcina e PINP em um mês. Em 3 e 6 meses, as do grupo antes com raloxifeno tiveram aumento significativo na DMO da CL (2,1% em 3 meses e 5,2% em 6 meses), o que não ocorreu com aquelas antes com alendronato. Depois dos primeiros seis meses, os índices de aumento em ambos os grupos foram semelhantes. Em 18 meses o grupo de raloxifeno ganhou

10,2% na DMO da CL em comparação com 4,1% no grupo de alendronato ($p < 0,001$). No quadril, durante os primeiros seis meses, a DMO no grupo de raloxifeno mudou pouco, enquanto a do grupo alendronato diminuiu 1,8%. Depois de seis meses, ambos os grupos tiveram aumento de 1,5% na DMO do quadril.

55. *(1A)* **Bilezikian JP, Kurland ES.** Therapy of male osteoporosis with parathyroid hormone. Calcif Tissue Int 2001;69:248-251.

    Primeiro estudo randomizado, duplo-cego e controlado de PTH em homens com osteoporose idiopática. Vinte e três homens, com idade 30 a 64 anos, com pontuações Z menores que -2, foram distribuídos para placebo ou tratamento. Depois de 18 meses, aumento significativo na DMO da CL (13,5% ± 3%) e no colo femoral (2,9% ± 1,5%) foram notados. O rádio distal não mudou. Nenhum aumento a mais na DMO foi observado na CL, mas o colo femoral continuou a mostrar ganhos durante a extensão de 12 meses. Os marcadores de formação e reabsorção óssea aumentaram no braço de PTH, alcançando pico entre 9 e 12 meses de tratamento e diminuindo depois.

56. *(1A)* **Finkelstein J** et al. The effects of parathyroid hormone, alendronate, or both in men with osteoporosis. N Engl J Med 2003;349:1216-1226.

    Ensaio randomizado de 83 homens com pontuação *T* na CL ou no colo femural de pelo menos -2, que comparou teriparatida 40 μg/dia, alendronato 10 mg/dia, e sua combinação em um período de 2,5 anos (teriparatida foi iniciada no mês 6). Aumentos significativos na DMO da CL (incidência PA, 7,9% *vs.* 18,1% *vs.* 14,8%, respectivamente; $p < 0,001$) e no colo femoral (3,2% *vs.* 9,7% [$p < 0,001$]) *versus* 6,2% (p = 0,01) no grupo de teriparatida foram observados em relação àqueles com alendronato ou combinação. As diferenças entre os grupos de alendronato ou combinação não foram significativamente diferentes, exceto na coluna vertebral. Aumentos significativos na fosfatase alcalina foram notados no grupo de teriparatida ($p < 0,001$).

57. *(1C+)* **Kaufman J** et al. Teriparatide effects on vertebral fractures and bone mineral density in men with osteoporosis: Treatment and discontinuation of therapy. Osteoporos Int 2005;16:510-516.

    Esse estudo observacional de DMO e fraturas em período de 30 meses em 355 homens expostos a um ano de teriparatida, mostrou que a DMO da CL e do quadril permaneceu significativamente mais alta no grupo de teriparatida do que no grupo placebo ($p \geq 0,001$), mesmo que as DMOs em geral diminuíssem. Aqueles tomando bisfosfonato tiveram aumento na DMO da coluna e do quadril, embora fosse perdida a significância da diferença entre os grupos. Naqueles que não tomaram bisfosfonato, a DMO diminuiu. Diminuição significativa de fratura de coluna moderada ou grave foi observada (83%; $p = 0,01$) em 18 meses.

58. *(1C+)* **Shea B** et al. Meta-analysis of calcium supplementation for the prevention of postmenopausal osteoporosis. Endocr Rev 2002;23:552-559.

    Metanálise de 15 ensaios comparando cálcio com placebo. A diferença cumulativa na porcentagem a partir da linha de base foi de 2,05% para DMO de todo o corpo, 1,66% para CL e 1,64% para quadril em pacientes que receberam cálcio. O RR de fratura vertebral foi de 23%, e a de fratura não-vertebral, 14%.

59. *(1C+)* **Papadimitropoulos E** et al. Meta-analysis of the efficacy of vitamin D treatment in preventing osteoporosis in postmenopausal women. Endocr Rev 2002;23:560-569.

    Metanálise de 25 ensaios randomizados de vitamina D com ou sem cálcio *versus* controle. A incidência de fratura vertebral foi diminuída (RR 0,63; IC 0,45-0,88; $p < 0,01$), e a incidência de fratura não-vertebral mostrou tendência para diminuição (RR 0,77; IC 0,57-1,04; $p = 0,09$). A vitamina D hidroxilada teve efeito mais profundo na DMO do que a vitamina D-padrão. A DMO de todo o corpo aumentou 2,06% em pacientes que receberam vitamina D hidroxilada em comparação com 0,4% dos que receberam vitamina D-padrão.

60. *(2A)* **Cameron ID** et al. Hip protectors in aged-care facilities: A randomized trial of use by individual higher-risk residents. Age Ageing 2001;30:477-481.

    Ensaio randomizado controlado de 174 mulheres que viviam em casas de repouso ou em instituições de tratamento de idosos, que tiveram duas ou mais quedas ou pelo menos uma queda que necessitou internação nos três meses prévios. Durante o seguimento, ocorreu uma média de 4,6 quedas por pessoa. Não foi observada nenhuma diferença na mortalidade. Oito fraturas de quadril ocorreram no grupo de intervenção e sete no grupo controle (RR 1,46; IC 0,53-4,51). Nenhuma fratura de quadril ocorreu quando eram usados protetores de quadril conforme orientação. A adesão foi ~57% durante a duração do estudo, e os protetores de quadril eram usados na ocasião de 54% das quedas no grupo de intervenção.

61. *(2A)* **Reid IR** et al. Intravenous zoledronic acid in postmenopausal women with low bone mineral density. N Engl J Med 2002;346:653-661.

Nesse estudo de um ano, randomizado, duplo-cego e controlado com placebo, 351 mulheres após a menopausa com DMO baixa foram distribuídas para placebo ou ácido zoledrônico IV, 0,25, 0,5 ou 1 mg a intervalos de três meses. Além disso, um grupo recebeu dose única de 4 mg intravenosa e outro recebeu duas doses de 2 mg cada, com intervalo de seis meses. Aumentos semelhantes na DMO da CL, 4,3-5,1%, foram observados nos grupos de ácido zoledrônico em comparação com placebo ($p < 0,001$). Além disso, a mudança percentual média na DMO do colo femoral foi 3,1-3,5% maior ($p < 0,001$). Os marcadores de reabsorção óssea foram significativamente suprimidos em todos os grupos de ácido zoledrônico. Efeitos colaterais incluíram mialgia e febre.

62. **Fogelman I, Blake G.** Strontium ranelate for the treatment of osteoporosis. BMJ 2005;330:1400-1401.

Revisão de ranelato de estrôncio e dos estudos que avaliaram sua eficácia na osteoporose.

63. *(1B)* **Meunier P** et al. The effects of strontium ranelate on the risk of vertebral fracture in women with postmenopausal osteoporosis. N Engl J Med 2004;350:459-468.

Ensaio de três anos randomizado e controlado com placebo que avaliou 1.649 mulheres osteoporóticas após a menopausa com pelo menos uma fratura de vértebra. Receberam 2 g de ranelato de estrôncio oral ou placebo por dia. Foi observado diminuição no risco de fraturas vertebrais de 49% depois do primeiro ano e 41% depois de três anos. O efeito colateral gastrintestinal mais comum foi diarréia (6,1% com estrôncio vs. 3,6% com placebo; $p < 0,02$), que desapareceu depois de três meses. Não foi observada nenhuma mineralização óssea anormal.

64. *(1B)* **Reginster J** et al. Strontium ranelate reduces the risk of nonvertebral fractures in postmenopausal women with osteoporosis: Treatment of peripheral osteoporosis (TROPOS) study. J Clin Endocrinol Metab 2005;90:2816-2822.

Nesse estudo randomizado, duplo-cego e controlado com placebo, 5.091 mulheres osteoporóticas após a menopausa receberam ranelato de estrôncio, 2 g por dia ou placebo por cinco anos (análise estatística principal depois de três anos). As fraturas não-vertebrais por fragilidade diminuíram 19% ($p = 0,031$) no grupo de estrôncio em três anos. Aqueles com 74 ou mais anos de idade com pontuação T no colo femoral de pelo menos -3 tiveram diminuição de 36% no RR para fratura de quadril ($p = 0,046$). Uma diminuição significativa de RR para fratura vertebral de 39% ($p < 0,001$) foi observada no grupo de estrôncio em três anos.

64a. *(2A)* **McClung MR, Lewiecki EM, Cohen SB** et al. AMG 162 Bone Loss Study Group. Denosumab in postmenopausal women with low bone mineral density. N Engl J Med 2006;354(8):821-831.

Quatrocentas e doze mulheres após a menopausa foram incluídas em um estudo de um ano onde os efeitos do denosumab, administrado a cada 3 meses e a cada 6 meses em doses variáveis e a DMO foram comparados com grupos de alendronato e placebo. Houve um aumento observado de 3 a 6,7% (em comparação com aumento de 4,6% com alendronato e perda de 0,8% com placebo) na coluna lombar, de 1,9 a 3,6% no quadril total (em comparação com aumento de 2,1% com alendronato e perda de 0,6% com placebo) e de 0,4 a 1,3% no terço distal do rádio (em comparação com diminuição de 0,5% com alendronato e 2% com placebo). O CTX sérico diminuiu para próximo dos níveis máximos em três dias depois da administração.

65. *(1C+)* **Cummings SR** et al. Monitoring osteoporosis therapy with bone densitometry: Misleading changes and regression to the mean: Fracture Intervention Trial Research Group. JAMA 2000;283:1318-1321.

Esse artigo avaliou dados de DMO dos ensaios FIT e MORE. Mulheres com maiores perdas de DMO durante o primeiro ano de tratamento tinham maior probabilidade de ganhar DMO durante o tratamento continuado. Entre mulheres recebendo alendronato, cuja DMO do quadril diminuiu em > 4% durante o primeiro ano, 83% (IC 82-84%) tiveram aumento na DMO do quadril durante o segundo ano, com aumento médio geral de 4,7%. Em contraste, aquelas que pareciam ganhar ≤ 8% durante o primeiro ano perderam em média 1% (IC 0,1-1,9%) durante o próximo ano. Resultados semelhantes foram observados com raloxifeno.

66. *(1C+)* **Chapurlat RD** et al. Risk of fractures among women who lose bone density during treatment with alendronate: The Fracture Intervention Trial. Osteoporos Int 2005;16:842-848.

    Esse estudo observacional analisou os 5.220 indivíduos do Fracture Prevention Trial que tomaram ≤ 70% da medicação do estudo, focalizando a diminuição de fratura no final do estudo e as alterações de DMO depois de 1 e 2 anos de tratamento. Os investigadores observaram que aqueles que perderam ≥ 4% na DMO da coluna depois de 1 ano tiveram diminuição de 60% no risco de fratura vertebral. Além disso, os indivíduos que perderam ≥ 4% da DMO do quadril após 1 ano tiveram diminuição de 53% no risco de fratura vertebral. Além disso, os indivíduos que perderam ≥ 4% da DMO do quadril após um ano tiveram diminuição de 53% no risco de fratura vertebral. No entanto, o benefício das fraturas não foi observado quando foram perdidas as DMO da coluna e do quadril.

67. *(1C+)* **Siminoski K** et al. Accuracy of height loss during prospective monitoring for detection of incident vertebral fractures. Osteoporos Int 2005;16:403-410.

    Estudo observacional de 985 mulheres osteoporóticas após a menopausa que estavam no grupo placebo nos estudos Vertebral Efficacy with Risedronate Therapy. Sua altura foi medida a cada três anos e foram feitas radiografias de coluna. Diminuição de altura > 2 cm em três anos teve sensibilidade para novas fraturas vertebrais de somente 36%, mas especificidade de quase 94%, com uma PPV para esse grau de diminuição de altura de 35% e uma NPV de 92%.

Doença de Paget

68. *(1C+)* **Siris ES** et al. Risedronate in the treatment of Paget's disease of bone: An open label, multicenter study. J Bone Miner Res 1998;13:1032-1038.

    Nesse estudo aberto de 162 pacientes, risedronato foi administrado ciclicamente (30 mg por dia por 84 dias e, depois, nenhum tratamento por 112 dias), seguindo-se repetição do ciclo se a fosfatase alcalina não se normalizasse ou se aumentasse do seu nadir em ≤ 25%. A fosfatase alcalina normalizou-se em 54% dos pacientes depois do tratamento (7-14 meses). As diminuições percentuais médias desse marcador depois dos ciclos 1 e 2 foram 66 e 70%, respectivamente.

69. *(1A)* **Miller PD** et al. A randomized double-blind comparison of risedronate and etidronate in the treatment of Paget's disease of bone: Paget's Risedronate/Etidronate Study Group. Am J Med 1999;106:513-520.

    Em um estudo prospectivo duplo cego, 123 pacientes tomaram risedronato, 30 mg/dia, ou etidronato, 400 mg/dia, por seis meses. Depois de 12 meses, a fosfatase alcalina sérica normalizou-se em 73% dos pacientes no grupo de risedronato em comparação com somente 15% no grupo de etidronato ($p < 0,001$). O tempo mediano para normalização foi mais curto com risedronato (91 vs. 360 dias; $p < 0,001$) e os índices de recidiva em 18 meses foram mais baixos (3% vs. 15%; $p < 0,05$) do que com placebo. As pontuações de diminuição de dor foram significativamente mais baixas com risedronato.

70. *(1A)* **Reid IR** et al. Biochemical and radiologic improvement in Paget's disease of bone treated with alendronate: A randomized, placebo-controlled trial. Am J Med 1996;101:341-348.

    Estudo duplo-cego randomizado comparando alendronato oral, 40 mg/dia, e placebo em um período de seis meses em 55 pacientes com doença de Paget. O NTX diminuiu 86% e a fosfatase alcalina sérica, 73% nos pacientes tomando alendronato, mas ficou estável naqueles tomando placebo ($p < 0,001$ entre os grupos para ambos os índices). A

fosfatase alcalina normalizou-se em 48% dos pacientes tratados com alendronato. Cerca de 48% desses pacientes mostraram melhoria radiológica na osteólise, com 4% de melhoria no grupo placebo ($p = 0,02$). Nenhuma evidência de osteomalacia foi observada em 12 pacientes após a biópsia.
71. *(1A)* **Siris E** et al. Comparative study of alendronate versus etidronate for the treatment of Paget's disease of bone. J Clin Endocrinol Metab 1996;81:961-967.
Oitenta pacientes foram distribuídos aleatoriamente para receber alendronato, 40 mg/dia, etidronato, 400 mg/dia, por seis meses. Comparado com etidronato, o alendronato resultou em índices mais altos de normalização da fosfatase alcalina (61% *vs.* 17%, respectivamente) e maior diminuição da fosfatase alcalina (79% *vs.* 44%, respectivamente). Nenhuma osteomalacia foi observada nas biópsias ósseas no grupo de alendronato.
72. *(1C+)* **Tucci JR, Bontha S**. Intravenously administered pamidronate in the treatment of Paget's disease of bone. Endocr Pract 2001;7:423-429.
Estudo prospectivo não-randomizado e revisão da literatura na qual 80 pacientes (52 mulheres e 28 homens; variação de idade de 53-93 anos; idade média 76 anos) foram tratados com 180 mg de pamidronato intravenoso em um período de 6 ou 3 semanas. O nível médio de fosfatase alcalina sérica foi de 1.051 U/L antes do tratamento e 386 U/L depois do tratamento, uma diminuição de 63% ($p < 0,0001$). Em 50 pacientes, o nível sérico de fosfatase alcalina diminuiu para a faixa normal. Normalização foi notada em 43 de 50 pacientes (86%) cuja fosfatase alcalina na linha de base era < 3 vezes o limite normal superior, em cinco de 13 pacientes (38%) cuja fosfatase alcalina na linha de base era 3 a 6 vezes o limite normal superior e em somente dois de 17 pacientes (12%) cuja fosfatase alcalina na linha de base excedeu 6 vezes o limite normal superior. Eventos adversos incluíram hipocalcemia e sintomas semelhantes aos da gripe.
73. *(1B)* **Reid I** et al. Comparison of a single infusion of zoledronic acid with risedronate for Paget's disease. N Engl J Med 2005;353:898-908.
Em dois ensaios randomizados, duplos-cegos e ativamente controlados, indivíduos com doença de Paget tomaram uma dose de 5 mg de ácido zoledrônico via intravenosa em um período de 15 minutos ou 60 mg de risedronato por seis meses. Depois de seis meses, mais indivíduos tomando ácido zoledrônico tiveram resposta da doença (96% *vs.* 74%; $p < 0,001$), a fosfatase alcalina normalizou-se mais freqüentemente no grupo de ácido zoledrônico (88,6% *vs.* 57,9%; $p < 0,001$), a qualidade de vida nos que receberam ácido zoledrônico foi mais alta e menos pacientes no grupo de ácido zoledrônico tiveram recidiva depois de seis meses sem tratamento (um de 113 no grupo de ácido zoledrônico *versus* 21 de 82 no grupo de risedronato; $p < 0,001$).

Hiperparatiroidismo primário

74. **Bilezikian JP** et al. Summary statement from a workshop on asymptomatic primary hyperparathyroidism: A perspective for the 21st century. J Bone Miner Res 2002;17:M12-M17.
Resume os avanços recentes e as direções futuras para o hiperparatiroidismo primário.
75. *(1C)* **Silverberg SJ** et al. A 10-year prospective study of primary hyperparathyroidism with or without parathryoide surgery. N Engl J Med 1999;341:1249-1255.
Relatou experiência de seguimento de 10 anos com 121 pacientes hiperparatiróideos, 61 dos quais foram submetidos à paratiroidectomia, e 60 não o foram. A paratiroidectomia levou a concentrações normais de cálcio sérico e a aumento médio na DMO da CL de 8% após um ano ($p = 0,005$) e 12% após 10 anos ($p = 0,03$). A DMO do colo femoral aumentou 6% depois de um ano ($p = 0,002$) e 14% depois de 10 anos ($p = 0,002$). Nenhuma mudança foi observada na concentração sérica de cálcio, na excreção urinária de cálcio e na DMO em 52 pacientes que não foram submetidos à cirurgia. Quatorze de 52 desses pacientes tiveram progressão da doença, que necessitou paratiroidectomia.
76. *(1C)* **Scholz DA, Purnell DC**. Asymptomatic primary hyperparathyroidism: 10-year prospective study. Mayo Clin Proc 1981;56;473-478.

Estudo prospectivo de 10 anos de pacientes com hiperparatiroidismo assintomático seguidos na Mayo Clinic. Esse estudo não foi capaz de estabelecer critérios que previssem a necessidade de cirurgia.
77. *(1C)* **Rao DS** et al. Lack of biochemical progression or continuation of accelerated bone loss in mild asymptomatic primary hyperparathyroidism: Evidence for biphasic disease course. J Clin Endocrinol Metab 1988;67:1294-1299.
Cento e setenta e sete pacientes com hiperparatiroidismo leve assintomático foram seguidos por > 10 anos para progressão da doença. Não foi notada nenhuma mudança na progressão bioquímica ou perda óssea baseada na DMO do antebraço.
78. *(1C)* **Silverberg SJ** et al. A 10-year prospective study of primary hyperparathyroidism with or without parathyroid surgery. N Engl J Med 1999;341:1249-1255.
Cento e vinte e um pacientes com hiperparatiroidismo primário foram seguidos por 10 anos. Cinqüenta e dois pacientes não foram submetidos à cirurgia; piora da hipercalcemia, da hipercalciúria e perda óssea foram notadas nesses pacientes. Em 14 de 52, no entanto, houve indicação de cirurgia e eles tiveram que ser submetidos à paratiroidectomia.
79. *(2A)* **Rossini M** et al. Effects of oral alendronate in elderly patients with osteoporosis and mild primary hyperparathyroidism. J Bone Miner Res 2001;16:113-119.
Em um estudo-piloto controlado, 26 pacientes com idade de 67 a 81 anos foram distribuídos aleatoriamente para 10 mg de alendronato via oral em dias alternados ou nenhum tratamento por dois anos. A excreção urinária de desoxipiridinolina diminuiu significativamente depois de um mês de alendronato, e a fosfatase alcalina e a osteocalcina depois de três meses. Depois de dois anos o grupo de alendronato teve aumento significativo na DMO da CL, do quadril total e de todo o corpo (+8,6% ± 3,0%, +4,8% ± 3,9% e +1,2% ± 1,4%) em comparação com pacientes na linha de base e controles. Cálcio sérico, fosfato sérico e excreção urinária de cálcio diminuíram significativamente durante os 3-6 primeiros meses, mas depois aumentaram para os valores basais. O nível sérico de PTH aumentou significativamente durante o primeiro ano de tratamento.
80. *(1B)* **Khan A** et al. Alendronate in primary hyperparathyroidism: A double-blind, randomized, placebo-controlled trial. J Clin Endocrinol Metab 2004;89:3319-3325.
Ensaio randomizado e controlado com placebo de 44 pacientes com hiperparatiroidismo primário tomando 10 mg de alendronato ou placebo diariamente por um ano e depois todos tomando alendronato, 10 mg, pelo segundo ano. O grupo alendronato teve aumento significativo na DMO da CL em comparação com placebo ao longo dos dois anos do ensaio (6,85%; $p < 0,001$). A DMO também aumentou significativamente em 4,01% no quadril no grupo alendronato ($p < 0,001$) em 12 meses. Ganhos de DMO foram observados no colo femoral depois de dois anos (3,67%; $p = 0,038$). Nenhuma mudança significativa foi notada no grupo de tratamento no terço do rádio. Os marcadores de metabolismo ósseo NTX e FAEO diminuíram 66% em 3 meses e 49% em 6 meses, respectivamente. Cálcio, PTH e concentração urinária de cálcio permaneceram estáveis.
81. *(1B)* **Peacock M** et al. Cinacalcet hydrochloride maintains long-term normocalcemia in patients with primary hyperparathyroidism. J Clin Endocrinol Metab 2005;90:135-141.
Esse estudo multicêntrico, randomizado, duplo-cego e controlado com placebo estudou 78 mulheres com hiperparatiroidismo primário tomando 30 mg de cinacalcet ou placebo duas vezes por dia, seguidas por 1 ano. Os pacientes tinham nível de cálcio sérico 10,3 a 12,5 mg/dL na matrícula, com PTH > 45 pg/mL. Mais mulheres tomando cinacalcet tiveram normalização do nível sérico de cálcio com diminuição da concentração ≤ 0,5 mg/dL (73% vs. 5%; $p < 0,001$). Os níveis médios de cálcio no grupo de tratamento diminuiu para o normal em duas semanas do início do tratamento. O PTH também diminuiu significativamente em 7,6%; $p < 0,01$. Nenhuma diferença foi notada na DMO.

Carcinoma de paratiróide

82. **Shane E**. Parathyroid carcinoma. J Clin Endocrinol Metab 2001;86:485-493.
Revisão completa dos aspectos do carcinoma da paratiróide.
83. **Beus K, Stack B**. Parathyroid carcinoma. Otolaryngol Clin North Am 2004;37:845-854.

Boa revisão de carcinoma de paratiróide, que inclui epidemiologia, patogenia, diagnóstico e tratamento.
84. **Balfour J, Scott L.** Cinacalcet hydrochloride. Drugs 2005;65:271-281.
Excelente revisão da farmacodinâmica, farmacocinética, tolerabilidade, dose e eficácia de cinacalcet. Inclui descrição de ensaios que avaliaram esse medicamento.

Hipercalcemia

85. *(1A)* **Major P** et al. Zoledronic acid is superior to pamidronate in the treatment of hypercalcemia of malignancy: A pooled analysis of two randomized, controlled clinical trials. J Clin Oncol 2001;19:558-567.
Dois ensaios simultâneos, paralelos, multicêntricos, randomizados, duplos-cegos e duplos-mudos compararam a eficácia e a segurança de ácido zoledrônico e pamidronato no tratamento de hipercalcemia de tumor maligno. Os 275 pacientes tinham hipercalcemia moderada ou intensa, com cálcio sérico corrigido ≤ 3 mmol/L (12 mg/dL). Foram tratados com infusão de 5 minutos de ácido zoledrônico (4 ou 8 mg) ou infusão de 2 horas de pamidronato (90 mg). Os índices de resposta no dia 10 de ácido zoledrônico, 4 e 8 mg, e de pamidronato, 90 mg, foram 88,4% ($p = 0,002$), 86,7% ($p = 0,015$) e 69,7%, respectivamente. O cálcio sérico normalizou-se no dia 4 em 50% dos pacientes tratados com ácido zoledrônico e em 33,3% dos pacientes tratados com pamidronato. A duração média da normocalcemia foi maior com ácido zoledrônico, 4 e 8 mg, do que com pamidronato, 90 mg, com durações de resposta de 32, 43 e 18 dias, respectivamente.
86. *(1A)* **Purohit OP** et al. A randomised double-blind comparison of intravenous pamidronate and clodronate in the hypercalcemia of malignancy. Br J Cancer 1995;72:1289-1293.
Estudo prospectivo, randomizado e duplo-cego no qual 41 pacientes com hipercalcemia de tumor maligno receberam pamidronato, 90 mg, por via intravenosa, ou clodronato, 1.500 mg, por via intravenosa. Depois de tempo mediano de quatro dias, 100% dos pacientes tomando pamidronato tiveram normocalcemia em comparação com 80% dos que receberam clodronato. A normocalcemia persistiu por mediana de 28 dias depois de pamidronato e 14 dias depois de clodronato ($p < 0,01$).
87. *(1A)* **Wimalawansa SJ.** Optimal frequency of administration of pamidronate in patients with hypercalcaemia of malignancy. Clin Endocrinol (Oxf) 1994;41:591-595.
Nesse estudo prospectivo randomizado, 34 pacientes com hipercalcemia por tumor maligno receberam pamidronato IV a cada 14º ou 21º dia por 16 semanas. Normocalcemia foi obtida em 48h e mantida por média de 15 dias. Quando a droga foi administrada a cada três semanas, a recidiva da hipercalcemia foi observada em 50% dos pacientes durante a terceira semana. A incidência de hipercalcemia sintomática diminuiu significativamente (10%, oito episódios separados; $p < 0,01$) e a sobrevida melhorou ($p < 0,05$) nos pacientes que receberam pamidronato a cada duas semanas.
88. *(1A)* **Ostenstad B, Andersen OK.** Disodium pamidronate versus mithramycin in the management of tumour-associated hypercalcemia. Acta Oncol 1992;31:861-864.
Nesse estudo prospectivo randomizado, 28 pacientes consecutivos hipercalcêmicos com câncer foram distribuídos aleatoriamente para receber pamidronato (30, 60 ou 90 mg, dependendo do cálcio sérico) ou reidratação, mitramicina (repetidamente) e tratamento de suporte. O pamidronato normalizou o cálcio sérico em todos os pacientes e 12 de 14 ainda estavam normocalcêmiocs no dia 12. Em contraste, a mitramicina foi eficaz em somente três de 11 pacientes, e neles a hipercalcemia recidivou rapidamente.
89. *(2A)* **Shoback DM** et al. An evaluation of the calcimimetic AMG 073 in patients with hypercalcemia and primary hyperparathyroidism: Abstract presented at ASBMR Annual Meeting, 2001, Phoenix, AZ.
Estudo prospectivo, duplo-cego, randomizado e controlado com placebo no qual nove pacientes receberam 65 mg de AMG 073 ou placebo, duas vezes por dia, por quatro semanas. Quatro de cinco indivíduos receberam AMG 073 tiveram normalização dos níveis séricos de cálcio (≥ 10,3 mg) no dia 28, em comparação com somente um dos quatro pacientes que receberam placebo. Os níveis séricos de cálcio voltaram aos níveis iniciais

uma semana depois da suspensão do AMG 073. O nível médio de PTH em 12 horas diminuiu 14,5% no grupo de calcimimético em comparação com 10,6% no grupo placebo.
90. *(1A)* **Goodman WG** et al. The calcimimetic agent AMG 073 lowers plasma parathyroid hormone levels in hemodialysis patients with secondary hyperparathyroidism. J Am Soc Nephrol 2002;13:1017-1024.
Neste estudo randomizado, controlado com placebo, 52 pacientes em hemodiálise com hiperparatiroidismo secundário tomaram AMG 073 em dose única oral, variando de 5 a 100 mg ou placebo. Os níveis plasmáticos de PTH diminuíram duas horas depois de doses de 25, 50 75 e 100 mg, em um máximo de 43% ± 29%, 40% ± 36%, 54% ± 28% e 55% ± 39%, respectivamente. Os níveis plasmáticos de PTH diminuíram em todos pacientes que tomaram doses ≤ 25 mg, mas não mudaram nos que receberam placebo. Os níveis plasmático de PTH diminuíram nos primeiros 3-4 dias e permaneceram abaixo dos valores da linha de base depois de oito dias de tratamento em pacientes que receberam 25 ou 50 mg de AMG 073. As concentrações séricas de cálcio também diminuíram 5 a 10% a partir dos níveis pré-tratamento com 50 mg de AMG 073 por oito dias, mas os valores não mudaram naqueles que receberam doses mais baixas.
91. *(2C)* **Collins MT** et al. Treatment of hypercalcemia secondary to parathyroid carcinoma with a novel calcimimetic agent. J Clin Endocrinol Metab 1998;83:1083-1088.
Esse relato de caso descreve o sucesso no tratamento prolongado de um homem de 78 anos de idade com carcinoma de paratiróide com uso de agente calcimimético.
92. *(2C)* **Falzon M, Zong J.** The noncalcemic vitamin D analogs EB1089 and 22-oxacalcitriol suppress serum-induced parathyroid hormone-related peptide gene expression in a lung cancer cell line. Endocrinology 1998;139:1046-1053.
Esse estudo objetivou determinar se $1,25(OH)_2D_3$ em dois análogos não-hipercalcêmicos, EB1089 e 22-oxa-$1,25(OH)_2D_3$ (22-oxacalcitrol; OCT), suprimem o fator de crescimento induzido por expressão de gene PTHrP no soro e na epiderme em linhagem de células escamosas de câncer pulmonar humano, NCI H520. EB1089 e OCT suprimiram os níveis basais e os níveis estimulados por fator de crescimento de PTHrP em uma linhagem de células cancerosas associadas com hipercalcemia.
93. *(2C)* **Inoue D** et al. 22-Oxacalcitriol, a noncalcemic analogue of calcitriol, suppresses both cell proliferation and parathyroid hormone-related peptide gene expression in human T cell lymphotrophic virus, type I-infected T cells. J Biol Chem 1993;268:16730-16736.
Esse estudo foi feito para determinar se $1,25(OH)_2D_3$ e seu análogo não-calcêmico, OCT, poderiam suprimir proliferação celular e expressão de gene PTHrP em uma linhagem de células T infectadas com HTLV, MT-2. OCT e $1,25(OH)_2D_3$ inibiram a proliferação de células MT-2 de modo dependente do tempo e da dose. OCT diminuiu a concentração de PTHrP em 50%.

Hipocalcemia

94. *(1C)* **Pearce SH** et al. A familial syndrome of hypocalcemia with hypercalciuria due to mutations in the calcium-sensing receptor. N Engl J Med 1996;335:1115-1122.
Seis parentes com hipoparatiroidismo e hipercalciúria que pioraram com suplementação de vitamina D tinham mutações no gene do receptor sensível a cálcio. Cinco mutações heterozigóticas de sentido equívoco foram detectadas (Asn 118Lis, Phe128Leu, Thr151Met, Glu191Lys e Phe612Ser).
95. *(1C+)* **Heaney RP** et al. Calcium absortive effects of vitamin D and its major metabolites. J Clin Endocrinol Metab 1997;82:4111-4116.
Homens adultos tomaram doses graduadas de vitamina D3, 25(OH)D e $1,25(OH)_2D$ por 8, 4 e 2 semanas, respectivamente. Todos os três compostos de vitamina D elevaram significativamente absorção de ^{45}Ca de uma carga de 300 mg de cálcio. Além disso, $1,25(OH)_2D$ foi ativo mesmo na menor dose (0,5 mg/dia); 25(OH)D foi também ativo no aumento da absorção sem aumentar os níveis totais de $1,25(OH)_2D$. Nas curvas de resposta por dose para $1,25(OH)_2D$ e 25(OH)D, a potência das duas foi: 100:1. O efeito

absortivo de vitamina D3 foi visto somente no nível mais alto da dose (1.250 mg ou 50.000 UI/dia) e aparentemente foi mediado por conversão a 25(OH)D.

96. *(1B)* **Winer K** et al. Long-term treatment of hypoparathyroidism: A randomized controlled study comparing parathyroid hormone-(1-34) versus calcitriol and calcium. J Clin Endocrinol Metab 2003;88:4214-4220.
Nesse ensaio de três anos, randomizado e aberto, 27 pacientes com hipoparatiroidismo tomaram PTH duas vezes por dia ou calcitriol e cálcio. Os pacientes tomando PTH necessitaram 37 µg, e os tomando calcitriol ~0,91 µg para atingir a concentração normal de cálcio. Os pacientes em cada grupo de tratamento não tinham níveis diferentes de cálcio, fósforo e magnésio. O PTH normalizou os níveis urinários de cálcio, e o calcitriol não. Nenhuma mudança significativa foi vista na DMO de ambos os grupos. Os marcadores de metabolismo ósseo fosfatase alcalina, osteocalcina, desoxipiridinolina urinária e excreção de piridinolina aumentaram mais no grupo de PTH ($p < 0,001$).

Osteomalacia

97. *(1C+)* **Thomas MK** et al. Hypovitaminosis D in medical inpatients. N Engl J Med 1998;338:777-783.
De 290 pacientes consecutivos admitidos em enfermaria geral, 57% tinham níveis de 25(OH)D ≥ 15 ng/mL e 28%, < 8ng/mL. Isso incluiu 43% dos pacientes que consumiram o conteúdo de vitamina D acima do recomendado na dieta.

98. *(1C)* **Holick M** et al. Prevalence of vitamin D inadequacy among postmenopausal North American women receiving osteoporosis therapy. J Clin Endocrinol Metab 2005;90:3215-3224.
Nesse estudo, 1.536 mulheres após a menopausa, osteoporóticas e não-hospitalizadas foram observadas quanto a risco de deficiência de vitamina D. Concentrações de 25(OH)D < 30 ng/mL foram encontradas em 52% e < 20 ng/mL, em 18%. Níveis baixos de 25(OH)D foram mais freqüentes em mulheres tomando < 400 U de vitamina D por dia (25[OH]D < 30 ng/mL tomando < 400 U por dia e em 45% tomando ≤ 400 U). 25(OH)D e PTH exibiram associação negativa.

99. *(1C)* **Chapuy M** et al. Prevalence of vitamin D insufficiency in an adult normal population. Oteoporos Int 1997;7:439-443.
Estudo observacional de 1.569 adultos franceses entre novembro e abril. Quatorze por cento tinham concentrações de 25(OH)D ≥ 12 ng/mL e 75% tinham níveis < 31 ng/mL. A concentração de vitamina D variou com a localização. Foi observada associação negativa entre PTH e 25(OH)D, e níveis de 25(OH)D ≥ 31 ng/mL foram associados com início de aumento de PTH.

100. **Heaney R.** Functional indices of vitamin D status and ramifications of vitamin D deficiency. Am J Clin Nutr 2004;80:1706S-1709S.
Revisão de vitamina D, seu papel em doença, sua medida e níveis subótimos.

101. **Rao D, Alqurashi S.** Management of vitamin D depletion in postmenopausal women. Curr Osteoporos Rep 2003;1:110-115.
Revisão de diminuição de vitamina D. Explica a avaliação da depleção, sua prevalência, seus efeitos e tratamento.

102. *(1C)* **Grey A** et al. Vitamin D depletion in patients with primary hyperparathyroidism and coexistent vitamin D insufficiency. J Clin Endocrinol Metab 2005;90:2122-2126.
Vinte e um pacientes com hiperparatiroidismo primário e hipercalcemia de < 12 mg/dL com deficiência de vitamina D (< 20 ng/mL) tomaram colecalciferol, 50.000 UI por semana, por um mês e depois uma vez por mês durante um ano. Com reposição de 25(OH)D a níveis de > 20 ng/mL, os níveis médios de cálcio e fosfato não mudaram. O cálcio não aumentou para > 12 mg/dL durante o estudo. Os níveis de PTH diminuíram significativamente em seis meses ($p < 0,01$ em 6 meses; 26%, $p < 0,01$ em 12 meses). Deve-se notar que dois pacientes desenvolveram hipercalciúria.

103. *(1C)* **Fujita T** et al. Adult-onset vitamin-D resistant osteomalacia with the unresponsiveness to parathyroid hormone. J Clin Endocrinol Metab 1980;50:927-931.

Relato de caso de homem com 50 anos de idade com osteomalacia resistente à vitamina D.
104. *(1C)* **Itoi E** et al. Adult-onset of vitamin D-resistant osteomalacia: A case with seventeen-year follow-up. J Bone Joint Surg Am 1991;73:932-937.
Relato de caso de seguimento a longo prazo de adulto com estabelecimento de osteomalacia resistente à vitamina D.
105. *(1C)* **Nelson A** et al. Fibroblast growth factor 23: A new clinical marker for oncogenic osteomalacia. J Clin Endocrinol Metab 2003;88:4088-4094.
Relato de caso de paciente com osteomalacia oncogênica e correlação observada entre essa doença e fator de crescimento fibroblástico (FGF) 23. O tumor causativo tinha coloração para RNAm de FGF 23 e proteína, e a concentração sérica de FGF 23 do paciente estava alta antes da ressecção da massa e depois normalizou-se com sua ressecção.
106. *(1C)* **Jonsson K** et al. Fibroblast growth factor 23 in oncogenic osteomalacia and x-linked hypophosphatemia. N Engl J Med 2003;348:1656-1663.
Esse estudo observacional mostrou aumento de concentrações de FGF 23 em paciente com osteomalacia oncogênica, que voltou ao normal depois da remoção do tumor.
107. *(1C)* **Leicht E** et al. Tumor-induced osteomalacia: Pre- and postoperative biochemical findings. Hormone Metab Res 1990;22:640-643.
Relato de caso de paciente tratado com sucesso com ressecção cirúrgica do tumor, calcitriol e fósforo.
108. *(1C)* **Shane E** et al. Tumor-induced osteomalacia: Clinical and basic studies. J Bone Miner Res 1997;12:1502-1511.
Relato de caso.
109. *(1C)* **Tebben P** et al. Whole-body ^{99m}Tc-sestamibi scintigraphy to localize tumors causing oncogenic osteomalacia: An abstract presented at the AACE Annual Session, 2005, Washington D.C.
Relato de caso de três pacientes com osteomalacia oncogênica, nos quais cintilografias de todo o corpo com Tc^{99m} sestamibi localizaram os tumores.
110. *(2A)* **Carpenter TO** et al. 24,25-Dihydroxyvitamin D supplementation corrects hyperparathyroidism and improves skeletal abnormalities in X-linked hypophosphatemic rickets: A clinical research center study. J Clin Endocrinol Metab 1996;81:2381-2388.
Esse ensaio prospectivo de um ano controlado com placebo comparou suplementação de 24,25(OH)$_2$D$_3$ com tratamento-padrão em 15 pacientes com hipofosfatemia ligada ao cromossomo X. Em nove pacientes, 24,25(OH)$_2$D$_3$ normalizou os valores de PTH [o pico de PTH foi 46,5 ± 6,6 pmol/L na entrada, 42,3 ± 5,9 pmol/L depois de placebo e 23,3 ± 5,4 pmol/L depois de 24,25(OH)$_2$D$_3$]. A adenosina-monofosfato cíclica nefrógena diminuiu à noite, coincidente com diminuição de PTH, e o nível sérico de fósforo foi levemente mais alto com 24,25(OH)$_2$D$_3$. As características radiográficas de raquitismo melhoraram durante a suplementação de 24,25(OH)$_2$D$_3$ em crianças, e a superfície osteóide diminuiu em adultos.
111. *(2A)* **Seikaly MG** et al. The effect of recombinant human growth hormone in children with X-linked hypophosphatemia. Pediatrics 1997;100:879-884.
Estudo randomizado, duplo-cego, cruzado, feito em um período de 24 meses, em cinco crianças com hipofosfatemia ligada ao cromossomo X. Os resultados indicaram que o tratamento com hormônio de crescimento melhorou a pontuação de DPs de altura (pontuação Z) a partir da linha de base de -2,62 ± 0,21 para -2,02 ± 0,25 e para -1,46 ± 0,28 depois de 3 e 12 meses, respectivamente. A pontuação de velocidade de crescimento DP foi -1,90 ± 0,40 no grupo placebo e +4,04 ± 1,50 no grupo tratado. Aumentos na fosfatase sérica de 0,88 ± 0,07 mmol/L para 1,17 ± 0,14 mmol/L e na reabsorção máxima tubular de fosfato (TmP/GFR) de 2,12 ± 0,15 para 3,41 ± 0,25 mg/dL foram observados depois de 3 meses de tratamento com rhGH. No entanto, fosfato sérico e TmP/GFR não mudaram a partir da linha de base em 6, 9 e 12 meses de tratamento.
112. *(1C+)* **Verge CF** et al. Effects of therapy in X-linked hypophosphatemic rickets. N Engl J Med 1991;325:1843-1848.
Vinte e quatro pacientes com raquitismo hipofosfatêmico ligado ao cromossomo X (nove meninos e 15 meninas), com idade de 1 a 16 anos (mediana 5,3 anos) foram observa-

dos por 0,3 a 11,8 anos (mediana 3 anos). Os pacientes tratados por ≤ 2 anos antes da puberdade ($n = 19$) tiveram pontuação média de DPs de altura de -1,08, em comparação com -2,05 nos controles históricos não-tratados. Os 13 pacientes tratados com calcitriol e fosfato por ≤ 2 anos tiveram aumento na pontuação média de DPs de altura de 0,33 (IC 0-0,67; $p = 0,05$). Dezenove dos 24 pacientes (79%) tinham nefrocalcinose na ultra-sonografia renal. O grau de nefrocalcinose foi significativamente correlacionado com a dose média de fosfato ($r = 0,60$; $p = 0,002$), mas não com a dose de vitamina D ou com a duração do tratamento.

113. *(1C)* **Weinstein RS, Whyte MP.** Heterogeneity of adult hypophosphatasia: Report of severe and mild cases. Arch Intern Med 1981;141:727-731.
Foram apresentados dois casos com variação no quadro clínico.
114. *(1C)* **Deal C, Whyte M.** Adult hypophosphatasia treated with teriparatide. J Bone Miner Res 2005;20:S1-S10.
Relato de caso do uso de teriparatida em hipofosfatasia do adulto.
115. *(1C)* **Camacho P** et al. Treatment of adult hypophosphatasia with teriparatide. In preparation.
Relato de caso do uso de teriparatida em hipofosfatasia do adulto.

5

Doenças do sistema reprodutor

Steven Petak e Rhoda H. Cobin

Amenorréia	203	Hipogonadismo masculino	216
Hirsutismo	208	Infertilidade	220
Puberdade precoce	214	Menopausa	222

AMENORRÉIA

Definição

Amenorréia é a ausência de menstruação em uma mulher durante seus anos reprodutivos. Amenorréia primária é a ausência de menstruação em moça sem mamas desenvolvidas na idade de 14 anos ou a ausência de menstruação em moça com desenvolvimento de mamas na idade de 16 anos. Amenorréia secundária é a ausência de menstruação em mulher que tinha função menstrual previamente estabelecida. A extensão de tempo definindo amenorréia secundária é amplamente variável: os especialistas a colocam entre 3 e 12 meses.

Etiologia

Há superposição considerável entre amenorréia primária e secundária. Insuficiência ovariana e defeitos müllerianos, incluindo doenças uterinas e de orifícios, são responsáveis por cerca de 60% dos pacientes com amenorréia primária. Insuficiência ovariana prematura e doenças hiperandrogênicas são responsáveis por cerca de 72% dos pacientes com amenorréia secundária. Gravidez sempre deve ser considerada como diagnóstico. Atraso constitucional da puberdade freqüentemente é responsável pelo que poderia parecer amenorréia primária.

Epidemiologia

A incidência da amenorréia primária varia de 0,48 a 1,2%; a de amenorréia secundária é cerca de 4,9%.

Fisiopatologia

A abordagem da amenorréia depende de ela ser primária ou secundária. Na primeira, os defeitos podem estar presentes em qualquer nível do sistema reprodutor (hipotálamo, hipófise, ovários, útero ou trato de saída vaginal). Em mulheres com menstruação prévia, fica claro que tinham útero e trato de saída normais e que ocorreu estímulo com estrogênio, implicando função ovariana.

Gravidez sempre deve ser excluída em qualquer paciente vista pela primeira vez com amenorréia, particularmente amenorréia secundária ou amenorréia primária com desenvolvimento normal. Anomalias da tiróide são comumente associadas com distúrbios menstruais e devem ser procuradas inicialmente com nível de hormônio estimulante de tiróide (TSH).

História e exame físico ajudam a definir o problema e sugerem investigação laboratorial apropriada.

Amenorréia primária

Doenças vaginais, uterinas e ovarianas

Hímen imperfurado é visto com desenvolvimento e crescimento normais, características sexuais secundárias normais e, quase sempre, tensão pré-menstrual e cólica no baixo abdome na ocasião da menstruação esperada. O diagnóstico é feito pelo exame físico, e o tratamento é a himenectomia cirúrgica.

Atresia vaginal (síndrome de Mayer-Rokitansky) ocorre com crescimento normal e desenvolvimento normal das características sexuais secundárias. Canal vaginal rudimentar pode estar presente, mas com ausência de útero e trompas uterinas. Anomalias associadas (incluindo escoliose, agenesia renal unilateral e, raramente, defeitos cardíacos) podem ser encontradas [1]. Embora a doença em geral seja esporádica, várias etiologias genéticas foram propostas [2,3]. O diagnóstico é feito com ultrasonografia. Os níveis de estrogênio e gonadotrofinas são normais. O tratamento pode incluir procedimentos de reconstrução vaginal.

A falta de desenvolvimento ovariano normal pode ser por síndrome de Turner, que pode ser clinicamente suspeitada pela observação de falta de desenvolvimento de características sexuais secundárias, baixa estatura e anomalias somáticas, incluindo mamilos muito afastados, implantação baixa da linha do cabelo e outras anomalias esqueléticas. O diagnóstico de etiologia ovariana é confirmado com achado de aumento de hormônio folículo-estimulante (FSH; devido à falta de produção de inibina ovariana), e a base genética da síndrome é confirmada com cariótipo anormal. XO é a anomalia genética mais freqüente, mas outras anomalias do cromossomo X e mosaicismo podem estar presentes. Variantes com material de cromossomo Y também podem ter virilização leve. A presença do cromossomo Y aumenta o risco de gonadoblastomas, devendo-se, assim, considerar a gonadectomia [4].

Disgenesia ovariana primária com cariótipo XX é uma doença rara que pode ser herdada com traço autossômico recessivo e não tem as características somáticas associadas da síndrome de Turner; pode ser associada com baixa estatura. Falta de desenvolvimento de características sexuais secundárias, disgenesia ovariana e útero e estruturas vaginais normais são notadas. O FSH é alto [5,6].

Raramente ooforite auto-imune é vista como amenorréia primária, tendo maior probabilidade de ocorrer como amenorréia secundária com evidência de insuficiência ovariana (aumento de FSH). Anticorpos antiovarianos algumas vezes são detectáveis, existindo forte associação com outras doenças auto-imunes.

A síndrome de insensibilidade androgênica resulta de mutações no receptor de androgênio de vários tipos e gravidade com variação correspondente no quadro clínico, incluindo fenótipo feminino com tecido mamário normal, pêlos axilares e pubianos escassos e ausência de estruturas müllerianas. A incidência é mais alta em mulheres com hérnias inguinais [7,8]. O diagnóstico é feito com ultra-sonografia e com o achado de testosterona na faixa masculina. O cariótipo é XY.

Doença hipotálamo-hipofisária

Hipogonadismo hipogonadotrófico (hormônio luteinizante [LH] e FSH baixos) pode ser visto com amenorréia primária com ou sem anosmia (síndrome de Kallmann – SK). Foram descritas várias mutações no gene KAL que causam migração anormal das células produtoras do hormônio liberador de gonadotrofina (GnRH) para o hipotálamo [9]. Outras síndromes menos comuns, vistas primeiramente como hipogonadismo hipogonadotrófico primário, incluem síndrome de Prader-Willi e síndrome de Laurence-Moon-Biedel.

Tumores da hipófise e do hipotálamo, especialmente craniofaringioma, assim como doenças infiltrativas, às vezes, são vistos como amenorréia primária com gonadotrofinas baixas de início, embora sejam raros em crianças e geralmente apareçam como amenorréia secundária (ver adiante).

Amenorréia secundária

Doenças vaginais/uterinas

Em pacientes com menstruação normal prévia, pode se desenvolver amenorréia secundária com função hormonal normal e função uterina anormal. História de infecção pélvica, dilatação ou curetagem, ou instrumentação uterina em paciente com amenorréia secundária deve sugerir síndrome de Asherman. Tratamento cíclico com estrogênio-progestina pode ser feito para determinar se há presença de endométrio funcional. Se não ocorrer sangramento, deve-se considerar histeroscopia ou histerossalpingografia para estabelecimento do diagnóstico.

Insuficiência ovariana

Ooforite auto-imune ocorre como amenorréia secundária com evidência de insuficiência ovariana (aumento de FSH). Anticorpos antiovarianos algumas vezes são detectáveis, estando presente forte associação com outras doenças auto-imunes. Insuficiência ovariana prematura pode ser familiar e pode ser vista sem evidências de doença auto-imune.

Doenças hipofisárias e hipotalâmicas

Mulheres com gonadotrofinas normais ou baixas, estruturas pélvicas normais e androgênios normais podem ser suspeitas de ter doença hipotalâmica ou hipofisária. Embora a última freqüentemente seja funcional, é imperativo fazer exame de imagem da hipófise para exclusão de tumores ou outras lesões nessa área que podem afetar a função hipotalâmico-hipofisária normal. Com freqüência, é vista como amenorréia secundária, embora ocasionalmente o estabelecimento seja cedo o bastante para aparecer como amenorréia primária.

Nível alto de prolactina pode indicar produção de prolactina por adenoma hipofisário ou compressão de pedículo, causando diminuição de regulação negativa dopaminérgica da produção hipofisária de prolactina. Em virtude do nível de prolactina ser usualmente proporcional ao tamanho do tumor em tumores secretantes de prolactina pura, tumores desproporcionalmente grandes em comparação com o nível sérico de prolactina devem ser suspeitos de serem não-prolactinomas – que não respondem a agentes dopaminérgicos –, e podem ser considerados para cirurgia.

Amenorréia hipotalâmica é uma causa muito comum de amenorréia secundária e causa ocasional de amenorréia primária. Estudos laboratoriais revelam gonadotrofinas e estrogênios normais ou baixos e níveis normais de androgênios e prolactina. Patologia anatômica também está ausente. História completa e atenta deve ser obtida, porque distúrbios emocionais, exercícios excessivos, perda de peso, dieta e distúrbios do apetite, como anorexia e bulimia, podem ser difíceis de serem caracterizados na história inicial. Uma vez estabelecido o relacionamento, a paciente pode ficar mais à vontade para discutir esses fatores etiológicos importantes e seu tratamento.

Hiperandrogenismo

Produção excessiva de androgênio é associada com amenorréia primária e secundária e pode ser devida a causas ovarianas e adrenais.

A causa mais comum de amenorréia primária com excesso de produção de androgênio é a hiperplasia adrenal, mais freqüentemente deficiência de 21-hidroxilase. A freqüência dessa doença é variável, dependendo da origem étnica. A apresentação pode ser no nascimento, com genitália ambígua, ou pode ser retardada para mais tarde na vida, particularmente na variedade não perdedora de sal. Na infância, aparecem aceleração de crescimento e maturação óssea e sinais de hiperandrogenismo (hirsutismo, acne, aumento de musculatura, alopecia). Se não-tratado, amenorréia e estatura baixa no adulto são observadas (por causa de soldamento precoce de epífises secundário a estímulo androgênico). O diagnóstico é feito pelo achado de 17-OH-progesterona elevada, na situação basal ou com estímulo de hormônio adrenocorticotrófico (ACTH). O teste genético confirma a presença de várias mutações do gene CYP21 no cromossomo 6 [10]. O tratamento consiste de reposição de glicocorticóides para suprimir o excesso de ACTH e, daí, a produção adrenal de androgênio, com cuidado para evitar excesso de glicocorticóide, que pode causar retardo de crescimento, osteopenia e doença de Cushing iatrogênica [11, 12].

Outros defeitos enzimáticos menos comuns causando hiperplasia adrenal incluem deficiência de 11-hidroxilase, que ocorre com amenorréia, hiperandrogenismo, hipertensão e hipocalemia; deficiência de 3β-hidroxiesteróide-desidrogenase, que causa hiperandrogenismo, e deficiência de 17-hidroxilase, que ocorre com infantilismo sexual.

A síndrome de ovários policísticos (SOPC) afeta entre 6 e 10% das mulheres na idade reprodutiva e tipicamente ocorre com oligomenorréia datando do início da puberdade, junto com hiperandrogenismo variável. A SOPC é fortemente associada com resistência à insulina e carrega alto risco de intolerância à glicose, diabetes franco, hipertensão, dislipidemia e aumento na freqüência de infarto do miocárdio e doença vascular cerebral mais tarde na vida, tornando crítico o diagnóstico [13]. Sinais ou sintomas de hiperandrogenismo podem incluir acne, hirsutismo e alopecia. Hiperandrogenismo mais intenso (virilização), incluindo aumento de massa muscular, clitoromegalia, voz grossa e calvície com padrão masculino, é indicativo de níveis mais altos de testosterona (ver adiante), usualmente não vistos na SOPC.

Diagnóstico

Concentrações de androgênios, incluindo testosterona livre e total, e sulfato de deidroepiandrosterona (DHEA-S) devem ser medidos. Nível de testosterona entre 40 e 200 mg/mL é consistente com diagnóstico de SOPC ou outras formas de hiperandrogenemia. Níveis de testosterona acima de 200 mg/mL sugerem tumor ovariano ou hipertecose; portanto, estudos apropriados de imagem são necessários. Aumento do nível de DHEA-S pode indicar hiperandrogenismo ou tumor adrenal.

Aumento de 17α-hidroxiprogesterona no estado basal ou depois de estímulo com ACTH faz diagnóstico de hiperplasia adrenal por 21-hidroxilase, a variedade mais comum de hiperplasia adrenal.

Tratamento

O tratamento de amenorréia deve ser dirigido para a causa de base. Se estiverem presentes obstrução de fluxo ou síndrome de Asherman, é necessária consulta com cirurgião ginecologista. Para insuficiência ovariana por disgenesia gonadal com cromossomo Y ou fragmento, a remoção cirúrgica das gônadas na época do diagnóstico tem sido recomendada por causa do alto risco de malignidade relacionada com as gônadas. Na síndrome de insensibilidade a androgênio, a remoção das gônadas pode ser adiada até imediatamente após a maturação puberal, porque o risco de malignidade parece ser baixo até depois da puberdade [14]. Aconselhamento psicológico também é necessário em pacientes com disgenesia gonadal e síndromes de insensibilidade a androgênio.

O tratamento da síndrome de Turner é complexo e focalizado no reconhecimento e na monitorização das anomalias associadas [15]. Cerca de 30% das pacientes com síndrome de Turner têm defeitos cardíacos congênitos (p. ex., válvula aórtica bicúspide e coartação da aorta), e 30% têm anomalias renais [15]. O risco de morte por aneurisma de aorta é alto (risco relativo [RR] de 63,23, com IC 95% de 20,48-147,31), sendo necessária avaliação inicial com ecocardiografia periódica e seguimento por cardiologista [15,16]. Doença da tiróide pode ocorrer em até 30% dos pacientes afetados; portanto, os níveis de TSH devem ser avaliados a cada 1 a 2 anos ou se houver desenvolvimento de sintomas sugestivos da doença. A baixa estatura pode ser melhorada significativamente com o uso precoce de hormônio de crescimento, e seu uso deve ser considerado se e quando a altura for menor que o 5º percentil [11,17]. O uso de estrogênio causa fusão de epífises e pode, portanto, limitar a altura adulta final, dependendo da duração do tratamento com hormônio de crescimento antes do início do estrogênio [18]. No entanto, o início precoce de hormônio de crescimento pode permitir uso de estrogênio na idade de 12 ou 13 anos sem comprometimento do ganho de altura [19]. O uso precoce de hormônio de crescimento pode ter algum benefício na função motora e não-verbal em meninas com síndrome de Turner [20], embora isso deva ser reconciliado com o objetivo do aumento de altura. Estudos de densidade óssea devem ser feitos em adultos e, depois, periodicamente [15]. Pacientes com síndrome de Turner, particularmente aqueles que apresentam sintomas de mosaicismo e outras formas de insuficiência ovariana, têm possibilidade de gravidez. O potencial para gravidez não melhora com intervenções médicas [21]. O tratamento com reposição hormonal cíclica [11] é justificado por estudos recentes que sugerem efeito benéfico de tratamento com estrogênio na densidade óssea e no risco de fraturas em tais pacientes [22-27].

Tumores hipofisários podem necessitar tratamento cirúrgico, enquanto a maioria dos tumores secretantes de prolactina podem ser tratados com agonistas de dopamina.

O tratamento de hiperplasia adrenal consiste em reposição de glicocorticóide para suprimir ACTH e, daí, a produção de androgênio, enquanto evita níveis excessivos de esteróides que podem causar retardo de crescimento. Às vezes, pode ser necessária adrenalectomia. Tumores ovarianos e adrenais são tratados cirurgicamente. O tratamento para SOPC é discutido na seção de hirsutismo.

Disfunção hipotalâmica deve ser tratada focalizando a causa subjacente quando possível. Ganho de peso em pacientes com anorexia pode ajudar a normalizar a função reprodutiva e a densidade óssea [28,29]. O tratamento de reposição hormonal freqüentemente é iniciado para otimizar o desenvolvimento ósseo no contexto de disfunção hipotalâmica, mas os resultados têm sido inconsistentes [30]. Aconselhamento nutricional, bem como psicológico podem ser necessários, e modificação de esquemas de exercício pode ser útil.

A Tabela 5.1 é um resumo da amenorréia.

HIRSUTISMO

Hirsutismo é definido como crescimento excessivo de pêlos com padrão masculino em mulheres. Pode resultar de níveis elevados de androgênios produzidos em excesso pelo ovários ou adrenais, de fontes exógenas de androgênios ou de aumento de conversão de precursores de androgênio para o hormônio masculino mais ativo diidrotestosterona no nível do folículo capilar. O hirsutismo pode ocorrer sem elevação do nível de androgênio se houver aumento de sensibilidade a ele no órgão-alvo.

O hirsutismo não deve ser confundido com hipertecose, definida como crescimento de pêlos em qualquer parte do corpo em quantidade maior do que a em geral presente em pessoas da mesma idade, raça e sexo. A hipertecose pode ser causada por muitos medicamentos e venenos, por irritação repetida e inflamação crônica da pele. Pode ser associada com doença sistêmica não-endócrina.

Sendo a distribuição de pêlos étnica e familiar, o crescimento "excessivo" de pêlos deve ser diagnosticado apenas nesses contextos.

Tabela 5.1 ■ Resumo sobre amenorréia

	Útero	FSH	Prolactina	Testosterona	Cariótipo	Considerações especiais
Amenorréia primária						
Síndrome de Turner	Sim	N	N	45,X; variantes mosaico	Aconselhamento; consideração da TRH e discussão se apropriado	
Insuficiência ovariana imune	Sim	N	N	46,XX	Avaliação cardiovascular; testes de tiróide; GH?	TRH?
Disgenesia gonadal	Sim	N	N	46,XX; 46,XY	Glicocorticóides; remoção de gônadas se estiver presente Y ou parte de Y	
Deficiência de 17α-hidroxilase	Sim	N	N	46,XX	Glicocorticóides	
Deficiência de 17α-hidroxilase	Não	N	N	46,XY	Remover gônadas	
Insensibilidade a androgênio	Não	N	N	46,XY	Remover gônadas na maturidade	
Agenesia/via de saída mülleriana	Não	N	N	N	Consideração cirúrgica; avaliar anomalias do trato urinário	
	Sim	N	N	N		
Síndrome de Kallmann	Sim	N	N	N	hMG/GnRH para fertilidade	
Disfunção hipotalâmica	Sim	N	N	N	hMG/GnRH para fertilidade se doença primária não-tratável	
Prolactinoma	Sim	N	—	—	Agonistas de dopamina, cirurgia; hMG se hipofisária para fertilidade	
Outro tumor hipofisário	Sim	N	N	N	Cirurgia, irradiação; hMG se hipofisária para fertilidade	
Doenças infiltrativas	Sim	N	N	N	Tratar a doença; hMG/GnRH se hipofisária para fertilidade	

(*Continua*)

Tabela 5.1 ■ Resumo sobre amenorréia (*Continuação*)

	Útero	FSH	Prolactina	Testosterona	Cariótipo	Considerações especiais
Amenorréia secundária						
Insuficiência ovariana prematura	Sim	N	N	46,XX	—	
Iatrogênica: radioterapia, quimioterapia	Sim	N	N	—	—	
Baixo peso/exercício					Ganho de peso apropriado	
Disfunção hipotalâmica	Sim	N	N	N	hMG/GnHR se não puder tratar a doença de base para fertilidade	
Síndrome de Sheehan	Sim	N	N	N	hMG/GnHR se não puder tratar a doença de base para fertilidade	
Prolactinoma	Sim	N	N	—	Agonistas de dopamina, cirurgia; hmG se hipofisária para fertilidade	
Hiperprolactinemia	Sim	N	N	—	Mudança de medicamentos possível? Tratar problema de medicação subjacente	
Outro tumor hipofisário	Sim	N	N	N	Cirurgia, irradiação; hMG se hipofisária para fertilidade	
Doenças infiltrativas	Sim	N	N	N	Tratar a doença; hMG/GnRH se hipofisária para fertilidade	
SOPC	Sim	N	N	—	Controle de peso; veja seção sobre hirsutismo	
Síndrome de Asherman	Sim	N	N	N	Cirurgia se apropriada	

GH: hormônio de crescimento; GnRH: hormônio liberador de gonadotrofina; hMG: gonadotrofina humana da menopausa; TRH: tratamento de reposição hormonal; N: normal; SOPC: síndrome do ovário policístico.

Etiologia

Qualquer distúrbio que produza excesso de androgênio ou sensibilidade a ele em mulheres pode causar hirsutismo. Embora a intensidade do hirsutismo freqüentemente seja proporcional à quantidade de androgênio, há marcante variação individual nas manifestações do excesso de androgênio. Em geral, mulheres com aumentos significativos de androgênio são amenorréicas ou, pelo menos, oligomenorréicas e anovulatórias.

Hiperandrogenismo grave causa virilização, na qual o hirsutismo é acompanhado de calvície com padrão masculino, engrossamento da voz, aumento de desenvolvimento muscular e clitoromegalia. A presença de verdadeira virilização em geral aponta para doença subjacente grave, como tumores virilizantes de ovário ou adrenal e hipertecose ovariana [31].

SOPC é a causa mais freqüente de hirsutismo. Resistência à insulina pode ser estreitamente associada com SOPC. Outras causas de hirsutismo incluem hiperprolactinemia (Tabela 5.2), hiperplasia adrenal congênita (CAH), síndromes de resistência à insulina, tumores ovarianos e tumores adrenais. Medicamentos como danazol, fenitoína, levonorgestrel, DHEA (deidroepiandrosterona) sem prescrição e abuso de substâncias androgênicas podem resultar em hirsutismo.

Epidemiologia

A distribuição e o crescimento de pêlos são variáveis entre vários grupos étnicos, com populações da bacia do Mediterrâneo em geral tendo mais pêlos em indivíduos normais do que os de outras partes do mundo. Por causa dessas diferenças populacionais é difícil determinar a prevalência de hirsutismo na população geral. Em um estudo prospectivo de prevalência de SOPC no sudeste dos Estados Unidos, entre 2 a 8% de brancos e negros tinham hirsutismo, e a prevalência de SOPC foi de 3,5 a 11,2% [32].

Diagnóstico

Os objetivos de fazer um diagnóstico conclusivo são os seguintes:

1. Excluir doenças sérias embora raras, incluindo tumores secretores de androgênio do ovário e da adrenal, assim como síndrome de Cushing.

Tabela 5.2 ■ Medicamentos que podem causar hiperprolactinemia

Bloqueadores de receptor de dopamina
Depletores de catecolaminas ou dopamina
Fenotiazinas e outros neurolépticos
Antidepressivos
Hipotensores
Estrogênios
Opiáceos

2. Estabelecer diagnóstico de SOPC, que é fortemente associado com resistência à insulina e, portanto, carrega alta probabilidade de riscos sérios metabólicos e cardiovasculares. Pacientes com essa doença necessitam não somente tratamento de hiperandrogenismo, mas também seguimento durante toda a vida para prevenir, detectar e tratar intolerância à glicose, hipertensão, obesidade e outros riscos cardiovasculares [33].
3. Estabelecer diagnóstico de hiperplasia de adrenal, que pode se beneficiar com o uso de doses baixas (supressivas) de reposição de glicocorticóide.

Usando amplitudes apropriadas, a maioria dos pacientes com hiperandrogenismo têm níveis de testosterona maiores que 40 ng/dL [34], porque mulheres normais geralmente têm níveis de testosterona mais baixos [35].

Níveis de testosterona livre podem ser úteis na compensação de globulina ligante de hormônio sexual alta ou baixa e podem oferecer uma representação mais precisa da atividade biológica do hormônio. Embora não haja estudos disponíveis, um nível maior que 150 ng/dL freqüentemente é usado para indicar a possível presença de tumor secretor de androgênio, necessitando mais avaliação. A globulina ligante de hormônio sexual (SHBG) pode ser combinada com testosterona total para computar o índice de androgênio livre. Níveis de testosterona livre são muito dependentes dos ensaios, mas podem ser úteis em obesidade na qual a SHBG é baixa. O DHEA-S é um marcador de produção adrenal de androgênio e pode indicar a presença de deficiência parcial de 21-hidroxilase. Essa doença é diagnosticada pelo achado de concentração elevada de 17α-hidroxiprogesterona (substrato imediato da enzima 21-hidroxilase) no estado basal ou após estímulo com ACTH. O estudo deve ser feito de manhã, na fase folicular do ciclo menstrual em mulheres com menstruação. O DHEA-S muito alto, geralmente acima de 600, pode sugerir tumor adrenal.

Tratamento

O tratamento é dirigido para a causa subjacente do hirsutismo, quando possível. O tratamento não-farmacológico inclui remoção dos pêlos quando do uso de barbeador, depiladores, alvejantes e cera. O tratamento médico freqüentemente leva seis meses ou mais para mostrar resposta. A escolha do tratamento também depende se a paciente planeja gravidez, porque a maioria dos medicamentos usados para o hirsutismo é contra-indicada na gravidez. Não foi feito nenhum estudo a longo prazo sobre a segurança e a eficácia além de 1 a 2 anos. Para SOPC e síndrome de resistência à insulina, são recomendadas mudanças no estilo de vida para encorajar perda de peso se o paciente tiver excesso de peso. Dieta apropriada e programas de exercícios devem ser instituídos nesses pacientes e podem ser eficazes no controle dessas doenças, incluindo o hirsutismo associado [36].

Anticoncepcionais orais (ACO) geralmente são considerados agentes de primeira linha no tratamento do hirsutismo, embora estudos com ACOs em geral sejam realizados em pequena escala. ACOs com progestogênios antiandrogênicos, particularmente drosperinona nos Estados Unidos e (ciproterona na Europa), devem ser usados nessa população [37].

O uso de ACOs pode exacerbar a resistência à insulina em indivíduos suscetíveis, devendo-se tomar cuidado, particularmente em pacientes com SOPC, que costumam ser resistentes à insulina como parte da síndrome. Deve-se tomar cuidado para testar esse grupo periodicamente quanto à diminuição de tolerância à glicose e/ou diabetes franco [38].

Espironolactona é um antiandrogênio que inibe a ligação de testosterona no nível de receptor. É classificado como categoria C para gravidez pela FDA. Em uma revisão de seis ensaios pequenos controlados e randomizados, foi notado um benefício significativo depois de seis meses de espironolactona, 100 mg/dia, em comparação com placebo [39]. Os efeitos da espironolactona no hirsutismo são pelo menos comparáveis aos da flutamida e da finasterida [40]. A espironolactoma freqüentemente é combinada com um ACO para ajudar a prevenir gravidez, para manter os ciclos menstruais regulares e para aumentar a eficácia terapêutica. Acetato de ciproterona é uma progestina que age como antiandrogênio e em geral é usada em todo o mundo para hirsutismo, mas não está disponível nos Estados Unidos. Outros antiandrogênios e alguns ACOs têm se mostrado tão eficazes quanto o acetato de ciproterona na maioria dos estudos [41]. Flutamida é um antiandrogênio que inibe a ligação de testosterona no nível do receptor. É categoria D da FDA para gravidez. É tão eficaz quanto espironolactona e finasterida no tratamento do hirsutismo [39-42]. O uso desse agente no hirsutismo deve ser limitado a estudos de pesquisa por causa da falta de melhoria da eficácia, do potencial para toxicidade hepática, alto custo e potencial para dano fetal.

A finasterida inibe 5α-redutase, que controla a conversão de testosterona em diidrotestosterona. Embora seja específica para o tipo de enzima encontrado na próstata, tem efeitos clínicos também na diminuição do crescimento de pêlos. É categoria FDA X para gravidez, mostrando risco fetal e, portanto, é contra-indicada na gravidez e em mulheres com risco de gravidez. Para hirsutismo é levemente menos eficaz em comparação com espironolactona e flutamida na maioria dos estudos, embora possa prover melhoria adicional em combinação com alguns ACOs antiandrogênicos [39,42]. Por causa do risco significativo de dano fetal, do alto custo e da falta de eficácia maior que outros agentes, o uso de finasterida para hirsutismo deve ser limitado a estudos de pesquisa.

Os agonistas de hormônio liberador de gonadotrofina (GnRH) são caros e produzem hipogonadismo. Seu uso deve ser limitado a estudos de pesquisa [42].

A metformina é uma biguanida oral aprovada para tratamento de diabetes tipo 2. Seus efeitos no hirsutismo foram modestos [43], mas são necessários novos estudos em vista de seus efeitos benéficos na síndrome de resistência à insulina e hiperandrogenismo associado. Agonistas de dopamina podem melhorar o hiperandrogenismo em pacientes com hiperprolactinemia [44]. Eflornitina é um inibidor tópico de ornitina-descarboxilase aprovado pela FDA para hirsutismo na face e no queixo. Ensaios prospectivos a longo prazo não são disponíveis.

Em pacientes com SOPC com resistência à insulina pode haver um papel para sensibilização à insulina com tiazolidinodionas, juntamente com ACOs e/ou metformina [45,46].

PUBERDADE PRECOCE

Definição

A puberdade precoce é definida como o desenvolvimento prematuro de características sexuais secundárias. Em meninas, geralmente é o desenvolvimento de mamas (telarca) ou de pêlos pubianos (pubarca) antes da idade de sete anos em brancas e seis anos em negras. Em meninos, aumento de testículos antes de nove anos de idade indica puberdade precoce [47].

Em contraste, adrenarca prematura refere-se ao desenvolvimento inapropriadamente precoce de pêlos axilares e pubianos, enquanto telarca prematura refere-se ao desenvolvimento precoce de mamas. Cada uma ou ambas podem estar associadas com puberdade precoce, que é associada com desenvolvimento progressivo, velocidade acelerada de crescimento e, finalmente, menstruação em meninas. Embora a puberdade precoce leve ao fechamento prematuro de epífises e baixa estatura no adulto, adrenarca e telarca prematuras não são progressivas e não trazem esse risco. Geralmente são estáticas, e as crianças entram na puberdade plena em idade normal.

Fisiopatologia

Puberdade precoce central (PPC) é definida como ativação precoce de atividade pulsátil de GnRH em eixo hipotálamo-hipofisário normal. Pseudopuberdade ocorre quando está ausente a verdadeira ativação central.

Etiologia e diagnóstico

Adrenarca e telarca prematuras são caracterizadas por níveis pré-puberais de hormônio luteinizante (LH), FSH, testosterona e estradiol e idade óssea mostrando que nenhuma progressão está ocorrendo. Na adrenarca prematura, um nível significativamente alto de DHEA-S necessita mais avaliação para CAH ou tumor adrenal. Meninas com adrenarca prematura podem ter risco de SOPC e resistência à insulina. Monitorização periódica de ambas as condições é indicada para assegurar que não progridam.

Em meninas, a PPC é amplamente idiopática, mas pode resultar de hamartoma hipotalâmico que secreta pulsos de GnRH. Exame de idade óssea deve ser feito para avaliação do efeito no ritmo de crescimento e avaliação da progressão e da resposta ao tratamento. RM de cérebro/hipófise é necessária em todos os casos de PPC para exclusão de doença acometendo o sistema nervoso central.

Em meninos, a PPC é quase sempre secundária a tumor, irradiação ou displasia septoóptica com ativação prematura de secreção de GnRH. A suspensão de esteróides sexuais exógenos também pode resultar em ativação do eixo central, causando PPC adquirida. Uma RM do cérebro e da região hipotálamo-hipofisária deve ser feita, assim como exame de idade óssea. Pseudopuberdade em meninas é associada com níveis pré-puberais de LH e FSH, falta de resposta de LH a estímulo de GnRH e hormônios sexuais na faixa puberal ou mais altos. As causas em meninas incluem cistos foliculares ovarianos, síndrome de McCune-Albright (associada com manchas café-com-leite e displasia fibrosa poliostótica) e tumores de células do estroma do ovário. Ultra-sonografia da bacia deve ser feita para procura de cistos ou massas nos ovários. Estudos da tiróide devem ser feitos para avaliação de hipotiroidismo.

Em meninos, a função testicular autônoma pode ser secundária a tumor de células de Leydig, tumor secretante de gonadotrofina coriônica humana (hCG), síndrome de McCune-Albright (proteína G ativada) ou puberdade precoce masculina familiar (receptor anormal de LH ativado). Níveis de LH e FSH estão na faixa pré-puberal, com níveis de testosterona puberais ou mais altos. Em tumor de células de Leydig, massa testicular pode ser notada no exame físico ou na ultra-sonografia. O nível de hCG deve ser verificado em meninos com puberdade precoce, porque tumores que secretam hCG podem estimular produção testicular de testosterona. Esses tumores podem ocorrer nas gônadas, na pineal, no fígado, no mediastino posterior e no retroperitônio.

Outras causas de pseudopuberdade incluem abuso de andrógenos exógenos, hiperplasia adrenal congênita e adenoma hipofisário secretor de gonadotrofina. Estudos da tiróide (TSH, FT4) devem ser feitos para avaliação de hipotiroidismo.

Tratamento

Em todos os pacientes com puberdade precoce, é importante fornecer à criança e aos familiares serviços profissionais de aconselhamento. Pacientes com telarca prematura isolada ou adrenarca prematura devem ser examinados periodicamente para assegurar que puberdade precoce não esteja se desenvolvendo. Meninas com adrenarca prematura devem ser monitoradas especialmente por desenvolvimento de SOPC e síndrome de resistência à insulina. O tratamento de puberdade pseudoprecoce deve ser dirigido para a doença de base. Cirurgia, irradiação e quimioterapia existem para tumores causando puberdade precoce. Inibidores de aromatase podem ser usados para puberdade precoce independente de gonadotrofina [48,49].

O tratamento de meninos com puberdade precoce familiar limitada ao sexo masculino com espironolactona e testolactona ajuda no controle de sintomas de acne, função erétil e agressão, mas sem melhoria significativa na altura final prevista no adulto [50]. A ativação do eixo central com desenvolvimento de PPC em resposta aos hormônios sexuais circulantes limita a utilidade dessa combinação apenas. A combinação de espironolactona e testolactona com triptorelina/jargona (GnRHa) para prevenir a ativação do eixo central é mais eficaz, com melhoria na altura final prevista no adulto [51]. Mais estudos a longo prazo são necessários para documentar a eficácia e a segurança desse tratamento combinado. Em um pequeno estudo, casos resistentes podem responder a cetoconazol [52].

Não há unanimidade sobre o tratamento da PPC. O objetivo do tratamento inclui preservação do potencial de altura normal no adulto, prevenção de atividade sexual prematura, melhoria dos problemas psicossociais relacionados com a doença e prevenção de menarca precoce [53]. Os critérios propostos para tratamento com agonistas de GnRH são os seguintes: pacientes que claramente atendem à definição de puberdade precoce com documentação de eixo GnRH ativo por teste de estímulo com GnRH ou estudo de sono e níveis de hormônio sexual na faixa puberal com limitação na altura prevista no adulto (< 5º percentil) ou problemas psicossociais significativos por causa de menstruação ou desenvolvimento precoce [54]. Geralmente o tratamento é iniciado em crianças muito jovens para evitar desenvolvimento sexual e em crianças mais velhas, quando a aceleração de maturação óssea ultrapassa a velocidade de crescimento, resultando em fechamento prematuro das epífises e diminuindo a altura final do adulto. Nenhum estudo documentou os benefícios do tratamento com GnHR no bem-estar psicossocial final em crianças com essa doença. Questões de qualidade de vida devem ser consideradas no tratamento, mas precisam ser individualizadas e não foram bem estudadas. Problemas de segurança a longo prazo relativos ao uso de agonistas de GnHR são amplamente desconhecidos. Uma revisão de ensaios iniciais de uso de GnHRa sugere que o tratamento deve ser iniciado antes da idade de oito anos para ter impacto significativo [53]. O tratamento com GnHRa em geral produz aumento de altura de 3 a 8 cm acima dos pacientes não-tratados, mas tipicamente 1 a 7 cm abaixo da altura normal prevista no adulto [53]. Estudos mais novos sugerem que altura final no adulto prevista como altura média dos pais é atingida por 85 a 90% dos pacientes. Alguns estudos sugerem que o ganho de peso pode ser associado com tratamento com análogos de GnRH [55,56].

Na maioria dos casos, adição de hormônio de crescimento em pequenos estudos mostrou melhoria significativa na altura de meninas [57-59], mas não foi claramente mostrado seu valor em meninos [53], embora o tamanho das amostras nos estudos fosse pequeno. Estudos maiores e mais recentes sugerem benefício terapêutico com ganho entre altura prevista no adulto antes do tratamento (PAH) e altura final de 8,2 ± 4,8 cm conforme tabelas para meninas aceleradas e 12,7 ± 4,8 cm conforme tabelas para meninas médias em pacientes tratados com GH mais GnRHa. Em pacientes tratados apenas com GnRH, o ganho calculado entre PAH antes do tratamento para meninas aceleradas foi de apenas 2,3 ± 2,9 cm e 7,1 ± 2,7 cm maior que a PAH antes do tratamento em meninas médias. A diferença entre o ganho obtido nos dois grupos (~6 cm) permaneceu a mesma qualquer tenha sido a PAH calculada [60]. Os preditores mais fortes de boa resposta são doença em idade precoce, tratamento em idade precoce, rapidez do avanço ósseo e altura inicial prevista para focalizar déficit de altura [61].

HIPOGONADISMO MASCULINO

Definição

O hipogonadismo é a função gonadal inadequada manifestada por deficiências na produção de esperma e/ou na secreção de esteróides sexuais. Ele pode se manifestar com deficiência de testosterona, infertilidade ou ambas.

Etiologia e diagnóstico

As doenças do hipogonadismo masculino geralmente são divididas entre as que produzem hipogonadismo hipogonadotrófico e as que produzem hipogonadismo hipergonadotrófico. As doenças hipogonadotróficas são associadas com níveis inapropriadamente normais ou baixos de FSH e LH e podem ser idiopáticas ou secundárias a tumores hipofisários ou doenças infiltrativas do hipotálamo ou da hipófise. A avaliação hormonal inicial de hipogonadismo deve incluir níveis de FSH, LH, testosterona e prolactina (Tabela 5.3). Uma RM do cérebro e da hipófise pode ser necessária para avaliação de causas secundárias em homens com níveis de testosterona menores que 150 ng/dL, se as gonadotrofinas não estiverem elevadas.

Hipogonadismo masculino congênito

O hipogonadismo masculino congênito é visto com falha de desenvolvimento sexual. Doenças hipogonadotróficas têm secreção ausente ou anormal de GnRH e podem ocorrer no contexto de anosmia (síndrome de Kallmann). Outros sintomas incluem síndrome de Prader-Willi e síndrome de Lawrence-Moon-Biedel. Os níveis de gonadotrofinas (LH/FHS) são baixos nessas doenças.

As causas congênitas de hipogonadismo hipergonadotrófico (LH e FSH altos) incluem síndrome de Klinefelter (47, XXY) e outras anomalias cromossômicas.

Hipogonadismo masculino adquirido

As doenças de hipogonadismo masculino adquirido incluem prolactinomas e outros tumores hipofisários, doenças infiltrativas, como sarcoidose, histiocitose e hemocromatose, infecção, apoplexia hipofisária, traumatismo, doença grave, glicocorticóides, cirurgia hipofisária e irradiação.

As doenças hipergonadotróficas são associadas com níveis altos de FSH e LH. Insuficiência testicular adquirida com hipersecreção compensatória de gonadotrofina pode resultar de distrofia muscular, criptorquidismo, varicocele, orquite por sarampo, HIV, traumatismo testicular, torção, quimioterapia, doenças crônicas e irradiação. Muitos casos são idiopáticos.

Deficiência de testosterona associada com envelhecimento (andropausa) pode ser associada com perda de energia, diminuição da libido, disfunção erétil, distúrbios do humor, perda de massa muscular, aumento da massa de gordura, diminuição da força e perda de densidade óssea. Aproximadamente 30% dos homens com 60-70 anos de idade e 70% dos homens com 70-80 anos de idade têm baixa biodisponibilidade de níveis de testosterona livre. Os sintomas e os achados de deficiência de testosterona podem ser difíceis de ser diferenciados de envelhecimento e/ou depressão. Eles incluem perda de energia, humor depressivo, diminuição da libido, disfunção erétil, diminuição de massa e força muscular, aumento de massa de gordura, fraqueza, osteopenia e osteoporose [62]. Vários pequenos ensaios clínicos indicam que o tratamento de reposição de testosterona pode melhorar muitos desses achados; esses estudos, no entanto, não foram ampliados para avaliar riscos potenciais, incluindo exacerbação de hiperplasia prostática benigna, desenvolvimento de câncer de próstata clínico e eventos cardiovasculares. Os critérios para tratamento de homens mais velhos ainda estão sendo avaliados (foi sugerido que aqueles com sintomas e níveis de testosterona abaixo de 200 a 300 ng/dL devem ser considerados para tratamento de reposição se não houver contra-indicação [63,64]), embora nenhum estudo a longo prazo documente a eficácia e a segurança. Estudos administrando

Tabela 5.3 ■ Doenças do hipogonadismo masculino: avaliação e considerações terapêuticas

Tamanho do testículo[a]	FSH	LH	Testosterona[b]	Análise do sêmen	Diagnóstico	Avaliação do tratamento
Não-palpável	←	←	↓	Anorquidia	Anorquismo	Exploração cirúrgica
Não-palpável < 5 mL	←	→	N[b]/↓	Azoospermia	Criptorquidismo bilateral Síndrome de Kallmann, hipogonadismo hipogonadotrófico	Exploração cirúrgica T para virilizar; hCG, hMG (ou FSH) ou GnHR para espermatogênese
< 5 mL	←	←	N[b]/↓	Azoospermia, oligospermia Azoospermia	Síndrome de Klinefelter; outras síndromes hipergonadotróficas	Cariótipo para confirmar; T para virilizar
8-15 mL	←	N	N	Azoospermia, oligospermia	Dano germinal; toxinas, idiopático	Fertilidade: FIV com IICE?
10-20 mL	→	→	→	Oligospermia	Hipogonadismo hipogonadotrófico adquirido do adulto	RM de hipófise; prolactina Tratar doença de hipófise se presente; ou tratar como Síndrome de Kallmann
10-20 mL	N/↑ (variável)	N[b]/↑ (variável)	N/↓	Variável	Senescência	T, se sintomático, com baixa testosterona ligada
15-20 mL	N/↑	N	N	Oligospermia	Varicocele, drogas, idiopático	Fertilidade: reparo de varicocele se varicocele significativa presente Otimizar a esposa: FIV com IICE
Fenótipo variável	← (variável)	← (variável)	←	Variável	Defeitos de receptor de T, síndrome de Reifenstein	Variável (dependendo do grau); tratamento clínico ou cirúrgico

[a]O tamanho normal do testículo é 20-30 mL. O tamanho do testículo é usado aqui como achado clínico para auxiliar a estreitar o diagnóstico diferencial. Algumas variações além das faixas relacionadas podem existir em condições específicas. O uso dessa variável é opcional; o diagnóstico deve ser baseado no quadro clínico total.
[b]Por causa de mudanças nos níveis de SHBG, a testosterona total pode estar na faixa normal no contexto de baixa produção de testosterona. Níveis de SHBG ou de testosterona livre devem ser usado nesse contexto para determinar quais opções de tratamento devem ser consideradas.
FSH: hormônio folículo-estimulante; GnRH: hormônio liberador de gonadotrofina; hCG: gonadotrofina coriônica humana; hMG: gonadotrofina humana da menopausa; IICE: injeção intracitoplasmática de espermatozoide; IIU: inseminação intra-uterina; FIV: fertilização in vitro; LH: hormônio luteinizante; N: normal; RM: ressonância magnética; N: normal; SHBG: globulina ligante de hormônio sexual; T: testosterona.
Adaptada de American Association of Clinical Endocrinologists. Medecal Guidelines for clinical practice for the evaluation and treatment of hypogonadism in adult male patients – 2002 update. Endocr Tract 2002:8:440-456.

testosterona em homens idosos com baixos níveis desse hormônio mostraram que homens com sintomas clínicos idênticos aos sintomas de hipogonadismo clássico se beneficiam mais desse tratamento. Portanto, é consenso geral tratar homens com hipogonadismo relacionado com a idade somente quando sintomas clínicos estão presentes e podem potencialmente ser corrigidos com administração de testosterona [65].

Tratamento

O tratamento deve ser dirigido primeiro para qualquer doença subjacente, sendo que o objetivo é aliviar sintomas de hipogonadismo e preservar a densidade óssea. A testosterona é contra-indicada se estiverem presentes neoplasia dependente de testosterona (p. ex., câncer de próstata), hiperviscosidade ou apnéia do sono. Em homens adultos com hipogonadismo hipergonadotrófico e em homens com hipogonadismo hipogonadotrófico não desejando fertilidade, o tratamento com testosterona deve ser considerado de primeira linha. Em homens hipogonádicos, o tratamento com testosterona melhora a densidade óssea, a massa magra, a hemoglobina, os níveis de energia e a função sexual, com aumento do volume da próstata [66]. Pode não haver melhoria na depressão subjacente [67]. Homens hipogonádicos HIV-positivo podem ter melhoria significativa na libido, nos níveis de energia, na depressão e na massa muscular [68]. Em meninos que não atingiram a puberdade, baixas doses de testosterona devem ser usadas com aumentos graduais, porque pode ocorrer comportamento agressivo [69].

As preparações de testosterona incluem enantato ou cipionato de testosterona por injeção intramuscular, testosterona transdérmica por adesivo escrotal, testosterona transdérmica através de pele normal e gel de testosterona. As preparações orais de testosterona não devem ser usadas por causa da baixa potência e do risco de lesão hepática. As preparações intramusculares de testosterona devem ser administradas a cada 7 ou 14 dias. A injeção intramuscular de undecanoato de testosterona é um novo tratamento, podendo ser feito a cada trimestre. Monitorização dos níveis de testosterona com o gel ou adesivos pode ser realizada aleatoriamente, com a dose sendo ajustada para manter o nível nos valores normais. Para injeções, no ponto médio entre elas o nível deve estar na metade da faixa normal. As melhorias nos parâmetros clínicos também devem ser monitorizadas, tais como massa muscular, densidade óssea, bem-estar, função erétil e libido. O tamanho da próstata e o antígeno prostático específico (PSA) devem ser monitorizados pelo menos anualmente. Se o PSA estiver acima de 4 ng/mL no início ou aumentar, o paciente deve ser encaminhado ao urologista para possível ultra-sonografia e biópsia. Em homens selecionados, medida serial de densidade mineral óssea durante tratamento com androgênio pode ser útil para confirmar efeitos em órgãos-alvos. O hematócrito deve ser monitorizado para detectar policitemia [70].

O tratamento de infertilidade masculina em homens com hipogonadismo hipogonadotrófico é descrito na seção de infertilidade.

INFERTILIDADE

Definição

Um casal é considerado infértil se forem incapazes de conceber depois de 12 meses ou mais de intercurso não-protegido na ausência de infertilidade cirúrgica ou contracepção. Infertilidade primária refere-se a casais que nunca tiveram gravidez. Infertilidade secundária refere-se a casais que já tiveram gravidez.

Etiologia e diagnóstico

Em um estudo de 708 casais com infertilidade na Inglaterra, as causas comuns de infertilidade foram idiopática (28%), fator masculino (24%), disfunção ovulatória (21%), doença tubárea (14%), endometriose (6%), disfunção sexual (6%) e defeitos ou problemas de muco cervical (3%) [71]. Cerca de 15 a 20% dos casais inférteis têm fatores masculinos e femininos diminuindo a fertilidade, de modo que a avaliação inicial deve incluir história completa e exame físico para avaliação de ambos. Análise normal de sêmen exclui fator masculino e resultado anormal indica prontamente mais investigação.

Contagem de espermatozóides excedendo 48 milhões/mL com mais de 63% de motilidade é considerada fértil; contagem entre 13,5 e 48 milhões/mL com motilidade de 32 a 63% é considerada indeterminada; e contagem menor que 13,5 milhões/mL com menos de 32% de motilidade é considerada subfértil [72]. Estudos genéticos para avaliação de anomalias de cromossomo Y podem ser considerados se o casal está considerando injeção intracitoplasmática de espermatozóide (IICE).

A função ovulatória pode ser avaliada por história menstrual, gráficos BBT (temperatura basal corporal), *kits* para medida de gonadotrofinas urinárias e ovulação no meio do ciclo [73], nível de progesterona meio-luteal e biópsia de endométrio.

Quando for diagnosticada insuficiência ovulatória, a etiologia deve ser determinada. Os estudos devem incluir FSH em fase folicular inicial para determinar se a insuficiência ovariana está presente, um teste de prolactina para avaliação de hiperprolactinemia e medida de níveis de testosterona e DHEA-S para pesquisar hiperandrogenismo. Infertilidade feminina com suficiência ovulatória indica prontamente pesquisa de doença anatômica (p. ex., obstrução tubárea, anomalias uterinas e endometriose) avaliada por ultra-sonografia, histerossalpingografia, laparoscopia e histeroscopia, conforme a indicação clínica.

O fator cervical pode ser avaliado por teste após coito no meio do ciclo, onde a presença e a motilidade de espermatozóides são avaliadas em esfregaço cervical depois do intercurso. Se os espermatozóides forem inativados pelo muco cervical e se movimentarem sem contato, um "fator cervical" pode estar agindo.

Epidemiologia

De acordo com o National Center for Health Statistics, o número estimado de mulheres com idade entre 15 e 44 anos com infertilidade foi de 6,1 milhões, e o número de mulheres procurando serviços de fertilidade foi de 9,3 milhões em 1995.

Tratamento

O tratamento de infertilidade masculina deve ser dirigido para a doença subjacente. Se houver grande varicocele, a cirurgia pode melhorar a contagem de espermatozóides e os índices de fertilidade [74]. Homens com hipogonadismo hipogonadotrófico podem responder ao tratamento com gonadotrofina ou GnRH. Homens com doenças adquiridas podem responder somente a injeções de hCG na dose de 1.500 a 2.000 UI, três vezes por semana. Preparações intramusculares e subcutâneas são disponíveis. Resposta ao tratamento, medida com análise de sêmen, pode levar 6 a 12 meses. Gonadotrofina na menopausa humana pode ser adicionada, se não houver resposta ao hCG somente, nas doses de 37,5 a 75 UI, três vezes por semana. A resposta pode levar 12 meses ou mais. Pulso de GnRH por via subcutânea ou intravenosa foi usado com sucesso no tratamento de hipogonadismo hipogonadotrófico em homens. O tratamento com testosterona na esperança de melhoria por rebote na contagem de espermatozóides e no índice de gravidez é ineficaz e não melhora os índices de gravidez e os parâmetros do sêmen [75]. Tratamento antiestrogênio com citrato de clomifeno ou tamoxifeno pode melhorar os níveis de testosterona em homens, mas não tem efeito significativo no índice de gravidez [76]. Em homens com baixa contagem de espermatozóides, a inseminação intra-uterina (IIU) pode melhorar significativamente as chances de gravidez em intercursos sincronizados com ciclos naturais e com ciclos ovarianos hiperestimulados e controlados [77]. IICE com fertilização *in vitro* (FIV) é associado com índices de fertilização de oócitos significativamente mais altos do que FIV apenas em homens com fator masculino de infertilidade [78]. Em infertilidade não-explicada, os índices de gravidez com FIV não são significativamente diferentes daqueles de IIU com e sem hiperestimulação controlada [79]. A FIV é indicada se houver infertilidade por doença tubárea que não pode ser corrigida ou em fator masculino, especialmente quando combinada com IICE. No tratamento de mulheres com infertilidade inexplicada, o citrato de clomifeno mostrou-se eficaz, com base em ensaios prospectivos randomizados com razão de chances (OR) de 2,5 (IC 95% 1,35-4,62) [80]. Em mulheres com disfunção ovulatória, o citrato de clomifeno é ainda mais eficaz com OR de 3,41 (IC 95% 4,23-9,48) [81]. O risco de câncer de ovário, no entanto, pode aumentar em mulheres com infertilidade, embora não tenha sido diretamente ligado com medicamentos para fertilidade [82]. Para infertilidade inexplicada, IIU combinada com superovulação é mais eficaz do que IIU ou inseminação intracervical (IIC) com superovulação e, por sua vez, mais eficaz que IIC apenas [83].

Como nota final, é crítica a discussão de assuntos relacionados com a idade na função reprodutora de mulheres mais velhas desejando gravidez. O índice de infertilidade é cerca de 6% na idade de 20 a 24 anos, cerca de 9% em 25 a 29 anos, cerca de 15% em 30 a 34 anos, cerca de 30% em 35 a 39 anos e cerca de 64% em 40 a 44 anos. A avaliação do potencial reprodutivo pode ser feita com o uso de teste de estímulo com clomifeno [84].

MENOPAUSA

Definição

A menopausa (estabelecimento de insuficiência ovariana no adulto) ocorre depois do último período menstrual, embora os sintomas possam se iniciar muito mais cedo. Depois de um ano de amenorréia, a menopausa é provável e pode ser confirmada, se necessário, por aumento de FSH. A idade média da menopausa é 51 anos.

Diagnóstico

O diagnóstico pode ser confirmado com aumento de nível de FSH. Se os ciclos ainda estiverem presentes na perimenopausa a fase folicular inicial de FSH está aumentada.

Tratamento

O objetivo primário é o alívio dos sintomas significativos da menopausa. A decisão de tratá-la deve ser individualizada à luz dos benefícios potenciais e riscos do tratamento de reposição hormonal. Há evidências claras de que os sintomas vasomotores são significativamente aliviados com tratamento de reposição hormonal em comparação com placebo [85,86]. Secura vaginal e atrofia urogenital melhoram significativamente com estrogênio [86,87]. Infecções do trato urinário melhoram em alguns estudos [87,88], mas nenhum benefício nas infecções do trato urinário foi notado no Heart and Estrogen/Progestin Replacement Study (HERS) [89]. Depressão em mulheres após a menopausa pode responder significativamente a tratamento com estrogênio, mesmo na ausência de sintomas vasomotores [90,91], embora somente mulheres com sintomas vasomotores melhorassem no estudo HERS [92]. Outros benefícios potenciais incluem prevenção de perda óssea, de fratura relacionada com osteoporose e diminuição do risco de câncer colorretal. O assunto de prevenção de demência ainda é controverso, porque alguns estudos sugerem benefício, enquanto o estudo Women's Health Initiative mostrou aumento do risco de deterioração cognitiva e nenhum benefício [93,94].

O tratamento de reposição hormonal parece não proteger contra doença cardíaca em ensaios recentes de prevenção primária e secundária como o HERS e o Women's Health Initiative [95,96]. Outros riscos incluem aumento do risco de tromboembolia e doença do trato biliar [97]. O risco de câncer de mama parece aumentar depois de cinco ou mais anos do uso [98]. O uso de estrogênio por 10 anos ou mais pode se associar com aumento do risco de câncer de ovário [99]. Outros riscos da reposição hormonal incluem aumento na incidência de câncer do endométrio (com uso de estrogênio não-oposto), broncoespasmo, síndrome do olho seco e aumento na incidência de lúpus.

Atualmente, as recomendações são usar dose de reposição hormonal mais baixa possível para o tratamento de sintomas vasomotores significativos ou secura vaginal e pelo período mais curto conforme a necessidade. As alternativas para proteção contra osteoporose e doença cardíaca devem ser discutidas. Pequenos ensaios mostraram algum benefício no tratamento de sintomas vasomotores com os inibidores seletivos de recaptação de serotonina clonidina, megestrol e gabapentina, mas não foi conduzido nenhum ensaio comparativo com estrogênio.

REFERÊNCIAS BIBLIOGRÁFICAS

Amenorréia

1. *(2C)* **Pittock ST** et al. Mayer-Rokitansky-Kuster-Hauser anomaly and its associated malformations. Am J Med Genet A 2005;135:314-316.
   Revisão retrospectiva de prontuários de 25 pacientes entre 1975 e 2002 observou 20% de escoliose, 28% de agenesia renal unilateral, 16% de anomalias esqueléticas não-vertebrais e 44% de anomalias vertebrais; duas tinham agenesia ovariana unilateral. Anomalias cardíacas ocorreram em 16%, incluindo tronco arterial, ducto arterioso patente, forâmen oval patente e lesão de válvula mitral.
2. *(2C)* **Zenteno JC** et al. Molecular analysis of the anti-müllerian hormone, the anti-müllerian hormone receptor, and galactose-1-phosphate uridyl transferase genes in patients with the Mayer-Rokitansky-Kuster-Hause syndrome. Arch Gynecol Obstet 2004;269:270-273. Epub 2002 Dec 19.
   Quinze pacientes com atresia vaginal foram submetidos à análise molecular de hormônio antimülleriano e seus genes receptores. Não foi encontrada nenhuma mutação deletéria. Os novos polimorfismos identificados não eram diferentes entre os indivíduos e os controles, tornando essa uma causa genética improvável da síndrome.
3. *(2C)* **Biason-Lauber A** et al. A WNT4 mutation associated with müllerian-duct regression and virilization in a 46,XX woman. N Engl J Med 2004;351:792-798.
   Relato de caso de mutação com perda de função no gene WNT4, que codifica uma proteína que suprime a diferenciação sexual masculina e reprime a biossíntese de androgênios gonadais em mulheres, achada em uma mulher com 18 anos de idade, com amenorréia primária e ausência de estruturas müllerianas. Isso sugere que WNT4 é importante na manutenção do fenótipo feminino.
4. *(1C)* **Patsalis PC**. Detection and incidence of cryptic Y chromosome sequences in Turner syndrome patients. Clin Genet 1998;53:249-257.
   A presença de seqüências do cromossomo Y em pacientes com síndrome de Turner (TS) pode predispô-los a formação de gonadoblastoma com risco estimado de 15-25%. Cinqüenta pacientes com síndrome de Turner foram rastreados para a presença de material do cromossomo Y usando combinação de reação em cadeia de polimerase (PCR) e *"nested-PCR"** por análise Southern blot de três genes: a região Y determinante do sexo (SRY), a proteína específica do testículo codificada por Y (TSPY) e proteína motivo ligante de RNAm (RBM) (previamente designada como YRRM) e nove STSs adicionais cobrindo todos os sete intervalos do cromossomo Y. Os cariótipos foram divididos em quatro grupos: cinco (23,8%) dos 21 pacientes com TS que tinham cariótipo 45,X (grupo A) também tinham seqüências Y crípticas; nenhum dos sete pacientes que tinham cariótipos com anomalias em um dos cromossomos X tinha mosaicismo Y (grupo B); um (6,3%) dos 16 pacientes com cariótipo mosaico tinha material Y (grupo C); e seis (100)% pacientes com cromossomo marcador supranumerário (SMC) tinha seqüências de cromossomo Y (grupo D).
5. **Meyers CM**. Gonadal dysgenesis in 46 XX individuals: Frequency of the autosomal recessive form. Am J Med Genet 1996;63518-63524.
   Disgenesia gonadal (ovariana) com cromossomos normais (46,XX) claramente é uma condição heterogênea. Em algumas formas, o defeito é restrito às gônadas, enquanto outras mulheres afetadas mostram perda auditiva neurossensorial (síndrome de Perrault). Causas não-genéticas existem também. Para elucidar a proporção de disgenesia gonadal (ova-

---

*N. de R.T. Refere-se à "seqüência interna de um fragmento previamente amplificado".

riana) XX devida a genes autossômicos recessivos, os autores usaram análise de segregação de 17 famílias publicadas e 18 não-publicadas tendo pelo menos duas filhas. A análise foi restrita a casos nos quais foi documentada insuficiência ovariana pela presença de ovários estriados (casos publicados) ou gonadotrofinas elevadas (casos não-publicados). A estimativa da razão de segregação foi 0,16, sugerindo que muitas mulheres 46,XX com disgenesia gonadal (ovariana) representam um doença de segregação com traço autossômico recessivo, colocando as irmãs desses casos em risco de 25% para essa doença.

6. *(1C)* **Ogata T.** Short stature homeobox-containing gene duplication on the der(X) chromosome in a female with 45X/46,X, der(X), gonadal dysgenesis and tall stature. J Clin Endocrinol Metab 2000;85:2927-2930.

Análise do cromossomo X de uma japonesa com 45,X[40]/46, X, der(X)[60], amenorréia primária de estatura alta. Análise de fluorescência de hibridação *in situ* para 10 lócus/regiões do cromossomo X com coloração de todo o cromossomo X e específicas para X_p e X_q mostraram que o cromossomo der(X) era associado com duplicação de quase metade distal do X_p, incluindo SHOX (gene contendo homeobox de baixa estatura) e destruição da maioria do X_q. Os autores sugerem que a alta estatura dessa mulher é causada por efeitos combinados de duplicação de SHOX no cromossomo der(X) e deficiência de estrogênio gonadal. Eles notam que a semelhança no padrão de crescimento entre essa mulher e pacientes com resistência a estrogênios ou deficiência de aromatase implica que a associação de uma cópia extra de SHOX com deficiência estrogênica gonadal pode representar outra entidade clínica, tendo a alta estatura resultante de crescimento contínuo no final da adolescência ou na idade adulta.

7. *(1C+)* **Sarpel U** et al. The incidence of complete androgen insensitivity in girls with inguinal hernias and assessment of screening by vaginal length measurement. J Pediatr Surg 2005;40:133-136.

Estudo prospectivo de meninas pré-puberais com hérnia inguinal revelou incidência de síndrome de insensibilidade androgênica completa de 1,1%, com vagina curta, sendo marcador de suspeita dessa síndrome.

8. *(1C+)* **Ledig S** et al. Novel and recurrent mutations in patients with androgen insensitivity syndromes. Horm Res 2005;63:263-269. Epub 2005 May 26.

Vinte e quatro pacientes com AIS foram estudadas por seqüenciamento de gene de receptor de androgênio. Dezenove das pacientes investigadas tinham síndrome de insensibilidade completa a androgênio (CAIS), e cinco tinham síndrome de insensibilidade parcial a androgênio (PAIS). Doze mutações não-relatadas foram encontradas, assim como nove mutações recorrentes (três mutações recorrentes foram detectadas duas vezes) nos éxons 2-8 do gene do receptor de androgênio. Fora mutações truncantes, uma correlação confiável genótipo/fenótipo não pode ser estabelecida. Portanto, os fatores modificadores devem ser eficazes.

9. *(1C+)* **Quinton R** et al. Idiopathic gonadotropin deficiency: Genetic questions addressed through phenotypic characterization. Clin Endocrinol 2001;55:163-174.

Estudo clínico de 170 homens e 45 mulheres com hipogonadismo hipogonadotrófico idiopático (HHI). Oitenta por cento dos dados foram obtidos de registro de casos e 20% foram coletados prospectivamente. Os parâmetros avaliados foram olfato, volume testicular, história familiar de hipogonadismo, anosmia ou atraso puberal e história de presença de criptorquidia ou anomalias renais ou craniofaciais. A acuidade olfativa teve distribuição bimodal. Volume testicular, marcador de secreção integrada de gonadotrofina não foi significativamente diferente entre pacientes anósmicos ou normósmicos. A prevalência de criptorquidia foi quase 3 vezes maior nos anósmicos (70,3%, dos quais 75% eram bilaterais) do que nos normósmicos (23,2%, dos quais 43,8% eram bilaterais). Distúrbios de movimentos oculares e da audição ocorreram somente em associação com SK. Os achados revelaram separação fenotípica clara entre SK e HHI normósmica. Estudos de genealogia sugerem que SK autossômica é uma doença heterogênea, com penetrância fenotípica incompleta nas genealogias, e que alguns casos de SK autossômica, HHI e anosmia isolada podem ter uma base genética comum. A maioria dos casos esporádicos de SK supostamente tem base autossômica.

10. *(1C+)* **Dolzan V** et al. Mutational spectrum of steroid 21-hydroxylase and the genotype-phenotype association in Middle European patients with congenital adrenal hyperplasia. Eur J Endocrinol 2005;153:99-106.
    A base genética molecular de deficiência de 21-hidroxilase é claramente demonstrada nesse estudo de grande escala em um registro europeu. Genotipando os pontos de mutação mais comuns, destruição/conversão do gene CYP21 e destruição 8-bp no éxon 3, foi possível identificar a mutação em 94 a 99% dos alelos doentes nessa população. 21-hidroxilase de esteróide (CYP21) e correlação genótipo/fenótipo foram avaliadas em 432 pacientes com hiperplasia adrenal congênita (CAH) e em 298 membros de família com ascendência do meio da Europa. Destruição do gene CYP21 mutações em In2 e Ile172Asn representavam 72,7% dos alelos afetados em todo o grupo de estudo. Uma boa correlação genótipo-fenótipo foi observada, com exceção das mutações de Ile172Asn e Pro30Leu. Em 37% dos pacientes, genotipagem de baixa resolução não pode identificar a mutação causativa ou distinguir homozigose de hemizigose. Com genotipagem de alta resolução, as mutações causativas puderam ser identificadas em 341 de 348 pacientes analisados. Foi encontrada uma nova mutação Gln315Stop em uma virilização simples em paciente CAH (SV-CAH). Nos sete pacientes restantes, os polimorfismos foram identificados como principal alteração de seqüência. Em pacientes com forma leve da doença e mutação não-detectável, os polimorfismos do gene CYP21 devem ser considerados como mutação plausível de causa de doença. A presença de aumento de ACTH basal e estimulado com 17-hidroxiprogesterona, pubarca prematura, idade óssea avançada e hipertrofia do clitóris implicaram diretamente polimorfismo Asn493Ser na manifestação de SV-CAH clássica e não-clássica.
11. *(1C+)* **King JA** et al. Long term corticosteroid replacement and bone mineral density in adult women with classical congenital adrenal hyperplasia. J Clin Endocrinol Metab 2005; Epub ahead of print.
    O risco do supertratamento de hiperplasia adrenal foi demonstrado nesse estudo observacional de 11 mulheres com CAH perdedora de sal (SL) e 15 com virilização simples (SV) da deficiência de 21-hidroxilase que foram submetidas à medida ARD da coluna e de densidade óssea de todo o corpo e comparadas com nove irmãs normais como controles. Osteopenia foi notada em 45% de SL, 13% de SV e 11% dos controles. As DMOs da coluna lombar e de todo o corpo nos indivíduos com CAH foram mais baixas do que a dos controles. Pacientes com CAH com osteopenia tinham níveis mais baixos de DHEA-S e DHEA em comparação com pacientes semelhantes com densidade óssea normal. Os níveis de androgênio adrenal foram particularmente suprimidos entre as mulheres após a menopausa recebendo reposição de glicocorticóides. A supersupressão de androgênios adrenais é associada com aumento do risco de perda óssea nessa população.
12. *(1C)* **Rivkees SA, Crawford JD.** Dexamethasone treatment of virilizing congenital adrenal hyperplasia: The ability to achive normal growth. Pediatrics 2000;106:767-773.
    Supressão de longa duração com esteróides resultou em padrões favoráveis de crescimento e tempo normal de puberdade. O uso de dexametasona na dose de 0,27 ± 0,01 mg/m^2/dia em 17 meninos e nove meninas com CAH e que apresentavam virilização simples, ao longo de aproximadamente sete anos, resultou em altura final do adulto comparável à altura média estimada dos pais em nove meninos e seis meninas. As sete crianças que começaram o tratamento com idade óssea mais avançada tiveram altura prevista final mais baixa, embora melhorassem durante o ciclo de tratamento. Durante o tratamento, os índices de excreção de 17-cetosteróides foram normais para a idade e os valores de 17-hidroxiprogesterona foram 69,6 ± 18 ng/dL. Aumento testicular foi primeiramente detectado na idade de 10,7 ± 0,8 anos.
13. **Cobin RH** et al. Writing Committee, American Association of Clinical Endocrinologists Position Statement on Metabolic and Cardiovascular Consequences of Polycystic Ovary Syndrome, 2005, Endocrine Practice, 11(2):125-134.
14. *(1C)* **Manuel M** et al. The age of occurrence of gonadal tumors in intersex patients with a Y chromosome. Am J Obstet Gynecol 1976;124:293-300.

Estudo retrospectivo de 320 casos de disgenesia gonadal, diferenciação gonadal assimétrica e hermafroditismo masculino mostrou aumento significativo de tumores gonadais logo depois da puberdade. Os pacientes com testículo feminilizante, tinham risco mais baixo de 3,6% até a idade de 25 anos. No testículo feminilizante pode ser aceitável esperar até depois da puberdade, embora as gônadas devam ser removidas no diagnóstico de doenças contendo cromossomo Y.

15. **Saenger P** et al. Recommendations for the diagnosis and management of Turner syndrome: Fifth International Symposium on Turner Syndrome. J Clin Endocrinol Metab 2001;86:3061-3069.

    Recomendações abrangentes sobre o diagnóstico de síndrome de Turner e tratamento de pacientes afetados foram publicadas em 1994. À luz de avanços recentes no diagnóstico e tratamento de síndrome de Turner, foi formado um grupo de trabalho multidisciplinar internacional em março de 2000 para atualizar essas recomendações. Esse artigo detalha o resultado desse grupo de trabalho, descrevendo a genética e o diagnóstico da síndrome e apresentando diretrizes práticas para o tratamento.

16. *(1C)* **Swerdlow AJ** et al. Mortality and cancer incidence in persons with numerical sex chromosome abnormalities: A cohort study. Ann Hum Genet 2001;65:177-188.

    Esse estudo observacional de coorte incluiu 400 pacientes com síndrome de Turner e 8.609 pessoas-ano de seguimento. O RR de morte foi alto em 4,1, com mortes de aneurisma de aorta tendo RR de 63,2. Outras anomalias congênitas também foram notadas.

17. *(1B)* **Sas TC** et al. Normalization of height in girls with Turner syndrome after long-term growth hormone treatment: Results of a randomized dose-response trial. J Clin Endocrinol Metab 1999;84:4607-4712.

    Ensaio randomizado de 68 meninas com idade de 2 a 11 anos com síndrome de Turner distribuídas aleatoriamente para uma de três doses de GH. Estradiol foi adicionado na idade de 12 anos, e o seguimento foi continuado até a ocorrência da altura final. Altura dentro da faixa normal do adulto foi atingida em 85%, com ganho estimado de cerca de 4 cm nos grupos de doses maiores depois de uma média de sete anos de uso de GH.

18. *(2B)* **Chernausek SD** et al. Growth hormone therapy of Turner syndrome: the impact of age of estrogen replacement on final height: Genentech, Inc, Collaborative Study Group. J Clin Endocrinol Metab 2000;85:2439-1245.

    Ensaio randomizado controlado de estrogênio mais GH em meninas com síndrome de Turner. Na entrada, as meninas tinham até 11 anos de idade, idade média de 9,5 anos. Estrogênio foi adicionado na idade de 12 ou 15 anos. O ganho de altura em meninas que começaram estrogênio com 15 anos foi de 8,4 ± 4,3 cm, e o ganho de altura nas que começaram estrogênio com idade de 12 anos foi somente de 5,1 ± 3,6 cm ($p < 0,01$). A altura final foi mais dependente do número de anos de tratamento com GH antes do início do estrogênio.

19. *(1C)* **Reiter EO** et al. Early initiation of growth hormone treatment allows age-appropriate estrogen use in Turner's syndrome. J Clin Endocrinol Metab 2001;86:1936-1941.

    Uma população de 344 meninas com síndrome de Turner seguida no National Cooperative Growth Hormone Study foi avaliada quanto ao tratamento com GH e estrogênio em relação à altura final. Em meninas que começaram o GH mais cedo, houve ganhos maiores de altura apesar do tratamento com estradiol. Se o estrogênio for necessário por causa de problemas comportamentais, o tratamento precoce com GH pode ajudar a preservar a altura final.

20. *(2B)* **Ross JL** et al. Effects of estrogen on nonverbal processing speed and motor function in girls with Turner's syndrome. J Clin Endocrinol Metab 1998;83:3198-3204.

    Ensaio duplo-cego randomizado e controlado demonstrando que as habilidades motoras em meninas com 10-12 anos de idade com síndrome de Turner melhoravam com tratamento de estrogênio.

21. *(2B)* **van Kasteren YM** et al. Premature ovarian failure: A systemic review on therapeutic interventions to restore ovarian function and achieve pregnancy: Hum Reprod Update 1999;5:483-492.

Metanálise de sete ensaios controlados com um total de 194 mulheres com insuficiência ovariana prematura avaliadas para estado ovulatório e gravidez em resposta a várias intervenções. As intervenções incluíram gonadotrofinas (p. ex., gonadotrofina humana da menopausa), estrogênio, hormônio de crescimento, agonistas e antagonistas de GnHR, danazol, clomifeno, pílulas anticoncepcionais e glicocorticóides. Nenhum dos tratamentos aumentou o índice de ovulação ou gravidez com índice basal de gravidez esperado de 5 a 10%.

22. *(1C)* **Hogler W** et al. Importance of estrogen on bone health in Turner syndrome: A cross-sectional and longitudinal study using dual-energy X-ray absorptiometry. J Clin Endocrinol Metab 2004;89:193-199.

Oitenta e três pacientes com síndrome de Turner com idade de 4 a 24 anos foram seguidas longitudinalmente com ARD. A densidade mineral óssea diminuiu em indivíduos que permaneceram pré-puberais e aumentou nos indivíduos que entraram na puberdade com tratamento hormonal.

23. *(1C)* **Bakalov VK** et al. Bone mineral density and fractures in Turner syndrome. Am J Med 2003;115:259-264.

Densidade óssea aérea corrigida para tamanho do esqueleto em 40 mulheres com síndrome de Turner tratada com estrogênio foi comparada com a de 40 mulheres sadias com idade equivalente. Entrevistas estruturadas pessoais foram usadas para a determinação de fraturas e uso de estrogênio. A densidade óssea foi medida nos indivíduos e nos controles. A prevalência de osteoporose e fraturas foi semelhante em ambos os grupos. Mulheres com estatura menor que 150 cm têm maior probabilidade de não terem diagnóstico de osteoporose quando a densidade óssea aérea é medida, salvo se for ajustada para altura. Esse estudo indica que a observação histórica de osteoporose e fratura em mulheres com síndrome de Turner não-tratada pode ser ter prognóstico favorável com uso de estrogênio.

24. *(1C)* **Hanton L** et al. The importance of estrogen replacement in young women with Turner syndrome. J Womens Health (Larchmt) 2003;12:971-977.

Foi usada entrevista pessoal estruturada para determinar uso de estrogênio, e a DMO da coluna foi medida por ARD e QTC* em 30 mulheres com Turner, com idades de 30 a 59 anos. Trinta e quatro indivíduos receberam tratamento de reposição hormonal conforme as diretrizes, e o restante não recebeu. O grupo não-tratado teve diminuição de 20% na QTC da coluna com seis de 16 com osteoporose e três de 16 tendo fraturas vertebrais em comparação com nenhuma de 34 do grupo tratado.

25. *(2C)* **Gravholt CH** et al. Increased fracture rates in Turner's syndrome: A nationwide questionnaire survey. Clin Endocrinol (Oxf) 2003;59:89-96.

Um registro de estudo prévio de síndrome de Turner revelou aumento de risco de osteoporose e fraturas. Nesse estudo, 322 pacientes na Dinamarca foram comparados com 1.888 controles com idade e região geográfica equivalentes através de questionário. Dos pacientes com síndrome de Turner, 71% tinham tomado TRH começando em média com 16 anos de idade, e 16% tinham usado hormônio de crescimento. O risco de fratura no grupo Turner foi de 1,35 (IC 1,04-1,75; $p < 0,03$) com tempo para primeira fratura na idade de 53 anos *vs.* 63 anos nos controles. Esse estudo não correlacionou o uso de TRH/GH com fraturas entre os subgrupos com Turner.

26. *(1C+)* **Costa AM** et al. Bone mineralization in Turner syndrome: A transverse study of the determinant factor in 58 patients. J Bone Miner Metab 2002;20:294-297.

Cinqüenta e oito pacientes com síndrome de Turner foram estudados com ARD; 86% tinha pontuação *Z* menor que -1 DP e 46% tinha pontuação *Z* menor que -2,5 DP. A DMO foi negativamente correlacionada com idade e altura e positivamente correlacionada com peso e DMO. A DMO mais alta foi observada naquelas que usaram tratamento de reposição hormonal por período mais longo.

27. *(1C+)* **Benetti-Pinto CL** et al. Factors associated with the reduction of bone density in patients with gonadal dysgenesis. Fertil Steril 2002;77:571-575.

---

*N. de R.T. Quantitative Computed Tomography = Tomografia Quantitativa Computadorizada.

Trinta e oito mulheres com idade de 16 a 35 anos (média 24,6 anos) com síndrome de Turner ou disgenesia gonadal pura foram estudas com ARD, e variáveis associadas com a DMO foram avaliadas com análise de regressão linear múltipla: 90% tinha osteopenia ou osteoporose da coluna e 55% do colo femoral. A extensão do tratamento com estrogênio e o índice de massa corporal (IMC) mostraram associação positiva com DMO da coluna lombar e do colo femoral.

28. *(2B)* **Grinspoon S** et al. Prevalence and predictive factors for regional osteopenia in women with anorexia nervosa. Ann Intern Med 2000;33:790-794.

ARD da coluna e do colo femoral foi medida em 130 mulheres com anorexia nervosa. A densidade mineral óssea (DMO) foi diminuída em pelo menos 1,0 DP em um ou mais locais esqueléticos em 92% dos pacientes e em pelo menos 2,5 DP em 38% dos pacientes. O peso foi o preditor mais consistente de DMO em todos os locais esqueléticos. Vinte e três por cento das pacientes estavam usando estrogênios, e 58% o tinham usado previamente. A DMO não diferiu por história de uso de estrogênio em nenhum local. Peso, mas não uso de estrogênio, é preditor significativo de DMO nessa população em todos os locais esqueléticos.

29. *(1C+)* **Miller KK** et al. Preservation of neuroendocrine control of reproductive function despite severe undernutrition. J Clin Endocrinol Metab 2004;89:4434-4438.

No total, 116 mulheres foram estudadas: 42 mulheres com baixo peso que preenchiam todos os critérios diagnósticos DSM4 para anorexia nervosa, exceto por amenorréia; e 74 mulheres com anorexia nervosa e amenorréia por pelo menos três meses. Os dois grupos eram semelhantes em índice de massa corporal, porcentagem de peso corporal ideal, duração do distúrbio de apetite, idade da menarca e exercício. Pacientes eumenorréicas tinham nível médio de estradiol mais alto que as amenorréicas. As porcentagens médias de gordura corporal, massa total de gordura corporal e gordura no tronco foram mais altas nas eumenorréicas do que nas amenorréicas. Os níveis médios de leptina e IGF-1 foram mais altos nas eumenorréicas do que nas amenorréicas. Foram observadas somente diferenças pequenas na gravidade dos sintomas do distúrbio de apetite, medidas pelo Eating Disorders Inventory, e, onde houve diferenças, os indivíduos eumenorréicos tinham sintomas mais intensos do que os amenorréicos. DMOs médias da coluna foram mais baixas em ambos os grupos, mas mais altas nos pacientes com eumenorréia do que nos amenorréicos, mas a função menstrual não foi protetora no quadril. Foi concluído que a massa de gordura pode ser importante para preservação da função menstrual normal em mulheres gravemente subnutridas, e isso, em parte, pode ser mediado por secreção de leptina, e que a ingestão de alimentos e função hormonal normal podem ser contribuidores independentes na manutenção da massa de osso trabecular em mulheres com baixo peso.

30. *(1A)* **Grinspoon S** et al. Effects of recombinant human IGF-1 and oral contraceptive administration on bone density in anorexia nervosa. J Clin Endocrinol Metab 2002; 87:2883-2891.

Em estudo cego controlado com placebo, 60 mulheres osteopênicas com anorexia nervosa, com idade entre 18 e 38 anos, índice de massa corporal (17,8 ± 0,3 kg/m^2), pontuação T de densidade óssea na coluna vertebral (-2,1 ± 0,1 DP) foram distribuídas aleatoriamente para receber IGF-1 recombinante e ACO, ACO somente, IGF-1 somente ou nenhum tratamento por nove meses. Todos os indivíduos receberam cálcio, 1.500 mg/dia, e polivitamínico contendo 400 UI de vitamina D. O rhIGF-1 foi ajustado para manter os níveis de IGF-1 dentro da faixa normal ajustada para cada paciente. A DMO da coluna aumentou significativamente em resposta ao rhIGF-1 e em todos os grupos de rhIGF-1 *vs.* todos os pacientes tratados com placebo, por análise de co-variância. ACO somente não melhorou a DMO em relação a placebo, mas a DMO aumentou em extensão maior no grupo de tratamento combinado em comparação com os pacientes tratados com placebo. Os dados indicam que mulheres osteopênicas com anorexia nervosa tratadas com rhIGF-1 mostraram maiores benefícios na densidade óssea em comparação com os pacientes não-tratados com rhIGF-1. O tratamento com ACO apenas não é suficiente para melhorar a densidade óssea em pacientes subnutridas, mas pode aumentar os efeitos do rhIGF-1 em estratégia de tratamento combinado.

31. **Cobin RH**. The case of Elusive Androgen, 2002, Endocrine Practice, 8(6):433-438.
   Relato de caso e revisão da literatura indicando que doenças mais sérias, como tumores adrenais e ovarianos e hipertecose ovariana, usualmente são associadas com elevações mais intensas de níveis de androgênio e, correspondentemente, pior hirsutismo clínico e virilização.

Hirsutismo

32. *(2C)* **Knochenhauer ES** et al. Prevalence of the polycistic ovary syndrome in unselected black and white women of the southeastern United States: A prospective study. J Clin Endocrinol Metab 1998;3:3078-3082.
   Em um estudo prospectivo de 369 mulheres, o hirsutismo estava presente em 2 a 8% e a SOPC, em 3,5 a 11,2%.
33. *(1C+)* **Ehrmann DA** et al. Prevalence and predictors of the metabolic syndrome in women with polycystic ovary syndrome (PCOS). J Clin Endocrinol Metab 2005; Epub ahead of print.
   Em 394 mulheres com SOPC, resultados clínicos, hormonais e de teste oral de tolerância à glicose foram avaliados; os componentes da síndrome metabólica (resistência à insulina) foram medidos, incluindo circunferência da cintura, glicemia de jejum, lipoproteína de alta densidade e triglicerídeos e pressão arterial. Vinte e seis (6,6%) tinham diabetes. Entre as 368 sem diabetes, as prevalências de componentes individuais na síndrome metabólica foram circunferência da cintura > 88 cm em 80%; lipoproteína de alta densidade < 50 mg/dL em 66%; triglicerídeos ≥ 150 mg/dL em 32%; pressão arterial ≥ 130/85 mmHg em 21%; e glicemia de jejum ≥ 110 mg/dL em 5%. Três ou mais desses critérios individuais estavam presentes em 123 (33,4%) dos indivíduos em geral. A prevalência da síndrome metabólica não foi diferente entre os grupos raciais/étnicos. A prevalência de síndrome metabólica do quartil mais baixo para o mais alto de concentração de testosterona livre foi de 19,8, 31,3, 46,9 e 35,0%, respectivamente ($p = 0,056$, ajustado para IMC). Nenhuma das 52 mulheres com IMC < 27,0 kg/m^2 teve síndrome metabólica; aquelas no quartil mais alto de IMC tinham probabilidade 13,7 vezes maior (IC 95% 5,7-33,0) de ter síndrome metabólica em comparação com aquelas no quartil mais baixo; 38% daquelas com síndrome metabólica tiveram tolerância à glicose diminuída em comparação com 19% daquelas sem a síndrome.
34. *(1C+)* **Steinberg E** et al. Utilization of commercial laboratory results in management of hyperandrogenism in women. Endocr Pract 1998;4:1-10.
   Revisão dos níveis de testosterona de 17 estudos de 649 mulheres normais mostrou nível médio de testosterona de 32,0 ± 2,7 ng/dL com IC 95% de 22,1 a 33. O nível médio ponderado de testosterona em mulheres com sintomas de hiperandrogenismo em 14 estudos de 996 pacientes foi de 62,1 ± 3,2 ng/dL (IC 95% 55,5-68,7). Com limite superior típico de testosterona de 90 a 95 ng/dL nos laboratórios comerciais, a maioria dos pacientes com hiperandrogenismo não é diagnosticada com níveis altos de testosterona. Recomenda-se limite superior de 40 ng/dL.
35. *(1C+)* **Ayala C** et al. Serum testosterone levels and reference ranges in reproductive-age women. Endocr Pract 1999;5:322-329.
   Os autores fizeram um estudo retrospectivo cruzado de 271 mulheres em idade reprodutiva atendidas em clínica de endocrinologia por queixas de problemas potenciais de tiróide. Não tinham sinais clínicos de hiperandrogenismo e não tinham usado anticoncepcionais orais ou glicocorticóides. O nível sérico de testosterona em mulheres sem acne, hirsutismo ou disfunção menstrual foi de 14,1 ± 0,9 ng/dL (média ± desvio-padrão da média) (IC 95% 12,4-15,8). Esse grupo foi considerado o grupo de referência da população. Em mulheres com disfunção menstrual, mas sem acne ou hirsutismo, o nível médio de testosterona foi significativamente mais alto (17,9 ± 1,1 ng/dL; IC 0,5% 15,7-20,0; $p < 0,002$); com hirsutismo leve ele foi mais alto (38,4 ± 5,1 ng/dL; IC 95% 27,4-49,4; $p < 0,005$); e com hirsutismo moderado a severo (49,0 ± 2,3 ng/dL; IC 95% 44,4-53,6; $p < 0,003$). Níveis séricos de DHEA-S mostraram padrões semelhantes. O limite superior (média ± 2 desvios-padrão) de testosterona na população de referência

foi de 28 ng/dL, nível que tinha sensibilidade de 84% para detecção de hiperandrogenismo. Os autores comentam que a detecção de hiperandrogenemia é essencialmente impossível quando é usado o limite superior da faixa de referência para testosterona dos laboratórios comerciais (95 ng/dL) e sugerem reavaliação da faixa normal nos laboratórios de referência.

36. *(1C)* **Pasquali R** et al. Clinical and hormonal characteristics of obese amenorrheic hyperandrogenic women before and after weight loss. J Clin Endocrinol Metab 1989;68:173-179.
Estudo prospectivo de 20 mulheres com obesidade e amenorréia observadas durante dieta para perda de peso. O peso corporal médio e os níveis de testosterona diminuíram significativamente de 63,8 ng/dL para 40,7 ng/dL ($p < 0,001$). A faixa normal de referência usada para testosterona foi de 26,2 ± 7,8 ng/dL. A média de pontuação para hirsutismo antes do tratamento foi 16,0 e diminuiu para 13,6, uma redução de 55% ($p < 0,01$).

37. *(1B)* **Ibanez L, De Zegher F.** Flutamide-metformin plus an oral contraceptive (OC) for young women with polycystic ovary syndrome: Switch from third- to fourth generation OC reduces body adiposity. Hum Reprod 2004;19:1725-1727. Epub 2004 June.
Nesse pequeno ensaio randomizado, o progestogênio antiandrogênico foi comparado com agente progestacional padrão no ACO em mulheres magras com SOPC já recebendo o antiandrogênio flutamida em um grupo de estudo que já tinha demonstrado a utilidade de flutamida sozinha ou com ACO. Vinte e nove mulheres magras com 20 anos de idade e SOPC, que tinham tomado combinação de flutamida (62,5 mg/dia), metformina (850 mg/dia) e etinilestradiol-gestodene por 8 a 15 meses, foram incluídas em um estudo aberto e distribuídas aleatoriamente para substituição do OC gestodene por um OC drospirenona. As avaliações foram feitas na distribuição aleatória e depois de seis meses de tratamento. A mudança para OC drospirenona foi acompanhada de diminuição da gordura total e abdominal (média -0,8 e -0,5 kg) e por aumento da massa magra (+0,6 kg; todos $p < 0,01$), de modo que a adiposidade corporal foi marcantemente diminuída sem mudança do peso corporal.

38. *(2B)* **Cagnacci A** et al. Glucose metabolism and insulin resistance in women with polycystic ovary syndrome during therapy with oral contraceptives containing cyproterone acetate or desogestrel. J Clin Endocrinol Metab 2003;88:3621-3625.
Anticoncepcionais orais diminuem a sensibilidade à insulina. Para determinar se ACOs exacerbam a resistência à insulina em síndrome de ovário policístico (SOPC), dois ACOs diferentes com progestogênios diferentes foram usados. Em um estudo de seis meses, mulheres magras com SOPC receberam etinilestradiol (EE) bifásico 40/30 μg e 25/125 μg de desogestrel (DSG; $n = 10$) ou EE monofásico 35 μg e 2 mg de acetato de ciproterona (CPA; $n = 10$). A resposta de glicose e peptídeo-C à glicose oral foi medida, e o método de modelo mínimo aplicado às amostras freqüentes de GTT intravenoso foi usado para cálculo de utilização de glicose. EE/DSG aumentou a resposta de peptídeo-C ao OGTT na área sob a curva e na relação peptídeo-C/insulina, implicando aumento de resitência à insulina. Ele diminuiu a utilização de glicose mediada por insulina. EE/CPA não modificou as respostas ao OGTT de glicose, insulina, peptídeo-C e a relação peptídeo-C/insulina. Melhorou a sensibilidade à insulina. As implicações clínicas desses achados devem ser estudadas em estudos maiores e a prazos mais longos.

39. *(1B)* **Farquhar C** et al. Spironolactone versus placebo or in combination with steroids for hirsutism and/or acne (Cochrane Review). In: The Cochrane Library Issue, 3, 2002. Oxford, Update Software.
Todos os ensaios randomizados conhecidos de espironolactona comparada com placebo foram identificados. Depois da avaliação do estudo, seis pequenos ensaios foram revistos. Espironolactona, 100 mg, diariamente resultou em diminuição estatisticamente significativa no crescimento de pêlos e menor pontuação Ferriman-Gallwey depois de seis meses. Nenhum efeito claro na acne foi observado.

40. *(2B)* **Moghetti P** et al. Comparison of spironolactone, flutamide, and finasteride efficacy in the treatment of hirsutism: A randomized, double-blind, placebo-controlled trial. J Clin Endocrinol Metab 2000;85:89-94.

Esse ensaio observou 40 mulheres hirsutas com idade média de 20,4 anos por seis meses tomando placebo, espironolactona (100 mg), flutamida (250 mg) ou finasterida (5 mg). Depois de seis meses todas as pacientes tomando medicações ativas mostraram melhoria significativa sem nenhuma diferença significativa entre os grupos de tratamento. Foi observada cerca de 30% de diminuição no hirsutismo em comparação com placebo ($p < 0,01$).

41. *(2B)* **Pazos F** et al. Prospective randomized study comparing the long-acting gonadotropin-realising hormone agonist triptorelin, flutamide, and cyproterone acetate, used in combination with an oral contraceptive, in the treatment of hirsutism. Fertil Steril 1999;71:122-128.

Esse ensaio randomizado prospectivo de 39 mulheres hirsutas comparou GnRHa, acetato de ciproterona e flutamida em combinação com pílula anticoncepcional ao longo de um período de nove meses. Embora todas as drogas fossem eficazes, as pontuações Ferriman-Gallwey mostraram que maioria das respostas rápidas em três meses foram no grupo de flutamida e acetato de ciproterona. A maior redução foi observada no grupo de flutamida em nove meses.

42. *(2B)* **Muderris I** et al. A prospective, randomized trial comparing flutamide (250 mg/d) and finasteride (5 mg/d) in the treatment of hirsutism. Fertil Steril 2000;73:984-987.

Estudo randomizado prospectivo de 70 mulheres hirsutas observadas por um ano, distribuídas aleatoriamente para flutamida, 250 mg diariamente, ou finasterida, 5 mg diariamente. A pontuação de hirsutismo para flutamida foi de 17,8 na linha de base para 4,8 em 12 meses, diminuição de 71% ($p < 0,001$). Para finasterida, a pontuação de hirsutismo foi de 19,1 na linha de base para 11,3 em 12 meses, uma diminuição de 41% ($p < 0,001$). A flutamida foi mais eficaz e teve menos efeitos colaterais que a finasterina nesse estudo.

43. *(2B)* **Kelly CJ, Gordon D.** The effect of metformin on hirsutism in polycystic ovary syndrome. Eur J Endocrinol 2002;147:217-221.

Ensaio randomizado, duplo-cego, controlado com placebo e cruzado de 10 mulheres hirsutas em 14 meses. A pontuação de hirsutismo com metformina foi 15,8 e, com placebo, 17,5 ($p = 0,025$). A freqüência do ciclo ($p = 0,008$) também melhorou, e o peso diminuiu com metformina ($p = 0,009$).

44. *(2B)* **Hagag P** et al. Androgen suppression and clinical improvement with dopamine agonists in hyperandrogenic-hyperprolactinemic women. J Reprod Med 2001;46:678-684.

Oitenta mulheres hirsutas com hiperprolactinemia secundária a medicações, prolactinomas e alguns achados idiopáticos. Agonistas de dopamina foram administrados por cerca de 11 meses. As pontuações de hirsutismo e os níveis de prolactina, testosterona livre, DHEA-S e androstenodiona foram significativamente melhorados com o tratamento.

45. *(1C)* **Lemay A** et al. Rosiglitazone end ethinyl estradiol/cyproterone acetate as single and combined treatment of overweight women with polycystic ovary syndrome and insulin resistance. Hum Reprod 2005; Epub ahead of print.

Vinte e oito mulheres obesas com SOPC e aumento de níveis de insulina que não melhoraram com dieta foram tratadas com ACO contendo etinilestradiol e o antiandrogênio acetato de ciproterona ou a tiazolidinodiona rosiglitazona por seis meses. Depois disso, ambos os grupos receberam combinação de ambos os agentes. No primeiro grupo, os níveis de androgênios e de hirsutismo melhoraram, mas houve aumento de triglicerídeos e lipoproteína de baixa densidade, sem melhoria da sensibilidade à insulina. No segundo grupo, a sensibilidade à insulina melhorou, com pequeno efeito nos lipídeos, nos androgênios e no hirsutismo. Na combinação, ocorreu melhoria em todos os parâmetros sem diferença nos efeitos colaterais.

46. *(1A)* **Baillargeon JP** et al. Effects of metformin and rosiglitazone, alone and in combination, in nonobese women with polycystic ovary syndrome and normal indices of insulin sensitivity. Fertil Steril 2004;82:893-902.

Cem indivíduos magros com SOPC foram distribuídos aleatoriamente para receber metformina, 850 mg, rosiglitazona, 4 mg, placebo, ou ambos. As freqüências de ovulação foram mais altas após o tratamento com uma droga sensibilizante de insulina (ovulação por indivíduo em seis meses: metformina, 3,3; rosiglitazona, 2,4; e combinação, 3,4) do que com placebo (0,4). As freqüências ovulatórias aumentaram significativamente mais com metformina do que com rosiglitazona, e a combinação não foi mais potente. Depois do tratamento, os níveis séricos de T livres foram comparáveis entre todos os grupos de tratamento ativo (metformina, 2,34 pg/mL; rosiglitazona, 3,06 pg/mL; e combinação, 2,39 pg/mL) e foram significativamente mais baixos que no grupo placebo (7,26 pg/mL). Em comparação com placebo, os níveis de insulina de jejum, a área sob a curva de insulina durante OGTT, o modelo homeostático de avaliação de sensibilidade à insulina e o índice de sensibilidade à insulina derivado de OGTT melhoraram significativamente depois de metformina ou tratamento combinado, mas não depois de rosiglitazona somente.

Puberdade precoce

47. *(1C+)* **Kaplowitz PB, Oberfield SE,** for the Lawson Wilkins Pediatric Endocrine Society: Reexamination of the age limit defining when puberty is precocious in girls in the United States: Implications for evaluation and treatment. Pediatrics 1999;104:936-941.

    Recomendações baseadas no estudo Pediatrics Research in Office Network de 17.077 meninas com idade entre 3 e 12 anos. O desenvolvimento das mamas ocorreu mais cedo do que nos estudos iniciais, na idade de 9,96 anos em brancas e 8,87 anos em negras. Com 2,5 a 3 DPs abaixo da média normal, meninas brancas com idade menor que sete anos e negras com idade menor que seis anos seriam consideradas precoces.

48. *(2B)* **Feuillan PP** et al. Long-term testolactone therapy for precocious puberty in girls with the McCune-Albright syndrome. J Clin Endocrinol Metab 1993;7:647-651.

    Estudo prospectivo de 12 meninas no National Institute of Child Health and Human Development usando o inibidor de aromatase testolactona no tratamento de puberdade precoce secundária à síndrome de McCune-Albright. A resposta ao tratamento foi variável e não teve impacto na altura prevista do adulto por causa de desenvolvimento de PPC desencadeado por exposição precoce a hormônios sexuais.

49. *(2C)* **Roth C** et al. Effective aromatase inhibition by anastrozole in a patient with gonadotropin-independent precocious puberty in McCune-Albright syndrome. J Pediatr Endocrinol Metab 2002;15(suppl 3):945-948.

    Uma paciente com síndrome de McCune-Albright (mancha café-com-leite; telarca na idade 2-6/12 anos; menarca com 5-5/12 anos; idade óssea acelerada [BA 10 anos]) foi tratada com o inibidor altamente seletivo de aromatase anastrozol (1 mg uma vez por dia). Os níveis de estradiol eram normais; com o tratamento com anastrozol, a BA acelerada progrediu somente seis meses durante 2,5 anos de tratamento. A ação potente supressiva do estrogênio e o esquema de dose simples de anastrozol sugeriram que ele pode ser vantajoso em comparação com outros inibidores de aromatase como testolactona ou antiestrogênios.

50. *(2B)* **Laue L** et al. Treatment of familial male precocious puberty with spironolactone and testolactone. N Engl J Med 1989;320:496-502.

    Pequeno estudo de nove meninos com idade entre 3,3 e 7 anos com puberdade precoce masculina familiar. Depois da falha de tratamento com agente único, espironolactona e testolactona foram combinadas por período de 6 a 12 meses. Essa combinação controlou os sintomas de acne, função erétil e agressão em todos os meninos. A altura média prevista antes e depois do tratamento não foi significativamente diferente. Com o tratamento, seis de nove meninos tiveram desenvolvimento de PPC, o que limitou o benefício geral.

51. *(2B)* **Leschek EW** et al. Six-year results of spironolactone and testolactone treatment of familial male-limited precocious puberty with addition of deslorelin after central puberty onset. J Clin Endocrinol Metab 1999;84:175-178.

    Tratamento combinado com espironolactona, testolactona e GnRHa (para ajudar a prevenir ativação central) foi estudado em 10 meninos com puberdade precoce familiar limitada ao sexo masculino. GnRHa foi adicionado em média 2,6 anos depois do início dos tratamentos iniciais. O ritmo de crescimento se normalizou em um ano e permaneceu normal durante os restantes cinco anos de tratamento ($p < 0,001$).

52. *(2B)* **Holland FJ** et al. Ketoconazol in the management of precocious puberty not responsive to LHRH-analogue therapy. N Engl J Med 1985;312:1023-1028.
Estudo de um ano de 3 meninos com idade de 3,3 a 3,9 anos com puberdade precoce que não respondeu ao GnRHa tratados com cetoconazol. O nível de testosterona diminuiu em 2 dias, normalizou-se em dois meninos e diminuiu significativamente no terceiro menino, com melhoria clínica no comportamento e na velocidade de crescimento.
53. *(1C)* **Partsch CJ** et al. Management and outcome of central precocious puberty. Clin Endocrinol 2002;56:129-148.
O teste de GnRH é necessário para o diagnóstico de PPC. Ensaios iniciais de GnRHa mostraram potencial de altura preservado com o tratamento, embora não exista nenhum ensaio randomizado sobre a altura final em PPC. O tratamento com GnRHa não melhora a altura final se for feito após a idade de oito anos em meninas.
54. *(1C)* **Rosenfield RL.** Selection of children with precocious puberty for treatment with gonadotropin-releasing hormone analogues. J Pediatr 1994;124:989-991.
Revisão da literatura e recomendações para análogos de GnRH em PPC baseadas na literatura. Por causa da pouca disponibilidade de dados prospectivos, essas recomendações devem ser testadas em estudos prospectivos a longo prazo.
55. *(1C+)* **Paterson WF** et al. Auxological outcome and time to menarch following long-acting goserelin therapy in girls with central preococious or early puberty. Clin Endocrinol (Oxf) 2004;61:626-634.
Em um estudo de 46 meninas tratadas com análogo de GnRH, 11 atingiram altura final de 159,7 cm (-0,63 DP) comparadas com altura-alvo média dos pais de 160,9 cm. Nove de 11 meninas (82%) atingiram altura final dentro ou acima da faixa-alvo. Esse subgrupo de meninas ganhou excesso estatisticamente significativo de altura, mas voltou ao IMC pré-tratamento nas suas alturas finais.
56. *(1C+)* **Tanaka T** et al. Results of long-term follow-up after treatment of central precocious puberty with leuprolerin acetate: Evaluation of effectiveness of treatment and recovery of gonadal function: The TAP-144-SR Japanese Study Group on Central Precocious Puberty. J Clin Endocrinol Metab 2005;90:1371-1376. Epub 2004 Dec 14.
O efeito do tratamento de leuprorelin na altura do adulto (AH) e na recuperação da função reprodutiva foi observado em 63 meninas e 13 meninos com puberdade central precoce (PPC). As durações médias dos tratamentos foram 3,8 ± 2,0 e 4,1 ± 2,5 anos, e as durações médias dos seguimentos após os tratamentos foram 3,5 ± 1,3 e 2,6 ± 1,1 anos para meninas e meninos, respectivamente. A AH foi 154,5 ± 5,7 cm para meninas e 89,5% das meninas atingiram AH dentro da faixa de sua altura-alvo. Para meninos, a AH foi 163,2 ± 13 cm e 90,9% atingiram a faixa-alvo de altura.
57. *(2B)* **Walvoord EC, Pescovitz OH.** Combined use of growth hormone and gonadotropin-releasing hormone analogues in precocious puberty: Theoretic and practical considerations. Pediatrics 1999;104:1010-1014.
Revisão de ensaios iniciais com GnRHa somente revela alturas finais do adulto 1 a 7 cm abaixo da altura prevista, embora as medidas melhorassem 3 a 8 cm acima dos pacientes que não foram tratados. Os estudos usando combinação de GH com GnRHa foram pequenos e inconsistentes mas tendem a indicar benefício.
58. *(2B)* **Pasquino AM** et al. Adult height in girls with central precocious puberty treated with gonadotropin-releasing hormone analogues and growth hormone. J Clin Endocrinol Metab 1999;84:449-452.
Pequeno estudo prospectivo de 10 meninas com PPC tratadas com GnRHa de depósito mais GH comparadas com 10 meninas com PPC tratadas somente com GnRHa. O ganho na altura final do adulto no grupo com GnHRa mais GH foi de 7,9 cm em comparação com 1,6 cm no grupo de GnHRa somente ($p = 0,001$).
59. *(2B)* **Pasquino AM** et al. Combined treatment with gonadotropin-releasing hormone analog and growth hormone in central precocious puberty. J Clin Endocrinol Metab 1996;81:948-951.
Dez meninas e quatro meninos com PPC idiopática com altura baixa prevista foram estudados com GnRHa mais hormônio de crescimento e comparadas com achados em 10

meninas e quatro meninos que receberam somente GnRHa. Depois de 3 anos, a altura prevista do adulto foi significativamente aumentada em 13,6 cm nas meninas recebendo tratamento combinado. Nenhuma diferença na altura foi observada nos meninos.
60. *(2B)* **Pucarelli I** et al. Effects of combined gonadotropin-releasing hormone agonist and growth hormone therapy on adult height in precocious puberty: A further contribution. J Pediatr Endocrinol Metab 2003;16:1005-1010.

Esse estudo comparou 18 meninas com puberdade precoce idiopática central tratadas com combinação de análogo de GnRH e hormônio de crescimento com 17 indivíduos que não quiseram tratamento com hormônio de crescimento. O tratamento durou de 2 a 4 anos. O grupo com agonista de GnRH somente não atingiu aumento na altura final do adulto acima do valor previsto calculado para meninas com crescimento acelerado, embora tenha sido maior que a calculada para meninas médias. O grupo de tratamento combinado atingiu altura final do adulto significativamente maior que a prevista com qualquer método. O segundo grupo ganhou 6 cm adicionais na altura do adulto em comparação com o primeiro. O estudo demonstra segurança, mas ainda com número limitado de indivíduos.

61. *(2B)* **Heger S** et al. Long-term outcome after depot gonadotropin-releasing hormone agonist treatment of central precocious puberty: Final height, body proportions, body composition, bone mineral density, and reproductive function. J Clin Endocrinol Metab 1999;84:4583-4590.

Ensaio multicêntrico prospectivo de 50 mulheres com PPC tratadas com GnRHa de depósito por média de 4,4 anos, com o tratamento terminando na idade média de 11 anos. Cerca de 80% das mulheres atingiram altura final dentro da faixa de altura-alvo, embora, antes do tratamento, somente 56% das mulheres tivessem altura do adulto prevista dentro da faixa-alvo.

Hipogonadismo masculino

62. **Hijazi RA, Cunningham GR.** Andropause: Is androgen replacement therapy indicated for the aging male? Annu Rev Med 2005;56:117-137.

Esse artigo de revisão descreve a demografia da deficiência de androgênio no homem em processo de envelhecimento, assim como os riscos potenciais e os benefícios da intervenção terapêutica.

63. *(2B)* **Sih R** et al. Testosterone replacement in older hypogonadal men: A 12-month randomized controlled trial. J Clin Endocrinol Metab 1997;82:1661-1667.

Esse pequeno ensaio randomizado de 15 homens hipogonádicos (idade média de 68 anos) observados ao longo de um ano mostrou melhoria na força de preensão e aumento nos níveis de hemoglobina, mas nenhuma mudança na memória.

64. *(2C)* **Basaria S, Dobs AS.** Hypogonadism and adrogen replacement in elderly men. Am J Med 2001;110:563-572.

Baseado em estudos anteriores, esse artigo recomenda tratamento de homens mais velhos com níveis de testosterona menores que 300 ng/dL.

65. **Jockenhovel F.** Testosterone therapy-what, when and to whom? Aging Male 2004;7: 319-324.

Esse artigo de revisão delineia as indicações para tratamento em homens com hipogonadismo primário ou secundário assim como para deficiência de androgênio relacionada com a idade. Várias preparações de testosterona são revistas.

66. *(2C)* **Snyder PJ** et al. Effects of testosterone replacement in hypogonadal men. J Clin Endocrinol Metab 2000;85:2670-2677.

Estudo prospectivo de 14 homens hipogonádicos tomando testosterona transdérmica seguidos por 3 anos mostrou aumento na densidade mineral óssea da coluna e do quadril e melhoria no nível de energia e da função sexual. A força de flexão do joelho não mudou. A massa magra diminuiu, e os níveis de lipídeos não mudaram.

67. *(2B)* **Seidman SN** et al. Testosterone replacement therapy for hypogonadal men with major depressive disorder: A randomized, placebo-controlled clinical trial. J Clin Psychiatry 2001;62:406-412.

Trinta e dois homens com hipogonadismo e depressão foram distribuídos aleatoriamente para placebo ou testosterona e observados durante seis semanas. Nenhuma diferença foi observada entre os grupos de placebo e testosterona na depressão, embora o grupo tratado com testosterona tivesse melhorado a função sexual.
68. *(2B)* **Rabkin JG** et al. A double-blind, placebo-controlled trial of testosterone therapy for HIV-positive men with hypogonadal symptoms. Arch Gen Psychiatry 2005;57:141-147.
Esse ensaio duplo-cego, controlado com placebo, de três meses de tratamento com testosterona em 74 pacientes mostrou melhoria significativa na massa muscular, na libido, nos níveis de energia e na depressão.
69. *(2B)* **Finkelstein JW** et al. Estrogen or testosterone increases self-reported aggressive behaviors in hypogonadal adolescents. J Clin Endocrinol Metab 1997;82:2423-2438.
Esse estudo randomizado, duplo-cego, controlado com placebo, cruzado, incluiu 35 meninos hipogonádicos começando depotestosterona que mostraram aumento na agressão física.
70. **Darby E, Anawalt BD.** Male hypogonadism: An update on diagnosis and treatment. Treat Endocrinol 2005;4:593-309.
Artigo de revisão delineando o diagnóstico diferencial de hipogonadismo masculino, estudos laboratoriais apropriados e opções terapêuticas.

Infertilidade

71. *(2C)* **Hull MG** et al. Population study of causes, treatment, and outcome of infertility. Br Med J 1985;291:1693-1697.
A prática especialista de infertilidade foi estudada em um grupo de 708 casais em população de residentes de um único distrito de saúde na Inglaterra. Pelo menos um de seis casais necessitou auxílio de especialista em alguma época de suas vidas por causa de infertilidade média de 2,5 anos, 71% dos quais estavam tentando seu primeiro filho. Os observados em clínicas de ginecologia compreendiam 10% dos novos e 22% de todas as consultas. Falta de ovulação (amenorréia ou oligomenorréia) ocorreu em 21% dos casos e foi tratada com sucesso (índice de concepção em 2 anos de 96% e 78% respectivamente). Lesão tubária (14%) tinha mau prognóstico (19%) apesar da cirurgia. Endometriose representou 6% de infertilidade, embora raramente por causa de lesão tubária, defeitos de muco cervical ou disfunção em 3% e falha no coito em até 6%. Defeitos ou disfunção de espermatozóides foram a causa definida mais comum (24%) com poucas chances de gravidez (0-27%) sem doador para inseminação. Azoospermia obstrutiva ou insuficiência espermatogênica primária foi incomum (2%), e causas hormonais de infertilidade masculina foram raras. A infertilidade foi inexplicada em 28%, e a chance de gravidez (em geral 72%) foi principalmente determinada pela duração da infertilidade. FIV podia beneficiar 80% dos casos de lesão tubária e 25% de infertilidade inexplicada (isto é, 18% de todos os casos, representando até 216 novos casos por ano por milhão da população total).
72. *(1C)* **Guzick DS** et al. Sperm morphology, motility and concentration in fertile and infertile men. N Engl J Med 2001;345:1388-1393.
Duas amostras de sêmen de cada um dos parceiros masculinos de 765 casais inférteis e 696 férteis em novos locais foram avaliadas. Classificação e análise de regressão de árvore foram usadas para estimar os valores liminares de subfertilidade e fertilidade com respeito à concentração, motilidade e morfologia dos espermatozóides. Curvas características de operação do receptor foram usadas para avaliação do valor relativo dessas medidas de espermatozóides na discriminação entre homens férteis e inférteis. As faixas subférteis foram contagem de espermatozóides menor que $13,5 \times 10^6$/mL, menos de 32% de espermatozóides sem motilidade e menos de 9% com características morfológicas normais. As faixas férteis foram concentração de mais de 48×10^6/mL, mais de 63% de motilidade e mais de 12% com características morfológicas normais. Valores entre essas faixas indicavam infertilidade indeterminada. Foi notada extensa sobreposição entre

homens férteis e inférteis dentro das faixas subfértil e fértil para todas as três medidas. Embora cada uma das medidas de espermatozóides ajudassem na distinção entre homens férteis e inférteis, nenhuma foi um poderoso discriminador. A porcentagem de espermatozóides com características morfológicas normais teve maior poder discriminatório. Os valores limiares para concentração motilidade e morfologia de espermatozóides podem ser usados para classificação de homens como subférteis, com fertilidade indeterminada ou férteis. Nenhuma das medidas, no entanto, é diagnóstica para infertilidade.

73. *(1C)* **Nielsen MS** et al. Comparison of several one-step home urinary luteinizing hormone detection test kits to OvuQuick. Fertil Steril 2001;76:384-387.
Estudo prospectivo de coorte examinou a precisão e a facilidade do uso dos *kits* de um passo para detecção de LH urinário em casa em 81 ciclos em mulheres submetidas à inseminação artificial. Os diferentes *kits* detectaram surgimento de LH em 12 horas, todos com precisão semelhante, tornando a detecção de ovulação para controle da fertilidade fácil e precisa.

74. *(2B)* **Madgar I** et al. A controlled trial of high spermatic vein ligation for varicocele in infertil men. Fertil Steril 1995;63:120-124.
Nesse estudo randomizado e controlado de tratamento de varicocele com ligadura alta, um aumento significativo na gravidez foi visto no primeiro ano depois da cirurgia em comparação com achados em um grupo que esperou um ano para a cirurgia, com 44,4% de gravidez no primeiro ano em comparação com 10% no grupo não-operado. O grupo que esperou também teve aumento significativo em gravidez no ano depois da cirurgia, em 60% em um período de um ano.

75. *(2C)* **Vandekerckhove P** et al. Androgen versus placebo or no treatment for idiopathic oligo/asthenospermia (Cochrane Review). In: The Cochrane Library, Issue 3, 2002. Oxford, Update Software.
Os 11 ensaios de 930 homens determinaram se supressão de androgênio seguida por rebote melhoraria a fertilidade. Não foi observado nenhum benefício com OR de 1,10 (IC 95% 0,75-1,61). Nenhuma diferença foi vista nos parâmetros do sêmen.

76. *(2B)* **Vandekerckhove P** et al. Clomiphene or tamoxifen for idiopathic oligo/asthenospermia (Cochrane Review). In: The Cochrane Library, Issue 3, 2002. Oxford, Update Software.
Cinco estudos prospectivos randomizados envolvendo 738 homens mostraram efeito benéfico de antiestrogênios nos níveis de testosterona, mas nenhuma diferença no índice de gravidez com OR de 1,26 (IC 95% 0,99-1,56). O índice geral de gravidez foi de 15,4% nos grupos tratados em comparação com 12,5% nos grupos de controle.

77. *(1C)* **Cohlen BJ** et al. Timed intercourse versus intra-uterine insemination with or without ovarian hyperstimulation for subfertility in men (Cochrane Review). In: The Cochrane Library, Issue 3, 2002. Oxford, Update Software.
Dezessete ensaios compreendendo 3.662 ciclos completados foram estudados e mostraram melhores índices de gravidez com ciclo IIU natural com intercurso programado. A OR foi de 2,43 (IC 95% 1,54-3,83). Quando combinado com hiperestímulo ovariano controlado, IIU melhorou os índices de gravidez em comparação com intercurso programado com OR de 2,14 (IC 95% 1,30-3,51).

78. *(1C)* **van Rumste MME** et al. Intra-cytoplasmic sperm injection versus partial zona dissection, subzonal insemination and conventional techniques for oocyte insemination during in vitro fertilization (Cochrane Review). In: The Cochrane Library, Issue 3, 2002. Oxford: Update Software.
Revisão de 10 estudos, oito dos quais compararam IICE com FIV convencional. Em homens com análise de sêmen normal, nenhuma diferença nos índices de gravidez ocorreu na IICE em comparação com FIV convencional. Com resultados limítrofes na análise de sêmen, IICE foi significativamente melhor do que FIV convencional com OR de 3,79 (IC 95%, 2,97-4,85) por índice de fertilização por oócito, embora nenhum dado tenha sido compilado no índice de gravidez.

79. *(1C)* **Pandian Z** et al. In vitro fertilisation for unexplained subfertility (Cochrane Review). In: The Cochrane Library, Issue 3, 2002. Oxford: Update Software.

Quatro ensaios randomizados controlados de FIV foram estudados em infertilidade inexplicada. Nenhuma diferença foi notada nos índices de gravidez entre FIV e IIU com e sem hiperestímulo, com OR de 0,51 (IC 95% 0,23-1,1) em ciclos IIU não-estimulados e com OR de 0,87 (IC 95% 0,42-1,8) em ciclos IIU com estímulo ovariano.

80. *(1B)* **Hughes E** et al. Clomiphene citrate for unexplained subfertility in women (Cochrane Review). In: The Cochrane Library, Issue 3, 2002. Oxford, Update Software.

Em seis estudos, o citrato de clomifeno mostrou melhoria nos índices de gravidez em comparação com placebo, com OR de 2,5 (IC 95% 1,35-4,62). Observou-se que o risco de câncer de ovário pode aumentar em mulheres com 12 ou mais ciclos de clomifeno, embora não seja claro se a infertilidade é a causa desse achado ou se a medicação foi a responsável.

81. *(1B)* **Hughes E** et al. Clomiphene citrate for ovulation induction in women with oligoamenorrhea (Cochrane Review). In: The Cochrane Library, Issue 3, 2002. Oxford: Update Software.

Quatro estudos cruzados são revistos. O tratamento com clomifeno aumentou o índice de gravidez com OR de 3,41 (IC 95% 4,23-9,48).

82. *(2C)* **Bristow RE, Karlan BY.** Ovulation induction, infertility, and ovarian cancer risk. Fertil Steril 1996;66:499-507.

Essa revisão de quatro estudos iniciais de caso-controle, três estudos retrospectivos de coorte e de uma metanálise de três estudos caso-controle indica que a infertilidade é um fator de risco independente para câncer de ovário, e que o aumento de risco provavelmente não é relacionado com medicações para infertilidade.

83. *(1B)* **Guzick DS** et al. Efficacy of superovulation and intrauterine insemination in the treatment of infertility. N Engl J Med 1999;340:177-183.

Ensaio randomizado e controlado de 932 casais com infertilidade inexplicada comparando tratamento com IIC, IIU, IIU com superovulação e IIC com superovulação. IIU com superovulação produziu índice de gravidez de 33%, que foi significativamente maior em relação a IIC e IIU somente, em comparação com 18% do grupo com IIU apenas, 19% no grupo de superovulação com IIC e 10% nos indivíduos do estudo de IIC apenas. Os resultados de IIU somente e IIC com superovulação foram significativamente melhorados em relação a IIC somente.

84. *(1C)* **Klein J, Sauer MV.** Assessing fertility in women of advanced age. Am J Obstet Gynecol 2001;185:758-770.

Se o FSH basal for normal, nova avaliação deve ser feita com administração de clomifeno, 100 mg, nos dias 5 a 9, com repetição de FSH no dia 10. Se o FSH do dia 3 antes do tratamento e do dia 10 após o tratamento for alto, a paciente tem reserva ovariana diminuída e tem menor probabilidade de ficar grávida.

Menopausa

85. *(1B)* **MacLennan A** et al. Oral oestrogen replacement therapy versus placebo for hot flushes (Cochrane Review). In: Cochrane Library, Issue 3, 2002. Oxford, Update Software.

Análise de 21 ensaios duplos-cegos, randomizados e controlados com placebo de TRH oral envolvendo um total de 2.511 mulheres observadas de 3 meses a 3 anos. O TRH diminuiu os fogachos em 77% (IC 95% 58,2-87,5) em comparação com placebo.

86. *(1B)* **Notelovitz M, Mattox JH.** Supression of vasomotor and vulvovaginal symptoms with continuous oral 17-beta-estradiol. Menopause 2000;7:310-317.

O 17 β-estradiol oral foi estudado em um estudo de grupo paralelo, randomizado, duplocego e multicêntrico de 145 mulheres após a menopausa. Os fogachos foram significativamente diminuídos em 83% ($p < 0,001$) no grupo tratado com estrogênio. A secura vaginal foi diminuída em 86,1% com estrogênio.

87. *(1B)* **Eriksen B.** A randomized, open, parallel-group study on the preventive effect of an estradiol-releasing vaginal ring (Estring) on recurrent urinary tract infections in postmenopausal women. Am J Obstet Gynecol 1999;180:1072-1079.

Estudo randomizado prospectivo de 53 mulheres tratadas com anel vaginal de estrogênio comparado com 55 mulheres não-tratadas. A incidência de infecção do trato urinário foi significativamente mais alta nas mulheres não-tratadas ($p < 0,008$).

88. *(1B)* **Cardozo L** et al. Meta-analysis of estrogen therapy in the management of urogenital atrophy in postmenopausal women: Second report of the Hormones and Urogenital Therapy Committee. Obstet Gynecol 1998;92:722-727.

    Essa metanálise de nove estudos randomizados controlados mostrou benefício significativo de estrogênio, independentemente da via de administração, na atrofia urogenital.

89. *(1B)* **Brown JS** et al. Urinary tract infections in postmenopausal women: Effect of hormone therapy and risk factors. Obstet Gynecol 2001;98:1045-1052.

    HERS foi um ensaio randomizado, cego, de prevenção secundária de TRH (estrogênio eqüino conjugado/acetato de medroxiprogesterona [CEE/MPA]) e doença cardíaca em 2.763 mulheres após a menopausa (idades de 44-79 anos). A freqüência de infecção do trato urinário não melhorou no grupo TRH, com OR de 1,16 (IC 95% 0,99-1,37).

90. *(2B)* **Soares CN** et al. Efficacy of estradiol for the treatment of depressive disorders in perimenopausal women: A double-blind, randomized, placebo-controlled trial. Arch Gen Psychiatry 2001;58:529-534.

    Ensaio randomizado, duplo-cego, controlado com placebo de 50 mulheres após a menopausa com transtornos depressivos. A depressão diminuiu significativamente em 68% das mulheres tratadas com 17 β-estradiol em comparação com 20% das pacientes tratadas com placebo ($p < 0,001$).

91. *(1B)* **Zweifel JE, O'Brien WH**. A meta-analysis of the effect or HRT upon depressed mood. Psychoneuroendocrinology 1997;22:189-212.

    Metanálise de 14 ensaios randomizados controlados e 12 estudos de coorte de estrogênio e depressão em mulheres após a menopausa, mostrando melhoria significativa com estrogênio.

92. *(1B)* **Hlatky MA** et al., for the Heart and Estrogen/Progestin Replacement Study (HERS) Resarch Group. Quality-of-life and depressive symptoms in postmenopausal women after receiving hormone therapy: Results from the Heart and Estrogen/Progestin Replacement Study (HERS) trial. JAMA 2002;287:591-597.

    Ensaio clínico randomizado de tratamento com TRH em mulheres mais velhas após a menopausa com doença cardíaca coronária preexistente. A maioria das mulheres não tinha sintomas vasomotores e não melhorou com TRH; já em mulheres com sintomas vasomotores, a depressão melhorou.

93. *(1B)* **Espeland MA** et al. Women's Health Initiative Memory Study: Conjugated equine estrogens and global cognitive function in postmenopausal women: Women's Health Initiative Memory Study. JAMA 2004;23:2959-2968.

    Nesse estudo randomizado, duplo-cego, controlado com placebo, 2.808 (idades entre 65-79) mulheres incluídas no WHI e "livres de provável demência" foram avaliadas quanto à função cognitiva global com o Modified Mini-Mental State Examination (3MSE) anualmente, por média de 5,4 anos. Os 1.387 indivíduos recebendo 0,625 mg de estrogênio conjugado foi comparado com 1.421 controles equivalentes tratados com placebo. O grupo tratado com estrogênio teve pontuação mais baixa (e os tratados com estrogênio mais progesterona em outro braço do ensaio também alcançaram resultados mais baixos; $p < 0,04$ para estrogênio sozinho e $p<0,006$ para estrogênio mais acetato de medroxiprogesterona). O risco de ter diminuição de 10 unidades na pontuação 3MSE foi de 1,47 (IC 1,04-2,07) para estrogênio *versus* placebo. Foi notado que cognição mais baixa na linha de base piorava o prognóstico, mas a remoção de mulheres com acidente vascular cerebral, demência e leve deterioração cognitiva da análise diminuía a diferença.

94. **Maki PM.** A systematic review of clinical trials of hormone therapy on cognitive function: Effects of age at initiation and progestin use. Ann N Y Acad Sci 2005;1052:182-197.

    Essa revisão da literatura sugeriu que pode haver benefício potencial com o uso de estrogênio após a menopausa em domínios cognitivos selecionados, especialmente em mulheres sintomáticas que entraram recentemente na menopausa, com pouca evidência de benefício nas idades acima de 65 anos.

95. *(1B)* Writing Group for the Women's Health Initiative Investigators. Risks and benefits of estrogen plus progestin in healthy postmenopausal women. JAMA 2002;288:321-333.
O braço CEE/MPA do estudo foi um ensaio randomizado, controlado com placebo de prevenção primária de 16.608 mulheres entre 50 e 79 anos de idade sem histerectomia. Essa porção do estudo foi interrompida em 31 de maio de 2002 depois de média de 5,2 anos por causa do aumento do risco de câncer invasivo de mama, embora não tenha sido estatisticamente significativo, e falta de benefício cardiovascular excedendo os parâmetros de segurança estabelecidos previamente. Os riscos absolutos (por 10 mil) e as razões de risco (RRs) com IC 95% apontaram sete mais seqüelas de doença cardíaca (RR 1,29; IC 1,02-1,63), oito mais acidentes vasculares cerebrais (RR 1,41; IC 1,07-1,85), oito mais embolias pulmonares (RR 2,13; IC 1,39-3,25) e oito cânceres de mamas invasivos adicionais (RR 1,26; IC 1,00-1,59). O índice de mortalidade em todos os casos não foi afetado. Também foi notado que houve seis vezes menos câncer de colo por 10 mil (RR 0,63; IC 0,43-0,92) e cinco menos fraturas de quadril (RR 0,66; IC 0,45-0,98). Esses resultados podem ser dependentes do uso de progestina ou de progestina específica e podem não se aplicar a outras combinações estrogênio/progestina a diferentes vias de administração. O braço com somente CEE do estudo está continuando.
96. *(1B)* **Grady D** et al. Cardiovascular disease outcomes during 6,8 years of hormone therapy: Heart and Estrogen/Progestin Replacement Study follow-up (HERS II). JAMA 2002;288:49-57;
Grupo de 2.321 mulheres observadas durante o seguimento depois do HERS I, em ensaio randomizado, duplo-cego, controlado com placebo de prevenção secundária de doença cardiovascular por total de 6,8 anos de CEE/MPA. Nenhuma diminuição nos eventos cardiovasculares foi observada no grupo de tratamento TRH. O RR não-cumulativo foi de 0,99 (IC 0,81-1,22) no HERS I 1,00 (IC 0,77-1,29) no HERS II.
97. *(1B)* **Hylley** S et al. Noncardiovascular disease outcomes dring 6,8 years of hormone therapy (HERS II). JAMA 2002;288:58-66.
O RR para tromboembolismo na HERS II foi em geral 2,08 ao longo de um período de 6,8 anos (IC, 1,23-3,40). O RR de cirurgia biliar foi 1,48 (IC, 1,12-1,95), mas não foi observada diferença nos índices de mortalidade geral.
98. *(1B)* Collaborative Group on Hormonal Factors in Breast Cancer. Breast cancer and hormone replacement therapy: Collaborative reanalysis of data from 51 epidemiological studies of 52.705 women with breast cancer and 108.411 women without breast cancer. Lancet 1997;350:1047-1059.
Metanálise de 51 estudos e 52.705 mulheres. Em pacientes com tratamento de reposição estrogênica por 5 anos ou mais, o RR para câncer de mama foi de 1,35 (IC 1,21-1,49) com pequeno efeito da preparação ou da dose de estrogênio, mas a coleta de informação sobre uso a longo prazo de preparações específicas foi limitada.
99. *(1C)* **Lacey JF** et al. Menopausal hormone replacement therapy and risk of ovarian cancer. JAMA 2002;288:334-341.
Estudo prospectivo de coorte de 44.241 mulheres estudadas em média 13,4 anos. O uso "sempre" de estrogênio teve RR de 1,6 (IC 1,2-2,0) e foi relacionado com a duração do tratamento. Em mulheres recebendo TRH entre 10 e 19 anos, a RR foi de 1,8 (IC 1,1-3,0) e, por mais de 20 anos, foi de 3,2 (1,7-5,7).

6

Diabetes melito

Haitham S. Abu-Lebdeh

Diabetes melito tipo 1 241
Diabetes melito tipo 2 248
Cetoacidose diabética 254
Coma hiperosmolar 258
Hipoglicemia 260
Complicações do diabetes 263
Tratamento glicêmico intensivo 274

DIABETES MELITO TIPO 1

Definição

Diabetes melito tipo 1 (DM1) é uma doença metabólica crônica de homeostasia de glicose que se manifesta secundariamente à falta absoluta de insulina.

Etiologia

Supõe-se que, em humanos, fatores ambientais, como dieta, estresse intenso e, possivelmente, infecções virais, entre outros fatores desconhecidos, possam desencadear uma destruição auto-imune mediada por células T das células β pancreáticas em hospedeiro suscetível, o que leva ao estabelecimento do DM1. Estudos familiares falharam em identificar um padrão mendeliano específico ligado ao desenvolvimento dessa doença [1,2]. No entanto, múltiplos lócus genéticos são fortemente ligados ao desenvolvimento dessa doença poligênica, em especial alelos de antígenos de leucócito humano (HLA)-DR e HLA-DQ do complexo de histocompatibilidade. Ter genótipo específico associado ao DM1 não necessariamente resulta no desenvolvimento dessa doença; em mais da metade de gêmeos homozigotos de pacientes diabéticos, o DM1 não se desenvolve, sugerindo importante papel dos fatores ambientais na etiologia da doença. Ademais, a maioria dos pacientes (85%) não tem história familiar de doença semelhante.

Genética

Genes do complexo de histocompatibilidade principal

Moléculas classe II do complexo de histocompatibilidade principal ligam-se a peptídeos exógenos e os apresentam na superfície da célula para reconhecimento de células T (CD4). Em humanos, os lócus classe II (HLA-DR, -DP, -DQ) do MHC estão localizados no cromossomo 6. A descoberta de que o DM1 se desenvolve em 30 a 50% de gêmeos homozigotos e em somente 15% dos irmãos HLA idênticos indica que outros genes devem estar envolvidos na etiologia dessa doença.

Genes de diabetes melito insulinodependente

Múltiplos outros genes são suspeitos no desenvolvimento do DM1, sendo chamados genes de DM insulinodependente (DMID). O DMID 2 é um gene de não-histocompatibilidade localizado no cromossomo 11 que se relaciona com o gene de insulina, de modo que 90% das pessoas com diabetes tipo 1 são homozigotas para esse gene em comparação com 60% da população geral. Outros lócus, como DMID 4 (no cromossomo 11), DMID 5 (no cromossomo 6), DMID 8 (no cromossomo 6) e DMID 12 (no cromossomo 2), podem também desempenhar papel importante [3].

Epidemiologia

Com base nos levantamentos do National American Health Service, a prevalência de diabetes entre pessoas com idade abaixo de 20 anos é cerca de 2/1.000 nos Estados Unidos. A incidência mundial e os índices de prevalência variam significativamente, dependendo da população, da etnia e da geografia, sugerindo um papel importante dos fatores ambientais. Nos Estados Unidos, a incidência geral de DM1 é em torno de 20/100 mil/ano (Rochester, MN, dados de 1970-1979). A incidência de DM1 é 2 a 3 vezes mais comum em brancos do que em outros grupos étnicos nos Estados Unidos.

O DM1 também se desenvolve em adultos; a incidência é estimada em torno de 8,2/100 mil/ano [4].

Fisiopatologia

O desenvolvimento de DM1 começa com evento precipitante desconhecido em hospedeiro geneticamente suscetível (estágio 1) que desencadeia uma destruição auto-imune das células β mediada por células T (estágio 2). Ao longo do tempo, geralmente meses a anos, a perda progressiva de insulina é notada e pode ser detectada pelo uso do teste intravenoso de tolerância à glicose (estágio 3). Subseqüentemente, a glicose sangüínea começa a aumentar, indicando dano significativo das células β (estágio 4); esse estágio pode durar vários meses em crianças ou mais em adultos, sendo caracterizado por diabetes clínico na presença de níveis normais ou baixos de peptídeo-C. Finalmente, no estágio 5, a produção de peptídeo-C cessa, e o indivíduo se torna dependente de insulina exógena para sobreviver.

Diagnóstico

Rastreamento

O diabetes se desenvolve em 2 a 5% dos parentes de pacientes com DM1. Numerosos anticorpos contra antígenos de células de ilhotas foram identificados, mas poucos têm valor como ferramenta de rastreamento [5]. No contexto de pesquisa, auto-anticorpos são comumente usados para prever DM1 em estudos envolvendo parentes de pacientes diabéticos [6]. O uso de baixos títulos como valores diagnósticos prevê desenvolvimento futuro de diabetes tipo 1 de maneira altamente sensível, mas isso, é claro, é associado com número significativo de resultados falso-positivos. Portanto, os pesquisadores usam combinação de auto-anticorpos com o teste intravenoso de tolerância à glicose para aumentar a especificidade e o rendimento desses testes.

Anticorpos contra citoplasma de célula de ilhota

A presença no soro de anticorpos contra citoplasma de célula de ilhota (ACIs) é um marcador altamente preditivo para futuro desenvolvimento de DM1 em parentes ou familiares de indivíduos com essa doença. A sensibilidade é maior que 80%, e a especificidade, maior que 90%. Esses valores, no entanto, dependem muito dos títulos de corte usados. As moléculas antigênicas exatas responsáveis por ACIs não são totalmente identificadas, mas a descarboxilase ácida de ácido glutâmico (GAD) e o ACI 512 supostamente contribuem de modo significativo para a reatividade ACI, e ensaios específicos são disponíveis para detecção desses auto-anticorpos [7]. A sensibilidade de anticorpos GAD e ACI 512 é entre 65% e 70%, sendo altamente específica (em geral, > 90%).

Auto-anticorpos contra insulina

Os auto-anticorpos contra insulina (IAAs) são marcadores menos sensíveis do que os ACIs (sensibilidade de 25%); IAA, no entanto, correlaciona-se bem com a duração curta para desenvolvimento da doença e com o estabelecimento da doença em idade jovem. O risco de diabetes aumenta com títulos mais altos de ACI e com a presença de anticorpos múltiplos. Auto-anticorpos também podem ter valor para rastreamento de população de alto risco, mas a falta de uma intervenção eficaz é a principal barreira contra a recomendação dessa prática.

Primeira fase de liberação de insulina

A medida da primeira fase de liberação de insulina durante o teste intravenoso de tolerância à glicose aumenta o valor previsto com o rastreamento com autoanticorpos [8]. A primeira fase de liberação de insulina é consistente com o progresso do diabetes do estágio 2 para o estágio 3. Achado de liberação de insulina abaixo do primeiro percentil confere 90% de risco de diabetes tipo 1 em três anos em pacientes com ACIs positivos e IAAs positivos.

Manifestações clínicas

Os sintomas mais comuns são polidipsia e poliúria. Outros sintomas freqüentemente encontrados em crianças e adolescentes são fadiga, perda de peso e dor abdominal, além de enurese. Cetoacidose diabética (CAD) é sintoma em 10 a 40%

dos casos. A freqüência desses sintomas varia significativamente entre diferentes países e pode depender de educação pública, incidência de diabetes na região e presença de outras pessoas com diabetes na família, resultando em detecção precoce antes do desenvolvimento de CAD. Esses sintomas não são específicos de diabetes tipo 1 e podem ocorrer em pacientes com diabetes tipo 2, incluindo CAD. A maioria dos pacientes com diabetes tipo 1 é diagnosticada em idade jovem (em torno de 30 anos); além disso, nos anos recentes, foi crescente o diagnóstico de DM2 em adolescentes, especialmente nos obesos.

Achados laboratoriais

Os valores laboratoriais de glicose usados para diagnóstico de DM1 são glicemia de jejum de 126 mg/dL (7 mmol/L) ou mais, em duas ocasiões, ou valor de glicose de 2 horas de 200 mg/dL (11,1 mmol/L) ou mais alta durante teste de tolerância à glicose oral.

Prevenção

A prevenção do DM1 ainda está nas fases iniciais de pesquisa [9,10]. Atualmente não há nenhuma estratégia preventiva. Drogas imunomoduladoras (p. ex., azatioprina e ciclosporina) e nicotinamida evitaram mais destruição de células β em pequenos estudos por pouco tempo. Os benefícios a curto prazo não foram suficientes para indicação de uso a longo prazo desses medicamentos potencialmente tóxicos. O Diabetes Prevention Trial (DPT-1) mostrou que o uso de insulina injetável não previne diabetes em parentes de pacientes diabéticos.

Tratamento

Insulina

Somente insulina é usada no controle da glicemia no diabetes tipo 1. A insulina derivada de animal há muito tempo foi preterida em favor das chamadas insulinas humanas produzidas com engenharia genética. O objetivo do tratamento é atingir níveis normais de glicemia durante todo o dia. O tratamento intensivo retarda o estabelecimento e o progresso de complicações microvasculares do diabetes, mas pode não afetar a mortalidade macrovascular [11,12]. As principais desvantagens do tratamento intensivo são o aumento da freqüência de hipoglicemia, cetoacidose e ganho de peso [13]. Idealmente, a redução da hemoglobina A1C para menos de 7% (ADA) ou menos de 6,5% (American Association of Clinical Endocrinologists) é o objetivo em pacientes com DM1 [14], mas os clínicos precisam considerar o risco de hipoglicemia e treinar os pacientes para reconhecê-la.

Esquemas de insulina

TRATAMENTO CONVENCIONAL

O esquema de duas injeções por dia com insulina basal (tipicamente insulina de ação intermediária) e bolo de insulina (insulina regular ou análogos de ação rápida) –

conhecido como tratamento convencional – é associado com controle glicêmico variável e inferior em comparação com esquemas de tratamento intensivo com insulina; foi, portanto, abandonado em favor de outros esquemas de insulina. Evidências apóiam o controle glicêmico intensivo usando múltiplas injeções diárias ou bomba de insulina em vez do tratamento convencional com duas injeções [15]. O esquema de duas doses de insulina (tratamento convencional) e as injeções uma vez por dia não são recomendados por causa da dificuldade em atingir o objetivo e da incapacidade de ajustar apropriadamente as doses de insulina para evitar hiperglicemia no DM1. Essas duas modalidades de tratamento, no entanto, são freqüentemente usadas pelos clínicos gerais no estabelecimento da doença até que o paciente seja transferido para o especialista.

TRATAMENTO INTENSIVO COM INSULINA

- Bomba de insulina. Bombas portáteis de infusão de insulina tiveram melhoria significativa nas últimas duas décadas [16]. A insulina é administrada continuamente em ritmo basal estabelecido (~60% do total diário de insulina). As bombas podem ser programadas para aumentar a insulina basal à noite para evitar hiperglicemia matutina. No período das refeições, doses maiores de insulina são fornecidas para cobrir as variações da glicose. O uso dessas bombas exige monitorização freqüente da glicemia e predispõe a infecções locais e cetoacidose diabética, mas em geral resulta em melhor controle glicêmico.
- Injeções diárias múltiplas. Injeções diárias múltiplas (IDMs) referem-se a três ou mais injeções de análogos de ação muito rápida antes das refeições. Além disso, insulina basal é fornecida no jantar (glargina ou detemir) ou na hora de dormir (NPH ou glargina ou detemir) para cobertura de fundo no período de 24 horas. Freqüentemente, se NPH ou detemir forem usados, uma segunda dose é administrada antes do desjejum. No DM1, o tratamento intensivo com insulina (bomba ou IDMs) evita hemoglobina A1C mais baixa e diminui muito o risco de complicações microvasculares. Esses dados são derivados primariamente de resultados do Diabetes Control and Complications Trial (DCCT/EDIC), que também envolveu um programa abrangente de apoio ao paciente com dieta, exercício e supervisão estreita com instruções.

Tabela 6.1 ■ Tipos de insulina e tempo de ação

Insulina	Início (hora)	Pico (hora)	Duração (hora)
Regular	0,5	2-4	6-8
Aspart, Glulisina, Lispro	0,2	1-2	2-4
NPH, lenta*	2	6-10	12-18
Glargina	2	Sem pico	24-30
Detemir	2	Sem pico	6-24

* Não está mais disponível no Brasil.

Tipos de insulina

- *Análogos de insulina de ação ultra-rápida.* Os agentes disponíveis, insulina aspart (NovaLog), insulina glulisina (Apidra) ou insulina lispro (Humalog), são estruturados de modo que, depois da injeção, a insulina dissocia-se rapidamente do agregado. Portanto, essas insulinas têm estabelecimento de ação muito rápido e atividade de curta duração (Tabela 6.1). Esses agentes são usados especificamente para baixar a glicose após uma refeição ou corrigir a hiperglicemia pós-prandial, sendo chamados insulinas "de refeição". Essas insulinas são pelo menos tão eficazes quanto a insulina regular [15,17-19]. Além disso, seu uso pode diminuir a freqüência de hipoglicemia, podendo ser usadas com segurança em pacientes com padrões de alimentação imprevisíveis.
- *Insulina regular.* A maior desvantagem do uso de insulina regular é a necessidade de injetá-la 30 a 45 minutos antes das refeições, o que pode ser inconveniente ou causar hipoglicemia se a refeição for retardada ou não-ingerida.
- *Insulina de ação intermediária.* Insulina NPH têm duração de ação mais longa do que a insulina regular e é usada principalmente para cobertura com insulina basal [20]. Essa insulina não é usada para controle de níveis pós-prandiais de glicose, mas, quando administrada adequadamente, é eficaz na redução da glicemia de jejum.
- *Análogos de insulina de longa ação.* Glargina (Lantus) e detemir (Levemir) são preparações sintéticas de longa ação relativamente sem pico, com baixa incidência de hipoglicemia e duração de ação prolongada. A principal desvantagem é que não podem ser misturadas com outras insulinas. A insulina detemir tem duração de ação significativamente mais curta do que a glargina e pode ser mais semelhante à NPH na prática clínica; no entanto, é associada com menos hipoglicemia noturna do que a NPH.
- *Insulinas pré-misturadas.* Misturas de dois tipos de insulina, não permitem flexibilidade e necessitam mais perícia no ajuste de insulina para atingir o objetivo terapêutico; assim, essas combinações não devem ser a droga de escolha.
- *Pramlintide.* Pramlintide (15-60 µg) é um análogo sintético de amilina humana que retarda o esvaziamento gástrico e melhora as concentrações de A1C principalmente por diminuir as variações de glicose pós-prandiais. Em pacientes com diabetes tipo 1, é usada somente com insulinas de refeição. Recomenda-se diminuir a dose de insulina em 50% quando o pramlintide for iniciado.

Dieta

Os esquemas de controle de dieta melhoram o controle glicêmico, mas são insuficientes as evidências para recomendação de um plano específico de dieta. O conhecimento dietético é essencial para contagem de carboidrato, se aplicado em pacientes usando IDMs ou bombas de insulina. Distúrbios do apetite são mais comuns no DM1, especialmente em adolescentes [21], e influenciam adversamente o controle glicêmico. São, portanto, recomendadas avaliação psicológica e instruções relativas aos hábitos alimentares [22].

Exercícios

Exercício aeróbio é recomendado. Além disso, um treinamento persistente com pesos leves e altas repetições pode ser útil [23]. Deve-se notar que o exercício durante o estado de deficiência de insulina manifestado por glicemia mais alta antes da atividade pode ser associado com hiperglicemia após o exercício, e, portanto, a monitorização da glicemia é útil, especialmente em casos de exercícios não-previstos [24]. A insulina não deve ser injetada no membro exercitado porque o movimento muscular contínuo resulta em aumento de liberação de insulina. O abdome é o local de preferência para a injeção de insulina.

Exercício de alta intensidade pode resultar em aumento de albuminúria e, em teoria, ser associado a efeitos adversos. Não há evidências, porém, que comprovem a progressão clínica de retinopatia ou nefropatia com exercícios de alta intensidade. O risco de infarto do miocárdio (IM) é mais alto em pessoas com DM1. Assim, a American Diabetes Association recomenda teste de esforço em pacientes com idade acima de 35 anos e diagnóstico de diabetes tipo 1 por mais de 15 anos (especialmente aqueles com evidência clínica de neuropatia autonômica, doença vascular periférica e doença microvascular), ou que tenham perfil de risco cardiovascular significativo. A evidência para apoiar essas recomendações é inadequada.

Monitorização da glicemia

O aprendizado para monitorizar a própria glicemia é essencial no DM1. É importante que pacientes diabéticos monitorizem a hipoglicemia e a hiperglicemia significativa para evitar complicações. Poucas evidências indicam que monitorização freqüente da própria glicemia traduz melhor controle glicêmico com uso de glicômetros-padrão. Isso poderia ser secundário à falta de ajustes ou intervenção do médico ou dos pacientes.

A monitorização contínua em tempo real com sensores de glicose está tendo aceitação entre os pacientes. As medidas de glicose com esses dispositivos correlacionam-se muito bem com as leituras do glicômetro-padrão e são consideradas precisas em 95% dos casos. Esses dispositivos, em pacientes com DM1 ou DM2, foram superiores aos medidores-padrão na diminuição da duração da hiperglicemia e da hipoglicemia.

Transplante

O transplante de pâncreas é considerado em pacientes que planejam um transplante de rim para tratamento de nefropatia em fase final, pois o transplante de pâncreas pode melhorar a sobrevida do rim transplantado e a hipoglicemia e pode reverter parcialmente a neuropatia. O transplante de pâncreas somente pode ser considerado em pacientes com complicações graves de diabetes. O transplante de ilhotas tem vantagem significativa sobre o transplante de pâncreas total, mas exige experiência especial, não-disponível em muitos centros.

DIABETES MELITO TIPO 2

Definição

O DM2 é uma doença crônica de homeostasia de glicose caracterizada por hiperglicemia e diminuição da ação da insulina, com secreção pancreática anormal de insulina, assim como velocidade alta de produção de glicose hepática. Ao contrário do DM1, não há falta absoluta fisiológica de insulina.

Etiologia

O índice de concordância de DM2 em gêmeos idênticos é de 70 a 90%, com forte agrupamento familiar, sugerindo etiologia genética. Nenhum gene específico foi identificado como de DM2 e muitas anomalias genéticas podem estar envolvidas. Resistência à insulina somente não explica o diabetes, pois outro defeito superposto a ela pode ser responsável pela diminuição de secreção de insulina. Esse defeito pode ser ambiental (associado com obesidade, nutrição ou diminuição de atividade) ou genético.

Fatores de risco

1. Obesidade. O risco de DM2 aumenta com a obesidade, medida por índice de massa corporal em homens e mulheres [25]. A gordura central (conhecida como distribuição em maçã) aumenta o risco de DM2 em adição às medidas de índice de massa corporal. Ganho de peso no adulto de mais de 10 kg em homens ou mais de 8 kg em mulheres é associado com aumento de risco de DM independentemente do índice de massa corporal.
2. Etnia. As razões atrás da variação étnica são incertas, mas temas gerais foram observados entre minorias e aumento de risco de diabetes. Eles incluem abandono do estilo de vida tradicional e adoção de novos comportamentos, que incluem diminuição de atividade física e aumento de ingestão calórica.
3. História familiar de DM2.
4. Indivíduos com glicemia de jejum alta ou com níveis altos de glicemia pós-prandial têm risco mais alto de desenvolvimento de diabetes franco.
5. Falta de exercício. É um fator independente do índice de massa corporal. A diminuição da atividade é associada com desenvolvimento de DM2.
6. Dieta. O consumo de alimentos com baixo teor de fibras e alta carga glicêmica é associado com aumento de risco de DM.
7. Hipertensão arterial é associada com DM.

Epidemiologia

Com base nos levantamentos nacionais de saúde nos EUA, estima-se que 6,2% da população tenha diabetes. Também estima-se que para cada 11 indivíduos com diagnóstico de diabetes 6 outros satisfariam os critérios para diagnóstico de diabetes tipo 2, mas não foram diagnosticados. A prevalência do diabetes aumenta com a idade, e 20% dos indivíduos com idade acima de 65 anos têm diabetes. Em todo o mundo, a prevalência do diabetes difere significativamente entre as regiões (entre os habitantes de Nauru, na Micronésia, é da ordem de 40%).

O diabetes é a sexta causa de morte nos Estados Unidos, e a maioria das mortes é atribuída à doença cardíaca. A American Diabetes Association estima os custos de saúde específicos do diabetes (custos médicos diretos) em US$44 bilhões em 1997, mais outros US$54 bilhões em custos indiretos de incapacidade, perda de trabalho e mortalidade prematura.

Fisiopatologia

O diabetes tipo 2 usualmente é resultado de três processos: resistência à insulina, excesso de produção de glicose pelo fígado e diminuição da secreção de insulina.

No início do diabetes, os níveis plasmáticos de glicose permanecem normais apesar da resistência à insulina, porque as células β compensam aumentando a produção desta. Finalmente, as células β são incapazes de sustentar a produção, desenvolvendo-se diminuição de tolerância à glicose. Isso é marcado por aumento da glicose pós-prandial.

A resistência à insulina e a diminuição de secreção de insulina resulta em falência de supressão de gliconeogênese, causando, assim, hiperglicemia de jejum e, então, diabetes franco. Isso também causa inibição de armazenamento de glicose depois da refeição, provocando hiperglicemia pós-prandial. Outros hormônios têm papel no aumento da produção hepática de glicose, independente de insulina.

Diagnóstico

Manifestações clínicas

Ao contrário do DM1, a maioria dos pacientes com diabetes tipo 2 não mostram os sintomas clássicos de hiperglicemia mencionados antes. Mais da metade dos pacientes nos Estados Unidos não são diagnosticados. Os sintomas comuns mais clássicos no DM2 são sede excessiva, seguida por fadiga fácil, sintomas neurológicos e turvação da visão.

Achados laboratoriais

Os níveis plasmáticos de glicose supostamente a longo prazo associados com retinopatia e proteinúria, são usados para o diagnóstico de diabetes. Várias modalidades diagnósticas foram propostas para separar pacientes com hiperglicemia e alto risco de desenvolvimento de complicações microvasculares dos que têm baixo risco mas não têm hiperglicemia. Atualmente, dois critérios diagnósticos principais são usados: os critérios da American Diabetes Association, que usam glicemia de jejum, e os da Organização Mundial da Saúde, que dependem de resultados de teste de tolerância à glicose oral. Várias populações foram seguidas prospectivamente com o uso de teste de glicose de 2 horas após carga de 75 g de glicose para o desenvolvimento de complicações microvasculares. Nível de glicose de 200 mg/dL (11,1 mmol/L) após a carga pareceu diferenciar com confiança indivíduos que têm complicações microvasculares daqueles que não têm. Esses estudos são a base do sistema de diagnóstico da Organização Mundial de Saúde.

Em 1997, o American Diabetes Association Expert Committee recomendou outro conjunto de critérios, mais amplamente aceitos e usados em todo o mundo na prática clínica. Com base em estudos que indicam que nível de glicemia de jejum de 126 mg/dL (7 mmol/L) prevê nível de glicose após a carga de 200 mg/dL (11,1 mmol/L), a American Diabetes Association recomenda o uso de nível de glicemia de jejum de 126 mg/dL (7 mmol/L) como ponto de corte para o diagnóstico. Portanto, a glicemia de jejum de manhã antes das 9 horas é o método rotineiramente usado na prática nos Estados Unidos. Hiperglicemia abaixo do ponto de corte de 126 mg/dL (7 mmol/L) é chamada de tolerância diminuída à glicose.

Rastreamento

A identificação de pacientes com diabetes assintomático é uma estratégia eficaz por causa da disponibilidade de tratamentos eficazes que diminuem a morbidade e a progressão da doença. Rastreamento de adultos com 45 anos ou mais de idade a cada três anos é o consenso. O rastreamento de adultos com menos de 45 anos de idade com fatores de risco também pode ser estratégia poupadora de custos.

Os fatores de risco incluem história familiar de diabetes, peso acima do normal – definido como índice de massa corporal de 25 kg/m^2 ou maior –, inatividade física habitual, membro de grupo étnico ou racial de alto risco, identificação prévia de glicemia de jejum alta ou diminuição de tolerância à glicose, hipertensão arterial, dislipidemia, historia de DM gestacional ou parto de criança pesando mais de 4 kg [26] e síndrome de ovário policístico.

Prevenção

O risco de DM2 em pessoas com diminuição de tolerância à glicose pode ser alterado com metformina e mudança no estilo de vida, conforme observação do programa de prevenção do diabetes, com acarbose no estudo STOP-NDMID e com orlistat, conforme observação no estudo XENDOS. Inibidores da enzima conversora da angiotensina (ACE) e bloqueadores de angiotensina foram associados (estudos CAPP, HOPE, ALLHAT, LIFE, SCOPE e VALUE) com diminuição de índices de desenvolvimento de DM; isso, no entanto, não foi avaliado prospectivamente como desfecho primário. Os resultados de estudos prospectivos em andamento devem confirmar ou refutar essa observação.

Tratamento

Diminuição de peso e restrições dietéticas

O efeito da dieta no controle da glicose é observado inicialmente, antes de qualquer perda de peso demonstrável. A perda de peso por si só é associada com melhoria significativa no controle glicêmico, seja através de dieta e exercício, modificação comportamental, medicamentos para emagrecer ou cirurgia bariátrica [27]. Programas que causam 5 a 10% de perda de peso em 3 a 4 meses resultam em controle de peso significativamente melhorado. Porcentagens maiores de perda de peso podem resultar em normalização da glicemia de jejum em pacientes com diagnóstico recente de diabetes. No Prospective Diabetes Study (UKPDS) do Reino Unido, os pacientes diabéticos com hiperglicemia de jejum leve tinham maior probabilidade de normalizar as medidas de glicose do que os pacientes com medidas mais altas de glicemia de jejum [28]. O uso de dieta com calorias muito baixas (800 kcal/dia) produz maior melhoria inicial no controle glicêmico do que dieta com baixas calorias (100-1.200 kcal/dia), mas nenhuma diferença mensurável existe entre essas dietas a longo prazo em 6 a 12 meses. O uso de orlistat (120 mg, três vezes ao dia) em pacientes com DM2 é associado com modesta perda de peso, mas também com diminuição de necessidade de insulina ou hipoglicemiantes orais e melhora de A1C (0,5% em relação ao placebo). Outros medicamentos para perda de peso atualmente estão sendo desenvolvidos e podem fornecer formas adicionais de tratamento para pacientes com DM2. Por exemplo, rimonabant é a primeira de uma nova classe de drogas que bloqueiam seletivamente o receptor canabinóide 1 (CB1). Esse sistema de receptor é envolvido na regulação do peso e do apetite. No ensaio RIO-DIABETES, pacientes com diabetes tipo 2 recebiam 5 mg ou 20 mg de rimonabant, uma vez por dia, ou placebo. Os pacientes recebendo 20 mg de rimonabant perderam peso e, além disso, os níveis de A1C diminuíram em 0,6% em relação à linha de base.

Exercício

Exercício em combinação com dieta resulta em manutenção da perda de peso e, portanto, é recomendado para pacientes com DM2 [29].

Tratamento com droga

Biguanidas

A metformina (500-2.550 mg/dia) é disponível em formas de liberação imediata e prolongada. No UKPDS, pacientes com excesso de peso designados para metformina tiveram menos complicações relacionadas com diabetes e menores índices de mortalidade do que aqueles usando insulina [30]. Em comparação com o grupo tratado convencionalmente (usando dieta), os pacientes usando metformina tiveram diminuição de 32% no risco de complicações do diabetes, diminuição de 42% no risco de morte relacionada com diabetes e diminuição de 36% em todas as causas de mortalidade. Ela é, portanto, recomendada como agente oral de primeira linha para uso em pacientes com DM2 [31]. A metformina diminuiu a glicose plasmática principalmente por alteração da gliconeogênese hepática, diminuindo, então, a liberação de glicose hepática. Além disso, a captação de glicose estimulada por insulina no músculo também aumenta com o uso de metformina. A metformina não aumenta a liberação de insulina – portanto, não é associada com hipoglicemia; e também não causa ganho de peso. Tipicamente, metformina diminui hemoglobina A1C em 1 a 2%. Os efeitos colaterais mais comuns são gastrintestinais (diarréia e indigestão), mas acidose láctica, um efeito colateral muito raro, é o evento adverso mais sério e pode ser fatal, especialmente se a metformina for usada em pacientes com insuficiência renal, cardíaca, pulmonar ou sepse.

Sulfoniluréias

As sulfoniluréias de segunda geração são usadas principalmente nos Estados Unidos e substituíram os agentes de primeira geração tolbutamida e clorpropamida. Todos os agentes, no entanto, diminuem eficazmente os níveis de glicose e são comparáveis em eficácia (baixando a hemoglobina A1C em 1-2%). As sulfoniluréias funcionam estimulando a liberação de insulina. Pacientes que não respondem a sulfoniluréias tipicamente são magros e têm baixos níveis de insulina [32]. Os efeitos colaterais mais comuns são ganho de peso de 2 a 3 kg e hipoglicemia (1-2%), especialmente no idoso. Os resultados do UKPDS mostram que o uso de sulfoniluréias não aumenta os eventos cardiovasculares ou a motilidade cardiovascular em comparação com achados em pacientes tratados somente com dieta [33]. As sulfoniluréias são usadas em tratamento combinado com outros agentes orais, assim como com insulina, com resultados bem-sucedidos variáveis [34-38].

Inibidores de α-Glicosidase

Acarbose (75-300 mg/dia) e miglitol (75-300 mg/dia) inibem a atividade de α-glicosidase na borda em escova das células luminais intestinais, levando a atraso na absorção de carboidratos e, portanto, produzindo redução das concentrações de glicose pós-prandial [39,40]. Esses agentes freqüentemente são associados com distensão abdominal, flatulência e diarréia, motivo pelo qual não costumam ser prescritos. Tipicamente a hemoglobina A1C diminui 0,5 a 1,8%, sem ganho significativo de peso ou hipoglicemia.

Meglitinidas

Repaglinida (0,5-16 mg/dia) e nateglinida (60-360 mg/dia) estimulam a liberação de insulina através de mecanismo diferente do das sulfoniluréias [41]. Esses medicamentos diminuem eficazmente hemoglobina A1C em 1 a 2%. Os efeitos colaterais incluem hipoglicemia e ganho de peso.

Tiazolidinodionas

Rosiglitazona (2-8 mg/dia) e pioglitazona (15-45 mg/dia) medeiam seus efeitos por ligação com o receptor nuclear de peroxisoma-proliferador-ativado-γ e aumentam a sensibilidade tisssular (músculo) à insulina [42]. Os efeitos colaterais mais comuns são ganho de peso e retenção de líquidos (edema), de modo que esses medicamentos devem ser evitados em pacientes com insuficiência cardíaca congestiva, especialmente NYHA classe III e IV. A tiazolidinodiona original, troglitazona, foi retirada do mercado por causa de doença hepática fatal. Em ensaios clínicos, rosiglitazona e pioglitazona não mostraram evidências de hepatotoxicidade. Esses agentes são eficazes como monoterapia ou em tratamento combinado e diminuem hemoglobina A1C em 1 a 1,5%. Podem ser usados em pacientes com insuficiência renal e têm sido usados eficazmente em tratamento combinado e com insulina. O uso de tiazolidinodionas é seguro em relação a doença coronária e acidente vascular cerebral, conforme observação do estudo "PROactive".

Insulina

Veja a seção sobre DM1 em relação aos tipos de insulina. O tratamento com insulina não deve ser retardado em pacientes com DM2, especialmente se o controle glicêmico é subótimo com uso de hipoglicemiantes orais [43,44]. Os eventos adversos primários são ganho de peso (4 kg) e hipoglicemia. Nenhuma evidência significativa indica que o uso de insulina exógena se associa com eventos cardiovasculares. No UKPDS, o uso de insulina ou sulfoniluréias não se associou com aumento de doença cardiovascular, em comparação com achados em pacientes tratados apenas com dieta.

- *Esquema de uma injeção diária.* Insulina de ação intermediária ou longa é usada nesse esquema. Ele associa-se com menos episódios hipoglicêmicos, mas usualmente resulta em níveis subótimos variáveis de glicose.
- *Injeção duas vezes por dia.* NPH duas vezes ao dia antes do desjejum e antes do jantar (conhecido como esquema dividido) freqüentemente é usado em pacientes com DM2. Se a glicose antes do almoço e antes de dormir estiver alta, adiciona-se insulina de ação muito rápida (esquema dividido misto), com resultados eficazes. Em alguns pacientes, esse esquema pode ser substituído por insulina em pré-mistura, mas isso tem a desvantagem de não permitir ajuste adequado das doses de insulina.
- *Tratamento intensivo de insulina.* De modo semelhante ao DM1, o esquema IDM algumas vezes é usado no DM2, mas é associado com ganho de peso.

Pramlintide

Veja a seção sobre DM1. Pramlintide (60-120 μg) tem sido usada em pacientes com DM2 em combinação com insulina, sulfoniluréias e metformina.

Exenatida (5-10 μg, injeção duas vezes ao dia) é um agonista de longa ação de receptor de peptídeo-1 (GLP-1) semelhante ao glucagon. O GLP-1 intestinal é secretado em resposta a nutrientes e estimula a secreção de insulina dependente de glicose, promove proliferação de células β e inibe apoptose. GLP-1 também inibe o esvaziamento gástrico, a ingestão de alimento e a secreção de glucagon. Além disso, GLP-1 potencialmente estimula secreção de insulina e diminui a glicemia em indivíduos com DM2.

Dipeptidil-peptidase-4 (DPP-4) degrada GLP rapidamente no plasma. Exenatida é mais resistente a DPP-4 do que o GLP-1 natural. O uso de exenatida é associado com efeitos gastrintestinais leves e moderados, mas não com ganho de peso. Outros agentes que usam o sistema GLP-1 atualmente estão sendo desenvolvidos para o tratamento de diabetes tipo 2 (inibidores de DPP-4).

Tratamento combinado

Vários esquemas de combinação de sulfoniluréias, metformina e tiazolidinodionas com insulina foram investigados [45] e têm sucesso na diminuição de hemoglobina A1C, assim como nas medidas de glicemia de jejum, mas são mais caras que a insulina sozinha.

Transplante

O transplante de pâncreas não é recomendado para pacientes com DM2.

CETOACIDOSE DIABÉTICA

Definição

A CAD é uma complicação aguda do diabetes que pode ser fatal, caracterizada por hiperglicemia, cetonemia e acidose metabólica com grande lacuna aniônica. A CAD ocorre principalmente em pacientes com DM1, mas pode ocorrer em outros tipos de diabetes [46].

Etiologia

Sua etiologia é a deficiência absoluta ou relativa de insulina na presença de excesso de hormônios contra-reguladores, levando a numerosas anomalias metabólicas, diurese e acúmulo de cetoácidos. O processo pode ser desencadeado por vários fatores precipitantes (p. ex., pneumonia, infecção do trato urinário e outras infecções; 25%) [47] ou estresse associado com doença grave ou aguda, incluindo doença coronária, hemorragia gastrintestinal e traumatismo (10-20%). Também pode ser a primeira manifestação do diabetes em paciente não-diagnosticado (10-30%). Em pacientes com diabetes que necessitam insulina, a omissão de insulina ou falta de adesão ao tratamento ou dose baixa no pré-operatório ou no pós-operatório pode precipitar a CAD (30%). Em pacientes usando bombas de insulina, a CAD ocorre por deslocamento ou obstrução do cateter [13]. Além disso, medicamentos, especialmente os que aumentam a resistência à insulina (p. ex., glicocorticóides, β-agonistas e simpatomiméticos), podem precipitar CAD.

Epidemiologia

A incidência de CAD parece aumentar. Nos Estados Unidos, a incidência de internação aumentou de 4/1.000 para 12/1.000 de 1980 a 1989. Em geral, CAD ocorre em pacientes com DM1, mas pacientes com alto risco de CAD incluem os de idade extrema, com mau controle de glicemia e que usam bomba de insulina [48, 49].

Fisiopatologia

Níveis altos de hormônios contra-reguladores são necessários para o desenvolvimento de CAD em pacientes diabéticos. A glicogenólise é aumentada especialmente por glucagon, catecolaminas e baixos níveis de insulina. Além disso, o excesso de glucagon e a deficiência de insulina resultam em alterações enzimáticas no fígado, que finalmente levam o piruvato da glicólise para a síntese de glicose. Excesso de hormônios contra-reguladores na ausência de insulina leva à lipólise e ao excesso de ácidos graxos livres do tecido adiposo, que são então convertidos em cetoácidos no fígado. Os cetoácidos são tamponados por bicarbonato, causando sua depleção.

Diagnóstico

Achados laboratoriais

Não há critérios laboratoriais para o diagnóstico de CAD; no entanto, a presença de grande lacuna aniônica [(Na + K) − (Cl + HCO_3) > 16 mEq/L] e cetonemia em paciente com diabetes é consistente com CAD. Os níveis de glicose, na maioria dos pacientes, são altos, acima de 250 mg/dL (14 mmol/L), mas às vezes os níveis de glicose são normais, especialmente se o episódio é precedido por longos períodos de jejum. Hematócrito e volume corpuscular médio aumentam na CAD. A glicose entra facilmente no eritrócito, apesar da falta de insulina, levando a inchaço osmótico. Os níveis séricos de sódio variam muito apesar do déficit total de sódio. Os níveis de triglicerídeos em geral estão altos, principalmente como resultado de deficiência de insulina e diminuição da depuração, mas costumam voltar ao normal com tratamento adequado de CAD. Inicialmente, o potássio sérico é alto ou normal alto, secundário à desidratação da acidose, embora os depósitos totais de potássio sejam depletados. Os níveis séricos de fosfato também são elevados inicialmente, mas o potássio e o fósforo diminuem rápida e significativamente com o tratamento de CAD. Os níveis de amilase e lipase podem estar altos na CAD sem sintomas abdominais de pancreatite e hipertrigliceridemia; no entanto, uma avaliação cuidadosa de possível pancreatite deve ser feita se a lipase estiver alta.

Manifestações clínicas

Os sintomas desenvolvem-se rapidamente em pacientes usando bombas, mas levam vários dias em outros pacientes diabéticos. A cetonemia resulta em náuseas e vômitos e odor característico de acetona na respiração. Menos freqüentemente, dor abdominal é o sintoma inicial. Hiperglicemia e diurese produzem sintomas de desidratação e podem progredir para choque hipovolêmico. A acidose metabólica causa respiração profunda e rápida (sinal de Kussmaul). Uma diminuição do nível de consciência também é vista em 10% dos pacientes com CAD, podendo evoluir rapidamente para coma, em especial se a osmolaridade plasmática exceder 340 mOsm/kg.

Tratamento

Reposição de líquidos

Há alguma controvérsia quanto à administração de líquidos em pacientes com CAD. Em pacientes sem insuficiência renal ou choque, infusão lenta de 500 mL/hora de salina em 4 horas e depois 250 mL/hora foi mais eficaz que velocidades mais rápidas de infusão. No entanto, no contexto de hipotensão, a salina deve ser administrada mais rapidamente, e o tratamento deve ser guiado com o uso de medida de pressão venosa central. Em geral, velocidade de 500 a 1.000 mL/hora de salina normal nas primeiras 1-2 horas é usada para expandir o volume circulatório, seguindo-se 250 a 500 mL/hora de salina normal ou com metade da concentração. O padrão é que metade da deficiência de líquido seja corrigida nas primeiras 12 horas. Dextrose e água devem ser acrescentadas após a diminuição do nível de glicose para 250 mg/dL (14 mmol/L).

Insulina

Com doses equivalentes, a insulina intravenosa mostrou-se tão eficaz quanto a intramuscular e a subcutânea na diminuição do tempo de internação, mas a insulina intravenosa leva a declínio inicial mais rápido da glicose e efeitos mais previsíveis [50]. A insulina intravenosa deve ser administrada no início para diminuir o tempo de internação e para assegurar uma recuperação mais rápida. Baixas doses de insulina (p. ex., 0,1 unidades/kg) são tão eficazes quanto altas doses com bolo de 50 a 150 unidades, mas associa-se com menos episódios de hipoglicemia e hipocalemia [51]. Portanto, a recomendação é de baixas doses de insulina intravenosa, seguidas de tratamento de manutenção.

Manutenção de insulina

Insulina intravenosa na velocidade de 0,1 a 0,2 unidades/kg/hora é mantida até que a acidose seja corrigida (pH > 7,3, bicarbonato > 18 mEq/L ou lacuna aniônica < 14 mEq/L). Freqüentemente, a glicemia diminui para menos de 250 mg/dL (14 mmol/L) antes da correção da acidose. A infusão de insulina deve continuar; deve-se, no entanto, iniciar infusão de água e dextrose para evitar hipoglicemia. Essa prática de manutenção da insulina intravenosa visa principalmente permitir a depuração de cetona e correção da acidose [52].

Bicarbonato

Há controvérsia sobre o uso de bicarbonato intravenoso na CAD. Nenhum benefício foi claramente mostrado com administração de bicarbonato intravenoso em pacientes com pH acima de 6,9 [53, 54], e ela pode se associar com eventos adversos de hipocalemia e edema cerebral em crianças [55]. Assim, o uso de bicarbonato não é recomendado. Nenhum estudo abordou o seu uso em pacientes com acidose grave (pH < 6,9) ou hipotensão: nesses pacientes a prática tem sido administrar bicarbonato em doses de 44 a 133 mEq. Nenhuma evidência apóia ou se opõe a essa prática.

Potássio

Os níveis de potássio diminuem rapidamente com o tratamento da acidose por causa de mudança para o compartimento intracelular. Portanto, se os níveis séricos de potássio forem baixos ou normais, deve-se administrar potássio intravenoso imediatamente. Se os níveis de potássio forem altos (> 5,5 mEq/L), a administração de potássio pode ser adiada até que os níveis diminuam para menos de 5,5 mEq/L e o paciente possa urinar. O potássio é administrado em 20 a 40 mEq/L de líquido fornecido como cloreto de potássio.

Fosfato

Os níveis séricos de fosfato também diminuem para o normal com o tratamento adequado da CAD. Os riscos potenciais associados com hipofosfatemia moderada ou intensa incluem rabdomiólise, hemólise e diminuição da função cardíaca. No entanto, isso não costuma ser visto na clínica. Em pequenos estudos, a adição de fosfato ao líquido intravenoso não afetou a velocidade de recuperação e foi associado com diminuição mínima ou não-significativa nos níveis de cálcio sérico [56]. Logo, o tratamento com fosfato não é recomendado, salvo se houver evidência de hipofosfatemia significativa.

Finalmente, no tratamento da CAD, deve-se dar atenção especial para a identificação e para o tratamento dos fatores desencadeantes (p. ex., cultura de urina, radiografia do tórax e eletrocardiograma).

Monitorização do tratamento

A maioria dos pacientes com CAD apresentam acidose hiperclorêmica com o tratamento, especialmente nas primeiras oito horas. Portanto, a observação dos níveis séricos de bicarbonato, da lacuna aniônica e do pH é melhor do que medir qualquer parâmetro único. A correção de dois ou três parâmetros (bicarbonato > 18, pH > 7,3 e lacuna aniônica < 14 mEq/L) é considerada um alvo adequado do tratamento. A avaliação das cetonas com ensaios-padrão que medem somente acetona e acetoacetato, mas não a cetona primária formada na CAD, o β-hidroxibutirato; portanto, a avaliação das cetonas na urina não deve ser um alvo do tratamento. À medida que a CAD é tratada, o β-hidroxibutirato é convertido a acetoacetato e acetona, ambos prontamente medidos no exame da urina; pode-se observar, assim, excesso de cetonas urinárias mesmo que os níveis séricos de β-hidroxibutirato tenham atingido os níveis normais.

Prognóstico

Os índices de mortalidade variam entre 0,5 e 3,3%. A maioria dos pacientes com risco alto de morte por CAD são idosos com choque, diminuição do nível de consciência, síndrome de desconforto respiratório agudo, osmolaridade alta, hiperglicemia grave e acidemia. Em crianças, o edema cerebral leva a alto risco de morte ou dano permanente [57-59]. Em adultos, o edema cerebral clinicamente detectável é raro e em geral assintomático, mas elevação mínima de pressão no liquor foi documentada, embora costume ser transitória.

COMA HIPEROSMOLAR

Definição

Coma hiperosmolar é definido como hiperglicemia extrema associada com hiperosmolaridade, desidratação e diminuição do nível de consciência, sem cetose patente.

Etiologia

Infecção grave ou doença aguda usualmente precipitam coma hiperosmolar em pacientes diabéticos. Em muitos pacientes, o coma hiperosmolar é a primeira manifestação de diabetes tipo 2 e pode ser relacionado com desidratação grave e falta de acesso à água para beber [60]. A falta de adesão ao tratamento com insulina e traumatismo cirúrgico são outros fatores precipitantes importantes [61].

Fisiopatologia

Diminuição da sensibilidade à insulina ou deficiência relativa de insulina levam à hiperglicemia (discutida no início do capítulo). A hiperglicemia causa diurese osmótica e resulta em desidratação significativa. Cetose patente não ocorre porque não há falta de insulina, e baixos níveis de insulina evitam lipólise.

Epidemiologia

Coma hiperosmolar é uma complicação incomum, mas potencialmente fatal do diabetes [62,63]. Cerca de 4.500 internações nos Estados Unidos resultaram de coma hiperosmolar em 1990, a maioria de mulheres com idade acima de 60 anos. Os índices de mortalidade são altos, variando de 15 a 60%. A mortalidade correlaciona-se com alta osmolaridade, uremia e idade [64].

Diagnóstico

Manifestações clínicas

Polidipsia, poliúria, fraqueza e fadiga estão presentes na maioria dos pacientes e podem preceder a internação durante semanas. Esses sintomas usualmente são seguidos por diminuição progressiva do nível de consciência em 50% dos pacientes. Convulsões não são comuns, mas os sintomas podem ser semelhantes aos de acidente vascular cerebral, e os pacientes podem estar em coma, especialmente se a osmolaridade sérica for muito alta. Febre, náusea e vômito costumam estar presentes no diagnóstico (40-65%).

Achados laboratoriais

As concentrações de glicose plasmática em geral estão muito altas – em torno de 600 mg/dL (33 mmol/L) ou mais. A osmolaridade sérica aumenta e usualmente é maior que 320 mOsm/L. A uréia e, algumas vezes, a creatinina estão altas por causa da desidratação. Acidose mínima secundária a jejum e acúmulo de ácido láctico, assim como cetose leve (jejum) podem estar presentes, mas o pH arterial geralmente é mais alto que 7,3.

Tratamento

As recomendações do tratamento são derivadas de relatos retrospectivos [65-68]. Pouquíssimos estudos abordaram o tratamento do coma hiperosmolar no diabetes [65]. As recomendações são derivadas de declarações de consenso e modificadas a partir de recomendações de tratamento para cetoacidose.

Fluidos

A parte mais essencial do tratamento é a administração de fluidos, preferivelmente na unidade de tratamento intensivo, com monitorização e guia de medida de pressão venosa central. A salina normal é infundida na velocidade de 1.000 mL/hora por 1 a 2 horas para normalizar a pressão arterial. Em casos de desidratação grave, geralmente ocorre hipernatremia, e, portanto, as infusões subseqüentes são feitas com salina a 0,45% ou na velocidade de 250 a 500 mL/hora, podendo-se usar infusão de dextrose [65], em especial se a concentração de glicose cair para 250 mg/dL (14 mmol/L) ou menos. Tipicamente, metade do déficit total de água é corrigido ao longo de um período de 12 horas, e a metade restante é corrigida nos próximos 1 ou 2 dias.

Insulina

Embora haja evidências de resistência à insulina em condições hiperosmolares, é melhor evitar altas doses de insulina para diminuir as chances de hipoglicemia [52, 67, 68]. Bolo de insulina de 0,05 a 0,1 unidade/kg seguido de 0,1 unidade/kg/hora por via intravenosa é usado freqüentemente. A insulina deve ser seguida por suplementação de dextrose e água quando a glicemia for menor que 250 mg/dL (14 mmol/L).

Eletrólitos

No coma hiperosmolar, há déficit total de potássio. O potássio sérico pode aumentar mais com tratamento de insulina e diluição secundária ao efeito dos fluidos. A suplementação de potássio deve ser feita conforme discutido na seção anterior.

O fosfato também é depletado, recomendando-se monitorização de seus níveis. O fornecimento de fosfato, em pacientes com hipofosfastemia moderada ou intensa, ainda é controverso. Sódio sérico corrigido fornece melhor medida dos níveis de sódio do que o sódio não-corrigido. Finalmente, exames para confirmação de etiologia subjacente devem ser feitos (p. ex., radiografia de tórax, urocultura e hemocultura, eletrocardiograma e outros, conforme a necessidade). Depois que o episódio é tratado e a etiologia é investigada, o paciente tem alta, preferivelmente recebendo tratamento com insulina.

HIPOGLICEMIA

Definição

A hipoglicemia é definida como nível plasmático de glicose de 50 mg/dL (2,8 mmol/L) ou menos [69].

Classificação

O termo *hipoglicemia assintomática* descreve a situação do paciente com níveis laboratoriais baixos de glicose, mas sem sintomas. Hipoglicemia leve descreve a situação do paciente com sintomas adrenérgicos que respondem rapidamente à carga oral de carboidrato. Na hipoglicemia moderada, o paciente tem sintomas adrenérgicos e neuroglicopênicos, mas consegue tratar-se e iniciar o tratamento, sem o auxílio de terceiros. Hipoglicemia grave é o termo limitado a pacientes que necessitam assistência para tratar a hipoglicemia e são incapazes de fazer o próprio tratamento. Hipoglicemia grave é um fator importante que impede o controle rígido da glicose e tem custo alto.

Etiologia

Esta seção focaliza a causas mais comum de hipoglicemia, que é a mediada por insulina exógena ou hipoglicemiante oral. Há evidências que apóiam o princípio de que os objetivos glicêmicos e não o esquema de insulina determinam a freqüência de hipoglicemia [13]. O tratamento insulínico com agentes de ação rápida apresenta risco mais baixo de hipoglicemia do que o com insulina regular [69], e as insulinas glargina e detemir se associam com menos hipoglicemia do que a insulina NPH. A incidência de hipoglicemia grave é a mesma para insulinas derivadas de animais e as chamadas insulinas humanas sintetizadas com engenharia genética [70,71]. A maioria dos episódios de hipoglicemia é relacionada com fatores de estilo de vida, especialmente o hábito de deixar de fazer refeições [72,73]. Outros preditores de hipoglicemia grave são episódios prévios de hipoglicemia grave [74], níveis de hemoglobina A1C menores que 7% [75], falta de percepção de hipoglicemia [76], neuropatia autonômica [77] e diabetes de longa duração.

Fisiopatologia

Quando os níveis plasmáticos de glicose se aproximam da faixa hipoglicêmica, ocorrem mudanças fisiológicas previsíveis. A liberação de insulina pancreática é suprimida com níveis de glicose de 75 a 85 mg/dL (4,2-4,7 mmol/L). Quando os níveis de glicose caem abaixo de 70 mg/dL (3,9 mmol/L), aumenta a secreção de hormônio contra-regulador (p. ex., glucagon, epinefrina e cortisol) e de hormônio de crescimento, produzindo sintomas adrenérgicos. Finalmente, sintomas neuroglicopênicos (diminuição do nível de consciência) ocorrem quando os níveis de glicose caem abaixo de 45 a 50 mg/dL (2,5-2,8 mmol/L). Esses números limiares podem variar com hipoglicemia repetida recorrente. Por exemplo, em pacientes com insulinoma ou DM1 e freqüentes episódios de hipoglicemia, o limiar para liberação de hormônios contra-reguladores e, por conseguinte, sintomas hiperadrenérgicos iniciais podem ocorrer com níveis menos elevados. Falta de consciência de hipoglicemia ocorre quando o limiar de sintomas adrenérgicos fica mais baixo do que o de sintomas neuroglicopênicos, de modo que os pacientes podem ter diminuição do nível de consciência como primeiro sinal de hipoglicemia.

Epidemiologia

Diabetes melito tipo 1

No DCCT [36,78,779], 65% dos pacientes distribuídos aleatoriamente para o braço de insulina intensiva e 35% para o braço de tratamento convencional tiveram pelo menos um episódio de hipoglicemia considerado grave ao longo de um período de 6,5 anos. A maioria dos episódios de hipoglicemia grave ocorreu à noite, e os adolescentes foram mais suscetíveis que os adultos.

Diabetes melito tipo 2

No UKPDS, durante um período de 10 anos, 23% dos pacientes tratados com insulina tiveram pelo menos um episódio de hipoglicemia grave em comparação com 4% dos tratados com clorpropamida e 6% com glibenclamida [36]. A diferença entre hipoglicemiantes orais não foi estatisticamente significativa. Nenhum dos pacientes usando metformina teve episódio importante de hipoglicemia no UKPDS. Sulfoniluréias de longa duração (p. ex., clorpropamida e glibenclamida) podem ser associadas com episódios prolongados [80]. A glimepirida pode se relacionar com incidências mais baixas de hipoglicemia do que a gliburida [81]. Inibidores de α-glicosidase e tiazolidinodionas não devem induzir hipoglicemia se usados isoladamente. O uso de meglitinidas resulta em hipoglicemia provavelmente por atividade semelhante à das sulfoniluréias.

Diagnóstico

Os critérios da tríade de Whipple podem ser usados para diagnosticar hipoglicemia: sintomas consistentes com hipoglicemia, concentrações plasmáticas baixas de glicose e alívio dos sintomas depois de carga de carboidrato. Tiras reagentes visualmente interpretadas ou monitores portáteis de glicose podem ser usados para detectar com confiança a hipoglicemia em pacientes com diabetes e iniciar o tratamento.

Manifestações clínicas

Sintomas adrenérgicos freqüentemente encontrados incluem sudorese, palpitações, ansiedade, tremores e sensação de fome ou náusea. Sintomas neuroglicopênicos incluem confusão, diminuição da concentração, fraqueza, turvação da visão, dificuldade na fala e sonolência. Pacientes incapazes de reconhecer sintomas adrenérgicos (a chamada falta de consciência de hipoglicemia) podem ter sintomas neuroglicopênicos sérios de coma e convulsões.

Tratamento

O paciente diabético deve considerar níveis de glicose menores que 70 mg/mL (4 mmol/L) como hipoglicêmicos que necessitam tratamento [82-84]. A hipoglicemia deve ser tratada rapidamente. Na maioria dos pacientes, uma carga oral de glicose de 15 g em geral é recomendada. Isso aumenta o nível de glicose em 40 mg/dL (2,1 mmol/L) em 20 minutos. Os pacientes devem verificar a glicose no início da hipoglicemia e 20 minutos depois do início do tratamento. Se os níveis plasmáticos de glicose não aumentarem em 20 mg/dL (1 mmol/L) em 20 minutos depois do tratamento, é recomendada a ingestão de outros 15 g de glicose. O gel de glicose é muito lento no aumento da glicemia, e o uso oral não é recomendado porque a absorção é mínima.

No paciente inconsciente, glucagon, 1 mg, via subcutânea ou intramuscular, aumenta significativamente a glicemia após 10 a 15 minutos, e os níveis podem atingir o pico uma hora depois. Tipicamente, é o cônjuge treinado ou a pessoa de apoio que administra o glucagon em casa. No hospital, a administração de 25 g de glicose intravenosa em vários minutos (p. ex., 50 mL de D50) seguida de infusão de dextrose a 10% é o padrão de tratamento eficaz. Na repetição da hipoglicemia ou na falta de resposta à hipoglicemia induzida por hipoglicemiante oral, deve-se usar diazóxido oral ou intravenoso ou octreotida subcutânea.

Falta de percepção de hipoglicemia

Postula-se que, com episódios repetidos de hipoglicemia, o sistema nervoso adapta-se aos baixos níveis de glicose e mantém sua captação, apesar da hipoglicemia sem efeitos adrenérgicos, levando à falta de percepção de hipoglicemia. Essa falta de percepção pode produzir eventos adversos sérios nos pacientes diabéticos com controle glicêmico rígido. Episódios prévios de hipoglicemia são essenciais para o desenvolvimento de falta de percepção de hipoglicemia. Assim, a detecção de episódios de hipoglicemia é importante, especialmente hipoglicemia noturna, que em geral não é reconhecida.

Neuropatia autonômica leva à diminuição da resposta de epinefrina à hipoglicemia e pode contribuir para o desenvolvimento de hipoglicemia grave [77]. A falta de percepção de hipoglicemia, no entanto, pode ocorrer sem neuropatia autonômica. Deve-se notar que a resposta de glucagon à hipoglicemia diminui com a evolução do diabetes.

Estudos de pequeno porte mostraram que evitar hipoglicemia por dias ou meses resulta em melhoria do reconhecimento de hipoglicemia ou melhora a resposta contra-reguladora (epinefrina e glucagon) a ela. Portanto, objetivar glicose ou hemoglobina A1C mais altas e evitar hipoglicemia podem melhorar a falta de percepção de hipoglicemia[85]. O uso de cafeína ou teofilina para estimular o eixo simpático-adrenal tem uso clínico controverso.

Complicações

No DCCT, os testes neuropsicológicos dos pacientes não fizeram distinção entre os tratados com esquema intensivo de insulina e aqueles com tratamento convencional ao longo de sete anos de estudo, mesmo naqueles que tiveram episódios de coma ou convulsões. Em pequenos estudos de crianças com menos de cinco anos de idade, aquelas com convulsões hipoglicêmicas tiveram maus resultados nos testes neuropsicológicos [86], e, portanto, os objetivos de glicose tiveram que ser relaxados para evitar hipoglicemia grave em crianças dessa idade. Além disso, petiscos na hora de dormir são eficazes na redução de hipoglicemia noturna [87] e devem ser considerados como parte do protocolo de tratamento.

COMPLICAÇÕES DO DIABETES

Doenças cardiovasculares

Epidemiologia

Pacientes com diabetes têm mais risco de desenvolvimento de doença cardiovascular do que os pacientes sem diabetes. Homens e mulheres de todas as faixas etárias com diabetes têm risco 2 a 4 vezes maior de morte por doença cardiovascular. Esse alto risco, no entanto, relaciona-se somente aos grandes fatores clássicos de risco cardíaco [88].

Etiologia

O diabetes por si só é um fator de risco para desenvolvimento de doença cardiovascular, independentemente de outros fatores. Níveis de glicemia prevêem o desenvolvimento de doença cardiovascular no DM1 e DM2. No UKPDS, cada 1% de aumento na hemoglobina A1C foi associado com aumento de 15% na incidência de infarto do miocárdio [89]. Aumento de glicose acima da faixa de referência também é associado com aumento de doença cardiovascular, mesmo que o paciente não preencha os critérios para diagnóstico de DM. Isso poderia relacionar-se com aumento de produtos finais glicados e de oxidação de lipoproteína de baixa densidade. Os fatores de risco tradicionais, como idade, fumo, sexo, hipertensão, hiperlipidemia e obesidade, têm papel importante no desenvolvimento de doença cardiovascular do diabetes. Microalbuminúria é associada com aumento significativo de eventos cardiovasculares e poderia ser marcador de aterosclerose subclínica progressiva subjacente [90]. Complicações visuais do DM, como retinopatia proliferativa, também são associadas com doença cardiovascular. Obviamente, a retinopatia e a microalbuminúria não são fatores causais, mas podem indicar outros fatores causais. Resistência à insulina, medida por técnicas de *clamp* ou avaliação com modelo matemático de homeostase, pode associar-se com eventos cardiovasculares, conforme mostram vários estudos. A associação, no entanto, é mais fraca do que outros fatores de risco já mencionados. No UKPDS, o uso de insulina exógena não foi associado com aumento de doença cardiovascular.

Diagnóstico

Pacientes com diabetes e doença cardiovascular podem não ter inicialmente sintomas clássicos.

Não há evidência de que os testes cardíacos funcionem diferentemente em pacientes diabéticos, e, portanto, a abordagem diagnóstica deve ser semelhante à das outras populações não-diabéticas.

Prevenção e tratamento

Controle de glicose

No UKPDS [36], o tratamento de pacientes acima do peso com diabetes tipo 2 com metformina e com níveis de glicose intensivamente controlados foi associado com diminuição de 36% de todas as causas de mortalidade. Por conseguinte, a metformina deve ser a droga de escolha para pacientes com diabetes tipo 2 e peso acima do normal. No entanto, no principal estudo UKPDS, a aquisição de controle rígido com insulina ou hipoglicemiantes orais foi associado com tendência para diminuição de eventos cardiovasculares que não alcançou significância estatística. Outros pequenos ensaios examinaram o efeito do controle glicêmico com resultados variáveis. O tratamento com tiazolidinodionas associa-se com diminuição da proteína reativa-C e de outros marcadores de doença macrovascular independentemente do controle glicêmico. A eficácia da pioglitazona na diminuição de uma composição de todas as causas de mortalidade, infarto do miocárdio não-fatal e acidente vascular cerebral em pacientes com DM e doença macrovascular existente foi avaliada no estudo "PROactive". O uso de pioglitazona foi associado com diminuição de 16% nessa composição. No entanto, esses agentes podem precipitar insuficiência cardíaca congestiva e causar edema. O tratamento com acarbose no ensaio STOP-NIDDM diminuiu significativamente o risco de doença macrovascular e hipertensão.

No DM1, o DCCT mostrou diminuição não-significativa nos eventos de doença cardiovascular em pacientes com tratamento intensivo de insulina. Uma metanálise de estudos epidemiológicos de DM1 também mostrou diminuição não-significativa nos primeiros eventos cardiovasculares, mas relatou diminuição significativa no número total de eventos cardiovasculares subseqüentes.

Controle da pressão arterial

A diminuição da pressão arterial diminui significativamente a doença cardiovascular em pacientes diabéticos [91-93]. Evidências apóiam o uso de inibidores de ECA e bloqueadores de receptor de angiotensina como tratamento de primeira linha em pacientes diabéticos. Os β-bloqueadores, os bloqueadores do canal de cálcio e os diuréticos também podem ser usados com segurança em pacientes com DM2 para diminuir o risco cardiovascular. O uso de β-bloqueadores em pacientes diabéticos para controle da pressão arterial é controverso por causa do potencial aumento de eventos cardiovasculares. Vários estudos abordaram a pressão arterial sistólica como objetivo em estudos epidemiológicos: o risco mais baixo foi observado naqueles com pressão arterial sistólica menor que 120 mm Hg. O objetivo de consenso no ADA foi pressão arterial sistólica menor que 130 mmHg. Era desejável uma pressão arterial diastólica menor que 80 mmHg.

Aspirina

Em metanálises, o uso de aspirina diminuiu eventos cardiovasculares de modo semelhante a seus efeitos em pacientes sem diabetes, mas o uso deve ser ajustado cuidadosamente para balancear o risco potencial de sangramento. Doses de 75 a 325 mg/dia foram eficazes.

Controle lipídico

Ensaios específicos abordando controle de lipídeos em DM também faltam, mas há evidência indireta para apoiar a diminuição de lipoproteína de baixa densidade com "estatina" na prevenção de doença cardiovascular em intervenção primária e secundária [94, 95]. O objetivo recomendado é lipoproteína de baixa densidade menor que 100 mg/dL (2,6 mmol/L). A diminuição dos níveis de triglicerídeos e o aumento dos níveis de lipoproteína de alta densidade com fibrato também poderia diminuir os eventos de doença cardiovascular em análise de subgrupos de ensaios maiores [96].

Trombólise

O tratamento trombolítico mostrou diminuição da mortalidade após infarto agudo do miocárdio em pacientes diabéticos sem aumento de risco de hemorragia em comparação com os achados na população geral. O tratamento trombolítico não deve ser suspenso por causa de preocupação sobre hemorragia de retina em pacientes com retinopatia. As mesmas contra-indicações para o uso de trombólise na população geral se aplicam na população diabética.

Angioplastia para infarto agudo do miocárdio

A angioplastia primária mostrou-se bem-sucedida em pacientes com DM e pode ser superior à trombólise em pacientes com IM.

Insulina pós-infarto

O tratamento intensivo com insulina depois de IM diminui a mortalidade no DM2 em 29% [97]. Apesar de diminuir a mortalidade pós-IM, ela não evita a recidiva do IM.

β-Bloqueadores

O uso de β-bloqueadores em pacientes com DM depois de IM não é contraindicado e deve ser considerado em todos os pacientes depois de IM, incluindo pacientes diabéticos.

Inibidores da ECA

O uso de inibidor da ECA nos primeiros dois dias após IM por pelo menos quatro semanas diminui a mortalidade, especificamente em pacientes com risco, tais como aqueles com insuficiência cardíaca congestiva concomitante. Por esse motivo, os inibidores da ECA devem ser usados em pacientes com monitorização dos níveis séricos de potássio e do funcionamento renal.

Tratamento antiplaqueta

A adição de clopidogrel à aspirina diminui o risco de acidente vascular cerebral e IM fatal e não-fatal em 20% dos pacientes com sintomas de síndromes coronárias agudas. O risco de sangramento, no entanto, deve ser compensado.

Cirurgia de bypass coronariano

Pacientes com DM têm risco maior de complicações cirúrgicas, reestenose e morte depois de enxerto de coronária. Esse aumento de risco pode ser secundário a aterosclerose difusa associada, miocardiopatia diabética ou nefropatia. A Bypass Angioplasty Revascularization Investigation mostrou que o enxerto de artéria coronária com artéria mamária interna foi superior à angioplastia [98]. Por conseguinte, em pacientes com DM e doença multivascular, a cirurgia de *bypass* com enxerto de artéria coronária é preferível à angioplastia.

Stents

Pacientes com DM submetidos à angioplastia devem usar *stents* e receber tratamento antiplaqueta. O uso de *stents* melhora os resultados em comparação com angioplastia sem *stents*.

Lesões oculares

Etiologia

A diminuição da visão em pacientes diabéticos é principalmente secundária a retinopatia e catarata. O fator de risco mais importante para desenvolvimento de retinopatia progressiva no DM1 ou DM2 é o controle da glicose, medido como hemoglobina glicada. Outros fatores incluem hipertensão, duração do diabetes, aumento de níveis de triglicerídeos, colesterol total, lipoproteína de alta densidade e gravidez. Fumo e álcool não são considerados fatores de risco para a retinopatia.

Fisiopatologia

A perda de visão no DM1 provavelmente é associada com retinopatia proliferativa (80%), mas no DM2 é mais provável que seja secundária a edema macular. O desenvolvimento de novos vasos e proliferação glial na retina podem resultar em hemorragia, distorção macular e descolamento de retina, levando à perda visual. A diminuição da perfusão capilar e a isquemia quebram a barreira sangue-retina com resultante vazamento de fluidos, edema, proliferação endotelial e formação de microaneurismas, espessamento da retina e necrose neuronal. Múltiplos tipos de lesões de retina se desenvolvem em pacientes com DM, secundários aos processos mencionados.

Epidemiologia

A prevalência de cegueira legal na população diabética no sul de Wisconsin foi de 3,6% no DM1 e de 1,6% no DM2. Dos pacientes com DM1, 20% tinham diminuição de visão 30 anos depois do diagnóstico de diabetes, enquanto 35% dos pacientes com DM2 tinham diminuição da visão 20 anos após o diagnóstico. A incidência estimada de cegueira é de 3,3/100 mil/ano.

Diagnóstico

O rastreamento com oftalmoscopia direta e fotografia digital da retina é eficaz na detecção de retinopatia desconhecida. Mais de um terço dos pacientes com DM2 têm retinopatia no diagnóstico, de modo que exames anuais de rastreamento são recomendados para todos os pacientes com DM2, começando na ocasião do diagnóstico. No DM1, a retinopatia desenvolve-se depois da puberdade, devendo-se começar o rastreamento, portanto, na idade de 12 anos. Se a doença for diagnosticada depois da puberdade, então deve-se iniciá-lo três anos após o diagnóstico.

Prevenção e tratamento

Controle da glicose

O DCCT mostrou que o controle intensivo da glicose evita o desenvolvimento e a progressão da retinopatia no DM1 (76% de prevenção primária e 54% de prevenção secundária), em comparação com o controle menos rígido [11]. Outros estudos mostraram resultados semelhantes [36]. Vários estudos relataram deterioração transitória da retinopatia com controle rígido geralmente durante vários meses. Portanto, se existir doença de retina grave ou perda visual, a doença ocular deve ser tratada antes do controle rápido da glicose. No DM2, o controle rígido da glicose com insulina ou hipoglicemiantes orais resultou em diminuição da retinopatia em 20 a 25%, assim como em diminuição de intervenção cirúrgica. O controle rígido inicial não se associa com deterioração transitória da retinopatia. A diminuição da hemoglobina A1C para 7% ou menos provavelmente diminui a perda visual e a doença ocular.

Controle da pressão arterial

O controle da pressão arterial diminui o ritmo de progressão da retinopatia e a progressão para perda visual em 50% nas pessoas com DM1 [99] e em 30% naqueles com DM2. O efeito é notado mais cedo do que os efeitos do controle da glicose e não se relaciona com o uso de hipotensor especial (β-bloqueadores e inibidores da ECA tiveram efeitos semelhantes). Essas conclusões provavelmente são válidas também para pacientes com DM1.

Tratamento antiplaqueta

O uso de aspirina com ou sem dipiridamol *versus* ticlopidina diminuiu a formação de microaneurisma na retinopatia inicial, mas não evitou o desenvolvimento de retinopatia proliferativa de alto risco ou a formação de catarata. A aspirina não aumentou o risco de hemorragia vítrea; portanto, não é contra-indicada em pacientes diabéticos com retinopatia.

Inibidores de aldose-redutase

Teoricamente, o uso de inibidores de aldose-redutase pode diminuir a lesão tissular e o estresse oxidativo, assim como os produtos glicados finais. Nos ensaios clínicos, no entanto, esses agentes não diminuíram a progressão da retinopatia.

Fotocoagulação com laser

Na retinopatia proliferativa diabética, a fotocoagulação difusa diminuiu significativamente a progressão da doença e relacionou-se com diminuição de neoformação vascular, reduzindo a perda visual em 50%. O Early Treatment Diabetic Retinopathy Study (ETDRS) estudou pacientes com retinopatia proliferativa diabética em pelo menos um olho ou retinopatia diabética não-proliferativa em ambos os olhos avaliando os efeitos da fotocoagulação [100-102]. O ETDRS mostrou diminuição significativa de perda súbita de visão ou vitrectomia; portanto, o tratamento difuso com *laser* é recomendado em pacientes com retinopatia diabética proliferativa [103]. Nenhuma evidência nítida indica que os pacientes com doença ocular diabética não-proliferativa se beneficiem com fotocoagulação. No entanto, pacientes com DM2 ou pacientes com DM e idade acima de 40 anos e retinopatia diabética não-proliferativa grave se beneficiariam com fotocoagulação [104].

O edema macular é tratado com fotocoagulação focal mesmo antes que a acuidade visual seja afetada, independentemente da gravidade da retinopatia diabética não-proliferativa.

Vitrectomia

No DM1, a vitrectomia inicial resulta em diminuição da perda visual em 10% nos pacientes com hemorragia vítrea persistente em comparação com vitrectomia retardada (um ano depois) em um período de quatro anos. Esse não é o caso de pacientes com DM2, nos quais a vitrectomia inicial ou retardada tem efeitos semelhantes. Em pacientes com descolamento de retina por tração ou proliferação fibrovascular intensa e diminuição da acuidade visual, a vitrectomia inicial diminuiu a perda súbita de visão em 15,9% em um período de quatro anos.

Neuropatia diabética

Classificação

A forma mais comum de neuropatia diabética é a polineuropatia simétrica distal. Outra forma comum é a mononeuropatia, como síndrome do túnel carpal, neuropatia ulnar, neuropatia peroneal e neuropatia de nervos cranianos. Menos comuns são as radiculopatias, como a plexopatia lombar diabética e a radiculopatia intercostal (troncal).

A neuropatia autonômica usualmente envolve múltiplos sistemas e pode se manifestar com gastroparesia, hiperidrose, anidrose ou disfunção da bexiga.

Fisiopatologia

Várias hipóteses explicam a fisiopatologia da neuropatia diabética. Aumento do fluxo de glicóis nas células de Schwann através do sistema aldose-redutase leva à depleção de sódio/potássio adenosina trifosfato e lentificação das velocidades de condução nervosa. Glicação avançada de proteínas essenciais dos nervos também leva a várias mudanças patológicas, e postula-se que resultam em neuropatia. Isquemia secundária à lesão microvascular resulta em perda multifocal de áxons. Finalmente, pensa-se que uma deficiência de fatores de crescimento nervoso e de outros fatores tróficos no diabetes aumenta a neuropatia.

Epidemiologia

A prevalência de neuropatia é estimada em torno de 34% no DM1 e em 26% no DM2 [105]. A neuropatia pode ocorrer no início da doença, em especial com controle glicêmico inadequado. No DCCT, neuropatia clinicamente detectável ocorreu em 10% depois de cinco anos de inclusão. No DM2 a incidência é em torno de 6% por ano.

Diagnóstico

Manifestações clínicas

A história e o exame físico – incluindo teste de sensibilidade e avaliação de toque leve, percepção de punctura, sensibilidade térmica e sensação vibratória com uso de diapasão de 128 ou 256 Hz – fornecem informação adequada para o diagnóstico. O uso de monofilamento como ferramenta de rastreamento não deve substituir o exame neurológico, embora seja amplamente aceito como método confiável.

Perda de sensibilidade, parestesia, dor neuropática, anomalias autonômicas e fraqueza motora são sintomas proeminentes.

Achados laboratoriais

Vários testes são usados para o diagnóstico de neuropatia diabética. No Rochester Diabetic Study, os testes mais sensíveis foram estudos de condução nervosa e teste autonômico usando mudança da freqüência cardíaca (intervalo R-R) durante manobra de Valsalva [106]. Os testes quantitativos de limiar sensorial foram menos sensíveis no diagnóstico de neuropatia, mas a combinação de limiares de sensibilidade térmica e vibratória tem sensibilidade e especificidade altas.

Biópsia sural

A biópsia de pequenos nervos não deve ser ferramenta diagnóstica por causa de morbidade associada, dor e invasividade.

Tratamento

Atualmente, não há modalidade terapêutica farmacológica que reverta ou cure a neuropatia diabética. O tratamento é focalizado no controle da dor.

Controle de glicose

Com tratamento intensivo, a neuropatia clinicamente detectável diminui em pacientes com DM1 (achados no DCCT) e DM2.

Inibidores de aldose-redutase

Esses agentes diminuem o acúmulo de sorbitol nas células nervosas. Uma metanálise mostrou alguns benefícios na neuropatia motora, mas geralmente se associam com efeitos adversos e não mostram qualquer eficácia na neuropatia autonômica e sensorial [107].

Antidepressivos tricíclicos

Essa classe é considerada tratamento de primeira linha [108]. A amitriptilina é útil no tratamento de polineuropatia dolorosa, mas seu uso é limitado por causa do perfil de efeitos adversos e sedação. A nortriptilina e a desipramina são outra alternativa e causam níveis menores de sedação. Os antidepressivos tricíclicos também são úteis no tratamento da dor secundária à plexopatia lombar.

Duloxetina

Esse é outro tratamento de primeira linha. Em dois ensaios randomizados, a duloxetina foi eficaz na diminuição da pontuação de dor. Dose de 60 mg por dia é segura e eficaz na redução da dor, mesmo em pacientes com idade acima de 65 anos. Os efeitos colaterais incluem constipação e sonolência.

Pregabalina

A pregabalina também é considerada um tratamento de primeira linha. Em estudos duplos-cegos e randomizados, esse agente foi eficaz em doses de 300 a 600 mg por dia. Os efeitos colaterais incluem tontura, sonolência e edema.

Outros agentes

Oxicodona, gabapentina, venlafaxina, lamotrigina, tramadol, carbamazepina e capsaicina [108-110] são eficazes no controle de neuropatia dolorosa em 25 a 50% dos casos em comparação com placebo.

Cirurgia

A descompressão cirúrgica reverte neuropatias de encarceramento, como síndrome do túnel carpal. Outras neuropatias de encarceramento têm menos resultados bem-sucedidos com cirurgia.

Doença renal

Definição

Microalbuminúria é uma das primeiras manifestações de doença renal diabética, caracterizada por aumento de secreção de albumina maior que 30 mg/dia. A nefropatia diabética é um estágio avançado da doença renal diabética na qual a excreção de albumina é maior que 300 mg/dia.

Etiologia

Glicação de produtos finais e interação de sorbitol com fatores de crescimento e proteínas estruturais, na presença de processo hemodinâmico alterado, causam lesões glomerulares que progridem em padrão previsível, levando à deterioração da função renal.

Fisiopatologia

No início da evolução do DM, o aumento do volume glomerular e da pressão capilar glomerular levam a aumento de velocidade de filtração e do tamanho do rim. Com a progressão do diabetes, a membrana basal dos glomérulos, túbulos e cápsula de Bowman se espessa. Isso é seguido por expansão mesangial e lesão acelerada de arteríolas e diminuição da velocidade de filtração. Esse processo progride para esclerose glomerular difusa. Lesões nodulares de Kimmestiel-Wilson estão presentes em 20% das biópsias renais de pacientes diabéticos.

Epidemiologia

O índice de incidência cumulativa de nefropatia diabética é de 30% em 30 anos de duração do diabetes. No DM1 e DM2, a prevalência de microalbuminúria é variável e depende de múltiplos fatores, como duração do diabetes, hipertensão, fumo e hiperlipidemia. O tempo médio para progressão de microalbuminúria para nefropatia diabética no DM1 é em torno de oito anos [111]. A incidência geral de doença renal em estágio final em pacientes com DM1, independentemente de albuminúria, é de 14% em um período de 10 anos. Estima-se que até 50% dos pacientes com DM1 e nefropatia diabética apresentem doença renal em fase final depois de 10 anos.

No DM2, a incidência cumulativa é estimada em torno de 25% em 20 anos de duração do diabetes. No entanto, uma proporção significativa (8%) pode ter microalbuminúria no diagnóstico. Em 10 anos, nefropatia em estágio final se desenvolve em menos que 0,5% dos pacientes com DM tipo 2 sem proteinúria; no mesmo período, a nefropatia em estágio final se desenvolve em 8 a 10% dos pacientes com proteinúria na linha de base.

Diagnóstico

A fita-padrão para exame de urina não é sensível para medir albumina menor que 300 mg/24h. O melhor teste é medida de microalbumina por radioimunoensaio em amostra de urina de 24 horas. As coletas de urina de 4 horas, 12 horas e durante a noite mostram resultados semelhantes (correlação de 95%). As medidas de concentração de albumina em amostra isolada de urina também são testes diagnósticos úteis, especialmente se acopladas com creatinina na relação albumina-creatinina. Fitas especiais para microalbumina têm sensibilidade e especificidade variáveis e, portanto, dependendo da diluição da urina, fornecem resultados variáveis e não são confiáveis como teste-padrão. O uso da relação albumina-creatinina compensa a diluição da urina com sensibilidade e especificidade altas.

No DM1, pequenas elevações na pressão arterial precedem a nefropatia diabética em anos. Não há papel para a biópsia renal no diagnóstico de nefropatia diabética em pacientes com microalbumina elevada na urina e história típica, assim como com retinopatia diabética. Quase todas (> 98%) as biópsias feitas em pacientes com DM1 indicam nefropatia diabética, ainda mais se o paciente tiver diabetes de longa duração (> 5 anos) na ausência de causa secundária clinicamente aparente.

No DM2, a hipertensão precede a nefropatia diabética em anos. Freqüentemente a proteinúria é vista no diagnóstico. Aproximadamente 12 a 20% de todas as biópsias renais feitas em pacientes com DM2 e proteinúria são devidas à etiologia não-diabética. A biópsia pode ser considerada se a duração do diabetes for curta na ausência de retinopatia.

Prevenção e tratamento

Controle de glicose

No DCCT, pacientes que atingem um controle glicêmico rígido diminuem o risco de desenvolvimento de microalbuminúria em 39% e da progressão da albuminúria em 54%, embora o grupo tratado convencionalmente mostrasse 6,5% de aumento na excreção de albumina por ano. No UKPDS, o controle rígido levou a 33% de diminuição do risco relativo para desenvolvimento de microalbuminúria; por conseguinte, o controle glicêmico rígido é recomendado nos pacientes com DM1 e DM2 para diminuir o desenvolvimento de doença renal e progressão de microalbuminúria existente.

Controle da pressão arterial

Uma metanálise de vários estudos sobre o efeito do controle da pressão arterial na proteinúria mostrou que uma diminuição de 10 mmHg na pressão arterial com uso de inibidores da ECA resultou em diminuição significativa da proteinúria. No UKPDS, o controle intensivo da pressão arterial para menos de 144/82 comparado com controle convencional para menos de 154/87 levou à diminuição de 8% no risco absoluto de microalbuminúria em um período de seis anos [112, 113].

No DM1, os pacientes com nefropatia, cuja pressão arterial era 6 mm mais alta que no grupo tratado, triplicaram a microalbuminúria em um período de dois anos. Em função disso, o controle da pressão arterial é importante no controle da albuminúria e da nefropatia.

Inibidores da ECA

Os inibidores da ECA funcionam diminuindo a pressão arterial e a pressão glomerular, parecendo ser eficazes no retardo da progressão da proteinúria em DM1 [114, 115] e DM2 [116]. Os inibidores da ECA diminuem a microalbuminúria e são eficazes na redução de nefropatia diabética e no retardo da progressão da doença renal em estágio final.

Bloqueadores do receptor de angiotensina

Evidências apóiam o uso desses agentes em pacientes com DM2. A combinação de bloqueadores de receptor de angiotensina e doses máximas de inibidores da ECA pode reduzir mais a pressão arterial e a albuminúria.

Inibidores de aldosterona

Pequena dose de espironolactona, 25 mg/dia, ou eplerenona adicionada a inibidor da ECA, diminui significativamente a albuminúria (40%).

Restrição de proteínas

Dieta com alto teor protéico leva a hiperfiltração e, portanto, não é aconselhada em pacientes com DM. A restrição de proteínas também diminuiu o declínio da velocidade de filtração glomerular em uma metanálise de estudos pequenos [117].

TRATAMENTO GLICÊMICO INTENSIVO

Definição

O tratamento glicêmico intensivo indica controle rígido da glicose sangüínea, visando a medidas quase normais de glicemia. Em pacientes com DM1, isso é conseguido com injeções diárias múltiplas de insulina ou bombas de insulina (infusões subcutâneas contínuas de insulina) e também é conhecido como tratamento intensivo com insulina ou tratamento flexível com insulina. Em pacientes com DM2, o controle mais rígido pode ser obtido com agentes orais (pelo menos a curto prazo), combinação de agentes orais e insulina ou com injeções diárias múltiplas de insulina.

Etiologia/fundamento

Os benefícios a longo prazo notados em grandes estudos, DCCT (DM1) e UKPDS (DM2), foram relacionados com controle de glicose mais rígido. Essa é a base para a recomendação de tratamento glicêmico intensivo.

Em jejum, o pâncreas humano secreta insulina continuamente, evitando lipólise e outras atividades catabólicas; isso é referido como insulina basal. Durante a alimentação, os níveis de insulina aumentam imediatamente e permanecem altos por 1 a 4 horas. A produção de insulina relacionada com a alimentação é proporcional à quantidade de carboidratos da refeição e constitui aproximadamente 50% da liberação diária total de insulina. Tratamento intensivo com insulina significa meios de fornecimento contínuo de insulina para simular a secreção pancreática basal e também fornecer insulina relacionada com a alimentação em doses de acordo com o volume da refeição para simular a secreção pancreática natural. Sendo o tempo das refeições (e, portanto, da insulina) variável e flexível, esse esquema também é chamado tratamento flexível com insulina.

Paciente do ambulatório

Consulte a seção anterior sobre tipo 1 e tipo 2 para discussão adicional.

Diabetes melito tipo 1

O DCCT e outros estudos mostraram que o controle glicêmico rígido pode ser conseguido por IDM de insulina de curta duração para cobrir as refeições; o uso de insulina de curta duração, no entanto, foi acompanhado de hipoglicemia [118] e também de hiperglicemia pós-prandial. Os análogos de insulina de ação muito rápida aumentam rapidamente após a injeção e podem controlar melhor a hiperglicemia pós-prandial [119,120]. Esses agentes têm duração de ação curta e, portanto, simulam melhor a liberação de insulina com as refeições. Por conseguinte, os análogos de insulina de ação rápida são usados freqüentemente como insulina de refeições. As preparações usadas no esquema DCCT/IDM para cobrir insulina basal foram insulina de ação intermediária ou Ultralente de ação longa. Seu pico de atividade também se relacionou com hipoglicemia noturna. Glargina, que não tem picos e vales, é amplamente usada na prática para fornecimento de insulina basal durante 24 horas e empregada freqüentemente como insulina basal no programa IDM [121,122]. A evidência obtida no DCCT e em outros estudos [123] apóia o uso de tratamento intensivo com insulina para obtenção de porcentagens quase normais de A1C por meio de IDM ou infusão de insulina. O uso de pramlintide como agente adjuvante pode fornecer melhoria adicional (mas pequena) no controle glicêmico [124].

Diabetes melito tipo 2

O UKPDS mostrou que o controle adequado de glicose pode ser obtido com o uso de agentes orais; isso, no entanto, é dependente de função de célula β, que diminui ao longo de curto período de tempo, resultando na adição de um segundo agente oral ou insulina. Há evidência apoiando o uso de terapia combinada para obtenção de controle adequado de glicose, mas um número significativo de pacientes (40%) necessita insulina em período de vários anos. A combinação de insulina e agentes orais também é eficaz e segura. Evidência do UKPDS apóia o uso de agentes antidiabéticos para obtenção de porcentagem quase normal de A1C com metformina, sulfoniluréias, insulina ou tratamento combinado. O uso de pramlintide como tratamento adjuvante acrescenta pouco ao grau de controle e não é indicado como agente único [125]. Exanetide, ao contrário, pode fornecer melhoria adicional (mas pequena) no controle glicêmico [126]. Acarbose pode ser usada e pode ter benefício adicional na diminuição do risco de hipertensão e eventos cardiovasculares, mas é comum os pacientes suspenderem o agente por causa dos efeitos colaterais [127].

Paciente internado

Epidemiologia

Pessoas com DM freqüentemente (índice anual de 25%) são internadas e, em média, permanecem mais tempo do que os sem DM. Os índices de mortalidade hospitalar são mais altos em pacientes com hiperglicemia, mesmo que não tenham diagnósticos de DM [128].

Fisiopatologia

Durante a internação, o controle glicêmico em pacientes com DM torna-se problema significativo por causa de anorexia, jejum para exames, diminuição de atividade, prescrição de medicamentos novos (especialmente corticosteróides), infusão intravenosa de glicose, nutrição parenteral, horário inadequado de refeições e, mais importante, tensão de doença ou cirurgia. Esses fatores podem levar à hiperglicemia excessiva ou à hipoglicemia grave se o tratamento antidiabético não for ajustado. Além disso, em pacientes sem DM, altos valores de glicose podem surgir secundariamente à doença aguda.

Pacientes internados têm maior risco de hipoglicemia grave, que pode resultar em eventos coronários, arritmias e convulsões, e também têm risco mais alto de hiperglicemia grave, incluindo desidratação, cetoacidose, coma hiperosmolar, aumento de índice de infecções, diminuição de função imunológica [129] e aumento de mortalidade [130-132]. Evidências apóiam que se evite hiperglicemia excessiva em pacientes internados com risco de infecção [133], doença crítica e durante infarto do miocárdio.

Infarto do miocárdio

O uso de insulina no IM em pacientes não-diabéticos diminui a mortalidade hospitalar em 4,9% (diminuição de risco absoluto) [134]. Seu uso é recomendado em infusão de insulina para normalizar os níveis de glicose, mesmo em pacientes em diagnóstico prévio de DM, especialmente naqueles com evolução complicada.

Doença crítica

O uso de infusão de insulina com objetivo de atingir valores de glicose de 80 a 110 mg/dL (4,4-6,1 mmol/L) diminuiu a mortalidade na UTI em 42% [135]. Evidências apóiam o uso de infusão de insulina em pacientes de UTI com o objetivo de controle rígido [136].

Pacientes internados em outras circunstâncias

Na falta de dados adequados, as recomendações gerais são baseadas em epidemiologia e estudos de curto prazo [137]. O princípio geral é evitar a hipoglicemia com aumento dos limiares mais baixos para 90 mg/dL (5 mmol/L). O limiar superior é controverso, com recomendações de 150 a 180 mg/dL (7,2 mmol/L a 10 mmol/L).

- Pacientes tomando medicamentos orais. Medicamentos antidiabéticos orais em geral são suspensos no dia da cirurgia e reintroduzidos depois do estabelecimento da ingestão de alimentos. Freqüentemente metformina não é reiniciada até a alta por causa do seu potencial de graves eventos adversos em pacientes que podem estar desidratados, que são submetidos à intervenção cirúrgica ou que usam material de contraste para exame radiológico. Tiazolidinodionas são seguras em pacientes com insuficiência renal leve, mas podem predispor a edema e insuficiência cardíaca congestiva, sendo freqüentemente suspensas durante a internação. Meglitinida, que tem duração de ação mais curta, pode ser mais segura do que as sulfoniluréias. No entanto, meglitinidas e sulfoniluréias podem ser usadas em paciente hospitalizado com DM2 estável, com cuidado para evitar hipoglicemia. Como substituição, a insulina é usada a curto prazo.
- Pacientes usando insulina. Pacientes com DM1 devem ter alguma forma de insulina todo o tempo. Pacientes com DM2 podem retardar as injeções de insulina até o procedimento, se ele for curto (p. ex., endoscopia) e não interferir com o horário de refeições (p. ex., procedimento no início da manhã). Na maioria das situações de intervenção cirúrgica e durante doença grave e hospitalização, a insulina é fornecida em doses reduzidas para evitar hipoglicemia, mas de modo a continuar o controle adequado.

Na maioria das situações, o paciente está em jejum e, assim, a insulina da refeição é suspensa antes de qualquer intervenção, sendo fornecida somente a insulina basal (1/2-2/3 da dose de NPH) até que o paciente se recupere e seja capaz de comer. Em pacientes com evolução complicada são necessários novos ajustes no esquema original. Na maioria dos casos, durante uma doença, a dose de insulina fornecida é mais alta do que a dose anterior à internação.

Infusão intravenosa

Infusão contínua de insulina intravenosa tem sido usada com mais freqüência, especialmente em pacientes críticos [133-135,137]. Vários protocolos estão disponíveis e nenhuma evidência sugere a superioridade de um sobre outro.

Uso escalonado de insulina regular

O uso escalonado de insulina regular (*sliding scale*) é bem conhecido e em mais de 25% dos casos pode ser causa de hipo ou hiperglicemia. Este recurso pode ser útil se o paciente já estiver recebendo insulina basal (ou agente oral) e se os esquemas de escalonamento forem ajustados para cada paciente. Portanto, o uso escalonado de insulina regular só está indicado para tratamentos de curto prazo.

REFERÊNCIAS BIBLIOGRÁFICAS

DIABETES MELITO TIPO 1

Etiologia, epidemiologia e diagnóstico

1. *(1C)* **McKinney PA** et al. Perinatal and neonatal determinants of childhood type 1 diabetes. Diabetes Care 1999;22:928-932.
   Nesse estudo de caso-controle, uma freqüência mais alta de infecções neonatais foi notada como fator de risco para o desenvolvimento subseqüente de DM1. Outros fatores, incluindo mãe com DM1, mãe mais velha e pré-eclâmpsia durante a gravidez foram fatores de risco para o desenvolvimento de diabetes.
2. *(1C)* **Dahlquist G** et al. The epidemiology of diabetes in Swedish children 0-14 years: A six-year prospective study. Diabetologia 1985;28:802-808.
   Nesse estudo de caso-controle, os prontuários de 892 pacientes com DM1 foram comparados com 2.291 controles. Notou-se que diferentes eventos perinatais aumentam o risco de DM1, incluindo grupo sangüíneo materno-fetal, estresse de nascimento com cesariana e doenças infecciosas.
3. *(1C)* **Luo DF** et al. Confirmation of three susceptibility genes to insulin-dependent diabetes mellitus: IDDM4, IDDM5 e IDDM8. Hum Mol Genet 1996;5:693-698.
   Nesse ensaio de análise de ligação de 265 famílias com DM1, confirmou-se a ligação de IDDM4, IDDM5 e IDDM 8 ao DM1.
4. *(1C)* **Molbak AG** et al. Incidence of insulin-dependent diabetes mellitus in age groups over 30 years in Denmark. Diabet Med 1994;11:650-655.
   Nesse estudo prospectivo histórico de coorte de quase 1 milhão de dinamarqueses, 16,2% usavam insulina para tratamento de DM1.
5. *(1B)* **Verge CF** et al. Number of autoantibodies (against insulin, GAD or ICA512/IA2) rather than particular autoantibody specificities determines risk of type I diabetes. J Autoimmun 1996;9:379-383.

Nesse estudo, anticorpos contra insulina, GAD e ICA 512 foram medidos em 45 indivíduos com diagnóstico recente de DM1, em 882 parentes de primeiro grau e em 217 indivíduos controles. Anticorpos ICA 512 foram medidos em 45 indivíduos com diagnóstico recente de DM tipo 1, em 882 parentes de primeiro grau e em 217 indivíduos controles. O número de anticorpos positivos, e não o anticorpo particular, previu diabetes tipo 1.

6. *(1A)* **Ziegler AG** et al. Autoantibody appearance and risk for development of childhood diabetes in offspring of parents with type 1 diabetes: The 2-year analysis of the German BABYDIAB Study. Diabetes 1999;48:460-468.

   Esse estudo multicêntrico, prospectivo, de seguimento de coorte foi feito para estabelecer o papel de auto-anticorpos no DM1 em crianças de pacientes com diabetes. Uma população de 1.353 crianças foi recrutada imediatamente após o nascimento em 1998, e 114 completaram o teste de seguimento de quatro anos. Os resultados, no nascimento, indicaram que nenhuma das crianças produzia auto-anticorpos, exceto aquelas que os adquiriram das mães. Auto-anticorpos detectados em nove meses estavam presentes em dois anos. Em dois anos, auto-anticorpos apareceram em 11% das crianças, e 3,5% das crianças tinham mais de um anticorpo. IAAs foram mais freqüentes e, em geral, os primeiros anticorpos a aparecer na circulação. O risco cumulativo para DM1 em cinco anos foi de 1,8% e 50% para as crianças que possuíam mais de um anticorpo na idade de dois anos. O diabetes se desenvolveu em somente nove crianças durante o estudo.

7. *(1C)* **Kulmala P** et al. Prediction of insulin-dependent diabetes mellitus in siblings of children with diabetes: The Childhood Diabetes in Finland Study Group. J Clin Invest 1998;101:327-336.

   Nesse estudo baseado em observação populacional, um rastreamento combinado com GAD e auto-anticorpo contra proteína 1A-2 identificou 70% daqueles com teste positivo histoquímico de ACI. O estudo ilustra as dificuldades na confirmação do diagnóstico de predisposição para DM1 por meio de medida de auto-anticorpos.

8. *(1B)* **Vardi P** et al. Predictive value of intravenous glucose tolerance test insulin secretion less than or greater than the first percentile in islet cell antibody positive relatives of type 1 (insulin-dependent) diabetic patients. Diabetologia 1991;34:93-102.

   Nesse estudo de população de alto risco, o DM1 se desenvolveu em 15 de 17 indivíduos com pontuação de teste de tolerância à glicose abaixo do primeiro percentil e em três de 18 com resultados de teste de tolerância à glicose intravenosa maiores que o primeiro percentil ($p = 0,001$; OR, 38). O valor preditivo negativo do resultado de teste de tolerância à glicose intravenosa maior que o primeiro percentil foi de 83%.

9. *(1A)* **Diabetes Prevention Trial: Type 1 Diabetes Study Group.** Effects of insulin in relatives of patients with type 1 diabetes mellitus. N Engl J Med 2002;346:1685-1691.

   Esse ensaio randomizado, controlado, não-cego e multicêntrico estudou o efeito da insulina injetável na prevenção de DM em parentes de pacientes com DM1. Dos 84.228 parentes de primeiro e segundo grau de pacientes com DM1, 372 tiveram teste positivo para anticorpos múltiplos, projetando risco maior para um futuro diagnóstico de DM1. Trezentos e trinta e nove de 372 indivíduos foram distribuídos aleatoriamente para receber doses subcutâneas baixas de insulina ultralenta duas vezes por dia e infusão de insulina em um período de quatro dias uma vez por ano ou para ficar em observação. O DM se desenvolveu em 69 indivíduos no grupo tratado *versus* 70 no grupo de observação, não indicando qualquer papel da insulina injetável na prevenção do DM1.

10. *(1C)* **Yu L** et al. Diabetes Prevention Trial 1: Prevalence of GAD and ICA512 (IA-2) autoantibodies by relationship to proband. Ann N Y Acad Sci 2002;958:254-258.

    Nesse estudo, em crianças cujos pais tinham DM, a prevalência de auto-anticorpos foi de 8,6%; em crianças com apenas um dos pais com diabetes, a prevalência foi de 4%. As crianças de pais diabéticos tinham prevalência de anticorpos mais alta do que as crianças de mães diabéticas.

Tratamento

11. *(1A)* **The Diabetes Control and Complications Trial Research Group.** The effect of intensive treatment of diabetes on the development and progression of long-term complications in insulin-dependent diabetes mellitus. N Engl J Med 1993;329:977-986.

    Estudo prospectivo, randomizado, multicêntrico, com resultados primários de complicações microvasculares e macrovasculares. O seguimento médio foi de 6,5 anos. Na avaliação da eficácia de tratamento intensivo com insulina na prevenção de complicações a longo prazo em 1.441 pacientes com DM1, quase metade não tinha nenhuma evidência de retinopatia (grupo de prevenção primária). Os pacientes foram distribuídos para receber tratamento intensivo com insulina com três ou mais injeções diárias ou bomba de insulina ou tratamento convencional de injeções diárias de insulina. O tratamento intensivo com insulina diminuiu o risco médio de desenvolvimento de retinopatia em 76% no grupo de prevenção primária e 54% no grupo de prevenção secundária. O tratamento intensivo com insulina diminuiu a microalbuminúria em 39% e a proteinúria em 54%. A neuropatia foi diminuída em 60%. Os resultados de doença macrovascular não foram estatisticamente diferentes entre os dois grupos. Os eventos adversos mais comuns foram aumento de duas ou três vezes na hipoglicemia grave no braço que recebeu tratamento intensivo com insulina.

12. *(1A)* **Lawson ML** et al. Effect of intensive therapy on early macrovascular disease in young individuals with type 1 diabetes. Diabetes Care 1999;22(suppl 2):B35-B39.

    Essa metanálise de seis estudos do efeito do tratamento intensivo com insulina em doença macrovascular em pacientes com DM1, não foi notado nenhum efeito significativo no número de pacientes, nos quais se desenvolveram eventos cardiovasculares, ou nos índices de mortalidade por doença cardiovascular.

13. *(1A)* **Egger M** et al. Risk of adverse effects of intensified treatment in insulin-dependent diabetes mellitus: A meta-analysis. Diabetes Med 1997;14:919-928.

    Nessa metanálise de 14 estudos, 1.028 pacientes foram alocados para tratamento intensivo com insulina e 1.039 pacientes, para tratamento convencional. O risco de hipoglicemia grave foi principalmente devido aos objetivos glicêmicos, determinados pelos graus de normalização da glicemia.

14. *(1C)* **DCCT.** Effect of intensive therapy on the microvascular complications of type 1 diabetes mellitus. JAMA 2002;287:2563-2569.

    Nesse artigo, o grupo redator do DCCT resumiu os resultados do grupo DCCT e o seguimento de sete anos, indicando que o tratamento intensivo com insulina deve ser começado cedo para atingir o objetivo de hemoglobina A1C menor que 7%.

15. *(1A)* **Gale EA.** A randomized, controlled trial comparing insulin Lispro with human soluble insulin in patients with type 1 diabetes on intensified insulin therapy: The UK Trial Group. Diabetes Med 2000;17:209-214.

    Nesse estudo randomizado, duplo-cego e cruzado com duração de 12 semanas, 93 pacientes usaram IDMs de insulina Lispro ou insulina regular. Insulina NPH foi usada em ambos os grupos. A insulina Lispro foi tão eficaz quanto a simples na obtenção do controle glicêmico.

16. *(1A)* **Pickup J** et al. Glycaemic control with continuous subcutaneous insulin infusion compared with intensive insulin injections in patients with type 1 diabetes: Meta-analysis of randomised controlled trials. BJM 2002;324:705.

    Essa metanálise revê os efeitos de diferentes modalidades de tratamento com insulina no controle glicêmico. A infusão de insulina controla melhor a glicemia do que injeções diárias múltiplas, mas as diferenças são poucas.

17. *(1A)* **Tsui E** et al. Intensive insulin therapy with insulin Lispro: A randomized trial of continuous subcutaneous insulin infusion versus multiple daily insulin injection. Diabetes Care 2001;24:1722-1727.

Nesse ensaio randomizado, 27 pacientes foram matriculados para receber IDMs ou infusão de insulina. Os resultados foram semelhantes em relação ao controle glicêmico e à qualidade de vida.
18. *(1A)* **Davey P** et al. Clinical outcomes with insulin Lispro compared with human regular insulin. Clin Ther 1997;19:656-674.
Nessa metanálise, a insulina Lispro foi comparada com insulina simples para eventos de resultados. Os resultados mostraram que o controle de glicose é melhor com Lispro e sem aumento na hipoglicemia concomitante.
19. *(1A)* **Heller SR** et al. Effect of the fast-acting insulin and analog Lispro on the risk of nocturnal hypoglycemia during intensified insulin therapy. Diabetes Care 1999;22:1607-1611.
Cento e sessenta e cinco pacientes com DM1 participaram desse estudo randomizado, cruzado e aberto com insulina Lispro e simples. O controle glicêmico foi igual em ambos os grupos. Mais episódios de hipoglicemia ocorreram com insulina regular.
20. *(2A)* **Zinman B** et al. Effectiveness of human Ultralent versus NPH insulin in providing basal insulin replacement for an insulin Lispro multiple daily injection regimen: A double-blind randomized prospective trial. Diabetes Care 1999;22:603-608.
Nesse ensaio clínico randomizado, duplo-cego, Ultralente foi comparada com NPH como insulina basal em 178 pacientes. No final do estudo, doses maiores de Ultralente foram necessárias para obtenção de controle glicêmico. O estudo sugere que NPH poderia ser superior a Ultralente, mas isso é função dos métodos do estudo, e controle diferente de injeções de Ultralente poderia dar resultados diferentes.
21. *(1C)* **Jones JM** et al. Eating disorders in adolescent females with and without type 1 diabetes: Cross sectional study. BMJ 2000;320:1563-1566.
Esse estudo notou aumento de prevalência maior de distúrbios do apetite em 356 meninas com idade de 12 a 19 anos com DM1 em comparação com 1.098 controles com idade equivalente (OR 2,4; $p < 0,001$). A média de hemoglobina A1C também foi mais alta em indivíduos diabéticos com distúrbios do apetite.
22. *(1A)* **Gilbertson HR** et al. The effect of flexible low glycemic index dietary advice versus measured carbohydrate exchange diets on glycemic control in children with type 1 diabetes. Diabetes Care 2001;24:1137-1143.
Instruções dietéticas flexíveis com ênfase em alimentos com baixos teores glicêmicos melhoraram os níveis de hemoglobina A1C em comparação com dieta-padrão de troca de carboidratos nesse estudo randomizado, prospectivo e paralelo de 104 indivíduos ao longo do período de 12 meses. A diferença na hemoglobina A1C foi 8,05 vs. 8,61 ($p = 0,05$).
23. *(1C)* **Landt KW** et al. Effects of exercise training on insulin sensitivity in adolescents with type 1 diabetes. Diabetes Care 1985;8:461-465.
Os efeitos do exercício foram estudados em nove pacientes com DM1 e seis controles. Depois de 12 semanas, foram notados aumentos significativos na sensibilidade à insulina, na captação máxima de oxigênio e na massa corporal magra. Nenhuma mudança significativa foi vista na hemoglobina glicada.
24. *(1C)* **Schiffrin A, Parikh S.** Accommodating planned exercise in type I diabetic patients on intensive treatment. Diabetes Care 1985;8:337-342.
Nesse estudo intervencional, 13 pacientes com DM1 recebendo tratamento intensivo com insulina foram solicitados a se exercitar após a injeção da insulina. Diminuição significativa nos níveis de glicemia de 60 mg/dL foi notada, alcançando o nadir em 45 minutos.

Diabetes melito tipo 2

Etiologia

25. *(1C)* **Brancati FL** et al. Body weight patterns from 20 to 49 years of age and subsequent risk for diabetes mellitus: The Johns Hopkins Precursors Study. Arch Intern Med 1999; 159:957-963.

Neste estudo observacional longitudinal de ex-estudantes de medicina, o peso acima do normal na idade de 25 anos previu o desenvolvimento de diabetes.
26. *(1C)* **Rich-Edwards JW** et al. Birthweight and the risk for type 2 diabetes mellitus in adult women. Ann Intern Med 1999;130:278-284.
Nesse estudo observacional de coorte, entre 69.526 mulheres observadas durante seguimento, o DM se desenvolveu em 2.123. Peso baixo no nascimento relacionou-se com aumento de risco de DM2 em associação reversa em forma de J.

Tratamento

27. *(1A)* **Knowler WC** et al. Reduction in the incidence of type 2 diabetes with lifestyle intervention or metformin. N Engl J Med 2002;346:393-403.
Intervenção no estilo de vida e metformina diminuíram a incidência de DM2 em pacientes com glicemia de jejum alta (mas determinados como tendo diabetes). Mudanças no estilo de vida foram mais eficazes do que os achados relativos à metformina.
28. *(1A)* **UK Prospective Diabetes Study Group (UKPDS 7)**. Response of fasting plasma glucose to diet therapy in newly presenting tipo II diabetic patientes. Metabolism 1990;39:905-912.
Esse ensaio clínico, multicêntrico e randomizado estudou os efeitos de intervenções variáveis em múltiplos resultados clínicos, incluindo complicações diabéticas, em pacientes com diagnóstico recente de DM2 no Reino Unido. Os resultados de 3.044 pacientes tratados com intervenção dietética foram estudados; outros relatos do UKPDS estudaram número variável de pacientes. Uma considerável variação foi notada na resposta à dieta em pacientes com diagnóstico recente de DM2. Pacientes com concentrações mais altas de glicose e que perderam mais peso responderam com maiores diminuições nas concentrações de glicose. Perda de peso de 28% do peso corporal ideal foi necessária para obtenção de glicemia quase normal em pacientes cuja glicemia de jejum excedia 180 mg/dL. Resposta de glicemia de jejum à dieta é determinada mais pelas restrições calóricas do que pela perda de peso.
29. *(1A)* **Boule NG** et al. Effects of exercise on glycemic control and body mass in type 2 diabetes mellitus: A meta-analysis of controlled clinical trials. JAMA 2001;286:1218-1227.
Metanálise de 14 estudos que mostraram que os níveis de hemoglobina A1C diminuíram significativamente com exercício, em comparação com resultados com placebo (7,6% *vs.* 8,3%), mesmo quando nenhuma mudança significativa no peso foi notada no grupo de exercício.
30. *(1A)* **UK Prospective Diabetes Study Group (UKPDS 34)**. Effect of intensive blood-glucose control with metformin on complications in overweight patients with type 2 diabetes. Lancet 1998;352:854-865.
O uso de metformina em pacientes com peso acima do normal com DM2 diminuiu a mortalidade, o acidente vascular cerebral e as complicações do diabetes, sugerindo que a metformina é a droga de escolha em pacientes com diabetes melito tipo 2 e peso acima do normal. Ela não se relaciona com efeitos colaterais hipoglicêmicos sérios.
31. **Johansen K**. Efficacy of metformin in the treatment of NIDDM: Meta-analysis. Diabetes Care 1999;22:33-37.
Metanálise de nove ensaios randomizados e controlados comparando metformina com placebo e 10 ensaios comparando metformina com sulfoniluréia. A sulfoniluréia e a metformina tiveram efeitos semelhantes na diminuição da glicose e da hemoglobina glicada. A sulfoniluréia causou ganho de peso de 1,7 kg na média, enquanto a metformina relacionou-se com perda de peso de 1,2 kg.
32. *(1B)* **Fanghanel G** et al. Metformin´s effect on glucose and lipid metabolism in patients with secondary failure to sulfonylureas. Diabetes Care 1996;19:1185-1189.
Em um pequeno ensaio randomizado e controlado, a eficácia de metformina e insulina foi comparada em pacientes considerados como tendo falha no tratamento com sulfoniluréia. A metformina diminuiu eficazmente a hemoglobina A1C de 12,8% para 8,9%,

triglicerídeos, colesterol e índice de massa corporal. O tratamento com insulina também foi eficaz, mas não influenciou o índice de massa corporal, colesterol e hipertensão.

33. *(1A)* **UK Prospective Diabetes Study Group (UKPDS 13)**. Relative efficacy of randomly allocated diet, sulphonylurea, insulin, or metformin in patients with newly diagnosed non-insulin dependent diabetes followed for three years. BMJ 1995;310:83-88.

    Sulfoniluréia, insulina e metformina controlaram eficazmente os níveis de glicose em pacientes com diagnóstico recente de DM2 de modo semelhante e foram superiores à dieta apenas. Sulfoniluréia e insulina se relacionaram com ganho de peso de 3,5 a 4,8 kg em um período de três anos, enquanto a metformina não se relacionou com mudanças significativas no peso.

34. *(1A)* **UK Prospective Diabetes Study Group (UKPDS 28)**. A randomized trial of efficacy of early addition of metformin in sulfonylurea-treated type 2 diabetes. Diabetes Care 1998;21:87-92.

    A adição de metformina no esquema farmacoterapêutico de 591 indivíduos tomando sulfoniluréia diminuiu eficazmente a glicose e diminuiu os índices de desenvolvimento "hiperglicemia acentuada", em comparação com os achados em pacientes recebendo sulfoniluréia como monoterapia.

35. *(1A)* **Blohme G** et al. Glibenclamide and glipizide in maturity-onset diabetes: A double-blind cross-over study. acta Med Scand 1979;206:263-267.

    Sulfoniluréias têm efeitos clínicos semelhantes na diminuição da glicemia.

36. *(1A)* **UK Prospective Diabetes Study Group (UKPDS 33)**. Intensive blood-glucose control with sulphonylureas or insulin compared with conventional treatment and risk of complications in patients with type 2 diabetes. Lancet 1998;352:837-853.

    Outra publicação do grupo UKPDS de 3.867 pacientes com diagnóstico recente de DM2. Os pacientes foram distribuídos aleatoriamente para braço intensivo do estudo (tratamento com insulina ou sulfoniluréia, clorpropamida, glibenclamida ou glipizida) ou para braço convencional com dieta. Os indivíduos no grupo intensivo tiveram maior número de episódios hipoglicêmicos do que os do grupo convencional ($p < 0{,}0001$). Os índices de episódios hipoglicêmicos maiores foram de 0,7% com tratamento convencional, 1,0% com clorpropamida, 1,4% com glibenclamida e 1,8% com insulina por ano, respectivamente. O ganho de peso foi maior no grupo intensivo (2,9 kg) do que no grupo convencional ($p < 0{,}001$). Finalmente, os indivíduos que tomaram insulina tiveram maior ganho de peso (4 kg) do que os designados para clorpropamida (2,6 kg) ou glibenclamida (1,7 kg). Em suma, a sulfoniluréia e o tratamento intensivo com insulina diminuíram complicações microvasculares do diabetes, mas não a doença macrovascular.

37. *(1A)* **Matthews D et al. for the UK Prospective Diabetes Study Group (UKPDS 26)**. Sulphonylurea failure in non-insulin-dependent diabetic patients over six years. Diabetes Med 1998;15:297-303.

    De 1.305 pacientes com diagnóstico recente de DM2 e que iniciaram sulfoniluréia, 48% necessitaram tratamento adicional em seis anos, especialmente pacientes cujo índice de massa corporal era menor que 30 kg/m².

38. *(1A)* **Rosenstock J** et al. Glimepiride, a new once-daily sulfonylurea: A double-blind placebo-controlled study of NIDDM patients: Glimepiride Study Group. Diabetes Care 1996;19:1194-1199.

    Pacientes com DM2 foram designados para glimepirida (8-16 mg) ou placebo. A hemoglobina A1C aumentou de 7,7% para 9,7% no grupo placebo, mas diminuiu de 7,9% para 8,1% no grupo com glimepirida.

39. *(1A)* **Chiasson JL** et al. The efficacy of acarbose in the treatment of patients with non-insulin-dependent diabetes mellitus: A multicenter controlled clinical trial. Ann Intern Med 1994;121:928-935.

    O tratamento com acarbose melhorou o controle glicêmico em pacientes com DM2 que fizeram monoterapia com acarbose ou em combinação com metformina, sulfoniluréias e insulina.

40. *(1A)* **Holman RR** et al. for the UK Prospective Diabetes Study Group (UKPDS 44). A randomized double-blind trial of acarbose in type 2 diabetes shows improved glycemic control over 3 years. Diabetes Care 1999;22:960-964.

Quando comparada com placebo, acarbose como monoterapia ou tratamento combinado diminuiu a hemoglobina A1C em 0,2 a 0,5% em pacientes com DM2 em período de três anos. A falta de adesão ao tratamento foi principalmente por causa dos efeitos colaterais de flatulência e diarréia.

41. *(1A)* **Wolffenbuttel BH, Landgraf R.** A 1-year multicenter randomized double-blind comparison of repaglinide and glyburide for the treatment of type 2 diabetes: Dutch and German Repaglinide Study Group. Diabetes Care 1999;22:463-467.

    A ação da repaglinida é semelhante à da gliburida na diminuição da glicemia; o perfil de efeitos adversos também é semelhante.

42. *(1A)* **Phillips LS** et al. for the Rosiglitazone Clinical Trials Study Group. Once- and twice-daily dosing with rosiglitazone improves glycemic control in patients with type 2 diabetes. Diabetes Care 2001;24:308-315.

    Monoterapia com tiazolidinodiona diminuiu hemoglobina A1C e níveis plasmáticos de glicose eficazmente em pacientes com DM2.

43. *(1A)* **Yki-Jarvinen H** et al. Comparison of bedtime insulin regimens in patients with type 2 diabetes mellitus: A randomized, controlled trial. Ann Intern Med 1999;130:389-396.

    A combinação de metformina e insulina na hora de dormir é um método eficaz de controle de hiperglicemia e não se relaciona com ganho de peso em comparação com achados de outros esquemas de insulina.

44. *(1A)* **Anderson JH Jr** et al. Mealtime treatment with insulin analog improves postprandial hyperglycemia and hypoglycemia in patients with non-insulin-dependent diabetes mellitus: Multicenter Insulin Lispro Study Group. Arch Intern Med 1997;157:1249-1255.

    O uso pré-prandial de insulina Lispro foi comparado com o de insulina regular em 722 pacientes com DM2. Durante o tratamento com Lispro, foram notados índices mais baixos de hipoglicemia, embora os valores de pico de glicose fossem mais altos com insulina regular 1 e 2 horas após as refeições.

45. *(1A)* **Johnson JL** et al. Efficacy of insulin and sulfonylurea combination therapy in type II diabetes: A meta-analysis of the randomized placebo-controlled trials. Arch Intern Med 1996;156:259-264.

    Nessa metanálise de 16 estudos, glicemia de jejum e concentrações de hemoglobina A1C melhoraram com tratamento combinado de insulina e sulfoniluréia em comparação com resultados derivados de monoterapia com insulina. Além disso, foram usadas pequenas doses de insulina.

CETOACIDOSE DIABÉTICA

Etiologia, epidemiologia e quadro clínico

46. *(1C)* **Rewers A** et al. Predictors of acute complications in children with type 1 diabetes. JAMA 2002;287:2511-2518.

    Nesse grupo de 1.243 crianças com DM1 que vivem em Denver, Colorado, a incidência de cetoacidose foi 8/100 pessoas/ano. Em análise multivariada, o risco de cetoacidose aumentou com hemoglobina A1C mais alta e uso de dose mais alta de insulina em crianças mais velhas. Outros fatores tiveram papel importante, como cobertura de seguro e presença concomitante de distúrbios psiquiátricos.

47. *(1C)* **Johnson DD** et al. Diabetic ketoacidosis in a community-based population. Mayo Clin Proc 1980;55:83-88.

    Nessa revisão retrospectiva de combinação de casos com base na comunidade de 92 pacientes com CAD, a infecção foi o principal fator precipitante dos episódios.

48. *(1C)* **Faich GA** et al. The epidemiology of diabetic acidosis: A population-based study. Am J Epidemiol 1983;117:551-558.

    O quadro clínico e os fatores precipitantes em 137 pacientes com CAD são discutidos. Vinte por cento dos pacientes tinham diagnóstico recente de diabetes.

49. *(1C)* **Malone ML** et al. Characteristics of diabetic ketoacidosis in older versus younger adults. J Am Geriatr Soc 1992;40:1100-1104.

Revisão de prontuários de 220 casos de CAD. Vinte e sete casos ocorreram em pacientes com idade acima de 65 anos. O tratamento de CAD, nesse grupo etário, se relacionou com aumento de hipoglicemia e índices mais altos de morte.

Tratamento

50. *(1B)* **Fisher JN** et al. Diabetic ketoacidosis: Low-dose insulin therapy by various routes. N Engl J Med 1997;297:238-247.
Nesse estudo randomizado e controlado de 45 pacientes com CAD, três grupos recebendo tratamento com insulina por várias vias foram comparados. Quando comparado com os grupos recebendo insulina subcutânea ou intramuscular, o grupo recebendo insulina intravenosa em doses baixas teve queda mais rápida da glicemia ($p = 0,01$), mas nenhuma mudança significativa no tempo de recuperação. Essa via também foi mais eficaz inicialmente na diminuição dos níveis de cetona ($p < 0,05$).
51. *(1B)* **Burghen GA** et al. Comparison of high-dose and low-dose insulin by continuous intravenous infusion in the treatment of diabetic ketoacidosis in children. Diabetes Care 1980;3:15-20.
Nesse estudo randomizado e controlado, insulina intravenosa em doses baixas foi comparada com insulina intravenosa em doses altas (0,1 vs. 1 unid/kg/h) em 32 pacientes com CAD. A insulina em doses baixas resultou em declínio mais lento da glicose, mas foi tão eficaz quanto a insulina em altas doses no tratamento de CAD e na recuperação. Além disso, uma incidência menor de hipoglicemia significativa foi observada em pacientes recebendo insulina em doses baixas.
52. *(1C)* **Carroll P, Matz, R.** Uncontrolled diabetes mellitus in adults: Experience in treating diabetic ketoacidosis and hyperosmolar coma with low-dose insulin and uniform treatment regimen. Diabetes Care 1983;6:579-585.
Análise retrospectiva de 275 pacientes com diabetes descontrolado que receberam esquema de baixas doses de insulina e reposição de líquidos com soluções hipotônicas, levando a índice mais baixo de mortalidade do que o esperado. A mortalidade por CAD aumentou nos indivíduos com idade acima de 50 anos.
53. *(1B)* **Edwards GA** et al. Effectiveness of low-dose continuous intravenous insulin infusion in diabetic ketoacidosis: A prospective comparative study. J Pediatr 1997;91:701-705.
Nesse estudo randomizado e controlado de 20 pacientes pediátricos, infusão de baixas doses de insulina intravenosa foi comparada com insulina subcutânea em altas doses. Nenhuma diferença estatística foi observada na velocidade de correção de CAD ou de diminuição das medidas de glicemia.
54. *(2C)* **Lever E, Jaspan JB.** Sodium bicarbonate therapy in severe diabetic ketoacidosis. Am J Med 1983;75:263-268.
Nessa análise retrospectiva de 95 casos de CAD, os autores não observaram diferença entre pacientes que receberam bicarbonato (72 casos) e os que não receberam (22 casos).
55. *(1B)* **Morris LR** et al. Bicarbonate therapy in severe diabetic ketoacidosis. Ann Intern Med 1986;105:836-840.
Nesse ensaio randomizado e controlado, 10 pacientes com CAD foram tratados com bicarbonato e 11 não foram. Nenhuma diferença significativa foi observada nos resultados e nos benefícios.
56. *(1C)* **Glaser N** et al. Risk factors for cerebral edema in children with diabetic ketoacidosis: The Pediatric Emergency Medicine Collaborative Research Committee of The American Academy of Pediatrics. N Engl J Med 2001;344:264-269.
Nesse relato de casos combinados de 61 crianças com CAD, edema cerebral foi relacionado com pressões parciais mais baixas de dióxido de carbono arterial e níveis mais altos de uréia. O tratamento com bicarbonato foi relacionado com índices mais altos de edema cerebral.
57. *(1B)* **Fisher JN, Kitabchi AE.** A randomized study of phosphate therapy in the treatment of diabetic ketoacidosis. J Clin Endocrinol Metab 1983;57:177-180.

Nesse estudo randomizado e controlado, 15 pacientes com CAD receberam tratamento com fosfato e foram comparados com outros 15 pacientes que não receberam esse tratamento. Nenhuma diferença estatística foi observada nos eletrólitos séricos, nos níveis de 2,3-DPG ou na recuperação da CAD. O tratamento com fosfato resultou em hipocalcemia.

58. *(1C)* **Rosenbloom AL.** Intracerebral crises during treatment of diabetic ketoacidosis. Diabetes Care 1990;13:22-33.

Nesse relato de 69 casos de complicações intracerebrais depois de CAD, a maioria dos pacientes era de crianças com idade abaixo de cinco anos. Os achados patológicos variaram e incluíram edema cerebral localizado, hemorragia, trombose e infecção.

59. *(1C)* **Krane EJ** et al. Subclinical brain swelling in children during treatment of diabetic ketoacidosis. N Engl J Med 1985;312:1147-1151.

Tomografias computadorizadas de seis crianças que receberam tratamento para CAD mostraram evidência de edema cerebral durante o tratamento.

COMA HIPEROSMOLAR

60. *(1C)* **Wachtel TJ** et al. Predisposing factors for the diabetic hyperosmolar state. Arch Intern Med 1987;147:499-501.

Nesse estudo de casos controlados de 135 pacientes com coma hiperosmolar que foram combinados aleatoriamente com pacientes selecionados com diabetes, os preditores de desenvolvimento de coma hiperosmolar foram sexo feminino, diabetes de diagnóstico recente e infecção aguda.

61. *(1C)* **Gale EA** et al. Severely uncontrolled diabetes in the over-fifties. Diabetologia 1981;21:25-28.

Nesse estudo observacional de 317 pacientes internados com diabetes grave descontrolado e hiperglicemia, 43% dos pacientes com idade acima de 50 anos morreram. Cerca de 30% dos pacientes não tinham diagnóstico prévio de diabetes.

62. *(1C)* **Khardori R, Soler NG.** Hyperosmolar hyperglycemic nonketotic syndrome: Report of 22 cases and brief review. Am J Med 1984;77:899-904.

Nesse estudo observacional de 22 pacientes com coma hiperosmolar, o índice de mortalidade foi de 36%.

63. *(1C)* **Wachtel TJ** et al. Hyperosmolarity and acidosis in diabetes mellitus: A three-year experience in Rhode Island. J Gen Intern Med 1991;6:495-502.

Essa análise retrospectiva de prontuários descreve as características de 278 indivíduos em Rhode Island com diagnóstico de coma hiperosmolar em um período de três anos. Infecção foi o fator precipitante mais freqüente (27%). Os índices de mortalidade foram de 12%, e a mortalidade se relacionou com idade mais velha, maior osmolaridade e residência em casa de repouso.

64. *(1C)* **Fulop M** et al. Hyperosmolar nature of diabetic coma. Diabetes 1975;24:594-599.

Nesse estudo observacional de 47 pacientes com coma hiperosmolar, obnubilação e diminuição do nível de consciência foram relacionadas com gravidade da hiperglicemia, independentemente do grau de cetoacidose.

Tratamento

65. *(1C)* **Keller U** et al. Course and prognosis of 86 episodes of diabetic coma: A five year experience with a uniform schedule of treatment. Diabetologia 1975;11:93-100.

Nesse pequeno estudo descritivo, 58 episódios de coma diabético cetoacidótico grave e 28 episódios de coma não-cetótico (total de 86) são comparados. Os pacientes não-cetóticos eram mais velhos. A comparação dos grupos etários dos sobreviventes e dos mortos em 72 horas mostrou aumento na mortalidade com a idade. Na internação, glicemia, uréia e osmolaridade foram mais altas nos casos fatais. Uréia foi o indicador mais importante de resultado fatal. A resposta da glicemia à insulina foi diminuída nos casos subseqüentemente fatais. A mortalidade inicial foi de 14% nos casos cetóticos e 29% nos não-cetóticos. A causa mais freqüente de morte foi insuficiência circulatória.

66. *(1C)* **To LB, Phillips PJ.** Hyperosmolar non-ketotic diabetic coma: Less sodium in therapy? Anaesth Intensive Care 1980;8:349-352.
Estudo retrospectivo observacional de 18 pacientes com coma hiperosmolar mostrando concentração sérica alta de sódio com tratamento-padrão. O uso de dextrose é recomendado para evitar anomalias eletrolíticas.
67. *(1B)* **Rosenthal NR, Barrett, EJ.** An assessment of insulin action in hyperosmolar hyperglycemic nonketotic diabetic patients. J Clin Endocrinol Metab 1985;60:607-610.
Nesse estudo experimental, os índices de diminuição de glicose após a administração de insulina e fluidos foram menores naqueles do que nos indivíduos não-diabéticos, sugerindo estado de resistência à insulina no coma hiperosmolar.
68. *(1C)* **Bendezu R** et al. Experience with low-dose insulin infusion in diabetic ketoacidosis and diabetic hyperosmolarity. Arch Intern Med 1978;138:60-62.
Nesse estudo comparativo observacional, injeções de baixas doses de insulina resultaram em diminuição satisfatória da glicose sérica em pacientes com coma hiperosmolar ou CAD. Pacientes com coma hiperosmolar foram mais sensíveis à insulina do que os com CAD.

Hipoglicemia

Etiologia e diagnóstico

69. *(1A)* **Brunelle BL** et al. Meta-analysis of the effect of insulin Lispro on severe hypoglycemia in patients with type 1 diabetes. Diabetes Care 1998;21:1726-1731.
Nessa metanálise de oito ensaios, 2.576 pacientes com DM1 foram incluídos. O tratamento com insulina Lispro relacionou-se com menos hipoglicemia grave do que o com insulina regular − 3,1% vs. 4,4% dos pacientes e 102 vs. 131 episódios; $p = 0,024$.
70. *(1A)* **Home PD** et al. Insulin Aspart vs human insulin in the management of long-term blood glucose control in type 1 diabetes: A randomized controlled trial. Diabetes Med 2001;17:762-770.
Nesse estudo multicêntrico, randomizado e aberto, 1.070 pacientes foram distribuídos aleatoriamente para receber insulina Aspart ou insulina humana. A insulina Aspart melhorou os níveis de hemoglobina glicada e a glicose pós-prandial, mas não os níveis pré-prandiais de glicose. O tratamento com insulina Aspart relacionou-se com menos hipoglicemia noturna grave (1,3% vs. 3,4%; $p < 0,05$), assim como com menos hipoglicemia após a refeição (1,8% vs. 5%; $p < 0,005$).
71. *(1A)* **MacLeod KM** et al. A comparative study of responses to acute hypoglycemia induced by human and porcine insulins in patients with type 1 diabetes. Diabetes Med 1996;13:346-357.
Em ensaio duplo-cego, cruzado, os efeitos da insulina ("humana com engenharia genética" vs. derivada de animal) induzindo hipoglicemia nas respostas fisiológicas e de hormônios contra-reguladores foram comparados em 40 pacientes com DM1. A magnitude e o padrão da resposta dos hormônios contra-reguladores à hipoglicemia induzida pelas insulinas foram indistinguíveis, assim como as pontuações de sintomas glicopênicos autonômicos e nervosos.
72. *(1C)* **Fischer KF** et al. Hypoglycemia in hospitalized patients: Causes and outcomes. N Engl J Med 1986;315:1245-1250.
Estudo não-cego de grupo de 94 pacientes internados. Os preditores de hipoglicemia foram falta de refeições, doença renal e hepática, infecções, choque, queimaduras, câncer e gravidez.
73. *(1C)* **Feher MD** et al. Hypoglycaemia in an inner-city accident and emergency department: A 12 month survey. Arch Emerg Med 1989;6:183-188.
Uma refeição perdida foi responsável por 52% de todas as causas precipitantes de hipoglicemia em um levantamento de 12 meses nesse relato desse departamento de emergência.
74. *(1C)* **Muhlauser I** et al. Risk factors of severe hypoglycemia in adult patients with tipe I diabetes: A prospective population-based study. Diabetologia 1998;41:1274-1282.

Estudo observacional, prospectivo, de 669 pacientes com DM1 e hipoglicemia. Os preditores de hipoglicemia foram hipoglicemia grave prévia (RR 1,9), objetivo do controle glicêmico (RR 0,07) e falta de consciência, entre outros fatores.

75. *(1C)* **Davis EA** et al. Hypoglycemia: Incidence and clinical predictors in a large population-based sample of children and adolescents with IDDM. Diabetes Care 1997;20:22-25.

    Nesse ensaio observacional, os índices de hipoglicemia foram mais altos em crianças com idade abaixo de seis anos e naqueles que tinham controle rígido de glicose (hemoglobina A1C < 7%; $p < 0,001$).

76. *(1B)* **Gold AE** et al. Frequency of severe hypoglycemia in patients with type 1 diabetes with impaired awareness of hypoglycemia. Diabetes Care 1994;17:697-703.

    Nesse pequeno ensaio comparativo, 29 pacientes com DM1 e diminuição de consciência por hipoglicemia foram comparados com 31 pacientes com DM1 com consciência intacta. Sessenta e seis por cento dos pacientes com tais consciências tiveram hipoglicemia grave em comparação com 26% dos pacientes do outro grupo ($p < 0,01$).

77. *(1C)* **Stephenson JM** et al. Is autonomic neuropathy a risk factor for severe hypoglycemia? The EURO-DIAB IDDM Complications Study. Diabetologia 1996;39:1372-1376.

    Nesse estudo europeu de mais de 3 mil pacientes diabéticos, déficit autonômico nas respostas de freqüência cardíaca e pressão arterial à posição em pé foi relacionado com aumento modesto no risco de hipoglicemia grave.

78. *(1A)* **Diabetes Control and Complications Trial Research Group.** Hypoglycemia in the Diabetes Control and Complications Trial. Diabetes 1997;46:271-286.

    Nesse estudo DCCT, houve 3.788 episódios de hipoglicemia grave, e 1.027 desses episódios resultaram em convulsão ou coma. O risco relativo para coma ou convulsão foi de 3,0 para tratamento intensivo. Esse aumento do risco persistiu em cada ano durante o período de seguimento de 9 anos. O tratamento intensivo também se relacionou com o aumento do risco de múltiplos episódios no mesmo paciente. Em cada grupo de tratamento (intensivo *vs.* convencional), o número de episódios prévios de hipoglicemia foi um bom preditor do risco de episódio futuro, assim como o nível atual de hemoglobina glicada.

79. *(1A)* **Diabetes Control and Complications Trial Research Group.** Effect of intensive diabetes treatment on the development an progression of long-term complications in adolescents with insulin-dependent diabetes mellitus. J Pediatr 1994;125:177-188.

    Essa análise do grupo DCCT tem como foco 195 pacientes com DM1 com idade entre 13 e 17 anos. Nesse relato, aumento de três vezes de hipoglicemia grave foi observado no grupo com tratamento intensivo.

80. *(1C)* **Berger W** et al. The relatively frequent incidence of severe sulfonylurea-induced hypoglycemia in the last 25 years in Switzerland: Results of 2 surveys in Switzerland in 1969 and 1984. Schweiz Med Wochenschr 1986;116:145-151.

    Nesse estudo observacional, a incidência de hipoglicemia induzida por agente oral foi de 0,22 a 0,24/1.000 pacientes. O uso de clorpropamida ou glibenclamida foi relacionado com freqüência mais alta de hipoglicemia do que o uso de tolbutamida.

81. *(1A)* **Landgraf R** et al. A comparison of repaglinide and glibenclamide in the treatment of type 2 diabetic patients previously treated with sulphonylureas. Eur J Clin Pharmacol 1999;55:165-171.

    Nesse estudo randomizado, controlado, de 195 pacientes com DM2, nenhuma diferença nos eventos adversos, incluindo hipoglicemia, foi observada entre os grupos usando repaglinida e glibenclamida.

Tratamento

82. *(1B)* **Slama G** et al. The search for an optimized treatment of hypoglycemia: Carbohydrates in tablets, solution, or gel for the correction of insulin reactions. Arch Intern Med 1990;150:589-593.

Nesse estudo francês, a hipoglicemia foi induzida em 41 pacientes com DM1. As concentrações de glicose sangüínea em 10 minutos foram semelhantes para tratamento com glicose, sacarose ou polissacarídeo. O tratamento com comprimidos de glicose não produziu resultados diferentes daqueles encontrados com solução de glicose. Suco de fruta e gel de glicose não aumentaram eficazmente os níveis de glicose em 10 minutos.

83. *(1B)* **Wiethop BV, Cryer, PE.** Alanine and terbutaline in treatment of hypoglycemia in IDDM. Diabetes Care 1993;16:1131-1136.

Nesse estudo, glicose oral e glucagon subcutâneo aumentaram rapidamente as concentrações plasmáticas de glicose em pacientes com DM1 hipoglicêmicos em períodos de 30-60 minutos, mas o aumento de glicose foi transitório. Os níveis de glicose aumentaram aproximadamente 11 mmol/L.

84. *(1C)* **Palatnick W** et al. Clinical spectrum of sulfonylurea overdose and experience with diazoxide therapy. Arch Intern Med 1991;151:1859-1862.

Estudo retrospectivo de 40 episódios de hipoglicemia induzida por agente oral. Seis pacientes tiveram hipoglicemia grave e resistente que respondeu a diazóxido venoso.

85. *(1C)* **Fanelli CS** et al. Long-term recovery from unawareness, deficient counterregulation, and lack of cognitive dysfunction during hypoglycemia, following institution of rational, intensive insulin therapy in IDDM. Diabetologia 1994;37:1265-1276.

Nesse estudo, os objetivos glicêmicos foram relaxados em 21 pacientes com DM1 com inconsciência de hipoglicemia. Essa ação resultou em aumento de hemoglobina A1C em 1% em um ano e diminuiu significativamente a freqüência de hipoglicemia.

86. *(1C)* **Northam EA** et al. Neuropsychological profiles of children with type 1 diabetes 6 years after disease onset. Diabetes Care 2001;24:1541-1546.

Nesse estudo australiano, pacientes com DM1 foram seguidos prospectivamente depois do estabelecimento da doença. Testes neuropsicológicos foram feitos em 2 e 6 anos após o diagnóstico. Os resultados do seguimento de seis anos de 90 pacientes diabéticos indicaram que os perfis neuropsicológicos são afetados por hipoglicemia grave, particularmente em crianças muito jovens.

87. *(1B)* **Detlofson I** et al. Oral bedtime cornstarch supplementation reduces the risk for nocturnal hypoglycaemia in young children with type 1 diabetes. Acta Paediatr 1999;88:595-597.

Nesse estudo randomizado, controlado, petiscos na hora de dormir diminuíram os episódios de hipoglicemia em 64% em 14 crianças pré-escolares.

COMPLICAÇÕES DO DIABETES

Doença cardiovascular

88. *(1C)* **Stamler J** et al. Diabetes, other risk factors, and 12-year cardiovascular mortality for men screened in the Multiple Risk Factor Intervention Trial. Diabetes Care 1993;16:434-444.

Nesse estudo observacional, 12% de 5.163 homens que tomavam medicamentos para diabetes morreram de doença cardiovascular em um período de 12 anos em comparação com 6% dos que não tomavam.

89. *(1A)* **Stratton IM** et al. (UKPDS 35). Association of glycacemia with macrovascular and microvascular complications of type 2 diabetes: Prospective observational study. BMJ 2000;321:405-412.

Nesse relato do UKPDS a diminuição de hemoglobina A1C em 1% levou à diminuição de 14% de IM.

90. *(1C)* **Agewall S** et al. Usefulness of microalbuminuria in predicting cardiovascular mortality in treated hypertensive men with and without diabetes mellitus: Risk Factor Intervention Study Group. Am J Cardiol 1997;80:164-169.

Nesse pequeno estudo, microalbuminúria previu doença cardiovascular em pacientes diabéticos.

91. *(1B)* **Hansson L** et al. Effects of intensive blood-pressure lowering and low-dose aspirin in patients with hypertension: Principal results of the Hypertension Optimal Treatment (HOT) randomised trial. Hot Study Group. Lancet 1998;351:1755-1762.
Esse estudo randomizado e controlado usou felodipina para baixar a pressão arterial. Em um subgrupo de pacientes com diabetes, os eventos cardiovasculares diminuíram 51% quando a pressão diastólica era 80 mmHg ou mais baixa em comparação com o grupo diabético com pressão diastólica acima de 80 e abaixo de 90 mmHg.
92. *(1A)* **Lindholm LH** et al. Cardiovascular morbidity and mortality in patients with diabetes in the Losartan Intervention for Endpoint Reduction in Hypertension Study (LIFE): A randomised trial against atenolol: The LIFE Study Group. Lancet 2002;359:1004-1010.
Nesse estudo, 1.195 pacientes com diabetes e hipertensão foram distribuídos aleatoriamente para receber atenolol ou losartan. A mortalidade de todas as causas e a mortalidade de doença cardiovascular foram significativamente mais baixas no grupo de losartan, em 61% e 63%, respectivamente.
93. *(1A)* **Heart Outcomes Prevention Evaluation (HOPE) Study Investigators.** Effects of ramipril on cardiovascular and microvascular outcomes in people with diabetes mellitus: Results of the HOPE study and MICRO-HOPE substudy. Lancet 2000;355:253-259.
Nesse estudo randomizado, 3.577 pacientes diabéticos com ou sem doença cardiovascular preexistente foram designados para ramipril, 10 mg/dia. Depois de 4,5 anos de seguimento, ramipril baixou o risco de IM em 22%, acidente vascular cerebral 33%, nefropatia patente em 24% e morte cardiovascular em 37%.
94. *(1B)* **Pyorala K** et al. Cholesterol lowering with simvastatin improves prognosis of diabetic patients with coronary disease: A subgroup analysis of the Scandinavian Simvastatin Survival Study (4S). Diabetes Care 1997;20:614-620.
Nessa análise de subgrupo do estudo 4S, 202 pacientes diabéticos com hipercolesterolemia foram distribuídos aleatoriamente para tratamento com simvastatina, que diminuiu os eventos cardiovasculares.
95. *(1B)* **Rubins HB** et al. Gemfibrozil for the secondary prevention of coronary heart disease in men with low levels of high-density lipoprotein cholesterol: Veterans Affairs High-Density Lipoprotein Cholesterol Intervention Trial Study Group. N Engl J Med 1999;341:410-418.
Nesse estudo, 627 homens diabéticos e 1.904 não-diabéticos foram distribuídos aleatoriamente para gemfibrozil ou placebo. Depois de 5,1 anos de seguimento, uma diminuição relativa de 24% foi notada na incidência combinada de acidente vascular cerebral, morte cardiovascular e IM não-fatal.
96. *(1B)* **Goldberg RB** et al. Cardiovascular events and their reduction with pravastatin in diabetic and glucose-intolerant myocardial infarction survivors with average cholesterol levels: Subgroup analyses in the Cholesterol and Recurrent Events (CARE) Trial: The CARE Investigators. Circulation 1998;98:2513-2519.
Nessa análise de subgrupo do ensaio CARE, 586 pacientes com diabetes foram distribuídos aleatoriamente para pravastatina ou placebo. O grupo usando pravastatina diminuiu o risco absoluto de evento cardiovascular em 8%.
97. *(1A)* **Malmberg K** et al. Randomized trial of insulin-glucose infusion followed by subcutaneous insulin treatment in diabetic patients with acute myocardial infarction (DIGAMI study): Effects on mortality at 1 year. J Am Coll Cardiol 1995;26:57-65.
Nesse estudo randomizado e controlado, 620 pacientes foram distribuídos aleatoriamente para receber infusão de insulina seguida de insulina subcutânea por um período de três meses ou para tratamento convencional de diabetes logo após o diagnóstico de IM. O índice relativo de mortalidade diminuiu 29% em um ano no grupo usando infusão de insulina.
98. *(1A)* **Bypass Angioplasty Revascularization Investigation (BARI) Investigators.** Comparison of coronary bypass surgery with angioplasty in patients with multivessel disease. N Engl J Med 1996;335:217-225.

Entre pacientes diabéticos com doença cardíaca multivascular, a revascularização com enxerto teve melhor índice de sobrevida em cinco anos do que a angioplastia (80,6% vs. 65,5%; p = 0,003).

Doença ocular

99. *(1A)* **Chaturvedi N** et al. Effect of lisinopril on progression of retinopathy in normotensive people with type 1 diabetes. Lancet 1998;351:28-31.
    Nesse estudo randomizado controlado, 220 pacientes com DM1 e retinopatia foram distribuídos aleatoriamente para receber lisinopril *versus* placebo e observados durante seguimento de dois anos. O uso de lisinopril relacionou-se com diminuição de 50% de progressão de retinopatia.
100. *(1A)* **Chew EY** et al. Effects of aspirin on vitreous/preretinal hemorrhage in patients with diabetes mellitus. ETDRS Report no. 20. Arch Ophthalmol 1995;113:52-55.
    O ETDRS foi um estudo randomizado, controlado e planejado para avaliar o benefício da fotocoagulação panretiniana com *laser* na diminuição de perda visual grave em 3.711 pacientes com retinopatia diabética não-proliferativa ou proliferativa leve. Durante a intervenção, os pacientes foram distribuídos aleatoriamente para receber aspirina, 650 mg/dia, ou placebo. Além disso, um olho foi designado para tratamento inicial com fotocoagulação, e o outro serviu como controle em cada paciente. Os resultados mostraram que hemorragia vítrea ou pré-retiniana ocorreram em 39% dos olhos designados para aspirina e em 37% dos designados para placebo (p = 0,3). A conclusão foi que o tratamento com aspirina não causava dano.
101. *(1A)* **Early Treatment Diabetic Retinopathy Study Research Group.** Early photocoagulation for diabetic retinopathy: ETDRS Report no. 9. Ophtalmology 1991;98(suppl): 766-785.
    Esse é outro relato do ETDRS mostrando que fotocoagulação focal é eficaz no edema macular.
102. *(1A)* **Diabetic Retinopathy Study.** Photocoagulation treatment of proliferative diabetic retinopathy: The second report of Diabetic Retinopathy Study findings. Ophtalmology 1978;85:82-106.
    O DRS foi um estudo randomizado e controlado de fotocoagulação panretiniana com *laser* (xenônio e argônio) na prevenção de perda visual grave. Esse estudo forneceu evidência do benefício do tratamento com *laser* em pacientes com retinopatia diabética proliferativa.
103. *(1A)* **Ferris F.** Early photocoagulation in patients with either type I or type II diabetes. Trans Am Ophthalmol Soc 1996;94:505-537.
    Nessa análise do ETDRS, pacientes com DM2 e pacientes mais velhos com diabetes beneficiaram-se da fotocoagulação difusa quando diagnosticados com retinopatia grave não-proliferativa ou retinopatia proliferativa inicial.
104. *(1C)* **Kohner EM** et al. (UKPDS 52). Relationship between the severity of retinopathy and progression to photocoagulation in patients with type 2 DM in the UKPDS. Diabetes Med 2001;18:178-184.
    Outro relato do UKPDS, mostrando que poucos pacientes com DM2 sem retinopatia progridem para retinopatia significativa, necessitando fotocoagulação depois de seguimento de 3 a 6 anos.

Neuropatia diabética

105. *(1C)* **Dyck PJ** et al. The prevalence by staged severity of various types of diabetic neuropathy, retinopathy, and nephropathy in a population-based cohort: The Rochester Diabetic Neuropathy Study. Neurology 1993;43:817-824.
    A prevalência de neuropatia em 380 pacientes com DM1 e DM2 residentes em Rochester, Minnesota, foi examinada nesse estudo.
106. *(1A)* **Dyck PJ** et al. The Rochester Diabetic Neuropathy Study: Reassessment of tests and criteria for diagnosis and staged severity. Neurology 1992;42:1164-1170.

Nesse relato do Rochester Diabetic Neuropathy Study, a condução nervosa e o teste autonômico quantitativo foram mais sensíveis e objetivos na detecção de neuropatia.

107. *(2A)* **Nicolucci A** et al. A meta-analysis of trials on aldose reductase inhibitors in diabetic peripheral neuropathy: The Italian Study Group: The St. Vincent Declaration. Diabetes Med 1996;13:1017-1026.

    Nessa metanálise de 13 ensaios clínicos randomizados comparando os efeitos de inibidores de aldose-redutase com placebo, medidos por estudos de condução nervosa, uma diminuição significativa no declínio foi notada nas velocidades do nervo mediano motor, mas não no peroneal motor, na sensibilidade do mediano e nas velocidades sensoriais surais. Outros resultados, benefícios e eventos adversos não foram claros.

108. *(1B)* **Argoff CE** et al. Consensus Guidelines: Treatment plannning and options. Mayo Clinic Proc 2006;81(4, suppl):S12-S25.

    Nessa revisão de ensaios clínicos, os autores dividem o tratamento clínico de neuropatia diabética dolorosa em tratamentos primários e secundários.

109. *(1A)* **Backonja M** et al. Gabapentin for the symptomatic treatement of painful neuropathy in patients with diabetes mellitus: A randomized controlled trial. JAMA 1998;280:1831-1836.

    Nesse estudo randomizado e controlado, 165 pacientes foram designados para gabapentina ou placebo. O uso de gabapentina diminuiu mais a pontuação de dor diária que o placebo.

110. *(1A)* **Zhang WY** et al. The effectiveness of topically applied capasaicin: A meta-analysis. Eur J Clin Pharmacol 1994;46:517-522.

    Nessa metanálise, a capsaicina foi melhor que o placebo no tratamento da neuropatia diabética (OR 2,74; IC 1,73-4,3).

Doença renal

111. *(1C)* **Warram J** et al. Progression of microalbuminuria to proteinuria in type 1 diabetes: Nonlinear relationship with hyperglycemia. Diabetes 2000;49:94-100.

    Nesse estudo, 279 pacientes com DM1 com microalbuminúria foram observados por um período de quatro anos. O índice de progressão aumentou verticalmente em níveis de hemoglobina A1C entre 7,5% e 8,5%, mas continuou a aumentar em ritmo mais lento depois.

112. *(1A)* **United Kinkdom Prospective Diabetes Study Group (**UKPDS 39). Efficacy of atenolol and captopril in reducing the risk of macrovascular complications in type 2 diabetes. BMJ 1998;317:713-720.

    Nesse relato, 758 pacientes foram alocados para controle rígido de pressão arterial e 390 para tratamento convencional. O grupo de controle rígido de pressão arterial usou captopril ou atenolol. O tratamento com captopril não foi diferente do uso de atenolol em relação ao controle da pressão arterial, doença macrovascular, retinopatia e hipoglicemia. O grupo usando β-bloqueadores ganhou 2 kg em um período de oito anos em comparação com os resultados no grupo usando captopril.

113. *(1A)* **United Kingdom Prospective Diabetes Study Group (UKPDS 38).** Tight blood pressure control and risk of macrovascular and microvascular complications in type 2 diabetes. BMJ 1998;317:703-713.

    Nesse relato, o controle rígido da pressão arterial em 144/82 mmHg relacionou-se com 44% menos acidente vascular cerebral, 37% menos doença microvascular e diminuição de 32% na morte relacionada com diabetes em comparação com o controle convencional de pressão arterial de 154/87 mmHg.

114. *(1A)* **Brenner BM** et al. Effects of losartan on renal and cardiovascular outcomes in patients with type 2 diabetes and nephropathy. N Engl J Med 2001;345:861-869.

    Mais de 1.500 pacientes com DM2 foram designados para receber losartan ou placebo. Depois de 3,4 anos, foi observada diminuição de 28% no risco de doença renal em estágio final com o uso de losartan.

115. *(1A)* **Lewis EJ** et al. Renoprotective effect of the angiotensin-receptor antagonist irbesartan in patients with nephropathy due to type 1 diabetes. N Engl J Med 2001;345:851-860.

Mais de 1.700 pacientes com DM2 e hipertensão foram designados para receber irbesartan ou amlodipina ou placebo. Depois de período de 2,6 anos, o grupo do irbesartan teve resultados renais melhores medidos pela duplicação do nível de creatinina e diagnósticos de doença renal em estágio final. O efeito do irbesartan foi independente do efeito na diminuição da pressão arterial.

116. *(1A)* **Lewis EJ** et al. The effect of angiotensin-converting-enzyme inhibition on diabetic nephropathy: The Collaborative Study Group. N Engl J Med 1993;329:1456-1462.

Quatrocentos e nove pacientes com DM1 foram designados para receber placebo ou captopril. Depois de seguimento de três anos, os níveis séricos de creatinina dobraram em 25 pacientes tomando captopril e em 43 pacientes tomando placebo. O tratamento com captopril relacionou-se com diminuição de 50% no risco de resultados finais renais.

117. *(1A)* **Pedrini MT** et al. The effect of dietary protein restriction on the progression of diabetic and nondiabetic renal diseases: A meta-analysis. Ann Intern Med 1996;124:627-632.

Nessa metanálise de cinco estudos e 108 pacientes com DM1, uma dieta pobre em proteínas diminuiu significativamente o risco de progressão para insuficiência renal e morte. Dietas pobres em proteínas também lentificaram a progressão de microalbuminúria.

TRATAMENTO GLICÊMICO INTENSIVO

118. *(1B)* **Wagner VM** et al. Severe hypoglycaemia, metabolic control and diabetes management in children with type 1 diabetes in the decade after the Diabetes Control and Complications Trial: A large-scale multicentre study. Eur J Pediatr 2005;164:73-79.

Nesse estudo multicêntrico de grande escala, a incidência de hipoglicemia e controle glicêmico foram investigados em 6.309 crianças com diabetes tipo 1. Crianças mais jovens tinham eventos hipoglicêmicos mais graves (31,2/100 pacientes-ano) em comparação com crianças maiores (19,7; 21,7/100 pacientes-ano; $p < 0,05$), independentemente do esquema de tratamento. Preditores significativos de hipoglicemia foram idade mais jovem ($p < 0,0001$), duração mais longa do diabetes ($p < 0,0001$), dose maior/kg de insulina por dia ($p < 0,0001$), esquema de injeção ($p < 0,0005$) e experiência do centro ($p < 0,05$).

119. *(1B)* **Plank J** et al. Systematic review and meta-analysis of short-acting insulin analogues in patients with diabetes mellitus. Arch Intern Med 2005;165:1337-1344.

Essa metanálise baseada em evidências compara o efeito do tratamento com análogos de insulina de ação curta *versus* insulina regular no controle glicêmico, nos episódios de hipoglicemia, na qualidade de vida e nas complicações específicas do diabetes. Quarenta e dois ensaios randomizados e controlados avaliaram o efeito de análogos *versus* insulina regular em 7.933 pacientes com DM1, DM2 e diabetes melito gestacional. As diferenças entre os valores de A(1C) obtidas usando análogos e insulina regular foram mínimas: -0,12% para pacientes adultos com DM1 e -0,02% para pacientes com DM2. Nenhuma diferença foi observada entre os tratamentos em crianças com diabetes tipo 1, mulheres grávidas com DM1 e mulheres com diabetes gestacional.

120. *(1B)* **Bode B** et al. Comparison of insulin aspart with buffered regular insulin and insulin lispro in continuous subcutaneous insulin infusion: A randomized study in type 1 diabetes. Diabetes Care 2002;25:439-444.

Nesse estudo, 146 pacientes adultos com tipo 1 foram aleatoriamente designados para tratamento com bomba de insulina com insulina aspart, insulina regular ou lispro por 16 semanas, em estudo de grupo paralelo, randomizado e aberto. Os grupos de tratamento tinham A(1C) basal semelhante, e, depois de 16 semanas de tratamento, os valores de A(1C) ficaram relativamente imutáveis em relação à linha de base. Os índices de episódios hipoglicêmicos (glicemia < 50 mg/dL) por paciente por mês também foram semelhantes.

121. *(1A)* **Ratner RE** et al. Less hypoglycemia with insulin glargine in intensive insulin therapy for type 1 diabetes: U.S. Study Group of Insulin Glargine in Type 1 Diabetes. Diabetes Care. 2000;23:639-643.

Esse estudo de grupos paralelos, multicêntrico e randomizado comparou insulina glargina com insulina humana NPH em indivíduos com diabetes tipo 1 que tinham sido previamente tratados com injeções diárias de insulina NPH e insulina regular. Em um total de 534 indivíduos com diabetes tipo 1 bem controlado, uma pequena e insiginificativa mudança nos níveis de A1C foi notada com insulina glargina (-0,16%) em comparação com insulina NPH (-0,21%). Depois da fase de ajuste de um mês, significativamente menos indivíduos recebendo insulina glargina tiveram hipoglicemia sintomática (39,9% vs. 49,2%).

122. *(1B)* **De Leeuw I** et al. Insulin detemir used in basal-bolus therapy in people with type 1 diabetes is associated with a lower risk of nocturnal hypoglycaemia and less weight gain over 12 months in comparison to NPH insulin. Diabetes Obes Metab 2005;7:73-82.

Nesse estudo de grupos paralelos, aberto e multicêntrico, 308 pacientes foram distribuídos aleatoriamente para insulina detemir 2 vezes por dia ou insulina NPH como componente basal de tratamento com bolo basal em um período de 12 meses. O controle glicêmico melhorou em ambos os grupos com HbA(1C), diminuindo em 0,64 e 0,56% pontos nos grupos de insulina detemir e NPH. Nenhuma diferença significativa foi aparente entre os tratamentos em termos de A(1C). Episódios de hipoglicemia noturna do 2º ao 12º mês foram 32% mais baixos no grupo detemir ($p = 0,02$). Depois de 12 meses, o peso médio ajustado para a linha basal foi levemente (mas significativamente) mais baixo no grupo de insulina detemir do que no grupo de insulina NPH ($p < 0,001$).

123. *(1B)* **Pickup J** et al. Glycaemic control with continuous subcutaneous insulin infusion compared with intensive insulin injections in patients with type 1 diabetes: Meta-analysis fo randomized controlled trials. BMJ 2002;324:705.

Nessa metanálise de 12 ensaios randomizados e controlados, 301 pessoas com diabetes tipo 1 foram alocados para infusão de insulina e 299 para injeções de insulina. A glicemia média foi mais baixa em pessoas recebendo infusão contínua subcutânea de insulina em comparação com aqueles recebendo injeções de insulina, equivalente a uma diferença de 1 mmol/L. A porcentagem de hemoglobina glicada também foi mais baixa em pessoas recebendo infusão de insulina, equivalente à diferença de 0,51%. As glicemias foram menos variáveis durante a infusão de insulina. Esse controle melhorado durante a infusão de insulina foi obtido com diminuição média de 14% na dose de insulina, equivalente a 7,58 unidades/dia, indicando uma pequena diferença no controle glicêmico.

124. *(1B)* **Ratner RE** et al. Amylin replacement with pramlintide as an adjunct to insulin therapy improves long-term glycaemic and weight control in type 1 diabetes mellitus: A 1-year, randomized controlled trial. Diabetes Med 2004;21:1204-1212.

Em estudo duplo-cego, controlado com placebo, de grupos paralelos e multicêntrico, 651 pacientes com diabetes tipo 1 foram distribuídos aleatoriamente para injeções de pramlintide na hora das refeições ou placebo, além do tratamento com insulina, por um ano. A adição de pramlintide (60 μg 3 ou 4 vezes por dia) à insulina levou a diminuições significativas na A(1C) em relação à linha de base na semana 52 de 0,29% ($p < 0,011$) e 0,34% ($p < 0,001$) em comparação com diminuição de 0,04% no grupo placebo e foi acompanhada de diminuição pequena mas significativa no peso em relação à linha de base na semana 52 de 0,4 kg nos grupos de tratamento com pramlintide, em comparação com ganho de peso de 0,8 kg no grupo placebo.

125. *(1B)* **Hollander P** et al. Addition of pramlintide to insulin therapy lowers HbA1C in conjunction with weight loss in patients with type 2 diabetes approaching glycaemyc targets. Diabetes Obes Metab 2003;5:408-414.

Nessa análise conjunta *post hoc* de dois ensaios randomizados, os investigadores mostraram que tratamento adjunto com pramlintide resultou em diminuições significativas na HbA1C e no peso em relação à linha de base até a semana 26 (diferenças de -0,43% e -2,0 kg em relação a placebo, respectivamente; ambos $p < 0,001$). Essas mudanças foram obtidas sem aumento concomitante no índice geral de eventos hipoglicêmicos graves.

126. *(1A)* **Buse JB** et al. Effects of exenatide (exendin-4) on glycemic control over 30 weeks in sulfonylurea-treated patients with type 2 diabetes. Diabetes Care 2004;27:2628-2635.

Esse estudo avaliou a capacidade do exenatida em melhorar o controle glicêmico em pacientes com diabetes tipo 2 depois da falha de doses máximas eficazes de monoterapia com sulfoniluréia. Em um estudo multicêntrico, cego e controlado com placebo, os investigadores mostraram que o exenatida diminuiu significativamente A(1C) (em -0,86%) em pacientes com diabetes tipo 2, nos quais doses máximas eficazes de sulfoniluréia falharam, e também que o exenatida se relacionou com perda de peso (-1,6 kg).

127. *(1A)* **Chiasson JL** et al. Acarbose treatment and the risk of cardiovascular disease and hypertension in patients with impaired glucose tolerance: the STOP-NIDDM trial. JAMA 2003;290:486-494.

Nesse estudo multicêntrico, duplo-cego, randomizado e controlado com placebo, um total de 1.368 pacientes foram estudados por 3,3 anos. Eles foram distribuídos aleatoriamente para receber placebo (n = 715) ou 100 mg de acarbose 3 vezes por dia (n = 714). Trezentos e quarenta e um pacientes (24%) suspenderam a participação prematuramente, 211 no grupo de acarbose e 130 no grupo de placebo. A diminuição da glicemia pós-prandial com acarbose se relacionou com diminuição de 49% no risco relativo de desenvolvimento de eventos cardiovasculares e de 2,5% no risco absoluto. A acarbose também se relacionou com diminuição de 34% no risco relativo de incidência de novos casos de hipertensão. Mesmo após o ajuste para principais fatores de risco, a diminuição de risco de eventos cardiovasculares relacionada com acarbose ainda foi estatisticamente significativa.

128. *(1C)* **Umpierrez GE** et al. Hyperglycemia: An independent marker of in-hospital mortality in patients with undiagnosed diabetes. J Clin Endocrinol Metab 2002;March; 87(3):978-982.

Nesse estudo, os prontuários de 2.030 pacientes adultos consecutivos admitidos em um hospital-escola comunitário foram revistos para níveis de glicose, duração da internação e resultado. A hiperglicemia estava presente em 38% dos pacientes admitidos no hospital, dos quais 26% tinham história de diabetes e 12% não o tinham antes da internação. A descoberta recente de hiperglicemia foi relacionada com índice mais alto de mortalidade hospitalar (16%) em comparação com aqueles pacientes com história de diabetes (3%) e com indivíduos com glicemia normal (1,7%; ambos $p < 0,01$). Além disso, pacientes com hiperglicemia recente tinham mais tempo de internação, maior índice de admissão na unidade de terapia intensiva e menor probabilidade de alta, freqüentemente necessitando transferência para unidade de tratamento transitório ou casa de repouso.

129. *(1B)* **Rassias AJ** et al. Insulin infusion improves neutrophil function in diabetic cardiac surgery patients. Anesth Analg 1998;88:1011-1016.

Nesse pequeno estudo de 26 pacientes, os investigadores testaram o efeito de infusão de insulina na função pré-operatória de neutrófilos em pacientes diabéticos programados para cirurgia de derivação coronária e observaram que a infusão contínua de insulina e o controle de glicemia durante a cirurgia melhoram a função de leucócitos em pacientes diabéticos e podem aumentar a resistência a infecções após a cirurgia.

130. *(1C)* **Levitan EB** et al. Is nondiabetic hyperglycemia a risk factor for cardiovascular disease? A meta-analysis of prospective studies. Arch Intern Med 2004;164:2147-2155.

Nessa metanálise de 38 relatos prospectivos, a incidência de doença cardiovascular ou a mortalidade foram o resultado final, e os níveis de glicemia foram medidos prospectivamente. O nível de glicemia foi considerado marcador de risco para doença cardiovascular entre indivíduos aparentemente sadios e sem diabetes.

131. *(1C)* **Bolk J** et al. Impaired glucose metabolism predicts mortality after a myocardial infarction. Int J Cardiol 2001;79:207-214.

Nesse ensaio prospectivo de seguimento de 336 pacientes consecutivos com infarto do miocário seguidos por até 14 meses, a glicemia foi um determinante de mortalidade. O índice de mortalidade em 1 ano foi de 19,3% e aumentou para 44% em pacientes com níveis de glicose > 11,1 mmol/L. A mortalidade foi mais alta em pacientes diabéticos do que em não-diabéticos (40% *vs.* 16%; $p < 0,05$). Uma análise multivariada revelou o efeito independente do nível de glicose na mortalidade.

132. *(1C)* **Capes SE** et al. Stress hyperglycaemia and increased risk of death after myocardial infarction in patients with and without diabetes: A systematic overview. Lancet 2000;355:773-778.

Nessa metanálise, os riscos relativos de mortalidade intra-hospitalar e insuficiência cardíaca congestiva em pacientes hiperglicêmicos e normoglicêmicos com e sem diabetes foram avaliados em 15 estudos. Os autores observaram que pacientes sem diabetes e com glicemia maior ou igual à faixa de 6,1 a 8,0 mmol/L tinham risco 3,9 vezes mais alto de morte do que os pacientes sem diabetes com glicemias mais baixas. Glicemia maior que os valores da faixa de 8 a 10 mmol/L na admissão foi relacionada com aumento do risco de insuficiência cardíaca congestiva ou choque cardiogênico em pacientes sem diabetes. Em pacientes diabéticos com glicemia maior ou igual à faixa de 10 a 11 mmol/L, o risco de morte aumentou moderadamente (1,7), indicando que a hiperglicemia de estresse com infarto do miocárdio se relaciona com aumento do risco de mortalidade intra-hospitalar em pacientes com e sem diabetes.

133. *(1B)* **Furnary AP** et al. Continuous intravenous insulin infusion reduces the incidence of deep sternal wound infection in diabetic patients after cardiac surgical procedures. Ann Thorac Surg 1999;67:352-360.

Nesse estudo prospectivo, comparativo de pacientes diabéticos submetidos à cirurgia cardíaca a céu aberto, 968 pacientes foram tratados com insulina intermitente subcutânea guiada por escala deslizante, e 1.499 foram pacientes tratados com infusão intravenosa de insulina na tentativa de manter a glicemia menor que 200 mg/dL. Comparada com injeções subcutâneas de insulina, a infusão intravenosa de insulina diminuiu significativamente os níveis de glicemia perioperatórios, o que levou à diminuição significativa de incidência de infecção profunda na incisão esternal no grupo tratado com infusão contínua de insulina (0,8% [12 de 1.499]) *versus* o grupo de injeção subcutânea intermitente de insulina (2,0% [19 de 968]; p = 0,01). Regressão logística multivariada revelou que a infusão intravenosa contínua de insulina induziu diminuição significativa no risco de infecção profunda na incisão esternal (p = 0,005; risco relativo 0,34).

134. *(1B)* **Fath-Ordoubadi F, Beatt KJ.** Glucose-insulin-potassium therapy for treatment of acute myocardial infarction: an overview of randomized placebo-controlled trials. Circulation 1997;96:1152-1156.

Essa metanálise de nove estudos com total de 1.932 pacientes revelou que o uso de infusão de insulina diminui a mortalidade hospitalar de 21% (205 de 972 pacientes) no grupo placebo para 16,1% (154 de 956) no grupo de tratamento. A diminuição proporcional na mortalidade foi de 28% (IC 10% para 43%). O número de vidas salvas por 1.000 pacientes tratados foi 49.

135. *(1B)* **van den Berghe G** et al. Intensive insulin therapy in the critically ill patients. N Engl J Med 2001;345:1359-1367.

Nesse estudo básico prospectivo, randomizado e controlado, pacientes de UTI foram distribuídos aleatoriamente para receber tratamento intensivo com insulina (manutenção de glicemia em nível entre 80 e 110 mg/dL [4,4 e 6,1 mmol/L]) ou tratamento convencional (infusão de insulina somente se a glicemia excedesse 215 mg/dL [11,9 mmol/L]) e manutenção de glicemia entre 180 e 200 mg/dL (10,0 e 11,1 mmol/L). Em 12 meses, com total de 1.548 pacientes, o tratamento intensivo com insulina diminuiu a mortalidade durante o tratamento intensivo de 8% com tratamento convencional para 4,6% (p < 0,04). O benefício do tratamento intensivo com insulina foi atribuído principalmente a seus efeitos na mortalidade entre pacientes que permaneceram na unidade de tratamento intensivo por mais de cinco dias (20,2% com tratamento convencional, em comparação com 10,6% com tratamento intensivo com insulina; p = 0,005). A maior redução na mortalidade envolveu mortes devidas à falência múltipla de órgãos com foco séptico provado. O tratamento intensivo com insulina também diminuiu a mortalidade intra-hospitalar geral em 34%, as infecções da corrente sangüínea em 46%, a insuficiência renal aguda necessitando diálise ou hemofiltração em 41%, o número mediano de transfusão de eritrócitos em 50% e a polineuropatia em doença crítica em 44%, e os pacientes recebendo tratamento intensivo tinham menor probabilidade de necessitar ventilação mecânica prolongada e tratamento intensivo.

136. *(1B)* **Pittas AG** et al. Insulin therapy for critically ill hospitalized patients: A meta-analysis of randomized controlled trials. Arch Intern Med 2004;164:2005-2011.

    Nessa metanálise de 35 ensaios randomizados e controlados, o tratamento com insulina diminuiu a mortalidade a curto prazo em 15% [risco relativo (RR) 0,85]. Em análise de subgrupos, o tratamento com insulina também diminuiu a mortalidade na unidade de tratamento intensivo cirúrgica (RR 0,58), quando o objetivo do tratamento era controle da glicose (RR 0,71), e em pacientes com diabetes melito (RR 0,73).

137. *(1B)* **Furnary AP** et al. Continuous insulin infusion reduces mortality in patients with diabetes undergoing coronary artery bypass grafting. J Thorac Cardiovasc Surg 2003; 125:1007-1021.

    Nesse ensaio comparativo, pacientes com diabetes submetidos a enxerto para derivação de artéria coronária ($n = 3.554$) foram tratados agressivamente com insulina subcutânea (entre 1987 e 1991) ou com infusão contínua de insulina (entre 1992 e 2001) para hiperglicemia. A mortalidade observada com infusão contínua de insulina (2,5%; $n = 65/2.612$) foi significativamente mais baixa do que com insulina subcutânea (5,3%; $n = 50/942$; $p < 0,0001$). Do mesmo modo, o controle da glicose foi significativamente melhor com infusão contínua de insulina (177 ± 30 mg/dL vs. 213 ± 41 mg/dL; $p < 0,0001$).

138. *(1C)* **Dickerson LM** et al. Glycemic control in medical inpatients with type 2 diabetes mellitus receiving sliding scale insulin regimens versus routine diabetes medications: A multicenter randomized controlled trial. Am Fam Med 2003;1:29-35.

    Nesse estudo de 153 pacientes hospitalizados com DM2, os investigadores usaram um esquema com escala deslizante de insulina que foi ajustado individualmente e acompanhado com agente antidiabético para cobertura de fundo/basal. A escala deslizante de insulina não funcionou melhor que o tratamento-padrão, e nenhuma diferença significativa foi observada entre o grupo tratado com tratamento convencional e o grupo tratado com escala deslizante combinada com alguma forma de cobertura basal com antidiabético. Embora seja pequeno, o estudo mostra que a escala deslizante de insulina pode ser usada com segurança em certas situações.

7
Dislipidemias

Francis Q. Almeda

Metabolismo de lipoproteínas 297	Lipoproteína (a) 310
Lipoproteína de baixa densidade (LDL) 300	Homocisteína 310
	Direções futuras 311
Lipoproteína de alta densidade (HDL) e triglicerídeos (TAG) 307	

A doença arterial coronariana é a principal causa de morte nos Estados Unidos, e, apesar de grandes avanços no tratamento cardiovascular, os índices de eventos cardíacos continuam significativos. A dislipidemia é um fator de risco maior para o desenvolvimento e progressão de doença cardiovascular aterosclerótica (DCVA) e continua sendo um grande problema de saúde na prática clínica contemporânea [1]. O diagnóstico e o tratamento de pacientes com dislipidemias diminuíram significativamente o risco de eventos cardíacos futuros. A intensidade do tratamento de diminuição de risco deve ser ajustada ao risco absoluto do indivíduo [2] e, assim, a identificação dos riscos cardiovasculares gerais é o componente central para o tratamento ótimo de indivíduos com dislipidemia.

As dislipidemias podem ser classificadas em primárias (genéticas ou herdadas) (Tabela 7.1) e secundárias (devidas a doenças ou fatores ambientais). Fatores secundários importantes que alteram o metabolismo lipídico incluem hipotiroidismo, diabetes melito, doença renal, doença hepática obstrutiva, ingestão de álcool e vários medicamentos; a identificação e a modificação dessas causas secundárias devem ser feitas agressivamente.

METABOLISMO DE LIPOPROTEÍNAS

As lipoproteínas são grandes complexos que transportam lipídeos (principalmente ésteres de colesterol, triglicerídeos [triacilglicerol – TAG] e vitaminas lipossolúveis) para e do sistema vascular para vários tecidos. As lipoproteínas plasmáticas são divididas em cinco classes principais com base em suas densidades relativas: quilomícrons, lipoproteínas de densidade muito baixa (VLDLs), lipoproteínas de densidade intermediária (IDLs), lipoproteínas de baixa densidade (LDLs) e lipoproteína de alta densidade (HDLs).

O metabolismo de lipoproteínas ocorre por meio de dois mecanismos básicos, que incluem transporte de lipídeos da dieta para o fígado e tecidos periféricos (via exógena) e produção e liberação de lipídeos hepáticos na circulação e tecidos perifé-

Tabela 7.1 ■ Dislipidemias hereditárias

Doença	Mecanismos/características
Hipercolesterolemia familiar combinada (HCFC)	A doença primária de lipídeo mais comum pode afetar ≤ 2% da população dos EUA. Dominante autossômica. Aumento de secreção de apo B-100 resultando em padrões variáveis de LDL alta com elevações moderadas de TAG e HDL baixa. Risco significativamente alto de DCVA. Doenças simultâneas comuns incluem diabetes, hipertensão e obesidade.
Hipertrigliceridemia familiar (HTGF)	Relativamente comum (um em 500). Autossômica dominante. Usualmente com TAG moderadamente alto ou muito alto (250 mg/dL) com leve aumento de colesterol (< 250 mg/dL), com HDL baixa principalmente por causa de aumento de produção e diminuição de depuração de VLDL, embora a forma mais grave tenha quilomícrons elevados.
Hipercolesterolemia familiar (HF)	Ocorre em 1 de 500. LDL deficiente ou receptor defeituoso resultando em diminuição de depuração e acúmulo de LDL com TAG normal. Autossômica dominante. HF heterozigótica (faixa de LDL de 325-450 mg/dL). HF homozigótica com LDL muito alta (500-1.000 mg/dL). Indícios clínicos incluem xantomas de tendão, DAC na infância, arco corneal em pacientes jovens, DCVA prematura.
Hipoalfalipoproteinemia primária (familiar)	Causa genética mais comum de HDL baixa. HDL <10º percentil com níveis normais de colesterol e TAG depois da exclusão de causas secundárias de HDL baixa. Aumento de risco de DCVA prematura.
Apo B-100 defeituosa familiar	Ocorre em 1 de 1.000. Autossômica dominante. Elevação moderada de LDL com TAG normal. Apo B-100 mutante mal reconhecido por receptor de LDL. Xantomas palmar e tuberoeruptivo, DCVA prematura. Clinicamente se parece com HF heterozigótica.
Disbetalipoproteinemia familiar (DBLF)	Ocorre em 1 de 10 mil. Hiperlipidemia mista devida a aumento de quilomícrons e remanescentes de VLDL por causa de apolipoproteína E defeituosa. Autossômica dominante. Xantomas de tendão, DCVA prematura.
Síndrome de quilomicronemia familiar (SQF)	Ocorre em ~1 de 1 milhão. Autossômica recessiva. Deficiência genética de lipase de lipoproteína ou co-fator ApoC-II resultando em TAG extremamente alto (>1.000 mg/dL) por causa de quilomicronemia. Pancreatite recorrente, lipemia retinal, xantomas eruptivos, hepatomegalia. Usualmente *sem* DCVA prematura.
Doença de Tangier	Doença rara que se manifesta por HDL muito baixa devida a mutações no gene *ABCA1*, que resultam em depuração rápida de HDL da circulação. Os pacientes têm acúmulo de colesterol no sistema reticuloendotelial com hepatomegalia e tonsilas patognomônicas aumentadas de volume, com cor laranja-amarelado.
Deficiência de lecitina/colesterol-aciltransferase	Doença rara de HDL baixa devida à deficiência de lecitina/colesterol-aciltransferase. Catabolismo aumentado de HDL. Opacidade de córnea por acúmulo de colesterol no cristalino ("doença do olho de peixe").

Tabela 7.2 ■ Objetivos atualizados do ATP III* para LDL-C e pontos de corte para mudanças terapêuticas no estilo de vida e tratamento com droga em diferentes categorias de risco

Categoria de risco	Objetivo de LDL-C (mg/dL)	Iniciar MTE (mg/dL)	Considerar tratamento com droga (mg/dL)
Alto risco: DAC ou equivalentes de risco de DAC (risco de 10 anos > 20%)[a]	<100 mg/dL (objetivo ótimo <70 mg/dL)[b]	≥ 100 mg/dL[c]	≥ 100 mg/dL (<100 em populações selecionadas de alto risco)[b]
Risco moderadamente alto: 2+ fatores de risco (risco de 10 anos, 10-20%)[d]	<130 mg/dL	≥ 130 mg/dL	≥ 130 mg/dL (100-129, considerar opções de drogas)[e]
Risco moderado: 2+ fatores de risco (risco de 10 anos, <10%)	<130 mg/dL	≥ 130 mg/dL	≥ 160 mg/dL
Risco baixo: 0-1 fator de risco	<130 mg/dL	≥ 160 mg/dL	≥ 190 mg/dL (160-189, drogas que baixam LDL opcionais)

* Adult Treatment Panel III (Referência bibliográfica 2).
MTE: mudança terapêutica no estilo de vida.
[a] DAC incluiu doença arterial coronariana estabelecida (história de infarto do miocárdio, angina estável ou instável, revascularização coronária ou evidência de isquemia miocárdica clinicamente significativa). Equivalentes de DAC incluem diabetes e evidência de aterosclerose não-coronariana (doença arterial periférica, aneurisma de aorta abdominal, doença de artéria carótida, ataque isquêmico transitório e acidente vascular cerebral.
[b] Risco muito baixo favorece objetivo ótimo de LDL de 70 mg/dL e em pacientes com triglicerídeos altos e HDL baixa.
[c] Em indivíduos com alto risco ou risco moderadamente alto com fatores de risco relacionados com estilo de vida (obesidade, inatividade física, triglicerídeos altos, HDL baixa, síndrome metabólica), mudança agressiva no estilo de vida para modificar esses fatores de risco é aconselhável, independentemente do nível de LDL.
[d] Os fatores de risco incluem: idade (homens > 45 anos, mulheres > 55 anos), hipertensão (PA > 140/90 mmHg ou tomando hipotensor), fumo, HDL baixa (< 40 mg/dL) e história familiar de CAD prematura (DAC em parente masculino de primeiro grau < 55 anos de idade; DAC em parente feminino de primeiro grau < 65 anos).
[e] Em indivíduos com risco moderadamente alto, se a LDL for 100-129 mg/dL na linha de base ou durante mudança de estilo de vida, iniciar medicamento para baixar LDL até <100 mg/dL é opção terapêutica.

ricos (via endógena) [3]. Na via exógena, o colesterol da dieta sofre ação das células intestinais para formar ésteres de colesterol pela adição de ácidos graxos. TAGs da dieta são hidrolisados por lipases pancreáticas no intestino e emulsificados com ácidos biliares para formar micelas. Ácidos graxos de cadeia longa são incorporados nos TAGs e complexados com outras partículas, como ésteres de colesterol e fosfolipídeos, para formar quilomícrons (que têm alta concentração de TAGs). Essas partículas sofrem ação de lipase de lipoproteína no endotélio capilar, e os TAGs são hidrolisados, liberando ácidos graxos livres, a maioria dos quais é captada por adipócitos adjacentes ou miócitos, e as partículas restantes (remanescentes de quilomícrons) são transportadas ao fígado. Na via endógena, a VLDL é transformada em IDL e, então, em LDL por meio do metabolismo hepático. Partículas VLDL são semelhantes aos quilomícrons, mas têm relação mais alta de colesterol para TAGs e contêm apolipoproteína B-100. O TAG da VLDL é hidrolisado por lipase de lipoproteína, e as partículas continuam a diminuir, ficam mais densas e se transformam em IDL, que é composta de quantidades semelhantes de colesterol e TAG. As células hepáticas removem aproximadamente metade dos remanescentes de VLDL e IDL. O restante da IDL é modificada por lipase hepática para formar LDL. A LDL é composta de um núcleo de ésteres primários de colesterol, envolto por superfície de fosfolipídeos, colesterol livre e apolipoproteína B. A maioria da LDL circulante é depurada por endocitose mediada por LDL no fígado. A LDL modificada (oxidada) no plasma acumula-se na íntima e sofre ação de macrófagos ativados (células espumosas) e de mecanismos complexos, envolvendo citocinas, fatores de crescimento, proliferação de célula lisa e inflamação, resultando em formação de ateroma [4]. O processo de transferência de colesterol das células periféricas para o fígado para remoção através de secreção biliar é chamado transporte reverso de colesterol. O papel da HDL no aumento do transporte reverso de colesterol é um dos mecanismos pelo qual a HDL protege contra o processo de aterosclerose. A principal proteína da HDL é a apo A1.

As principais anomalias lipídicas de significado clínico resultam em alteração dos níveis de LDL, HDL e TAG, sendo esse o foco principal deste capítulo.

Outras anomalias associadas que foram investigadas incluem níveis séricos anormais de homocisteína e lipoproteína (a), embora os dados sobre esses e outros fatores de risco emergentes continuem controvertidos [5].

LIPOPROTEÍNA DE BAIXA DENSIDADE (LDL)

Ensaios

O maior corpo de evidências existente é para resultados melhores com baixa de LDL; assim, LDL persiste o principal alvo terapêutico para intervenção [2]. Grandes estudos epidemiológicos, como o Seven Countries Study [6], confirmaram a relação de colesterol sérico total e doença arterial coronariana. Além disso, o Multiple Risk Factor Intervention Trial [7] mostrou que essa relação foi contínua a graduada, sem nível limiar. Grande ensaios randomizados e controlados com placebo confirmaram o benefício da baixa de LDL na diminuição dos índices de eventos cardíacos a longo prazo [8-10].

Ensaios de prevenção primária

O princípio central do tratamento do paciente sem doença vascular aterosclerótica é que a diminuição da intensidade do risco deve se adequar ao risco cardiovascular absoluto do indivíduo (Tabela 7.2). Os principais fatores de risco (exclusivos de LDL) incluem idade acima de 45 anos em homens e 55 anos em mulheres, fumo de cigarro, hipertensão (definida como ≥ 140/90 mmHg ou medicamento hipotensor), baixa HDL (< 40 mg/dL) e história familiar de doença arterial coronariana prematura em parente de primeiro grau (mais jovem que 55 anos em parente masculino e mais jovem que 65 anos em parente feminino) [2]. A LDL não é incluída entre os fatores de risco porque a razão de avaliá-los é tratar a LDL. HDL alta (≥ 60 mg/dL) é considerada fator de risco "negativo" e remove um outro fator de risco da contagem total.

O risco do paciente é estimado primeiro pela determinação do número de fatores de risco. O primeiro grupo compreende pacientes com nenhum ou um fator de risco. Tradicionalmente, esse grupo foi designado como categoria de baixo risco (risco de 10 anos de DAC <10%), e o objetivo de LDL recomendado foi < 160 mg/dL. No entanto, LDL muito alto (> 190 mg/dL) pode garantir consideração de tratamento com drogas para diminuir o risco a longo prazo. Além disso, um fator único poderoso (história familiar forte de DAC prematura, tabagismo pesado, HDL muito baixa, hipertensão mal controlada) favorece o uso de drogas para diminuir LDL.

O segundo grupo de pacientes compreende aqueles com dois ou mais fatores de risco. O risco de 10 anos de evento cardíaco é avaliado pelo uso da pontuação de Framingham, que leva em conta idade, sexo, HDL, pressão arterial, fumo e história familiar prematura de DCVA e pode ser calculado com tabelas ou à mão com base em calculadores *on line* na internet (www.nhlbi.nih.gov/guidelines/cholesterol). A pontuação estratifica pessoas com múltiplos fatores de risco naquelas com fator de risco de DAC em 10 anos maior que 20%, 10% a 20% e menor que 10%. O objetivo de LDL de pacientes com múltiplos fatores de risco (2+) e risco de 10 anos de 10 a 20% tradicionalmente tem sido menos de 130 mg/dL [2], mas objetivo de LDL menor que 100 mg/dL é opção terapêutica baseada em diretrizes clínicas atualizadas [11], e o tratamento com droga (além de mudanças no estilo de vida) deve ser considerado para atingir esse objetivo. Pacientes com múltiplos fatores de risco que conferem risco para evento cardíaco importante de mais de 20%, ao longo de período de 10 anos, têm risco mais alto e são tratados como se tivessem doença cardiovascular estabelecida.

É importante dizer que o fator de risco do paciente pode ser afetado por outros fatores não incluídos nos principais fatores delineados antes. Outros fatores de risco que devem ser levados em consideração são obesidade, vida sedentária e dieta aterogênica, que são excelentes alvos para intervenção clínica. Outros fatores emergentes de risco, como lipoproteína (a), homocisteína, marcadores de inflamação, como proteína reativa-C de alta sensibilidade e diminuição da glicemia de jejum, são guias a mais para intensidade de diminuição de risco em indivíduos selecionados. Além disso, subclasses de LDL podem ser medidas por RM e espectroscopia, e a detecção de partículas menores mais densas de LDL pode fornecer mais informação sobre o risco cardiovascular [12]. Além disso, a síndrome metabólica é uma constelação de fatores de risco metabólicos inter-relacionados e resistência à insulina subjacente, que confere risco especialmente alto para o desenvolvimento de DCVA e diabetes [11]. O ensaio WOSCOPS [13] incluiu homens com meia idade com hipercolesterolemia (média de colesterol total de 272 mg/dL), sem história de infarto do miocárdio (IM) para tratamento com pravastatina e observou diminuição significativa de diminuição de morte e IM não-fatal em 31% em comparação com placebo em seguimento médio de 4,9 anos. O ensaio ASCOT-LLA [14] avaliou o tratamento com atorvastatina em pacientes hipertensos com hipercolesterolemia modesta (colesterol total < 240 mg/dL) comparado com placebo. Depois do seguimento mediano de 3,3 anos, o ensaio foi suspenso de modo prematuro por causa de diminuição altamente significativa de 36% em DAC fatal e IM não-fatal, que ficou aparente no primeiro ano de seguimento. O ensaio ALLHAT [15] foi um estudo semelhante que avaliou a administração de pravastatina no tratamento de pacientes mais velhos, hipertensos, com hipercolesterolemia moderada (colesterol total médio de 244 mg/dL e LDL média de 148 mg/dL) com um fator de risco adicional em comparação com placebo, com seguimento médio de 4,8 anos. Os resultados desse ensaio mostraram que não havia diferenças estatisticamente significativas na mortalidade ou eventos DAC, embora isso possa ter sido devido ao alto índice de estatina diferente da do estudo no grupo de tratamento usual ou ao diferencial modesto no colesterol total e na LDL entre os grupos de pravastatina e tratamento usual em comparação com ensaios prévios de estatina. O ensaio AFCAPS/TeXCAPS [16] incluiu pacientes sem DAC e com níveis médios séricos de colesterol (nível médio de colesterol de 221 mg/dL e LDL média de 150 mg/dL) e níveis de HDL abaixo da média (HDL média de 36 mg/dL) para tratamento com lovastatina e mostrou diminuição no primeiro evento agudo coronário importante (IM, angina instável ou morte súbita cardíaca) em 37% [16]. Tomados em conjunto, esses estudos básicos [10,13-16] sugerem que o tratamento para baixar lipídeos em pacientes com risco intermediário ou alto sem DCVA estabelecida e com hipercolesterolemia moderada é benéfico e se relaciona com índices mais baixos de eventos cardíacos maiores no seguimento.

Ensaios de prevenção secundária

O grupo de risco mais alto inclui os pacientes com doença cardiovascular estabelecida ou "risco equivalente de DAC". Esse grupo compreende pacientes com doença arterial coronariana conhecida, outras formas clínicas de doença vascular aterosclerótica, incluindo doença vascular periférica, doença de artéria carótida, aneurisma de aorta abdominal e diabetes melito, e pacientes com múltiplos fatores de risco que conferem risco de evento cardíaco importante de mais de 20% em um período de 10 anos. A identificação de doença aterosclerótica subclínica como alta calcificação coronariana, espessura significativa da íntima e da média da carótida, ou carga aterosclerótica significativa na angiografia com TC, indica, do mesmo modo, baixa de lipídeos agressiva e intensiva.

O ensaio 4S (8) foi o primeiro a demonstrar diminuição na mortalidade total (diminuição de 30% no risco relativo) em pacientes de meia idade com colesterol alto (média de colesterol total de 272 mg/dL e LDL média de 190 mg/dL) e com DAC estabelecida tratados com simvastatina em comparação com placebo, além de diminuição de eventos coronarianos importantes e revascularização coronária, em média de 5,4 anos. O ensaio CARE (10) estendeu esses achados a pacientes com DAC estabelecida e níveis "médios" de colesterol (média de colesterol total de 209 mg/dL e média de LDL de 139 mg/dL) e mostrou diminuição de 24% no risco relativo nos resultados finais primários (mortalidade e índices de eventos cardíacos importantes e acidente vascular cerebral). O ensaio LIPID (9) foi o maior sobre prevenção secundária e, do mesmo modo, mostrou diminuição de 24% na mortalidade por DAC, assim como na mortalidade total e no IM fatal e não-fatal. O Heart Protection Study [17] mostrou diminuição em todas causas de mortalidade com tratamento com simvastatina em grande faixa de pacientes com alto risco (doença arterial coronariana, doença arterial oclusiva ou diabetes), independentemente de seus níveis basais de LDL. Notou-se uma diminuição significativa em IM não-fatal e revascularização coronária e não-coronária, e as diminuições de risco foram semelhantes e significativas, mesmo em pacientes com nível basal "baixo" de LDL (< 116 mg/dL), sugerindo que mais baixo é melhor. Em resumo, esses grandes ensaios clínicos randomizados evidenciaram que o tratamento para baixar lipídeos com estatinas em pacientes com DCVA estabelecida resultou em diminuição altamente significativa da mortalidade e de eventos cardíacos em relação a uma ampla variação de valores de LDL.

Quanto a LDL deve ser reduzida?

O Heart Protection Study (17) e o ensaio PROVE IT (18) mostraram incrementos de 22% e 16% na diminuição de risco para eventos cardíacos adversos com níveis de LDL diminuídos para menos de 100 mg/mL. O Treat To New Targets Trial (TNT) [19] mostrou diminuição de 22% no risco relativo e de 2,2% no risco absoluto de mais eventos cardíacos maiores (incluindo morte por DAC, IM não-fatal, ressuscitação após parada cardíaca e acidente vascular cerebral fatal e não-fatal) no grupo recebendo dose alta de atorvastatina, em comparação com o grupo de dose baixa. Em geral, esses dados sugerem que não há limiar de corte nítido no nível de LDL para risco de diminuição e que "mais baixo é melhor". Com base nesses ensaios recentes, demonstrando diminuição de índices de eventos cardiovasculares com níveis mais baixos de LDL, a recomendação atual para LDL ótimo é menos de 70 mg/dL em pacientes com risco muito alto (11). Os fatores que colocam o paciente em risco muito alto incluem DCVA estabelecida e equivalentes de DAC, múltiplos fatores maiores de risco e fatores de riscos graves e mal controlados (fumo). Até agora nenhum problema de segurança importante foi identificado com diminuição de LDL para a faixa de 50 a 70 mg/dL [20].

Opções de tratamento

Modificação da dieta

Modificações no estilo de vida e na dieta permanecem cruciais, recomendando-se diminuição de ingestão de gordura saturada e colesterol, aumento de atividade física e controle de peso para todos os pacientes. Todos eles devem ser aconselhados a adotar mudanças terapêuticas no estilo de vida, incluindo diminuição de ingestão de gorduras saturadas (< 7% das calorias totais) e colesterol (< 200 mg/dL), aumentar a ingestão de fibras solúveis (10-25 g/dia), diminuição de peso e aumento de atividade física. Modificação da dieta deve ser a base de qualquer estratégia de diminuição de LDL; no entanto, a diminuição média de LDL somente com dieta está na faixa de 5 a 10% [21], e a adesão à dieta restrita fica problemática no contexto clínico.

Inibidores da estatina
(Inibidores de 3-Hidroxi-3-Metilglutaril-Coenzima A-Redutase)

As estatinas diminuem os níveis séricos de LDL através da inibição intracelular que limita o ritmo na produção de colesterol, reduzindo a biossíntese de colesterol no fígado e estimulando os receptores LDL-C para aumentar a depuração de LDL-C do sangue. As estatinas diminuem LDL em 18 a 55%, aumentam HDL em 5 a 15% e diminuem TAG em 7 a 30% (Tabela 7.3). Nas doses atualmente disponíveis, rosuvastatina e atorvastatina são as estatinas mais potentes, seguidas em ordem de potência de diminuição de LDL por simvastatina, lovastatina, pravastatina e fluvastatina. Cada dobro de dose de estatina causa diminuição adicional de aproximadamente 6% na LDL sérica (a "regra dos 6s"). Uma grande metanálise envolvendo 14 ensaios randomizados e controlados com placebo, incluindo 90.056 pacientes, mostrou que a baixa de níveis de LDL em 39 mg/dL (1 mmol/L) com tratamento com estatina diminui significativamente o risco em cinco anos de eventos coronários maiores, revascularização coronária e acidente vascular cerebral em 21% [22]. Esse benefício emergiu no início, foi sustentado e relacionado principalmente com o risco individual absoluto e com a diminuição absoluta obtida nos níveis de LDL.

Tratamento com estatina em populações de alto risco

As estatinas se mostraram benéficas em ampla faixa de populações de alto risco, incluindo síndromes coronarianas agudas [18,23,24], diabéticos [25] e idosos [26], e em pacientes com doença renal crônica moderada [27]. Surpreendentemente, o tratamento com estatina teve efeito neutro nos resultados cardiovasculares em um grande ensaio envolvendo pacientes diabéticos recebendo hemodiálise [28], e futuros ensaios randomizados abordarão o assunto de tratamento com estatina em doença renal crônica grave.

Efeitos pleiotrópicos de estatinas

Embora o tratamento com estatinas tenha resultado em grandes reduções nos índices de eventos cardíacos, a magnitude de regressão de placa foi no máximo mo-

Endocrinologia baseada em evidências ▪ **305**

Tabela 7.3 ▪ Drogas aprovadas pela FDA para tratamento de anomalias de lipoproteínas

Drogas	Efeitos nos lipídeos	Efeitos adversos/ interações de drogas
Estatinas Pravastatina (40-80 mg ao deitar) Lovastatina (20-80 mg ao deitar) Simvastatina 20-80 mg ao deitar) Rosuvastatina (10-40 mg ao deitar)	LDL: ↓18-55% HDL: ↑5-15% TAG: ↓7-30%	Aumento de risco de miopatia com itraconazol, cetoconazol, eritromicina, claritromicina, eritromicina, inibidores de protease de HIV, nefazodona, amiodarona, verapamil ou grandes quantidades de suco de toranja (> 1 litro/dia); pode aumentar os níveis das transaminases hepáticas
Inibidor de absorção de colesterol Ezetimiba (10 mg todos os dias)	LDL: ↓15-20% HDL: ↑2-5% TAG: ↓3-8%	Efeitos colaterais incluem cefaléia e diarréia; miopatia e hepatite são raras
Ácidos fíbricos Gemfibrozil (600 mg 2x/dia) Fenofibrato (48-145 mg ou 43-130 mg todos os dias)	LDL: ↓5-20% HDL: ↑10-20% TAG: ↓20-55%	Efeitos colaterais incluem exantema e dispepsia; potencializa a ação de warfarina; contra-indicados em pacientes com cálculo biliar ou insuficiência renal grave/em hemodiálise; efeitos variáveis na LDL sérica e pode aumentar a LDL
Ácidos nicotínicos Liberação imediata (100 mg 3x/dia a 2 g 3x/dia) Liberação contínua (250 mg 2x/dia a 1,5 g 2x/dia) Liberação prolongada (500 mg na hora de dormir a 2 g na hora de dormir)	LDL: ↓5-20% HDL: ↑15-35% TAG: ↓20-50%	Efeito colateral mais comum é rubor; potencializa a ação de warfarina; pode precipitar gota aguda e refluxo esofágico, hiperglicemia
Seqüestrantes de ácido biliar Colestiramina (4-24 g/dia) Colestipol (5-40 g/dia) Colesevelam (3.750-4.375 mg/dia)	LDL: ↓15-30% HDL: ↑3-5% TAG: ↑3-10%	Efeitos colaterais comuns incluem náusea, constipação e flatulência; associados com aumento de níveis de TAG
Óleos de peixe Ácido graxo ômega-3 (3-12 g)	LDL: ↑45% HDL: ↑9% TAG: ↓45%	Associados com aumento do nível de LDL; efeitos colaterais incluem dispepsia e gosto de peixe na boca.

desta [29,30], levantando a possibilidade de que os efeitos benéficos se estendem sobre e além da diminuição de LDL. Os efeito pleiotrópicos das estatinas incluem efeitos antiinflamatórios, antitrombóticos, imunomoduladores e vasculares, embora os mecanismos precisos e a magnitude dessas propriedades à parte do efeito de baixar LDL na diminuição do risco cardíaco permaneçam incertos [31].

Questões de segurança

As estatinas geralmente são bem toleradas; efeitos colaterais menores comuns incluem dor muscular e articular (≤ 5%), fadiga, dispepsia e cefaléia. Efeitos colaterais mais sérios, como miosite grave com dor muscular generalizada, fraqueza e aumento de creatina-quinase (raramente levando à rabdomiólise e insuficiência renal aguda) ou hepatite grave, às vezes podem ocorrer. Interações adversas de drogas devem ser monitorizadas cuidadosamente (Tabela 7.3), em especial com doses mais altas, em idosos com baixo peso e em pacientes com diminuição de função renal ou recebendo tratamento combinado de fibratos e/ou ácido nicotínico [32]. As transaminases hepáticas devem ser verificadas antes do início do tratamento e nos aumentos de dose. Altas elevações de transaminases hepáticas (> 3 vezes o limite superior do normal) são muitíssimo raras e em geral regridem completamente depois da suspensão da estatina. Elevações mais leves nas provas de função hepática (1 a 3 vezes o limite superior do normal) exigem monitorização rígida, mas não necessariamente exigem suspensão da droga na ausência de sintomas [33].

Ezetimiba (Zetia)

O ezetimiba age através da inibição de absorção de colesterol no intestino delgado, levando à diminuição de depósito hepático de colesterol e ao aumento da depuração de colesterol do sangue. Como monoterapia, ezetimiba diminuiu eficazmente LDL em 15 a 20% [34]. A combinação da via de absorção no intestino delgado com ezetimiba e uma estatina resulta em inibição dupla da via de produção e da via de produção hepática, respectivamente, com diminuição adicional de 25% de LDL, com menos efeitos colaterais [35].

Seqüestrantes de ácido biliar (resinas)

Seqüestrantes de ácido biliar, através da ligação de ácidos biliares no intestino, resultam em aumento de excreção nas fezes, estimulando maior utilização intrahepática de colesterol para síntese de ácido biliar. Isso resulta em estímulo de receptor de LDL, com aumento da depuração de LDL da corrente sangüínea. Em geral, as resinas diminuem LDL em 15 a 30%. Os seqüestrantes de ácido biliar disponíveis incluem colestiramina, colesevelam e colestipol. O tratamento com colestiramina se relacionou com diminuição na progressão de aterosclerose em comparação com controle [36]. Não sendo sistematicamente absorvidas, as resinas são muito seguras, mas apresentam efeitos colaterais, como náusea, constipação e sensação de empachamento (estômago cheio). Outros medicamentos devem ser tomados uma hora antes ou quatro horas depois das resinas por causa da ligação e diminuição de absorção (warfarina, digoxina). As resinas podem aumentar significativamente o nível de TAG e devem ser evitadas em pacientes com hipertrigliceridemia.

Ácido nicotínico e ácidos fíbricos

Ácido nicotínico e ácido fíbrico diminuem pouco o LDL (em torno de 5 a 20%) e são usados principalmente como tratamento para redução de TAG e aumento de HDL, sendo discutidos em detalhe mais adiante no capítulo sobre Opções de Tratamento para HDL/TAG.

Tratamento combinado

Mesmo com as mais potentes estatinas, atingir o alvo de LDL quase sempre é um desafio com monoterapia. Doses mais altas de estatinas relacionam-se com um risco mais alto de miopatia e hepatotoxicidade. O tratamento combinado de estatina e ezetimiba tem mecanismo de ação sinérgico inibindo duas vias. Por causa da prevalência crescente de diabetes e resistência à insulina com várias anomalias metabólicas, o tratamento combinado freqüentemente é a abordagem ótima para obtenção dos resultados desejados, porque focaliza múltiplas partículas de lipoproteína e vias metabólicas [37]. Assim, o tratamento combinado de uma estatina e uma niacina [38,39] ou de uma estatina e um fibrato [40], ou os três juntos, pode ser a estratégia preferida, em especial com níveis marcantemente anormais de HDL e TAG, embora as questões de segurança permaneçam uma preocupação.

Estratégias não-farmacológicas

Aférese de LDL envolve remoção direta de LDL do plasma e pode ser a opção preferida em hiperlipidemia grave resistente à droga ou refratária. Desvio cirúrgico ileal parcial depleta o suprimento enteropático de ácidos biliares, resultando em estímulo de receptor de LDL no fígado, aumentando a depuração de LDL, podendo ser uma opção em pacientes com aumento grave de LDL e TAG normal, refratários a tratamento clínico máximo e que não são candidatos a aférese de LDL.

LIPOPROTEÍNA DE ALTA DENSIDADE (HDL) E TRIGLICERÍDEOS (TAG)

Embora a LDL permaneça a prioridade primária na baixa de lipídeos, HDL baixa e TAG altos foram associados com aumento de risco cardíaco e são alvos potenciais para intervenção terapêutica. Uma metanálise [41] sugeriu que um aumento de TAG de 89 mg/dL se relaciona com risco coronário de 14% em homens e de 37% em mulheres depois do ajuste para HDL, embora outros estudos não mostrassem risco independente [42]. O TAG tem grande variabilidade e pode ser afetado por mudança recente de peso, exercícios ou consumo de carboidratos ou álcool e medicamentos, como estrogênio e isotretinoína. O objetivo recomendado de TAG é menos de 150 mg/dL [2]. "Não-HDL" é igual a colesterol total menos HDL e representa o espectro de lipoproteínas transportadoras de apolipoproteína B (apo B) aterogênicas, incluindo VLDL, remanescentes de quilomícrons, remanescentes de VLDL, IDL, lipoproteína (a) e LDL. Se os níveis de TAG forem de 200 mg/dL ou mais, não-HDL é alvo secundário para tratamento depois que o objetivo de LDL for atingido. O objetivo para o não-HDL é 30 mg/dL mais alto do que o objetivo especificado para a LDL (Tabela 7.2). Se os níveis de TAG forem de 500 mg/dL ou mais, então o tratamento de TAG tem prioridade sobre a diminuição de LDL por causa da necessidade de diminuir o risco de pancreatite aguda.

Dados epidemiológicos sugerem claramente que HDL baixa pode ser fator de risco significativo comparável com e independente de LDL alta [43]. HDL baixa foi definida como menor que 40 mg/dL em homens e menor que 50 mg/dL em mulheres. HDL "alta" é maior que 60 mg/dL, embora a classificação de HDL "ótima" continue a evoluir.

Dados cumulativos de vários estudos estimam diminuição de 2 a 3% no risco cardiovascular para cada aumento de 1 mg/dL na HDL [44]. Os mecanismos potenciais de ação pelo qual a HDL retarda o desenvolvimento e a progressão de aterosclerose incluem transporte reverso de colesterol, atividade antiinflamatória e efeitos antioxidantes [45].

São limitados os dados sobre os benefícios da elevação de HDL através de intervenção farmacológica, embora isso talvez seja porque os agentes atualmente disponíveis atinjam apenas aumentos moderados de HDL. Síndrome metabólica e diabetes melito, por causa de sua fisiopatologia semelhante, são associadas com HDL baixa e TAG alto, sendo causas relativamente comuns dessas alterações. As doenças genéticas que resultam em aumento de TAG e baixa de HDL são vistas na Tabela 7.1.

Opções de tratamento

Mudanças terapêuticas no estilo de vida

Os níveis de HDL aumentam com diminuição de peso, exercício aeróbio regular, consumo moderado de álcool e suspensão de fumo. Tipicamente, pode-se esperar aumento de 1 mg/dL na HDL para cada perda de 3 kg de peso. O exercício aeróbio regular pode aumentar a HDL em 10 a 20% em adultos sedentários.

Ácido nicotínico (niacina)

O ácido nicotínico, ou niacina, é uma vitamina do complexo B que aumenta a HDL em 15 a 35% e diminui o TAG em 20 a 50%. A niacina aumenta a HDL através de vias metabólicas que aumentam partículas pré-B e HDL ricas em apo A-I, que é a subfração cardioprotetora da HDL. O Coronary Drug Project mostrou que o tratamento com niacina diminui o risco de IM não-fatal, mesmo depois de 15 anos de seguimento [46]. O efeito colateral mais comum é rubor cutâneo, que pode ser diminuído por aumento gradual da dose, prescrevendo a droga às refeições ou na hora de dormir, e tomando aspirina ou ibuprofeno 30 minutos antes. O principal efeito colateral da niacina é hepatotoxicidade.

Ácidos fíbricos (fibratos)

Fibratos são agonistas de PPARα, um receptor nuclear envolvido na modulação de metabolismo de lipídeo e carboidrato. Os fibratos aumentam a hidrólise de TAG pelo aumento da atividade de lipase de lipoproteína, aumentam a depuração de lipoproteínas ricas em TAG do plasma e diminuem o ritmo de liberação de ácidos graxos livres de adipócitos. Os fibratos são os agentes mais eficazes na diminuição de TAG (20 a 55%) e também aumentam eficazmente HDL (10 a 20%). Esses agentes têm efeitos variáveis na LDL sérica, e pacientes tratados com hipertrigliceridemia podem ter aumento na LDL. Os fibratos são a droga de escolha em pacientes com hipertrigliceridemia intensa (mais de 1.000 mg/dL). Os efeitos colaterais comuns e as reações adversas dos fibratos são delineados na Tabela 7.3.

Os fibratos se mostraram benéficos na prevenção primária [47] e em pacientes com DAC estabelecida [42]. O ensaio VA-HIT comparou o tratamento com gemfibrozil com placebo em homens com CAD estabelecida, níveis médios de LDL (menos de 140 mg/dL) e HDL baixa (menos de 40 mg/dL). Depois de seguimento médio de cinco anos, gemfibrozil diminuiu os níveis de TAG em 31% e aumentou os níveis de HDL em 6%, enquanto os níveis de LDL permaneceram quantitativamente inalterados. Diminuição de risco relativo de 22% foi observada em morte por DAC e IM não-fatal. Surpreendentemente, o fenofibrato falhou muito na redução do resultado final primário (morte por DAC ou IM não-fatal) em comparação com placebo em 9.795 pacientes diabéticos no ensaio Fenofibrate Intervention and Event Lowering in Diabetes (FIELD), embora os autores sugerissem que o índice mais alto de início de tratamento com estatina nos pacientes alocados para placebo possa ter atenuado um benefício de tratamento moderadamente mais alto [48].

Estatinas

As estatinas tipicamente resultam em apenas aumentos modestos de HDL, e esse efeito parece ser independente da capacidade de diminuir LDL. Simvastatina (8 a 16% de aumento), rosuvastatina (8 a 14%) e pravastatina (2 a 12%) são os agentes mais potentes na elevação de HDL, enquanto atorvastatina, fluvastatina e lovastatina aumentam HDL em até 9%.

O tratamento com estatinas resulta em diminuição modesta nos TAG séricos de aproximadamente 7 a 30%. Quanto maior a eficácia das estatinas na diminuição de LDL, maior o efeito na diminuição de TAG.

Óleos de peixe

Óleos de peixe contêm alta concentração de ácidos graxos poliinsaturados e diminuem os triglicerídeos plasmáticos em até 45%, embora possam se relacionar com aumento de níveis de LDL. Ésteres etil de ácido ômega-3 (Omacor) estão disponíveis como adjuntos em dieta para diminuição de níveis muito altos de TAG (≥ 500 mg/dL) em adultos. O mecanismo de ação é mal definido, mas pode envolver inibição de acil-CoA:1,2-diacilglicerol-aciltransferase e aumento de β-oxidação peroxissomal no fígado.

Novas opções de tratamento para aumento de HDL

Vários tratamentos novos e promissores para a diminuição de HDL são objeto de intensa pesquisa. O tratamento novo mais promissor consiste na inibição da proteína transferidora de éster de colesterol (CETP), uma glicoproteína plasmática produzida no fígado, que circula na corrente sangüínea, ligada à HDL, facilitando a transferência de ésteres de colesterol entre lipoproteínas. A atividade da CETP é potencialmente aterogênica e resulta na transferência nítida de ésteres de colesterol de HDL para VLDL e LDL, diminuindo, assim, a concentração de HDL e aumentando a concentração de LDL. A inibição farmacológica da CETP aumenta o transporte reverso de colesterol para o fígado, aumentando HDL e a captação hepática de colesterol via receptor varredor B-1 (SRB-1) [49]. A inibição da CETP com uma molécula conhecida como JTT-705 (que resulta em ligação irreversível com a proteína) resultou em aumento significativo de 28% nos níveis de HDL em combinação com pravastatina em 152 pacientes [50]. De modo semelhante, em indivíduos humanos com baixos níveis de HDL, a inibição da CETP com o potente e seletivo torcetrapib resultou em aumentos significativos nos níveis de HDL (de 46% para 106%) e diminuição dos níveis de LDL, quando administrado como monoterapia ou em combinação com uma estatina [51]. Outros tratamentos novos em investigação incluem infusão direta de apolipoproteínas plasmáticas ou A-1 sintética e agentes que aumentam a expressão de receptores de varredura.

LIPOPROTEÍNA (A)

A lipoproteína (a) ou Lp(a) é uma lipoproteína semelhante à LDL em concentração de lipídeo e proteína, mas composta de duas partículas protéicas, apolipoproteína (Apo) B-100 e apolipoproteína (a) [52]. O papel preciso da Lp(a) na patogenia e na progressão de aterosclerose permanece controverso [5], mas mecanismos potenciais de Lp(a) incluem ligação com fosfolipídeos inflamatórios oxidados [53], diminuição de síntese de óxido nítrico, aumento de adesão de leucócitos e proliferação de músculo liso e inibição de sistema fibrinolítico. No entanto, subsiste grande incerteza em relação ao papel da Lp(a) na prática clínica, embora um nível elevado possa indicar tratamento mais agressivo em pacientes com história familiar de alto risco, mas com poucos outros fatores de risco. As estatinas não diminuem os níveis de Lp(a), e o tratamento com estatinas pode aumentar a Lp(a) em aproximadamente 30%. A niacina é hoje e a única droga disponível para baixar lipídeos que diminui significativamente os níveis plasmáticos de Lp(a).

HOMOCISTEÍNA

Um aumento no nível de homocisteína foi implicado como fator de risco para aterosclerose coronária, embora a fisiopatologia precisa atrás dessa associação permaneça indefinida [5]. O tratamento de hiper-homocisteinemia com ácido fólico e vitamina mostrou resultados mistos em termos de diminuição de eventos cardíacos subseqüentes. Contudo, um ensaio grande e randomizado incluindo 3.749 pacientes (NORVIT [54]) mostrou que a combinação de altas doses de vitamina B6 e ácido fólico reduzia os níveis de homocisteína em 28%, mas foi relacionada com aumento do risco de acidente vascular cerebral e IM.

DIREÇÕES FUTURAS

Embora os níveis médios de colesterol em adultos nos Estados Unidos tenham declinado progressivamente, segmentos significativos da população ainda têm concentrações de colesterol próximos ou iguais ao nível de aumento de risco [55]. A prevalência crescente de obesidade, síndrome metabólica e diabetes melito mostra a necessidade de estratégias abrangentes de tratamento para lidar com múltiplas doenças de lipídeos e de metabolismo. A LDL permanecerá o principal alvo para intervenção; no entanto, novas opções de tratamento para aumento de HDL continuarão a evoluir rapidamente. A identificação adequada de pacientes com alto risco para desenvolvimento e progressão de DCVA e os objetivos ótimos do tratamento serão mantidos como o principal foco dos ensaios básicos e clínicos no futuro.

REFERÊNCIAS BIBLIOGRÁFICAS

1. *(1C+)* **Carroll MD** et al. Trends in serum lipids and lipoproteins of adults, 1960-2002. JAMA 2005;294:1773-1781.
   Esse estudo analisou dados da National Health and Nutrition Examination Surveys (NHANES) e observou que, entre 1988 e 1994 e 1999 e 2002, os níveis séricos de colesterol total de adultos diminuiu de 206 mg/dL para 203 mg/dL; $p = 0,009$) e os níveis de LDL diminuíram de 129 mg/dL para 123 mg/dL ($p < 0,001$), com maiores diminuições em homens com 60 anos ou mais de idade e em mulheres com 50 anos ou mais de idade.
2. **National Cholesterol Education Program (NCEP) Expert Panel on Detection, Evaluation, and Treatment of High Blood Cholesterol in Adults (Adult Treatment Panel III).** Executive summary of the third report. JAMA 2001;285:2486-2497.
   Esse terceiro ATP resumiu as recomendações atuais para diagnóstico e tratamento de hipercolesterolemia com ênfase no tratamento intensivo de LDL em populações de alto risco (objetivo de LDL ≤ 100 mg/dL) e prevenção primária em pacientes com múltiplos fatores de risco.
3. **Levine GN** et al. Cholesterol reduction in cardiovascular disease: Clinical benefits and possible mechanisms. N Engl J Med 1995;332:512-521.
   Esse artigo revê amplamente a fisiopatologia, o diagnóstico e o tratamento da hipercolesterolemia.
4. **Ross R.** Atherosclerosis: An inflammatory disease. N Engl J Med 1999;340:115-126.
   Esse artigo revê o papel da inflamação no desenvolvimento e progressão da aterosclerose.
5. **Hackam DG, Anand SS.** Emerging risk factors for atherosclerotic vascular disease: A critical review of the evidence. JAMA 2003;290:932-940.
   Esse artigo reviu evidências epidemiológicas, de ciência básica e de ensaios clínicos em torno da proteína reativa-C, lipoproteína, fibrinogênio e homocisteína, encontrando dados limitados em relação à adição desses fatores nas estratégias atuais de avaliação de risco global.
6. *(1B)* **Verschuren WM** et al. Serum total cholesterol and long-term coronary heart disease mortality in different cultures: Twenty-five-year follow-up of the seven countries study. JAMA 1995;274:131-136.
   Esse estudo avaliou a relação de colesterol total e mortalidade basal em 12.467 homens de meia-idade em sete países. Usando aproximação linear, aumento de 20 mg/dL no colesterol total correspondeu a aumento de 12% no risco de mortalidade por DAC.

7. *(1A)* **Stamler J** et al. Is relationship between serum cholesterol and risk of premature death from coronary heart disease continuous and graded? Findings in 356.222 primary screenees of the Multiple Risk Factor Intervention Trial (MRFIT). JAMA 1986;256:2823-2828.
Esse ensaio examinou a relação de colesterol sérico e mortalidade a longo prazo em um grupo de 356.222 homens de meia-idade e mostrou relação contínua graduada forte entre colesterol sérico e índice de morte por DAC em seis anos ajustado para a idade em todos os subgrupos.

8. *(1A)* **The Scandinavian Simvastatin Survival Study (4S)**. Randomised trial of cholesterol lowering in 4444 patients with coronary heart disease. Lancet 1994;344:1383-1389.
Esse ensaio grande, randomizdo e controlado com placebo avaliou o efeito da baixa de colesterol com simvastatina na mortalidade e morbidade de 4.444 pacientes com DAC. Depois de 5,4 anos de seguimento, a simvastatina alterou favoravelmente o colesterol total (-25%), LDL (-35%) e HDL (+8%). O risco relativo de morte no grupo de simvastatina foi de 0,70 (12% vs. 8%; IC 95%, 0,58-0,85; p = 0,0003), com diminuição de 37% (p < 0,00001) no risco de revascularização miocárdica.

9. *(1A)* **The Long-Term Intervention with Pravastatin in Ischaemic Disease (LIPID) Study Group**. Prevention of cardiovascular events and death with pravastatin in patients with coronary heart disease and a broad range of initial cholesterol levels. N Engl J Med 1998;339:1349-1357.
Esse ensaio grande randomizado e controlado com placebo comparou os efeitos de pravastatina (40 mg/dia) em 9.014 pacientes (idades de 31-75 anos) com DAC estabelecida. Depois de 6,1 anos de seguimento, houve diminuição de 22% no risco relativo de mortalidade geral no grupo de pravastatina em comparação com placebo (11% vs. 14,1%; IC 95%, 13-31%; p < 0,001), menos IM (diminuição de 29% no risco relativo, p < 0,001), menos acidente vascular cerebral (diminuição de 19% no risco relativo, p = 0,048) e menos revascularização coronária (diminuição de 20% no risco relativo, p < 0,001).

10. *(1A)* **Sacks FM** et al. The effect of pravastatin on coronary events after myocardial infarction in patients with average cholesterol levels: Cholesterol and Recurrent Events Trial investigators. N Engl J Med 1996;335:1001-1009.
Esse ensaio grande, randomizado e controlado com placebo comparou pravastatina (40 mg/dia) com placebo em 4.159 pacientes (3.583 homens e 576 mulheres) com infarto do miocárdio que tinham níveis "médios" de colesterol (colesterol total médio de 209 mg/dL; LDL média de 139 mg/dL). Ocorreu diminuição de 24% no risco relativo no grupo de pravastatina em comparação com placebo em evento coronário fatal ou IM não-fatal (10,2% vs. 13,2%; IC 95%, 9-36%; p = 0,003), menos cirurgia de desvio coronário (7,5% vs. 10%; p = 0,005) e menos angioplastia coronária (8,3% vs. 10,5%; p = 0,01), e diminuição de 31% no risco relativo de acidente vascular cerebral (p = 0,03).

11. **Grundy SM** et al. Implications of recent clinical trials for the National Cholesterol Education Program Adult Treatment Panel III guidelines. Circulation 2004;110:227-239.
Esse artigo de consenso resume as últimas recomendações baseadas em ensaios clínicos recentes desde a publicação das Diretrizes ATP em 2001. O objetivo de LDL de um paciente com risco muito alto é menor que 70 mg/dL. Além disso, um objetivo de LDL de < 100 mg/dL em indivíduos com risco moderadamente alto (2+ fatores de risco e risco de 10 anos de 10-20%) é opção terapêutica.

12. *(2C)* **Rosenson RS** et al. Relations of lipoprotein subclass levels and low-density lipoprotein size to progression of coronary artery disease in the Pravastatin Limitation of Atherosclerosis in the Coronary Arteries (PLAC-I) trial. Am J Cardiol 2002;90:89-94.
Nesse estudo, análises de subclasses de lipoproteínas foram feitas em amostras de plasma congelado de 241 pacientes no ensaio PLAC-1, usando técnica de RM automatizada. Nos grupos de tratamento, a progressão de CAD foi mais fortemente relacionada com número de partículas de LDL (placebo) e níveis de pequenas HDL (pravastatina). Nos modelos de regressão logística que ajustaram para níveis quimicamente determinados de lipídeos e outras co-variantes, um pequeno nível de LDL de 30 mg/dL (mediana) ou

mais foi relacionado com aumento de nove vezes no risco de progressão de CAD ($p < 0,01$), no grupo placebo.
13. *(1A)* **Sheperd J** et al. Prevention of coronary heart disease with pravastatin in men with hypercholesterolemia: West Scotland Coronary Prevention Study Group. N Engl J Med 1995;333:1301-1307.
Esse grande ensaio randomizado controlado com placebo avaliou o tratamento com pravastatina (40 mg/dia) em 6.595 homens (idades de 45 a 64 anos) com hipercolesterolemia moderada e sem história de infarto do miocárdio. Depois de 4,9 anos, a pravastatina diminuiu os níveis plasmáticos de colesterol em 20% e os níveis de LDL em 26%. Houve uma diminuição de 31% no risco relativo de eventos coronários (IM não-fatal ou morte por doença arterial coronária) em comparação com placebo (IC 95%, 17-43%; $p < 0,001$), menos infarto do miocárdio não-fatal (diminuição de 31%; $p < 0,001$) e menos morte por todas as causas cardiovasculares (diminuição de 32%; $p = 0,033$).
14. *(1A)* **Sever PS** et al. Prevention of coronary and stroke events with atorvastatin in hypertensive patients who have average or lower-than-average cholesterol concentrations, in the Anglo-Scandinavian Cardiac Outcomes Trial-Lipid Lowering Arm (ASCOT-LLA): A multicentre randomised controlled trial. Lancet 2003;361:1149-1158.
Esse grande estudo randomizado controlado com placebo avaliou os benefícios de diminuição do colesterol na prevenção primária de DAC em pacientes hipertensos não-convencionais destinados a ser hiperlipêmicos. Nesse ensaio, um subgrupo de 10.305 com concentrações de colesterol total não de jejum de 252 mg/dL ou menos foram aleatoriamente distribuídos para atorvastatina (10 mg/dia) ou placebo. O tratamento foi suspenso após seguimento mediano de 3,3 anos por causa de índice de evento significativamente mais baixo (infarto do miocárdio não-fatal e DAC não-fatal) no grupo de atorvastatina em comparação com placebo (RR 0,64; IC 95%, 0,50-0,83; $p = 0,0005$), que emergiu no primeiro ano de seguimento. Além disso, o acidente vascular cerebral fatal e o não-fatal foram mais baixos no grupo de atorvastatina ($p = 0,024$).
15. *(1A)* The Antihypertensive and Lipid-Lowering Treatment to Prevent Heart Attack Trial (ALL-HAT-LLT). Major outcomes in moderately hypercholesterolemic, hypertensive patients randomized to pravastatin vs usual care. JAMA 2002;288:2998-3007.
Esse estudo randomizado não-cego avaliou o efeito de pravastatina em comparação com tratamento usual em todas as causas de mortalidade em 10.355 idosos moderadamente hipercolesterolêmicos e hipertensos participantes com pelo menos um fator adicional de risco de DAC. A idade média foi de 66 anos; o colesterol total médio foi de 224 mg/dL; LDL-C média foi de 146 mg/dL; HDL foi de 48 mg/dL; e TAG foi de 152 mg/dL. Depois de 4,8 anos de seguimento, todas as causas de mortalidade foram semelhantes nos dois grupos (risco relativo [RR] 0,99; IC 95%, 0,89-1,11; $p = 0,88$). Esses resultados podem ser devidos à diferença modesta no colesterol total (9,6%) e em LDL-C (16,7%) entre pravastatina e tratamento habitual em comparação com ensaios prévios de estatina apoiando prevenção de doença cardiovascular.
16. *(1A)* **Downs JR** et al. Primary prevention of acute coronary events with lovastatin in men and women with average cholesterol levels: Results of AFCAPS/TexCAPS. Air Force/Texas Coronary Atherosclerosis Prevention Study. JAMA 1998;279:1615-1622.
Estudo grande, randomizado e controlado com placebo avaliando o efeito de lovastatina (20-40 mg/dia) em 5.608 homens e 997 mulheres sem DAC evidente, com colesterol total e LDL médios e HDL abaixo da média. O colesterol total médio foi de 221 mg/dL, LDL média foi de 150 mg/dL e HDL média foi de 36 mg/dL para homens e 40 mg/dL para mulheres, e o nível mediano de TAG foi de 158 mg/dL. Depois de seguimento médio de 5,2 anos, a lovastatina diminuiu significativamente a incidência de primeiro evento coronário (IM fatal e não-fatal, angina instável ou morte súbita cardíaca) (risco relativo [RR] 0,63; IC 95%, 0,50-0,79; $p < 0,001$), infarto do miocárdio (RR 0,60; IC 95%, 0,43-0,83; $p = 0,002$), angina instável (RR 0,68; IC 95%, 0,49-0,95; $p = 0,02$), procedimentos de revascularização coronária (RR 0,67; IC 95%, 0,52-0,85; $p = 0,001$).
17. *(1A)* MRC/BHF Heart Protection Study of cholesterol lowering with simvastatin in 20.536 high-risk individuals: A randomised placebo-controlled trial. Lancet 2002;360:7-22.

Esse ensaio grande, randomizado e controlado com placebo avaliou os efeitos de simvastatina (40 mg/dia) em 20.536 indivíduos (idades de 40-80 anos) com doença coronária, outras doenças arteriais oclusivas ou diabetes, independentemente de seu nível basal de LDL. Todas as causas de mortalidade diminuíram expressivamente (12,9% vs. 14,7%; $p = 0,0003$), por causa de diminuição altamente significativa de 18% no índice de morte coronária (5,7% vs. 6,9%; $p = 0,0005$). Foi observada uma diminuição significativa nos eventos adversos, mesmo nos que tinham LDL inicial abaixo de 116 mg/dL.

18. *(1A)* **Cannon CP** et al. Intensive versus moderate lipid lowering with statins after acute coronary syndromes. N Engl J Med 2004;350:1495-1504.
Esse grande ensaio randomizado incluiu 4.162 pacientes com síndrome coronária aguda nos 10 dias precedentes e comparou tratamento com pravastatina (padrão de 40 mg/dia) com atorvastatina (80 mg/dia, tratamento intensivo). Depois de seguimento médio de 24 meses, a LDL mediana obtida durante o tratamento com pravastatina foi de 95 mg/dL em comparação com 62 mg/dL no grupo de alta dose de atorvastatina ($p < 0,001$). Uma diminuição de 16% no risco relativo foi notada nos índices de resultado primário (composto de morte por qualquer causa, infarto do miocárdio, angina instável documentado necessitando internação, revascularização coronária e acidente vascular cerebral) no grupo de atorvastatina em comparação com o grupo de pravastatina (22,4% vs. 26,3%; IC 95%, 5-26%; $p = 0,005$). O estudo não atendeu aos critérios pré-especificados para equivalência, mas identificou a superioridade do esquema mais intensivo.

19. *(1A)* **LaRosa JC** et al. Intensive lipid lowering with atorvastatin in patients with stable coronary disease. N Engl J Med 2005;352:1425-1435.
Ensaio grande randomizado que avaliou prospectivamente a eficácia e a segurança de baixar os níveis de LDL abaixo de 100 mg/dL em pacientes com DAC estável. Os 10.001 indivíduos foram aleatoriamente distribuídos para tratamento duplo-cego e receberam 10 mg ou 80 mg de atorvastatina por dia. Depois de mediana de 4,9 anos, os níveis médios de LDL foram de 77 mg/dL no grupo de 80 mg de atorvastatina e 101 mg/dL no grupo de 10 mg de atorvastatina. A incidência de elevações persistentes na aminotransferase hepática foi de 0,2% no grupo de dose baixa e 1,2% no grupo de dose alta ($p < 0,001$). O evento primário (ocorrência de primeiro evento cardiovascular importante, definido como morte por DAC, infarto do miocárdio não-fatal e não-relacionado com procedimento, ressuscitação após parada cardíaca ou acidente vascular fatal e não-fatal) ocorreu em 8,7% daqueles que receberam 80 mg de atorvastatina, em comparação com 10,9% dos que receberam 10 mg de atorvastatina (diminuição de 22% no risco relativo; RR 0,78; IC 95%, 0,69-0,89; $p < 0,001$). Nenhuma diferença foi vista entre os dois grupos de tratamento na mortalidade geral.

20. **O'Keefe JH Jr** et al. Optimal low-density lipoprotein in 50 to 70 mg/dl: lower is better and physiologically normal. J Am Coll Cardiol 2004;43:2142-2146.
Esse artigo revê concisamente dados de ensaio randomizado apoiando diminuição da progressão de aterosclerose e eventos de doença arterial coronariana com baixa de LDL para menos de 70 mg/dL. Os autores enfatizam que nenhuma preocupação importante com segurança emergiu nos estudos que baixaram LDL para essa faixa de 50 a 70 mg/dL.

21. *(2B)* **Hunninghake DB** et al. The efficacy of intensive dietary therapy alone or combined with lovastatin in outpatients with hypercholesterolemia. N Engl J Med 1993;328:1213-1219.
Nesse ensaio, 111 pacientes de ambulatório com hipercolesterolemia moderada foram tratados com dieta NCEP Passo 2 (pobre em gorduras e colesterol) e lovastatina (20 mg/dia), separadamente ou juntas. O nível de LDL foi diminuído em média de 5% (IC 95%, 3-7%) durante dieta pobre em gorduras, em comparação com dieta com alto teor de gordura ($p < 0,001$). Com tratamento de lovastatina comparado com placebo, a diminuição foi de 27%, enquanto a combinação de dieta e tratamento com droga resultou em diminuição média de LDL de 32%.

22. *(1A)* **Baigent C** et al. Efficacy and safety of cholesterol-lowering treatment: Prospective meta-analysis of data from 90.056 participants in 14 randomised trials of statins. Lancet 2005;366:1267-1278.

Metanálise prospectiva de dados de 90.056 indivíduos em 14 ensaios randomizados, envolvendo tratamento com estatinas. Ocorreu diminuição proporcional de 12% de todas as causas de mortalidade por diminuição de mmol/L na LDL ([RR] 0,88; IC 95%, 0,84-0,91; $p < 0,0001$), diminuição de 19% na mortalidade coronária (0,81; 0,76-0,85; $p < 0,0001$), índices mais baixos de infarto do miocárdio ou morte coronária (0,77; 0,74-0,80; $p < 0,0001$) e menores índices de revascularização coronária (0,76; 0,73-0,80; $p < 0,0001$), acidente vascular fatal e não-fatal (0,83; 0,78-0,88; $p < 0,0001$). A diminuição proporcional em eventos vasculares maiores diferiu significativamente ($p < 0,0001$) conforme a diminuição absoluta obtida na LDL. Esses benefícios foram significativos no primeiro ano, mas foram maiores nos anos subseqüentes.

23. *(1A)* **Schwartz GG** et al. Effects of atorvastatin on early recurrent ischemic events in acute coronary syndromes: the MIRACL study: a randomised controlled trial. JAMA 2001;285:1711-1718.

    Esse grande ensaio controlado com placebo incluiu 3.086 pacientes com síndrome coronária aguda para tratamento com atorvastatina (80 mg/dia), iniciado em 24 a 96 horas. Em seguimento de 16 semanas, notou-se uma diminuição de eventos cardíacos adversos (morte, IM não-fatal, parada cardíaca com ressuscitação ou isquemia miocárdica recorrente sintomática com evidência objetiva e necessitando reinternação de urgência) no grupo de atorvastatina comparado com placebo (14,8% vs. 17,4%, risco relativo [RR] 0,84; IC 95%, 0,70-1; $p = 0,048$), causados principalmente por isquemia sintomática. No grupo de atorvastatina, a LDL média diminuiu de 124 mg/dL para 72 mg/dL; no entanto, aumento de transaminase hepática (>3 vezes) foi mais comum que no grupo placebo (2,5% vs. 0,6%; $p < 0,001$).

24. *(1A)* **de Lemos JA** et al. Early intensive vs a delayed conservative simvastatin strategy in patients with acute coronary syndromes: phase Z ou the A to Z trial. JAMA 2004;292: 1307-1316.

    Esse grande ensaio randomizado comparou o início precoce de esquema intensivo de simvastatina (40 mg/dia por um mês e, depois, 80 mg/dia) com início retardado de esquema menos intensivo (placebo por quatro meses e depois 20 mg/dia) em 4.497 pacientes com síndrome coronária aguda. Embora o resultado primário final não fosse atingido, o início precoce de esquema agressivo de simvastatina resultou em tendência favorável para diminuição de eventos cardiovasculares maiores.

25. *(1A)* **Colhoun HM** et al. Primary prevention of cardiovascular disease with atorvastatin in type 2 diabetes in the Collaborative Atorvastatin Diabetes Study (CARDS): Multicentre randomised placebo-controlled trial. Lancet 2004;364:685-696.

    Esse ensaio grande e controlado com placebo avaliou a eficácia da atorvastatina (10 mg/dia) para prevenção primária de eventos cardiovasculares maiores em 2.838 pacientes com diabetes tipo 2 sem altas concentrações de LDL. Depois de seguimento mediano de 3,9 anos, observou-se uma diminuição de 37% no risco relativo de eventos cardiovasculares no grupo de atorvastatina em comparação com placebo (IC 95%, 0,52-0,17; $p = 0,001$).

26. *(1A)* **Shepherd J** et al. Pravastatin in elderly individuals at risk of vascular disease (PROSPER): A randomised controlled trial. Lancet 2002;360:1623-1630.

    Esse ensaio randomizado incluiu 5.804 idosos (70-82 anos) com história ou fatores de risco para doença vascular para pravastatina (40 mg/dia; $n = 2.891$) ou placebo. Depois de seguimento médio de 3,2 anos, observou-se uma diminuição no resultado final primário (composto de morte coronária, infarto do miocárdio não-fatal e acidente vascular cerebral fatal e não-fatal) no grupo de provastatina em comparação com placebo (RR 0,85; IC 95%, 0,74-0,97; $p = 0,014$).

27. *(1B)* **Tonelli M** et al. Effect of pravastatin in people with diabetes and chronic kidney disease. J Am Soc Nephrol 2005;16:3748-3754.

    Esse estudo avaliou o efeito de pravastatina (40 mg/dia) na diminuição da incidência de evento cardiovascular primeiro ou recorrente (infarto do miocárdio, morte coronária ou revascularização coronária percutânea/cirúrgica) em pacientes com doença renal crônica não-dependente de diálise estágio 2 ou 3 e diabetes concomitante, usando dados de três ensaios randomizados de pravastatina 40 mg/dia *versus* placebo. Depois de seguimento mediano de 64 meses, a incidência ajustada de resultado primário foi mais baixa em indivíduos sem nefropatia ou diabetes (15,2%), intermediária em indivíduos somente com nefropatia (18,6%) e somente diabetes (21,3%) e mais alta em indivíduos com ambas as características (27%).

28. *(2A)* **Wanner C** et al. Atorvastatin in patients with type 2 diabetes melito undergoing hemodialysis. N Engl J Med 2005;353:238-248.

    Ensaio grande, randomizado, duplo-cego e controlado com placebo, avaliando o efeito do tratamento com atorvastatina (20 mg/dia) em 1.255 indivíduos com diabetes melito tipo 2 recebendo hemodiálise. Depois do seguimento mediano de 4 anos, nenhuma diferença foi observada no resultado primário final (composto de morte de causas cardíacas, IM não-fatal e acidente vascular cerebral) no grupo de atorvastatina em comparação com o grupo placebo (risco relativo, 0,92; IC 95%, 0,77-1,10; $p = 0,37$). Essa falha das estatinas na diminuição do risco de eventos cardíacos pode ser relacionada com a necessidade de um início mais cedo do tratamento, de um seguimento mais longo, com risco mais alto de morte por outras causas nos pacientes em hemodiálise (como desequilíbrio eletrolítico ou infecção) ou com diferenças na natureza da aterosclerose nos pacientes em hemodiálise. O Study of Heart and Renal Protection (SHARP) em andamento estudará o benefício do tratamento combinado de simvastatina e ezetimiba em comparação com placebo, em aproximadamente 9 mil indivíduos com doença renal avançada, e o Study to Evaluate the Use of Rosuvastatin in Subjects on Regular Hemodialysis: An Assessment of Survival and Cardiovascular Events (AURORA) vai comparar tratamento com rosuvastatina e placebo em 2.700 pacientes em hemodiálise e ajudará a esclarecer esse assunto no futuro.

29. *(2B)* **Brown G** et al. Regression of coronary artery disease as a result of intensive lipid-lowering therapy in men with high levels of apolipoprotein B. N Engl J Med 1990; 323:1289-1298.

    Este ensaio angiográfico incluiu 120 homens com hipercolesterolemia tratados com lovastatina (20 mg 2x/dia) e colestipol (10 g 3x/dia); niacina (1 g 4x/dia) e colestipol (10 g 3x/dia); ou tratamento convencional com placebo. O tratamento intensivo para baixar lipídeos diminuiu a progressão de lesões coronárias, aumentou a freqüência de regressão e diminuiu a incidência de eventos cardiovasculares.

30. *(1A)* **Nissen SE** et al. Effect of intensive compared with moderate lipid-lowering therapy on progression of coronary atherosclerosis: A randomized controlled trial (REVERSAL). JAMA 2004;291:1071-1080.

    Este estudo comparou o efeito de esquemas planejados para produzir intensa ou moderada baixa de lipídeo na carga e na progressão de ateroma em artéria coronária. Foi comparado o efeito do tratamento intensivo de baixa de lipídeo e diminuição da aterosclerose coronária entre atorvastatina (LDL média de 79 mg/dL) e pravastatina (LDL média de 110 mg/dL). Comparados com valores na linha de base, os pacientes tratados com atorvastatina não tiveram mudança na carga de ateroma, enquanto os pacientes tratados com pravastatina mostraram progressão da aterosclerose coronária.

31. *(1B)* **Robinson JG** et al. Pleiotropic effects of statins: Benefit beyond cholesterol reduction? A meta-regression analysis. J Am Coll Cardiol 2005;46:1855-1862.

    Esse artigo revê os dados de cinco dietas, três seqüestrantes de ácido biliar, uma cirurgia e 10 ensaios de estatinas, com 81.859 participantes, e observa que as linhas de regressão para ensaios sem estatinas e com estatinas foram semelhantes e consistentes com relação de um para um entre baixa de LDL e diminuição de DAC e acidente vascular cerebral durante cinco anos de tratamento.

32. **Rosenson RS.** Current overview of statin-induced myopathy. Am J Med 2004;116:408-416.

    Esse artigo revê os fatores de risco associados com miopatia induzida por estatinas e enfatiza as propriedades farmacocinéticas dos vários agentes e a seleção adequada e a identificação dos pacientes com risco para efeitos miotóxicos.

33. **Pasternak RC** et al. ACC/AHA/NHLBI Clinical advisory on the use and safety of statins. Circulation 2002;106:1024-1028.
    Essa declaração de consenso resume as recomendações relativas a várias questões de segurança em torno da utilização adequada de estatinas na medicina clínica.
34. **Brown WV.** Cholesterol absorption inhibitors: Defining new options in lipid management. Clin Cardiol 2003;26:259-264.
    Esse artigo revê a farmacocinética e a farmacodinâmica de ezetimiba e resume os resultados de ensaios clínicos disponíveis.
35. *(1B)* **Ballantyne CM** et al. Dose-comparison study of the combination of ezetimibe and simvastatin (Vytorin) versus atorvastatin in patients with hypercholesterolemia: The Vytorin Versus Atorvastatin (VYVA) study. Am Heart J 2005;149:464-473.
    Esse estudo randomizado comparou a combinação de ezetimiba/simvastatina com atorvastatina ao longo de faixas de doses em 1.902 pacientes e observou que a comparação do equivalente a cada miligrama de dose de estatina e das doses médias ao longo das faixas de ezetimiba/simvastatina mostrou maiores diminuições de LDL (47-59%) do que com atorvastatina (36-53%).
36. *(1B)* **Watts GF** et al. Effects on coronary artery disease of lipid-lowering diet, or diet plus cholestyramine, in the St Thoma's Atherosclerosis Regression Study (STARS). Lancet 1992;339:563-569.
    Esse ensaio avaliou a eficácia de diminuição dietética e dieta e colestiramina nos resultados angiográficos em homens com DAC90 e observou que a mudança dietética somente diminuiu a progressão e aumentou a regressão geral de doença arterial coronária, e que dieta mais colestiramina foi adicionalmente relacionada com aumento nítido no diâmetro da luz coronária.
37. **Rosenson RS.** The rationale for combination therapy. Am J Cardiol 2002;90:2K-7K.
    Esse artigo revê os fundamentos para o uso de tratamento combinado na dislipidemia, ressaltando as estratégias que enfatizam o uso de tratamento combinado envolvendo estatinas em conjunto com niacina, derivados de ácidos fíbricos ou resinas de ácidos biliares ou inibidores intestinais de transporte ativo de colesterol.
38. **Levy DR, Pearson TA.** Combination niacin and statin therapy in primary and secondary prevention of cardiovascular disease. Clin Cardiol 2005;28:317-320.
    Esse artigo revê o impacto do tratamento de combinação para modificação de lipídeos com niacina mais uma estatina na obtenção de objetivos lipídicos e na melhoria de resultados clínicos.
39. *(1B)* **Brown BG** et al. Simvastatin and niacin, antioxidant vitamins, or the combination for the prevention of coronary disease. N Engl J Med 2001;345:1583-1592.
    Esse ensaio avaliou tratamento com simvastatina-niacina e antioxidante-vitamina, sozinhos e juntos, para proteção cardiovascular em 160 pacientes com doença coronária e baixos níveis de HDL. O estudo mostrou que simvastatina mais niacina fornecem marcantes benefícios clínicos e angiograficamente mensuráveis.
40. *(1B)* **Pauciullo P** et al. Efficacy and safety of a combination of fluvastatin and bezafibrate in patients with mixed hyperlipidemia (FACT study). Atherosclerosis 2000;150:429-436.
    Esse ensaio randomizado avaliou o efeito de fluvastatina (40 mg), bezafibrato (400 mg), fluvastatina (20 mg) + bezafibrato (400 mg) ou fluvastatina (40 mg) + bezafibrato (400 mg) por 24 semanas em 333 pacientes com CAD e hiperlipidemia mista. Bezafibrato sozinho e combinações de fluvastatina+bezafibrato resultaram em maiores aumentos de HDL e diminuições em TAG em comparação com fluvastatina sozinha ($p < 0,001$).
41. *(1B)* **Hokanson JE, Austin MA.** Plasma triglyceride level is a risk factor for cardiovascular disease independent of high-density lipoprotein cholesterol level: A meta-analysis of population-based prospective studies. J Cardiovasc Risk 1996;3:213-219.
    Essa metanálise avaliou a magnitude da associação entre triglicerídeo e doença cardiovascular na população geral e observou que o triglicerídeo é um fator de risco estatisticamente significativo em homens (RR 1,14; IC 95%, 1,05-1,28) e em mulheres (RR 1,37; IC 95%, 1,13-1,66) para doença cardiovascular, independentemente de HDL.

42. *(1A)* **Rubins HB** et al. Gemfibrozil for the secondary prevention of coronary heart disease in men with low levels of high-density lipoprotein cholesterol: Veterans Affairs High-Density Lipoprotein Cholesterol Intervention Trial Study Group. N Engl J Med 1999;341:410-418.
    Esse ensaio grande randomizado em 2.531 homens com doença arterial coronária e hipercolesterolemia com HDL baixa (HDL ≤ 40 mg/dL e LDL ≤ 140 mg/dL) comparou gemfibrozil (1.200 mg/dia) e placebo. Depois de seguimento mediano de 5,1 anos, observou-se uma diminuição de 22% no risco relativo no grupo de gemfibrozil no resultado final primário (infarto do miocárdio não-fatal ou morte coronária (17,3% vs. 21,7%; IC 95%, 7-35%; $p = 0,006$).
43. *(1B)* **Gordon T** et al. High density lipoprotein as a protective factor against coronary heart disease: The Framingham Study. Am J Med 1977;62:707-714.
    Esse ensaio avaliou a associação de valores de lipoproteína, incluindo TAG, HDL e LDL de jejum, em 2.815 homens e mulheres (idades entre 49-82) com os índices de eventos cardíacos e observou que o principal fator potente de risco cardíaco foi HDL, que tinha associação inversa com a incidência de doença arterial coronariana ($p < 0,001$).
44. *(1A)* **Gordon DJ** et al. High-density lipoprotein cholesterol and cardiovascular disease: Four prospective American studies. Circulation 1989;79:8-15.
    Esse estudo analisou os dados de quatro grandes ensaios prospectivos e observou que o aumento de 1 mg/dL na HDL se relacionava com diminuição significativa de risco de doença arterial coronariana de 2% em homens e 3% em mulheres.
45. **Shah PK** et al. Exploiting the vascular protective effects of high-density lipoprotein and its apolipoproteins: An idea whose time for testing is coming, part II. Circulation 2001;104:2498-2502.
    Esse artigo revê a fisiopatologia e os mecanismos por detrás do potencial efeito protetor cardiovascular de HDL.
46. *(1A)* **Canner PL** et al. Fifteen year mortality in Coronary Drug Project patients: Long-term benefit with niacin. J Am Coll Cardiol 1986;8:1245-1255.
    Esse ensaio avaliou a eficácia e a segurança de cinco drogas usadas para baixar lipídeos em 8.341 homens com DAC estabelecida. Com seguimento médio de 15 anos, quase 9 anos após o término do ensaio, a mortalidade de todas as causas em cada um dos grupos de droga, exceto niacina, foi semelhante à do grupo placebo. A mortalidade no grupo niacina foi 11% mais baixa do que no grupo placebo (52% vs. 58,2%; $p = 0,0004$).
47. *(1A)* **Huttunen JK** et al. The Helsinki Heart Study: Central findings and clinical implications. Ann Med 1991;23:155-159.
    Esse artigo elabora os principais achados e implicações clínicas do Helsinki Heart Study, um estudo controlado de prevenção primária avaliando a eficácia de gemfibrozil na baixa de LDL, no aumento de HDL e na diminuição de eventos cardíacos adversos subseqüentes.
48. *(2A)* **Keech A** et al. Effects of long-term fenofibrate therapy on cardiovascular events in 9795 people with type 2 diabetes mellitus (the FIELD study): Randomised controlled trial. Lancet 2005;366:1849-1861.
    Esse ensaio grande randomizado e controlado com placebo avaliou ou efeito de fenofibrato nos eventos de doença cardiovascular em 9.795 pacientes (idade entre 50-75 anos) com diabetes melito tipo 2. Depois de cinco anos nenhuma diferença foi observada na mortalidade geral (6,6% no grupo placebo e 7,3% no grupo fenofibrato [$p = 0,18$]). Embora não diminuísse significativamente o risco de resultado primário de eventos coronários, o fenofibrato diminuiu os eventos cardiovasculares totais, principalmente por causa de menos IM não-fatal e revascularização (RR 0,79; IC 0,68-0,93; $p = 0,003$). O índice mais alto de início de tratamento com estatinas em pacientes designados para placebo pode ter atenuado o maior benefício do tratamento.
49. **Barter PJ, Kastelein JJ.** Targeting cholesteryl ester transfer protein for the prevention and management of cardiovascular disease. J Am Coll Cardiol 2006;47:492-499.

Esse artigo de revisão resume a ciência básica atual e os dados clínicos sobre inibidores de proteína transferidora de éster de colesterol (CETP) (JTT-705 e torcetrapib) e seu papel no tratamento de HDL baixa.
50. *(1B)* **Kuivenhoven JA** et al. Effectiveness of inhibition of cholesteryl ester transfer protein by JTT-705 in combination with pravastatin in type II dyslipidemia. Am J Cardiol 2005;95:1085-1088.
Esse ensaio randomizado, duplo-cego e controlado com placebo avaliou o uso do inibidor de CETP JTT-705 (300 ou 600 mg) combinado com pravastatina (40 mg) em 155 pacientes com dislipidemia. Quatro semanas de tratamento com JTT-705 600 mg levou à diminuição de 30% na atividade de CETP ($p < 0,001$), aumento de 28% em HDL ($p < 0,001$) e diminuição de 5% em LDL ($p < 0,03$).
51. *(1A)* **Brousseau ME** et al. Effects of an inhibitor of cholesteryl ester transfer protein on HDL cholesterol. N Eng J Med 2004;350:1505-1515.
Ensaio simples cego controlado com placebo avaliando os efeitos de torcetrapib (120 mg/dia ou 2x/dia), um potente inibidor de CETP, nos níveis plasmáticos de lipoproteína em 19 indivíduos com baixos níveis de HDL (< 40 mg/dL), nove dos quais também foram tratados com 20 mg de atorvastatina diária. O tratamento com 120 mg de torcetrapib por dia aumentou as concentrações plasmáticas de HDL em 61% ($p < 0,001$) e 46% ($p = 0,001$) nos grupos com atorvastatina e sem atorvastatina, respectivamente, e o tratamento com 120 mg duas vezes por dia aumentou HDL em 106% ($p < 0,001$).
52. **Deb A, Caplice NM**. Lipoprotein (a): New insights into mechanisms of atherogenesis and thrombosis. Clin Cardiol 2004;27:258-264.
Essa revisão discute a estrutura de Lp(a) em relação a suas ações bioquímicas, resume os dados atuais sobre vários mecanismos fisiopatológicos de doença vascular induzida por Lp(a) e o papel de efeitos específicos de célula e tecido na promoção de aterosclerose.
53. **Tsimikas S** et al. Oxidized phospholipids, Lp(a) lipoprotein, and coronary artery disease. N Engl J Med 2005;353:46-57.
Esse estudo mediu os níveis de LDL oxidada e lipoproteína Lp(a) em 504 pacientes imediatamente antes da angiografia coronária e observou que os níveis circulantes de LDL são fortemente associados com doença arterial coronariana angiograficamente documentada, particularmente em pacientes com 60 anos de idade ou menos. Esses dados sugerem que a aterogenicidade de lipoproteína Lp(a) pode, em parte, ser associada com fosfolipídeos oxidados inflamatórios.
54. *(2A)* Preliminary Results of the Norwegian Vitamin Trial (NORVIT) presented at the European Society of Cardiology Congress in Stockholm, Sweden; September 2005.
Esse grande ensaio randomizado e controlado com placebo avaliou várias combinações de altas doses de vitamina B6 e ácido fólico em 3.749 sobreviventes de IM. Os resultados revelaram que a combinação de vitamina B6 e ácido fólico, assim como o ácido fólico sozinho, baixavam eficazmente os níveis de homocisteína em 28% sem qualquer melhoria nos resultados clínicos. O risco de acidente vascular cerebral e IM foi de 18% no grupo placebo, semelhante aos dos grupos de ácido fólico somente e vitamina B6 somente. Em contraste, no grupo de combinação, 23% dos pacientes tiveram IM ou acidente vascular cerebral fatal e não-fatal, aumento absoluto estatisticamente significativo de 5%, em comparação com os outros braços de tratamento ($p = 0,029$).
55. *(1C+)* **Arnett DK** et al. Twenty-year trends in serum cholesterol, hypercholesterolemia, and cholesterol medication use: The Minnesota Heart Survey, 1980-1982 to 2000-2002. Circulation 2005;112:3884-3891.
Esse estudo examinou as tendências de 20 anos no colesterol, na hipercolesterolemia, no uso de drogas que baixam lipídeos, na consciência, no tratamento e controle de colesterol, no Minnesota Heart Survey (MHS). Os resultados mostraram que embora a prevalência de hipercolesterolemia continuasse a cair, segmentos significativos da população ainda tinham concentrações de colesterol no nível de aumento do risco ou perto dele.

8
Obesidade e nutrição

Jeffrey I. Mechanick e Elise M. Brett

Definição	321	Tratamento	323
Epidemiologia	321	Farmacoterapia	327
Etiologia	322	Direções futuras	328
Fisiopatologia	323	Cirurgia bariátrica	328

DEFINIÇÃO

Obesidade é uma doença crônica diagnosticada quando uma pessoa adulta tem índice de massa corporal (IMC) entre 30 e 34,9 (classe I), 35 e 39,9 (classe II), mais de 40 (classe III, "obesidade extrema"), mais de 50 (classe IV, "superobesidade"), ou mais de 60 kg/m² ("supersuperobesidade"). IMC não é uma medida direta de adiposidade, mas um valor derivado relacionado com gordura corporal total e risco de certas complicações. O IMC é calculado com o peso em quilogramas dividido pela altura em metros quadrados. Alternativamente, pode-se calcular o peso em libras, dividir pela altura em polegadas quadradas e multiplicar por 703. Riscos de doença cardiovascular (DCV), diabetes melito tipo 2 e hipertensão são adicionalmente definidos por subgrupamento de IMC acima do peso (25-29,9 kg/m²) ou por categorias de IMC obesa em aumento de obesidade abdominal por circunferência da cintura: mais de 102 cm (40 polegadas) para homens e 88 cm (35 polegadas) para mulheres; ou relação cintura-quadril: mais de 0,9 para homens e mais de 0,85 para mulheres. Em crianças e adolescentes são usados percentis de IMC para idades de 5 a 17 anos. Pessoas "em risco" são aquelas entre os percentis 85º e 95º e pessoas "acima do peso" são acima do 95º percentil [1]. No entanto, o U.S. Preventive Services Task Force concluiu que não há evidências suficientes para "recomendação de rastreamento de rotina para peso acima do normal em crianças e adolescentes como meio de prevenir resultados adversos de saúde" [2].

EPIDEMIOLOGIA

Acima de 1,7 bilhão de pessoas em todo o mundo estão com o peso acima do normal ou são obesos [3]. A prevalência de peso acima do normal ou obesidade em adultos nos Estados Unidos entre 2001 e 2002 é de 65,7%; obesidade, 30,6%; e obesidade classe III, 5,1%, com mulheres geralmente tendo prevalência mais alta de obesidade do que os homens [4]. A prevalência de crianças e adolescentes com risco de peso acima do normal ou obesidade durante o mesmo período de tempo é de

31,5%, e de peso acima do normal é de 16,5% [4]. Não há diferenças raciais ou étnicas nos índices de prevalência entre homens, mas entre mulheres os índices de prevalência são maiores em mulheres negras não-hispânicas (49%), mulheres mexicanas-americanas (38,4%) e mulheres brancas não-hispânicas (30,7%) [4]. Nenhuma evidência sugere que esses índices estejam diminuindo [4]. Os riscos de ter peso acima do normal em 30 anos são maiores que 91% para homens e 73% para mulheres, para ser obeso são maiores que 47% para homens e 38% para mulheres e para ter obesidade classe III ou maior são maiores que 4% para homens e 6% para mulheres [5]. O aumento do IMC se relaciona com prevalência de diabetes melito tipo 2, cardiopatia, hipertensão, dislipidemia, asma, artrite, certos tipos de câncer (colo, colo de útero, mama, próstata e pulmão), doença venosa tromboembólica, apnéia do sono e má saúde geral [6, 7]. Obesidade, mas não peso acima do normal, é relacionada com excesso de mortalidade (111.909 mortes relacionadas com obesidade) em 2000 nos Estados Unidos [8]. Diminuição de peso com aumento de atividade física diminui o risco de diabetes melito tipo 2 em pacientes pré-diabéticos [9] e estão em andamento ensaios para determinar os efeitos da diminuição de peso na prevenção de doença cardiovascular [10].

Independentemente do IMC, o acúmulo de gordura no abdome, pâncreas, fígado e músculo tem relação estreita com complicações metabólicas da obesidade [11], hipertensão [12] e DCV [13]. Dependendo da definição usada, obesidade visceral é parte da síndrome "metabólica" ou de "resistência à insulina", juntamente com hipertensão, diminuição da regulação de glicose, dislipidemia e outros biomarcadores de trombose e inflamação [14]. A síndrome metabólica é um preditor particular de doença arterial coronariana (razão de chances [OR] 2,07) [15]. A síndrome metabólica também prevê desenvolvimento de diabetes melito tipo 2 e diminuição de peso de 3 a 6 kg por mudança do estilo de vida ou medicação (orlistat ou metformina) diminui o risco de diabetes melito tipo 2 [9,16,17]. A prevalência geral de síndrome metabólica entre americanos com idade acima de 50 anos é de 44% [15]. A definição, as implicações e até a semântica dessa síndrome foram recentemente contestadas [18,19].

ETIOLOGIA

Obesidade é resultado de certos fatores genéticos e ambientais que resultam em balanço positivo de energia (consumo de caloria > gasto de energia). A hereditariedade representa de 30 a 70% da variação da massa corporal em uma população, mas variantes genéticas comuns consistentemente replicadas não foram relacionadas com obesidade comum [20-22]. Fatores genéticos determinam pontos decisivos para apetite, metabolismo intermediário e comportamento de atividade física. Fatores ambientais que produzem estado de excesso de energia consistem de:

1. fatores pré-natais;
2. disponibilidade de alimentos densos em energia baratos e palatáveis;
3. grandes porções;
4. pressão social, econômica, étnica e cultural para consumo exagerado de alimentos;
5. propaganda na mídia; e
6. estilo de vida sedentário [23].

Foi proposto que o aumento de consumo de alimentos densos em energia (conteúdo relativamente baixo de água [secos], alto teor de gorduras e particularmente encontrados em refeições rápidas) é um contribuinte importante para a epidemia de obesidade. Uma teoria sugere que os humanos têm capacidade fraca para reconhecimento de alimentos com alta densidade de energia e para diminuir a carga de alimentos ingeridos para evitar consumo excessivo de calorias [24]. No entanto, uma revisão crítica dos dados concluiu que não foi demonstrada claramente uma reação causal [25]. Do mesmo modo, foi demonstrado que dietas com alto teor de gordura não causam excesso de gordura corporal na população geral [26], embora indivíduos geneticamente susceptíveis possam existir [27]. É interessante que o desjejum, em especial se inclui cereais prontos para ingestão, está associado com IMC mais baixa e menor risco de obesidade em mulheres, em comparação com falta de desjejum [28]. Ruxton et al. [29] afirmaram que desjejum rico em fibras e com baixo teor de gordura representa perfil nutricional benéfico e diminui o risco de obesidade, mas estudos longitudinais são necessários para confirmar essa relação.

FISIOPATOLOGIA

Centros de apetite no núcleo paraventricular, núcleo arqueado e hipotálamo lateral têm papel central na permissão de consumo excessivo de calorias. Ghrelin é orexígeno (estimula o apetite), é produzido no estômago, tem papel dominante sobre a leptina, produzida por adipócitos, que é um anorexigênico (inibe o apetite). No núcleo arqueado, proteína-quinase ativada por adenosina-monofosfato, proteína relacionada com Agouti, neuropeptídeo Y, ácido γ-aminobutírico e galanina inibem os centros de saciedade dos núcleos arqueado e paraventricular e estimulam o centro de alimentação do hipotálamo lateral, que também diminui o gasto de energia. Peptídeos no centro de saciedade do núcleo arqueado incluem proopiomelanocortina, hormônio estimulante de α-melanócito, transcrito relacionado com cocaína e anfetamina e neurotensina. Hormônios intestinais, como insulina, peptídeo semelhante ao glucagon (GLP-1), peptídeo YY e colecistocinina, inibem os centros de alimentação, ativam os centros de saciedade e aumentam o gasto de energia. Polimorfismos que afetam secreção ou transdução de sinal em qualquer dessas vias podem influenciar o ponto de estabelecimento da composição corporal.

Quando os fatores ambientais utilizam uma predisposição geneticamente determinada na composição corporal, criando obesidade, inicia-se um processo inflamatório. Adipocinas (interleucina 6, fator α de necrose tumoral, leptina e adiponectina) são produzidas no tecido adiposo e contribuem para um processo inflamatório na obesidade. Hiperinsulinemia, que leva à diminuição de cardioproteção, também é associada com obesidade e estado inflamatório [30].

TRATAMENTO

O objetivo inicial do tratamento é identificar e tratar fatores de risco cardiovascular associados (hipertensão arterial, glicose alta, dislipidemia) e evitar mais ganho de peso. Então deve ser determinado o objetivo para perda de peso: em geral um objetivo inicial de 10% de perda de peso em período de seis meses com manutenção de massa corporal magra é factível e diminui os riscos. Tipicamente, perda de peso mais rápida ocorre com diurese durante as primeiras duas semanas, seguindo-se perda de peso mais lenta. Em seis meses, a perda de peso se estabiliza e os pacientes podem se desencorajar. Os pacientes devem ser lembrados das mudanças metabólicas que ocorrem com a perda de peso e da necessidade de um programa de manutenção.

Mudanças terapêuticas no estilo de vida

O tratamento não-farmacológico e não-cirúrgico da obesidade envolve modificações comportamentais, alimentação sadia e aumento da atividade física. Esse deve ser o tratamento de primeira linha para obesidade e continuado durante toda a vida, não somente para potencializar outros tratamentos, mas também para promover saúde geral. Em adolescentes obesos, mudanças apenas modestas no estilo de vida se relacionam com redistribuição da composição corporal, melhor sensibilidade à insulina e diminuição de marcadores de inflamação [31].

Comportamentais

O tratamento comportamental é necessidade essencial para todas as intervenções de controle de peso. Os pacientes aprendem a sobrepujar obstáculos e melhoram a adesão a longo prazo às mudanças no estilo de vida através de terapia comportamental. As estratégias incluem alimentação sadia, aumento de atividade física, reconhecimento de estilos de vida não-sadios, automonitorização (fazendo registros), diminuição do estresse, identificação e controle de estímulos, estabelecimento de objetivos, oferta de recompensas, solução de problemas e apoio social. Em adolescentes com IMC média de $37,6 \pm 3,3$ kg/m^2, a terapia comportamental redistribui favoravelmente a composição corporal na ausência de perda de peso e também melhora a sensibilidade à insulina e reverte o estado inflamatório [31]. Em uma metanálise de estudos randomizados de crianças, tratamento comportamental baseado na família levou à perda de peso sustentada [32]. Outros benefícios do tratamento comportamental incluem melhoria dos marcadores de inflamação vascular [33,34]. O tratamento comportamental pode induzir perda de peso de 5 a 10%, sendo mais eficaz em um, mas não em cinco anos, em comparação com dieta muito baixa em calorias [35-37]. Tratamentos comportamentais também melhoram a resposta de perda de peso à farmacoterapia [35,38,39]. Ganho de peso pode ser esperado com suspensão do tratamento comportamental. Tratamento comportamental seqüencial para controle de peso após programa de cessação de fumo pode ter resultados superiores em comparação com controle de peso e intervenções para deixar de fumar feitos simultaneamente [40].

Alimentação sadia e nutrição

Pacientes com obesidade devem ser encorajados a restringir calorias enquanto seguem os princípios básicos da alimentação sadia. Na maioria dos pacientes, a diminuição de ingestão em 500 kcal/dia leva à perda de 250 a 500 g de peso por semana e não se relaciona com qualquer aumento de risco. As dietas devem ser pobres em gordura saturada (<10% das calorias totais) e em colesterol dietético (<300 mg/dia), com quantidades mínimas de ácidos transgraxos, e a maioria da gordura da dieta consumida como ácidos graxos monoinsaturados (MUFA), para diminuir o risco de aterosclerose [41]. A incorporação de porções maiores de alimentos com baixa densidade energética, como frutas e vegetais, fornece fibra essencial e fitonutrientes, mantendo a saciedade e restringindo a ingestão de energia [42]. É melhor evitar o consumo de bebidas calóricas com a refeição-padrão, pois elas não aumentam a saciedade e somente aumentam as calorias consumidas [43].

A distribuição ótima de macronutrientes para perda de peso tem sido freqüentemente debatida e permanece controvertida. É provável que nenhuma abordagem satisfaça a todos os pacientes. Quatro estudos randomizados controlados mostraram maior perda de peso em seis meses, mas não em um ano, com dietas pobres em carboidratos [44-48]. Dieta baseada em vegetais (vegan), pobre em gorduras, sem quaisquer limites no tamanho das porções ou na ingestão de energia, relacionou-se com maior perda de peso (-5,8 kg vs. -3,8 kg) em comparação com dieta de controle [49]. Embora nenhuma vantagem metabólica na perda de peso tenha sido demonstrada, alguns estudos sugerem que dietas com teores mais altos de proteínas (25-30%) podem aumentar a saciedade e resultar em menor ingestão calórica em ambiente de vida livre [51, 52]. Os mecanismos do efeito saciante da proteína da dieta não são claros e não se relacionam com a secreção de ghrelin pós-prandial, como se pensava antes [53]. Um estudo mostrou maior diminuição dos triglicerídeos e da massa de gordura com dieta com alto teor protéico e baixo teor de gorduras em relação à dieta convencional com alto teor de carboidratos e baixo teor de gordura, mas a perda total de peso foi equivalente depois de 12 semanas [54]. A perda de peso (2,1-3,3 kg em período de um ano) foi comparável entre várias dietas comerciais: Atkins (restrição de carboidrato), Zone (equilíbrio de macronutrientes), Weight Watchers (restrição de calorias) e Ornish (restrição de gordura); sucesso na perda de peso foi relacionado com adesão e diminuição de fator de risco cardíaco [55].

Dietas com calorias muito baixas (DCMB; < 800 kcal/dia) ou "abstinências modificadas suplementadas com proteína" e dietas com baixas calorias (DBC; 800-1.500 kcal/dia) se relacionam com índices comparáveis de perda de peso, embora mais peso seja perdido inicialmente com DCMBs. Em um grande estudo multicêntrico [56] envolvendo 1.389 pacientes seguidos por pelo menos um ano com DCMB fornecendo 600-800 calorias por dia, a perda média de peso foi de -6,9 ± 2,6 kg no dia 30, -12,3 ± 5,3 kg no dia 90 e -13,1 ± 8,0 kg no mês 12. A perda de peso foi primariamente perda de massa gordurosa, determinada pela análise de bioimpedância [56]. DCMBs exigem fontes protéicas de alto valor nutritivo e suplementação de vitaminas e micronutrientes, incluindo sódio, potássio, cálcio, ferro e magnésio. DCMBs são mais seguras quando monitorizadas por médico como parte de um programa abrangente de perda de peso. DCMBs são contra-indicadas na gravidez e lactação, doença psiquiátrica importante, doença sistêmica grave e diabetes tipo 1.

Outra estratégia popular no tratamento da obesidade é o uso de reposição com refeição comercial (líquidos ou barras). A reposição de refeição serve como estratégia nutricional e comportamental, pois fornecem refeições com calorias e porções controladas, em geral fortificadas com vitaminas e minerais e eliminam a necessidade de fazer escolha de alimentos. Tipicamente são usadas para repor uma ou duas refeições por dia. Uma metanálise de seis ensaios controlados mostrou que indivíduos em plano de dieta que incluía reposição com refeições líquidas perderam 2,54 kg mais em três meses e 2,44 kg mais em um ano do que aqueles com plano baseado em alimento com diminuição de energia [57].

Dietas com alto teor de proteína fornecem grande carga ácida ao rim e aumentam o risco de perda óssea e cálculos renais [58,59], embora altas doses de suplementação de cálcio durante restrição de calorias a curto prazo possa atenuar a reabsorção óssea [60]. Alto consumo de proteína também pode acelerar doença renal crônica (DRC) e deve ser evitado em pacientes com creatinina alta na linha de base e usado com cuidado em pacientes com alto risco para DRC, como aqueles com diabetes ou hipertensão [61].

O risco de doença óssea metabólica pode aumentar mais por deficiência concomitante de vitamina D. Foi mostrado que os níveis de 25-hidroxivitamina D se relacionam inversamente com a porcentagem de gordura corporal [62] e índices de prevalência de deficiência de vitamina D (25-OH vitamina D <16 ng/mL) até 62% foram demonstrados com IMC ≥ 40 kg/m^2 [63]. Supõe-se que isso é devido a seqüestro de 25-OH vitamina D na gordura, possivelmente em conjunção com diminuição de exposição ao sol. Deve-se considerar a necessidade de suplementação de cálcio e vitamina D enquanto se faz dieta e, dependendo do grau de restrição calórica, outra suplementação de micronutrientes pode ser necessária para evitar deficiências.

Finalmente, nenhuma evidência forte apóia o uso rotineiro de suplementos dietéticos no tratamento de obesidade. Suplementos dietéticos com o objetivo de perda de peso, incluindo laranja amarga (*Citrus aurantium*), picolinato de crômio, ácido linoleico, quitosan, cálcio, *Garcinia cambogia,* glicomanan, goma de guar, β-hidroxibutirato, piruvato, erva mate e ioimbina mostram pouca evidência de benefício [64]. Ephedra (Ma huang) mostrou eficácia a curto prazo, mas sua venda foi proibida nos Estados Unidos desde 2004 por causa de risco inaceitável de infarto do miocárdio, acidente vascular cerebral, convulsões e morte. Alimentos funcionais que podem facilitar a perda de peso e diminuir o estresse oxidativo geralmente são baseados em plantas e com altos teores de fibras e polifenóis.

Atividade física

Todos os pacientes devem ser encorajados a participar de atividade física diária, incluindo um mínimo de 30 minutos de exercício por dia, ou na maioria dos dias da semana [65]. Atividade física adicional pode ser necessária para aumentar o gasto de energia para perder peso em indivíduos com peso acima do normal ou obesos. Perda de peso induzida por atividade física diária sem restrição calórica é mais eficaz que perda de peso induzida por restrição de calorias com respeito à obesidade do tronco e resistência à insulina em homens [66]. Em período de oito meses, exercício em grande quantidade, intenso e vigoroso (correr 30 km por semana) pode diminuir a massa corporal média em 3,5 kg e a massa gordurosa média em 4,9 kg (com aumento de massa magra de 1,4 kg), em comparação com baixa quantidade de exercício moderado (andar 18 km por semana; equivalente a 30 min por dia), que pode diminuir a massa corporal média em 1,3 kg e a massa gordurosa média em 2 kg (com aumento de massa magra de 0,7 kg) [67]. Quando acopladas com aconselhamento dietético, mudanças no estilo de vida incluindo atividade física podem resultar em diminuições de peso de 4,5 kg em 1 ano e 3,5 kg em 3 anos [68]. Maiores quantidades de exercício com objetivo de gasto de energia de 2.500 kcal/semana produzem perda de peso em 6, 12 e 18 meses de 9,0, 8,5 e 6,7 kg, em comparação com menos exercício com objetivo de gasto de energia de 1.000 kcal/semana, produzindo perda de peso de 8,1, 6,1 e 4,1 kg, respectivamente [69]. Em mulheres sedentárias, que aumentaram sua atividade física e aderiram à dieta de 1.200 a 1.500 calorias, com 20 a 30% de gordura, menos de 150 minutos de exercício por semana resultou em perda de peso de 4,7%; 150 a 200 minutos/semana, em 9,5%, e mais de 200 minutos/semana, em 13,6% [70].

FARMACOTERAPIA

Medicamentos antiobesidade são indicados em pacientes nos quais falharam as mudanças terapêuticas no estilo de vida e que têm IMC 27 kg/m² ou mais (com co-morbidades) ou 30 kg/m² ou mais (sem co-morbidades). A quantidade de perda de peso antecipada de uma medicação antiobesidade é somente até 5 kg em um ano, mas isso ainda se relaciona com diminuição de risco de DCV e diabetes melito tipo 2. A escolha do agente depende de fatores individuais (efeitos colaterais) que devem ser discutidos com o paciente. Uma revisão Cochrane determinou que existia evidência suficiente somente para sibutramina e orlistat para perda de peso estatisticamente significativa por pelo menos um ano [71]. Esses são os únicos medicamentos atualmente aprovados par tratamento a longo prazo de obesidade e manutenção do peso.

Sibutramina

Sibutramina é um supressor do apetite com inibição combinada de recaptação de norepinefrina e serotonina. Sibutramina (10-15 mg/dia) com mudanças no estilo de vida induz aumento adicional de 4,45 kg na perda de peso, em comparação com placebo, em um ano, em pacientes com peso acima do normal e obesos [72, 73]. Efeitos adversos incluem cefaléia, boca seca, palpitações, hipertensão, nervosismo e insônia.

Orlistat

Orlistat é um inibidor de lipase que diminui a absorção de gordura. Com base em metanálise de 50 estudos, a média cumulativa de aumento de perda de peso com orlistat (120 mg VO, 3x/dia) e mudanças no estilo de vida, em comparação com placebo, foi de 2,59 kg em seis meses e 2,89 kg em 12 meses [73]. Orlistat mais mudança no estilo de vida pode diminuir o risco de diabetes melito tipo 2 em pacientes com diminuição de tolerância à glicose [17]. Efeitos adversos incluem diarréia, flatulência, distensão abdominal, dor abdominal e dispepsia. Recomenda-se suplementação de vitaminas à noite por causa da má absorção de vitaminas lipossolúveis (A, D, E e K). Embora a dose usual seja 120 mg VO antes de cada refeição, três vezes por dia, para minimizar esses efeitos adversos somente 120 mg VO por dia podem ser tomados antes da refeição contendo a maioria de gordura. Além disso, o uso concomitante de fibra ou psilium pode diminuir os efeitos adversos devidos a má absorção [74].

DIREÇÕES FUTURAS

O anticonvulsivante topiramato (25-600 mg/dia) resulta em diminuição da ingestão de alimentos e se relaciona com perda de peso de 6 a 17% depois de 14 a 60 semanas de uso [75-78]. O topiramato pode ser mais efetivo em pacientes obesos com comer compulsivo [78,79]. Efeitos adversos incluem parestesia, alterações cognitivas, depressão e nervosismo. O bloqueador de receptor canabinóide-1, rimonabant, também diminui a ingestão de alimentos e aguarda aprovação da FDA para uso como droga antiobesidade. Quando combinado com dieta hipocalórica por período de 1 ano, rimonabant foi relacionado com diminuição de 3,4 kg (5 mg/dia) e 6,6 kg (20 mg/dia) e melhoria nos fatores de risco cardiovascular: circunferência da cintura, HDL, triglicerídeos, resistência à insulina e prevalência de síndrome metabólica [80].

CIRURGIA BARIÁTRICA

O tratamento cirúrgico de obesidade classe III é mais eficaz que o tratamento convencional [81]. A cirurgia bariátrica é indicada em adultos com IMC maior que 40 kg/m², onde o benefício esperado supera o risco, ou IMC maior que 35 kg/m² com uma ou mais co-morbidades, onde o benefício esperado supera o risco. Procedimentos bariátricos laparoscópicos são seguros, eficazes e preferidos, principalmente por causa da curta permanência hospitalar e o retorno mais cedo à atividade normal [82,83]. Os procedimentos de cirurgia bariátrica restritiva, associados com diminuição de co-morbidades relacionadas com obesidade, incluem banda gástrica ajustável (LAP-BAND) laparoscópica e derivação gástrica Roux em Y laparoscópica (RGB). O procedimento LAP-BAND se relaciona com 44 a 68% de perda de excesso de peso em quatro anos [84, 85], embora 30% possa falhar em perder mais de 30% do seu excesso de peso [86]. O RGB é associado com 63% de perda de excesso de peso em 1 ano e 71% em 2 anos [87]. Um estudo comparando 456 RGBs com 805 LAP-BANDs feitas em duas instituições diferentes mostrou maior perda de excesso de peso em 18 meses com RGB (74,6% vs. 40,4%), mas com índices mais altos de complicações pós-operatórias (4,2% vs. 1,7%) [88]. A derivação biliopancreática com derivação duodenal (BPD-DS) é um procedimento combinado de restrição e má absorção relacionado com maior perda de peso a longo prazo (61 a 77% em três anos) mas à custas de maiores índices de complicação e deficiência nutricional [83,89,90].

REFERÊNCIAS BIBLIOGRÁFICAS

1. *(1C+)* **Rosner B** et al. Percentiles for body mass index in U.S. children 5 to 17 years of age. J Pediatr 1998;132:211-222.
   Nessa metarevisão de dados observacionais, medidas padronizadas de altura e peso de 66.772 crianças de nove grandes estudos epidemiológicos foram usadas para construir tabelas de IMC.

2. *(1A)* **U.S. Preventive Services Task Force.** Screening and interventions for overweight in children and adolescents: Recommendation statement. http://guideline.gov/summary/summary.aspx?doc_id=7155&nbr=4287&string=obesity (accessed on 11/6/2005).
   Essa diretriz de prática clínica baseada em evidência colocada no site National Guideline Clearinghouse detalha a falta de evidência conclusiva relativa ao rastreamento de peso excessivo em crianças.
3. **Deitel M.** Overweight and obesity worldwide now estimated to involve 1,7 billion people. Obes Surg 2003;13:329-330.
   Este é um comentário sobre o relatório da World Health Organization e da International Association for the Study of Obesity em 2003, no qual a prevalência de obesidade está aumentando. Em estudos epidemiológicos, peso acima do normal/obesidade teve posição 10 entre riscos globais de afecção de doença, incapacidade e índices de morte.
4. *(1C+)* **Hedley AA** et al. Prevalence of overweight and obesity among US children, adolescents, and adults., 1999-2002. JAMA 2004;291:2847-2850.
   Essa é uma amostra de probabilidade do NHANES envolvendo 4.115 adultos e 4.018 crianças em 1999-2000 e 3.290 adultos e 4.258 crianças em 2001-2002.
5. *(1C+)* **Vasan RS** et al. Estimated risks for developing obesity in the Framingham Heart Study. Ann Intern Med 2005;143:473-480.
   Estudo prospectivo de grupo de 4.117 (59% mulheres) participantes brancos seguidos de 1971 a 2001.
6. *(1C)* **Mokdad AH** et al. Prevalence of obesity, diabetes, and obesity-related health risk factors, 2001. JAMA 2003;289:76-79.
   Levantamento telefônico aleatório de 195.005 adultos participantes do BRFSS.
7. *(1C)* **Stein PD** et al. Obesity as a risk factor in venous thromboembolism. Am J Med 2005;118:978-980.
   Estudo observacional do banco de dados do National Hospital Discharge Survey. Em pacientes obesos, aumento no risco relativo de trombose venosa (2,50) e embolia pulmonar (2,21) foi observado em homens e mulheres, com maior impacto em pessoas mais jovens que 40 anos.
8. *(1C+)* **Flegal KM** et al. Excess deaths associated with underweight, overweight, and obesity. JAMA 2005;293:1861-1867.
   Dados do NHANES I (1971-1975; 210.563 pessoas-ano), II (1976-1980; 122.772 pessoas-ano) e III (1988-1994; 124.245 pessoas-ano) foram analisados para estimativa dos riscos de mortalidade associados com IMC.
9. *(1A)* **Knowler WC** et al. Reduction in the incidence of type 2 diabetes with lifestyle intervention or metformin. N Engl J Med 2002;346:393-403.
   Ensaio randomizado prospectivo e controlado envolvendo 3.234 pessoas não-diabéticas com diminuição de regulação de glicose com mudanças de estilo de vida (com diminuição de > 7% no peso e > 150 minutos/semana de atividade física) ou usando metformina, 850 mg, VO, 2x/dia e seguimento médio de 2,8 anos. Mudanças no estilo de vida diminuíram incidência de diabetes melito tipo 2 em 58%, e metformina diminuiu incidência de diabetes melito tipo 2 em 31%, em comparação com placebo.
10. **Ryan DH** et al. Look AHEAD (action for health in diabetes): Design and methods for a clinical trial of weight loss for the prevention of cardiovascular disease in type 2 diabetes. Control Clin Trials 2003;24:610-628.
    Descrição de um estudo randomizado de intervenção intensa no estilo de vida de aproximadamente 5 mil homens e mulheres com diabetes melito tipo 2 e IMC 25 kg/m² ou maior. O principal resultado é o tempo para incidência de evento maior de DCV.
11. *(2C)* **Kissebah AH** et al. Relation of body fat distribution to metabolic complications of obesity. J Clin Endocrinol Metab 1982;54:254-260.
    Mulheres com obesidade no segmento superior *versus* segmento inferior fizeram teste de tolerância à glicose, perfil de lipídeos e análise de adipócito. O tamanho da célula adiposa abdominal se relacionou com os níveis de glicose e insulina.

12. *(1C)* **Blair D** et al. Evidence for an increased risk for hypertension with centrally located body fat and the effect of race and sex on this risk. Am J Epidemiol 1984;119:526-540.
    Dados observacionais do First Health and Nutrition Examination Survey (1971-1974) foram usados para correlacionar gordura periférica e central com pressão arterial em 5.506 participantes.
13. *(1C)* **Larsson B** et al. Abdominal adipose tissue distribution, obesity, and risk of cardiovascular disease and death: 13 year follow up of participants in the study of men born in 1913. Br Med J 1984;288:1401-1404.
    Estudo observacional de 792 homens com 54 anos de idade por 13 anos, no qual foi notado aumento de ocorrência de acidente vascular cerebral e cardiopatia isquêmica em associação com aumento da relação entre circunferência da cintura e do quadril.
14. **Mensah GA** et al. Obesity, metabolic syndrome, and type 2 diabetes: Emerging epidemics and their cardiovascular implications. Cardiol Clin 2004;22:485-504.
    Revisão de síndrome metabólica com abundância de gráficos e tabelas.
15. *(1C)* **Alexander CM** et al. NCEP-defined metabolic syndrome, diabetes, and prevalence of coronary heart disease among NHANES III participants age 50 years and older. Diabetes 2003;52:1210-1204.
    Estudo observacional planejado para quantificar a prevalência aumentada de DCV em pacientes com síndrome metabólica com ou sem diabetes melito tipo 2.
16. *(1A)* **Tuomilehto J** et al. Prevention of type 2 diabetes mellitus by changes in lifestyle among subjects with impaired glucose tolerance. N Engl J Med 2001;344:1343-1350.
    Ensaio randomizado prospectivo e controlado envolvendo 522 indivíduos de média idade com peso acima do normal e diminuição de tolerância à glicose com mudanças no estilo de vida (diminuição de peso, dieta com diminuição de gordura total e saturada e aumento de fibra e de atividade física) ou sem nenhuma intervenção. O principal resultado final foi desenvolvimento de diabetes melito tipo 2, e os testes de tolerância à glicose foram feitos anualmente. A incidência cumulativa de diabetes melito tipo 2 foi 11% no grupo de intervenção e 23% no grupo-controle (diminuição de 58% no risco).
17. *(1A)* **Torgerson JS** et al. XENical in the prevention of diabetes in obese subjects (XENDOS) study: A randomized study of orlistat as an adjunct to lifestyle changes for the prevention of type 2 diabetes in obese patients. Diabetes Care 2004;27:155-161.
    Ensaio randomizado prospectivo e controlado de quatro anos de 3.305 pacientes com mudanças no estilo de vida e recebendo orlistat, 120 mg, VO, 3x/dia ou placebo, com principais resultados finais sendo estabelecimento de diabetes melito tipo 2 e mudança no peso. Os benefícios foram maiores no grupo tratado com orlistat.
18. **Kahn R** et al. The metabolic syndrome: Time for a critical appraisal. Diabetes Care 2005;28:2289-2304.
    Revisão de dados relativos à síndrome metabólica com conclusão de que a síndrome não existe como atualmente definida. São fornecidas recomendações práticas específicas.
19. **Grundy SM** et al. Diagnosis and management of the metabolic syndrome. Circulation 2005;112: epub ahead of print.
    Sumário executivo da posição do American Heart Association/National Heart, Lung and Blood Institute sobre a síndrome metabólica como preditor de DCV.
20. **Lyon HN** et al. Genetics of common forms of obesity: A brief overview. Am J Clin Nutr 2005;82(suppl):215S-217S.
    Revisão da situação atual da pesquisa genética e métodos usados para determinar associações com obesidade. Atualmente a genética é muito complexa para permitir associações específicas.
21. *(1C)* **Allison DB** et al. The heritability of body mass index among an international sample of monozygotic twins reared apart. Int J Obes Relat Metab Disord 1996;20:501-506.
    Metanálise de dados observacionais de 53 pares de gêmeos homozigotos criados separados, mostrando que 70% da variança em IMC pode ser atribuída à variação genética.
22. *(1C+)* **Stunkard AJ** et al. The body mass index of twins who have been reared apart. N Engl J Med 1990;322:1483-1487.

Metanálise de dados observacionais de gêmeos idênticos e fraternos criados separados ou juntos, mostrando substancial influência genética e mínimas influências ambientais na infância no IMC.

23. *(1C)* **Laitinen J** et al. Family social class, maternal body mass index, childhood body mass index, and age at menarche as predictors of adult obesity. Am J Clin Nutr 2001;74:287-294.
Estudo observacional finlandês de 2.876 homens e 3.404 mulheres mostrando poder preditivo de baixa classe social, IMC materno alto antes da gravidez, IMC alto durante a adolescência e menarca precoce na obesidade do adulto.

24. *(1C)* **Prentice AM** et al. Fast foods, energy density and obesity: A possible mechanistic link. Obes Rev 2003;4:187-194.
Revisão da literatura de estudos clínicos demonstrando "superconsumo passivo" de calorias derivadas de lanches rápidos, aproximadamente 65% mais alto que as dietas britânicas típicas, que desafia os sistemas normais humanos de controle de apetite, especialmente em crianças e adolescentes.

25. *(2C)* **Drewnowski A** et al. Dietary energy density and body weight: Is there a relationship? Nutr Rev 2004;62:403-413.
Nessa revisão da literatura, estudos insuficientes de grupos e epidemiológicos prospectivos mostraram associação causal entre densidade energética da dieta e risco de obesidade, mesmo que uma ligação seja apoiada pelos achados de vários estudos epidemiológicos cruzados.

26. *(1B)* **Willett WC** et al. Dietary fat plays a major role in obesity: No. Obes Rev 2002;3: 59-68.
Em estudos epidemiológicos cruzados entre e intrapopulações, ocorre associação de gordura da dieta com a prevalência de obesidade. Alguns estudos pequenos prospectivos e randomizados até apóiam essa associação, mas uma metanálise de ensaios a longo prazo (>1 ano) falha em demonstrar essa associação. Além disso, durante um período de tempo nos Estados Unidos, quando a porcentagem de energia consumida derivada de gordura diminuiu, a prevalência de obesidade aumentou substancialmente. Assim, a focalização na ingestão de gordura da dieta como prioridade no tratamento dietético da obesidade pode ser "uma confusão séria".

27. *(2C)* **Blundell JE** et al. Resistance and susceptibility to weight gain: Individual variability in response to a high-fat diet. Physiol Behav 2005;86:614-622.
Nesse pequeno estudo observacional, a vulnerabilidade biológica para obesidade devida à dieta com alto teor de gordura é associada com sintomas que podem ser parte de um "fenótipo econômico": Resposta fraca de saciedade a refeições gordurosas, preferência por alimentos com alto teor de gordura e forte atração hedônica por alimentos palatáveis e por comer.

28. *(1C)* **Song WO** et al. Is consumption of breakfast associated with body mass index in US adults? J Am Diet Assoc 2005;105:1373-1382.
Nessa análise de dados do NHANES 1999-2000 envolvendo 4.218 participantes (2.097 homens e 2.121 mujlheres), a inclusão de cereal pronto para consumo no desjejum foi relacionada com diminuição na razão de chances (OR = 0,70) para IMC de 25 kg/m² ou mais e teve associação inversa com IMC (r = -0,37; p < 0,01) em mulheres, mas não em homens.

29. **Ruxton CH** et al. Breakfast: A review of associations with measures of dietary intake, physiology and biochemistry. Br J Nutr 1997;78:199-213.
Nesta revisão da literatura, a associação entre desjejum e estado nutricional é discutida.

30. **Dandona P** et al. Metabolic syndrome. Circulation 2005;111:1448-1454.
Revisão do papel competitivo de obesidade e resistência à insulina na patogenia da síndrome metabólica.

31. *(1B)* **Balagopal P** et al. Lifestyle-only intervention attenuates the inflammatory state associated with obesity: A randomized controlled study in adolescents. J Pediatr 2005;146:342-348.

Nesse pequeno ensaio randomizado prospectivo e controlado de somente 15 adolescentes obesos, aumento de atividade física e restrição de calorias por três meses foram relacionados com diminuição de níveis da proteína reativa-C, do fibrinogênio e da interleucina-6.
32. *(1A)* **Epstein LH** et al. Ten-year outcomes of behavioral family-based treatment for childhood obesity. Health Psychol 1994;13:373-383.
Com base em metarrevisão de quatro estudos randomizados de crianças obesas, em 10 anos, 34% tiveram diminuição da porcentagem de peso acima do normal em mais de 20%. Trinta por cento dos pacientes não eram obesos. É enfatizado o papel do apoio da família e dos amigos em'relação à alimentação e aos hábitos de atividade.
33. *(1B)* **Lindahl B** et al. Improved fibrinolysis by intense lifestyle intervention: A randomized trial in subjects with impaired glucose tolerance. J Intern Med 1999;246:105-112.
Nesse ensaio randomizado de 186 pacientes obesos com diminuição de tolerância à glicose, benefícios sustentados nos marcadores de fibrinólise foram observados com tratamento comportamental em comparação com tratamento usual.
34. *(1B)* **Esposito K** et al. Effect of weight loss and lifestyle changes on vascular inflammatory markers in obese women: A randomized trial. JAMA 2003;289:1799-1804.
Nesse ensaio randomizado simples-cego de 120 mulheres obesas não-diabéticas na pré-menopausa, aderindo à dieta mediterrânea de baixa energia e ao aumento de atividade física, perdendo mais de 10% do peso, diminuíram os biomarcadores de inflamação vascular e resistência à insulina.
35. *(1B)* **Wadden TA** et al. Treatment of obesity by very low calorie diet, behavior therapy, and their combination: A five-year perspective. Int J Obes 1989;13(suppl 2):39-46.
Nesse estudo randomizado controlado de 76 mulheres obesas, tratamento comportamental, com (32%) ou sem (36%) dieta muito pobre em calorias, foi mantida perda de peso em um ano (10,6 e 6,6 kg, respectivamente), mas não em cinco anos. Em um ano mais perda de peso foi observada com a combinação de tratamento dietético e comportamental em comparação com tratamento comportamental e dietético isoladamente.
36. *(1B)* **Munsch S** et al. Evaluation of a lifestyle change programme for the treatment of obesity in general practice. Swiss Med Wkly 2003;133:148-154.
Estudo prospectivo randomizado de 122 pacientes de 14 clínicas gerais na Suíça, consistindo de 16 sessões de grupo de 90 minutos cada com tratamento comportamental cognitivo integrado.
37. **Foster GD** et al. Behavioral treatment of obesity. Am J Clin Nutr 2005;82:230S-235S.
Revisão de dados clínicos no tratamento comportamental de obesidade.
38. *(1B)* **Wadden TA** et al. Benefits of lifestyle modification in the pharmacologic treatment of obesity: A randomized trial. Arch Intern Med 2001;161:218-227.
Nesse ensaio randomizado de 53 mulheres obesas, sibutramina apenas, sibutramina mais modificação no estilo de vida e sibutramina, estilo de vida e dieta com porções controladas induziu perda de peso de 4,1%, 10,8% e 16,5%, respectivamente.
39. *(1B)* **Hoeger KM** et al. A randomized, 48-week, placebo-controlled trial of intensive lifestyle modification and/or metformin therapy in overweight women with polycystic ovary syndrome: A pilot study. Fertil Steril 2004;82:421-429.
Ensaio randomizado prospectivo e controlado limitado por recrutamento, desistência e adesão. Pacientes tratados com mudanças no estilo de vida e metformina perderam mais peso do que aqueles com qualquer intervenção isoladamente.
40. *(1B)* **Spring B** et al. Randomized controlled trial for behavioral smoking and weight control treatment: Effect of concurrent versus sequential intervention. J Consult Clin Pshychol 2004;72:785-796.
Esse ensaio randomizado de 315 mulheres fumantes observou que o controle de peso adicionado nas 8 últimas semanas *versus* as 8 semanas iniciais de 16 semanas de cessação de fumo foi associado com efeito mais duradouro e estável de perda de peso.
41. **Institute of Medicine.** Dietary, functional, and total fiber: Dietary reference intakes for energy, carbohydrate, fiber, fat, fatty acids, cholesterol, protein, and amino acids. Washington, DC, National Academy Press, 2002:265-334.

Fonte oficial baseada em evidências com tabelas para referência fácil. O *site* pode ser navegado para acessar informação sobre todos os aspectos de diretrizes dietéticas: http://www.iom.edu/report.asp?id=4340 (Acessado em 30 de outubro de 2005).
42. *(1C)***Ello-Martin JA** et al. The influences of food portion size and energy density on energy intake: Implications for weight management. Am J Clin Nutr 2005;82(1 suppl):236S-241S.
Revisão de estudos clínicos prospectivos controlados concluindo que ingestão de alimentos com densidade energética baixa diminui o apetite e limita o consumo de calorias por até 2 dias.
43. *(1C)* **DellaValle DM** et al. Does the comsumption of caloric and non-caloric beverages with a meal affect energy intake? Appetite 2005;44:187-193.
Nesse estudo, 44 mulheres foram observadas tomando lanche em período de seis semanas, no qual foram fornecidas diferentes bebidas. Quando as bebidas calóricas eram consumidas com lanche, a ingestão total de energia foi em média 104 ± 16 kcal maior, sem qualquer efeito na saciedade do que quando era consumida bebida não-calórica.
44. *(1B)* **Foster GD** et al. A randomized trial of a low-carbohydrate diet for obesity. N Engl J Med 2003;348:2082-2090.
Esse ensaio randomizado multicêntrico e controlado de 63 homens e mulheres obesos mostrou maior perda de peso em 3 e 6 meses (cerca de 4% de diferença no peso), mas não em um ano, com dieta com baixo teor de carboidratos, alto teor de proteína e alto teor de gordura, em comparação com dieta convencional com baixo teor calórico, alto teor de carboidratos e baixo teor de gordura.
45. *(1B)* **Yancy WS** et al. A low-carbohydrate, ketogenic diet versus a low-fat diet to treat obesity and hyperlipidemia. Ann Intern Med 2004;140:769-777.
Ensaio randomizado controlado de 120 indivíduos hiperlipêmicos com peso acima do normal em 24 meses, mostrando maior perda de peso (-12,9% *vs*. -6,7%) e adesão (76% *vs*. 57%) de dieta com baixo teor de carboidrato (< 20 g de carboidrato inicialmente), comparada com dieta com baixo teor de gorduras (< 30% de calorias de gordura, < 300 mg por dia de colesterol, 500-1.000 kcal/dia de déficit de energia). Melhorias maiores nos níveis de hipertrigliceridemia e de HDL também foram observadas no grupo de dieta com baixo teor de carboidratos.
46. *(1B)* **Brehm BJ** et al. A randomized trial comparing a very low carbohydrate diet and a calorie-restricted low fat diet on body weight and cardiovascular risk factors in healthy women. J Clin Endocrinol Metab 2003;88:1617-1623.
Nesses ensaio randomizado controlado de 53 indivíduos obesos ao longo de período de seis meses, maior perda de peso (8,5 *vs*. 3,9 kg) e de massa de gordura (4,8 *vs*. 2,0 kg) foi observada com dieta com baixo teor de carboidratos à vontade *versus* dieta com restrição de calorias com 30% de calorias como gordura. Nenhuma diferença foi observada entre os grupos de calorias consumidas, lipídeos, glicose de jejum, insulina e pressão arterial, embora o grupo de dieta com baixo teor de carboidratos tenha tido níveis mais altos de β-hidroxibutirato.
47. *(1B)* **Samaha FF** et al. A low-carbohydrate as compared with a low-fat diet in severe obesity. N Engl J Med 2003;348:2074-2081.
Nesse ensaio randomizado controlado de 79 indivíduos obesos (39% com diabetes e 43% com síndrome metabólica) em período de seis meses, maior perda de peso (-5,8 *vs*. -1,9 kg) foi observada com dieta pobre em carboidratos em comparação com dieta com baixo teor de gordura e com restrição de calorias. Melhorias na hipertrigliceridemia e na resistência à insulina foram maiores no grupo de dieta pobre em carboidratos.
48. *(1B)* **Stern L** et al. The effects of low-carbohydrate versus conventional weight loss diets in severely obese adults: One-year follow-up of a randomized trial. Ann Intern Med 2004;140:778-785.
Esse estudo relata os dados do seguimento de um ano por Samaha FF et al. (2003). Diferenças de perda de peso em seis meses não estavam presentes em um ano, embora o

estado lipídico e glicêmico (níveis de A1C) permanecessem melhores no grupo de baixo teor de carboidratos.
49. *(1B)* **Barnard ND** et al. The effects of a low-fat, plant-based dietary intervention on body weight, metabolism, and insulin sensitivity. Am J Med 2005;118:991-997.
Nesse estudo randomizado controlado de 64 mulheres após a menopausa com peso acima do normal em período de 14 semanas, dieta vegetariana com baixo teor de gordura à vontade foi relacionada com maior perda de peso (5,8 *vs.* 3,8 kg) em comparação com dieta NCEP (National Cholesterol Education Progam [NT]) controle.
50. *(1A)* **Pirozzo S** et al. Advice on low-fat diets for obesity (Cochrane Review): The Cochrane Library, 2005; Issue 2. http://www.cochrane.org/cochrane/revabstr/AB003640.htm (acesso em 11/8/2005).
Nessa metanálise de quatro ensaios randomizados prospectivos com seguimento de seis meses, cinco com seguimento de 12 meses e três com seguimento de 18 meses, nenhuma diferença significativa na perda de peso e em outros parâmetros clínicos foi notada entre os pacientes obesos/com peso acima do normal tratados com dieta pobre em gordura em comparação com outras dietas para perda de peso com restrição de calorias.
51. *(2B)* **Nickols-Richardson SM** et al. Perceived hunger is lower and weight loss is greater in overweight premonopausal women consuming a low-carbohydrate/high-protein vs high-carbohydrate/low-fat diet. J Am Diet Assoc 2005;105:1433-1437.
Nesse pequeno ensaio randomizado prospectivo e controlado de seis semanas envolvendo 28 mulheres após a menopausa com excesso de peso, dieta com baixo teor de carboidrato/alto teor de proteína foi relacionada com diminuição de percepção de fome e maior porcentagem de perda de peso.
52. *(2B)* **Schoeller DA** et al. Energetics of obesity and weight control: Does diet composition matter? J Am Diet Assoc 2005;105(suppl 1):S24-S28.
Revisão da literatura clínica e comentários tirando as seguintes conclusões:
1. que estudos prévios mostrando vantagem de dietas com baixo teor de carboidratos em virtude da diminuição de ingestão de calorias são falhas e estudos envolvendo gasto de energia em 24 horas não apóiam essa alegação;
2. que se especula se dieta com alto teor de proteína ou dieta terapêutica que suprime apetite leva a mais perda de peso do que dieta com baixo teor de carboidrato; e
3. que dieta hipocalórica para perda de peso deve conter 35 a 50% de carboidrato, 25 a 35% de gordura e 25 a 30% de proteína, com base nas necessidades diárias de energia.
53. *(1B)* **Moran LJ** et al. The satiating effect of dietary protein is unrelated to postprandial ghrelin secretion. J Clin Endocrinol Metab 2005;90:5205-5211.
Nesse estudo de 12 semanas, randomizado, paralelo e controlado de 57 homens e mulheres com peso acima do normal, hiperinsulinêmicos, foram observados efeitos comparáveis de dieta com alto teor de proteína (34%), baixo de gordura (29%) e dietas com proteína-padrão (18%) e alto teor de gordura (45%): ambas foram relacionadas com diminuição de apetite, aumento de ghrelina e diminuição de peso.
54. *(1B)* **Noakes M** et al. Effect of an energy-restricted, high-protein, low-fat diet relative to a conventional high-carbohydrate, low-fat diet on weight loss, body composition, nutritional status, and markers of cardiovascular health in obese women. Am J Clin Nutr 2005;81:1298-1306.
Nesse estudo randomizado e controlado de 100 mulheres obesas ou com peso acima do normal em período de 12 semanas, dieta com restrição de energia, alto teor de proteína e baixo teor de gordura foi relacionada com maior perda de massa gordurosa e melhoria no estado glicêmico e lipídico em comparação com dieta com alto teor de carboidratto, apesar de não haver diferença na perda de peso.
55. *(1B)* **Dansinger ML** et al. Comparison of the Atkins, Ornish, Weight Watchers, and Zone Diets for weight loss and heart disease risk reduction. JAMA 2005;293:43-53.
Estudo randomizado de 160 pacientes observando que é a adesão à dieta que tem maior efeito no sucesso. As diminuições calóricas entre os quatro grupos, que tiveram perda comparável de peso em geral, foram 138 kcal/dia (Atkins), 251 kcal/dia (Zone), 244 kcal/dia (Weight Watchers) e 192 kcal/dia (Ornish) ($p < 0,05$).

56. *(1C)* **Zahouani A** et al. Short- and long-term evolution of body composition in 1389 obese outpatients following a very low calorie diet (Pro'gram 18 VLCD). Acta Diabetol 2003;40(suppl 1):S149-S150.
    Nesse grande estudo observacional DCMB foi associada com perda de peso mantida e melhoria dos fatores de riscos associados com obesidade por dois anos.
57. *(1A)* **Heymsfield SB** et al. Weight management using a meal replacement strategy: Meta- and pooling analysis from six studies. Int J Obes Relat Metab Disord 2003;27:537-549.
    Essas metanálises de ensaios randomizados prospectivos e controlados de mais de três meses de adultos com IMC de 25 kg/m² ou mais mostraram segurança e eficácia de substituições parciais de refeições na perda de peso e na diminuição de riscos associados à obesidade.
58. *(1C)* **Reddy ST** et al. Effect of low-carbohydrate high-protein diets on acid-base balance, stone-forming propensity, and calcium metabolism. Am J Kidney Dis 2002;40:265-274.
    Em 10 indivíduos sadios a adesão à dieta Atkins de indução por 2 semanas (média de 1.930 kcal/dia, média de 164 g de proteína/dia, média de 133 g de gordura/dia e média de 19 g de carbohidrato/dia) seguida pela dieta Atkins de manutenção (média de 2.034 kcal/dia, média de 170 g de proteína/dia, média de 136 g de gordura/dia e média de 33 g de carboidrato/dia) foi associada com aumento de ácido urinário e de excreção urinária de cálcio, diminuição de níveis urinários de citrato e tendência para aumento de reabsorção óssea e diminuição de formação óssea.
59. **Amanzadeh J** et al. Effect of high protein diet on stone-forming propensity and bone loss in rats. Kidney Int 2003;64:2142-2149.
    Estudo em ratos mostrando efeitos hipocitratúrico e hiper-reabsortivo de dieta com alto teor de proteínas.
60. *(1B)* **Bowen J** et al. A high dairy protein, high-calcium diet minimizes bone turnover in overweight adults during weight loss. J Nutr 2004;134:568-573.
    Nesse estudo randomizado, 50 indivíduos receberam 12 semanas de dieta com alto teor de proteína e restrição de energia, com 2.400 mg/dia de cálcio (usando fontes de proteínas de laticínios) ou 500 mg/dia de cálcio (usando fontes mistas de proteínas), seguida por período de quatro semanas de equilíbrio de energia. Perda de peso (10% do peso inicial) foi comparável entre os dois grupos, mas o grupo de proteína de laticínios teve menos hiper-reabsorção óssea do que o grupo de proteína mista.
61. *(1C+)* **Friedman AN** et al. High-protein diets: Potential effects on the kidney in renal health and disease. Am J Kidney Dis 2004;44:950-962.
    Nessa revisão da literatura clínica representada por estudos intervencionais humanos, todos menos um sendo randomizados, foi mostrado que dietas com alto teor de proteína causam dano significativo em pacientes com doença renal crônica: aumento de proteinúria, diurese, natriurese, alteração da pressão arterial e nefrolitíase.
62. *(1C)* **Arunabh S** et al. Body fat content and 25-hydroxyvitamin D levels in healthy women. J Clin Endocrinol Metab 2003;88:157-161.
    Esse estudo cruzado de 410 mulheres sadias com IMC variando de 17 a 30 kg/m², foi observada relação inversa entre porcentagem de gordura corporal (determinada por DEXA) e níveis de 25-hidroxi-vitamina D. Supõe-se que essa relação seja devida ao aumento de distribuição tissular de vitamina D com aumento de adiposidade.
63. *(1C)* **Buffington C** et al. Vitamin D deficiency in the morbidly obese. Obes Surg 1993;3:421-424.
    Nesse estudo cruzado de 60 mulheres obesas consideradas para cirurgia bariátrica, os níveis de 25-hidroxi-vitamina D foram negativamente correlacionados com obesidade.
64. *(2C)* **Dwyer JT** et al. Dietary supplements in weight reduction. J Am Diet Assoc 2005;105:S80-S86.
    Revisão de ensaios clínicos fracos envolvendo suplementos de dieta e obesidade mostra evidências inconclusivas de qualquer benefício.
65. **Department of Health and Human Services and the U.S. Department of Agriculture.** Dietary guidelines for Americans, 2005. http://www.health.gov/dietaryguidelines/dga2005 document/pdf/dga2005.pdf. Acesso em 30/10/2005.

Revisão extremamente abrangente e baseada em evidências com recomendações específicas sobre alimentação sadia e estilo de vida, incluindo atividade física.
66. *(1B)* **Ross R** et al. Reduction in obesity and related comorbid conditions after diet-induced weight loss or exercise-induced weight loss in men: A randomized, controlled trial. Ann Intern Med 2000;133:92-103.
Nesse ensaio randomizado e controlado de 52 homens obesos em período de três meses, atividade física diária sem restrição de calorias diminuiu obesidade abdominal e resistência à insulina.
67. *(1B)* **Slentz** et al. Effects of the amount of exercise on body weight, body composition, and measures of central obesity; STRRIDE: a randomized controlled study. Arch Intern Med 2004;164:31-39.
Nesse ensaio randomizado e controlado de 120 indivíduos em período de oito meses, foi observado efeito dependente da dose de atividade física na perda de peso, independentemente da dieta.
68. *(1A)* **Lindstrom J** et al. The Finnish Diabetes Prevention Study (DPS): Lifestyle intervention and 3-year results on diet and physical activity. Diabetes Care 2003;26:3230-3236.
Ensaio randomizado e controlado em período de três anos de 522 indivíduos de meia-idade com peso acima do normal, com diminuição de tolerância à glicose, mostrando que intervenções intensivas no estilo de vida no primeiro ano seguidas de período de manutenção (dieta e exercício) produzem maior perda de peso e diminuição do risco de diabetes em comparação com tratamento usual.
69. *(1B)* **Jeffery RW** et al. Physical activity and weight loss: Does prescribing higher physical activity goals improve outcome? Am J Clin Nutr 2003;78:684-689.
Ensaio randomizado controlado de 202 homens e mulheres com peso acima do normal observou maior perda de peso a longo prazo (18 meses) com mais exercício (2.500 kcal/semana) em comparação com menos exercício (1.000 kcal/semana).
70. *(1B)* **Jakicic JM** et al. Effect of exercise duration and intensity on weight loss in overweight, sedentary women: a randomized trial. JAMA 2003;290:1323-1330.
Nesse ensaio randomizado e controlado de 201 mulheres sedentárias seguidas por 12 meses, foi observado efeito dose-resposta de exercício com perda de peso.
71. *(1A)* **Padwal R** et al. Long-term pharmacotherapy for obesity and overweight. The Cochrane Database Syst Rev 2005;Issue 3. http://www.cochrane.org/reviews/en/ab004094.html (acesso em 08/11/2005).
Metanálise mostrando perda de peso com orlistat (11 ensaios prospectivos randomizados e controlados > 1 ano; 2,7 kg de perda, 2,9% mais perda de peso que controles; 12% dos pacientes com > 10% de perda de peso) e sibutramina (cinco ensaios prospectivos randomizados e controlados > 1 ano; 4,3 kg de perda, 4,6% mais perda de peso que controles; 15% de pacientes com > 10% de perda de peso). Índices de desgaste foram altos: 33% para orlistat e 43% para sibutramina.
72. *(1A)* **Arterburn DE** et al. The efficacy and safety of sibutramine for weight loss: A systematic review. Arch Intern Med 2004;164:994-1003.
Nessa metanálise de 29 ensaios clínicos randomizados controlados com placebo e dados não-publicados de 10 autores, sibutramina foi associada com perdas de peso em 3 e 12 meses de 2,78 kg e 4,45 kg em comparação com placebo. Foi fornecida evidência insuficiente em relação à morbidade e à mortalidade associadas com obesidade, ou perfil de benefício a longo prazo.
73. *(1A)* **Li Z** et al. Meta-analysis: Pharmacologic treatment of obesity. Ann Intern Med 2005;142:532-546.
Os autores fizeram metanálise baseada em informações de bancos de dados eletrônicos, especialistas no campo e relatos não-publicados sobre sibutramina, fentermina, dietilpropion, orlistat, fluoxetina, bupropion, topiramato, sertralina e zonisamida.
74. *(1A)* **Cavalieri H** et al. Gastrintestinal side effects of orlistat may be prevented by concomitant prescription of natural fibers (psyllium mucilloid). Int J Obes Relat Metab Disord 2001;25:1095-1099.

Estudo randomizado controlado com placebo de 60 mulheres obesas, no qual 6 g de psyllium mucilloid diminuiu sintomas gastrintestinais associados com orlistat (120 mg, VO, 3x/dia).
75. *(1A)* **Wilding J** et al. A randomized double-blind placebo-controlled study of the long-term efficacy and safety of topiramate in the treatment of obese subjects. Int J Obes Relat Metab Disord 2004;28:1399-1410.
Esse ensaio randomizado controlado de 1.289 indivíduos obesos ou com peso acima do normal com seis semanas de introdução, oito semanas de acerto de dose e dois anos de fase de manutenção. Depois de um ano, foram observadas melhorias na perda de peso, na pressão arterial e no controle glicêmico.
76. *(1A)* **Astrup A** et al. Topiramate: Long-term maintenance of weight loss induced by a low-calorie diet in obese subjects. Obes Res 2004;12:1658-1669.
Ensaio randomizado controlado de 701 indivíduos obesos que tinham já perdido peso com dieta com baixa caloria por oito semanas e continuaram com mudanças de estilo de vida e topiramato ou placebo. Topiramato foi associado com aumento de perda de peso e foi bem tolerado.
77. *(1A)* **Bray GA** et al. A 6-month randomized, placebo-controlled, dose-ranging trial of topiramate for weight loss in obesity. Obes Res 2003;11:722-733.
Ensaio randomizado controlado de 385 pacientes obesos sadios que perderam mais peso com topiramato, em comparação com placebo, com doses diárias de 64, 96, 192 e 384 mg.
78. *(1B)* **McElroy SL** et al. Topiramate in the treatment of binge eating disorder associated with obesity: A randomized, placebo-controlled trial. Am J Psychiatry 2003;160:255-261.
Estudo randomizado e controlado de 61 pacientes obesos com ingestão compulsiva de alimentos em período de 14 semanas mostrou diminuição do peso e da freqüência de ingestão compulsiva em comparação com placebo.
79. *(2C)* **Guerdjikova AI** et al. Response of recurrent binge eating and weight gain to topiramate in patients with binge eating disorder after bariatric surgery. Obes Surg 2005;15:273-277.
Relato de três pacientes tratados com sucesso com topiramato por média de 10 meses.
80. *(1A)* **Van Gaal** et al. Effects of the cannabinoid-1 receptor blocker rimonabant on weight reduction and cardiovascular risk factors in overweight patients: 1-year experience from the RIO-Europe study. Lancet 2005;365:1389-1397.
Ensaio randomizado controlado de 920 pacientes seguidos por um ano com 5 ou 20 mg por dia. Foi observado efeito dose-dependente na perda de peso e nas características da síndrome metabólica com mínimos efeitos colaterais.
81. *(1A)* **Colquitt J** et al. Surgery for morbid obesity: The Cochrane Database Syst Rev 2005; Issue 3. http://www.cochrane.org/reviews/en/ab003641.html (acessed 11/8/2005).
Metarrevisão de 18 ensaios, de qualidade variável, envolvendo 1.891 indivíduos levaram os autores a concluir que há somente evidências limitadas, mas que o tratamento cirúrgico de obesidade classe III foi mais eficaz que os métodos não-cirúrgicos.
82. *(1A)* **Nguyen NT** et al. Laparoscopic versus open gastric bypass: A randomized study of outcomes, quality of life, and costs. Ann Surg 2001;234:279-289.
Esse estudo randomizado controlado compara cirurgia aberta *versus* RGB em 155 pacientes com IMC de 40-60 kg/m² e observou maior tempo de cirurgia, menos perda de sangue, menor tempo de internação, mais estenose anastomótica e menos complicações relacionadas com ferida cirúrgica com a cirurgia laparoscópica. A perda de peso foi semelhante entre os dois grupos.
83. *(1A)* **Jones DB** et al. Optimal management of the morbidly obese patients. Surg Endosc 2004;18:1029-1037.
Nesse relato baseado em evidências, 1.500 ensaios clínicos foram avaliados e foram tiradas conclusões relativas aos méritos relativos de vários procedimentos de cirurgia bariátrica. São feitas fortes recomendações, com base em dados de nível 1A.
84. *(1C)* **O'Brien PE** et al. Prospective study of a laparoscopically placed, adjustable gastric band in the treatment of morbid obesity. Br J Surg 1999;86:113-118.

Estudo prospectivo de braço único de 302 pacintes recebendo LAP-BAND com seguimento de quatro anos. Complicações iniciais ocorreram em 4%, o tempo médio de internação foi de 3,9 dias, e as complicações tardias (prolapso de estômago através da banda) ocorreu em 9%. A perda média de excesso de peso foi de 51% em 12 meses, 58,3% em 24 meses, 61,6% em 36 meses e 68,2% em 48 meses.

85. *(1C)* **DeMaria EJ** et al. High failure rate after laparoscopic adjustable silicone gastric banding for treatment of morbid obesity. Ann Surg 2001;233:809-818.

   Estudo observacional de 36 pacientes recebendo LAP-BAND e seguidos por mais de quatro anos. Somente quatro obtiveram IMC menor que 35 kg/m² ou maior que 50% de perda de peso excessivo. Mais de 50% necessitaram retirada da banda ou conversão para RGB.

86. *(1C)* **Favretti F** et al. Laparoscopic banding: Selection and technique in 830 patients. Obes Surg 2002;12:385-390.

   Nesse estudo observacional de 830 pacientes submetidos à LAP-BAND, a mortalidade foi 0, a conversão, 2,7%, complicações necessitando reoperação, 3,9%, complicações menores necessitando reoperação, 11%, e falha em perder mais de 30% do peso excessivo ocorreu em 20%.

87. *(1A)* **Lee WJ** et al. Laparoscopic vertical banded gastroplasty and laparoscopic gastric bypass: A comparison. Obes Surg 2004;14:626-634.

   Nesse estudo randomizado controlado, 80 pacientes com obesidade classe III obtiveram maior perda do excesso de peso com RGB em comparação com procedimento puramente restrito de gastroplastia com banda vertical.

88. *(1C)* **Biertho L** et al. Laparoscopic gastric bypass versus laparoscopic adjustable gastric banding: A comparative study of 1.200 casos. J Am Coll Surg 2003;197:536-544.

   Estudo comparativo de duas séries de casos.

89. *(1C)* **Parikh MS** et al. Laparoscopic bariatric surgery in super-obese patients (BMI>50) is safe and effective: A review of 332 patients. Obes Surg 2005;15:858-863.

   Esse estudo retrospectivo de pacientes superobesos compara os três tipos de cirurgia bariátrica laparoscópica: LAP-BAND ($n = 192$) foi associada com 35% de perda de peso excessivo em um ano, 46% em dois anos e 50% em três anos, com índice de conversão de 0,5%, 60 minutos de tempo operatório, mediana de 24 horas de tempo de internação, 4,7% de morbidade e nenhuma mortalidade; RGB ($n = 97$) foi associada com 58% de perda de peso excessivo em um ano, 55% em dois anos e 57% em três anos, com índice de conversão de 2,1%, tempo operatório de 130 min, mediana de 72 horas de internação, 11,3% de morbidade e nenhuma mortalidade; BPD (com e sem derivação duodenal; $n = 43$) foi associada com 61% de perda de peso excessivo em um ano, 69% em dois anos e 77% em três anos, com índice de conversão de 7%, 255 minutos de tempo operatório, mediana de 96 horas de internação, 16,3% de morbidade e nenhuma mortalidade.

90. *(1C)* **Bloomberg RD** et al. Nutritional deficiencies following bariatric surgery: What have we learned? Obes Surg 2005;15:145-154.

   Nessa revisão da literatura são fornecidos detalhes de deficiências nutricionais com os procedimentos bariátricos comuns. Procedimentos de má absorção, particularmente BPD > RGB, são associados com várias deficiências, a hipoproteinemia sendo a mais significativa.

9
Neoplasia endócrina múltipla

Glen W. Sizemore

Definição 339	Neoplasia endócrina múltipla tipo 1 ... 341
Epidemiologia 339	Neoplasia endócrina múltipla tipo 2 ... 346
Etiologia 339	

DEFINIÇÃO

Dois conjuntos de síndromes de neoplasia endócrina múltipla (NEM) e associações com tumor são bem caracterizadas depois da proposta inicial de Steiner et al. [1]. A Tabela 9.1 relaciona os componentes da síndrome e sua penetrância. A NEM-1 descreve uma combinação de dois ou mais tumores de origem hipofisária, enteropancreática e paratiróidea. Wermer [2] confirmou a origem genética relatando a doença em gerações sucessivas de uma família. A NEM-2, originalmente descrita por Sipple [3], refere-se à combinação de carcinoma medular de tiróide (CMT), feocromocitoma (F) e tumores de paratiróide. A NEM-2 tem três variantes: pacientes com NEM-2A têm fenótipo normal; pacientes com NEM-2B têm fenótipo distinto (ver mais adiante) com ganglioneuromas orais, características marfanóides, nervos corneais proeminentes e falta geral de doença de paratiróide; CMT familiar (CMTF) descreve famílias nas quais os pacientes têm somente MCT.

EPIDEMIOLOGIA

As síndromes NEM são raras. A prevalência estimada varia de 0,2 a 2/100 mil para NEM-1 e 2 a 10/100 mil para NEM-2. Inicialmente, supunha-se que os casos eram mais comuns em pessoas com ascendência do norte da Europa, da Ásia e, menos comumente, da África e da América do Sul. Em virtude dos pacientes com essas doenças serem limitados e se espalharem por múltiplas instituições, há poucos, se é que há, estudos randomizados duplos-cegos de meios para confirmação do diagnóstico, de resultados de diferentes tratamentos e de eficácia de custos.

ETIOLOGIA

As síndromes NEM são herdadas com padrão dominante autossômico de transmissão. A NEM-1 deriva de mutações de um gene no cromossomo 11q13. Esse gene codifica uma proteína intranuclear aminoácido 613 chamada menin, supostamente considerada supressora de tumor. Cerca de 80% dos pacientes com NEM-1 herdam

Tabela 9.1 ■ Neoplasia endócrina múltipla: órgão envolvido e penetrância estimada do tumor em adultos

Órgão envolvido	Penetrância estimada do tumor
NEM-1	
Paratiróide	90%
Enteropancreático	30-75%
Funcionante	
Gastrina[a]	40-50%
Insulina[a]	10-29%
Glucagon[a]	1%
Não-funcionante	
Polipeptídeo pancreático	17-20%
Glucagon	2-8%
Polipeptídeo intestinal vasoativo	2%
Somatostatina	2%
Outros: calcitonina, serotonina, cromogranina, neurotensina, hormônio de crescimento	
Carcinóide de intestino anterior (não-funcionante)	16%
Tímico[a]	2%
Bronquial[a]	2-8%
Semelhante a enterocromafin gástrico[a]	7-10%
Hipófise anterior	18-47%
Prolactina	20-30%, 60%
Hormônio de crescimento e prolactina	5%
Hormônio de crescimento	5%
Adrenocorticotrófico	2%
Tirotrofina	1%
Não-funcionante	5-10%
Tiróide	12%
Córtex adrenal	16-40%
Tumores não-endócrinos	
Lipoma	30%
Angiofibroma facial	88%
Colagenoma	72%
Leiomioma	10%
NEM-2A	43%
Carcinoma medular de tiróide[a]	100%
Feocromocitoma[a]	19-50%
Paratiróide	15-30%
Amiloidose cutânea em líquen	Raro
Doença de Hirschsprung	Raro
NEM-2B	17%
Carcinoma medular de tiróide[a]	100%
Feocromocitoma[a]	25%
Paratiróide	Raro
Fenótipo ganglioneuroma	100%
Carcinoma medular familiar	
Carcinoma medular de tiróide[a]	7%

[a] Tumor com potencial maligno.

uma de mais de 320 mutações de códon de linhagem germinativa que são "inativantes" e removem supressão de tumor [4]. Se ocorrer perda do segundo alelo supressor, o desenvolvimento de tumor inicia-se de maneira consistente com o modelo mutacional de "dois golpes", de Knudson e Strong [5].

Não há correlação genótipo-fenótipo na NEM-1.

Em pacientes com NEM-2, pelos menos 12 mutações de sentido equívoco nos códons da linha germinativa podem existir no proto-oncogene RET (rearranjado durante a transferência) no cromossomo 10q11.2. Mais de 95% dos casos de NEM-2 têm tais mutações. Esse gene "ativante" codifica o receptor de tirosina-quinase, que sinaliza o crescimento e a diferenciação celular e inicia a gênese do tumor. Primeiro ocorre mutação germinal, que aumenta a susceptibilidade da célula à transformação maligna; o segundo evento é a mutação somática, que transforma a célula mutante em célula tumoral. Na NEM-2, existe forte relação genótipo-fenótipo.

Os tumores NEM herdáveis têm características importantes que contrastam com as de tumores endócrinos esporádicos: origem e transmissão genética; hiperplasias precursoras que predispõem o aparecimento em mais jovens e ao diagnóstico mais cedo; multiplicidade e multicentricidade do envolvimento do tumor (90%, 70% e 100% de tumores secretantes de insulina, gastrina e calcitonina, respectivamente, vs. 10%, 40% e 10% em suas contrapartidas esporádicas, que são multicêntricas); espectro clinicopatológico com desenvolvimento inicial de hiperplasia oculta, transformando-se, mais tarde, em tumor sintomático; e, em alguma extensão, comportamento biológico mais maligno de alguns tumores – CMT em algumas famílias, enteropancreático e carcinóide.

Não há superposição entre NEM-1 e NEM-2. No entanto, Frank-Raue et al. [6] relataram uma família com coexistência dessas síndromes e mutações de um gene NEM-1 e NEM-2, cada uma herdada de lados opostos da família.

NEOPLASIA ENDÓCRINA MÚLTIPLA TIPO 1

Essa é a síndrome dos três Ps: pituitária, paratiróide e pâncreas. O principal órgão envolvido está delineado na Tabela 9.1. As faixas de penetrância são devidas supostamente a características de diferentes famílias, das idades e dos anos em que os estudos foram feitos. A NEM-1 tipicamente surge após a primeira década, com a maioria dos sintomas se desenvolvendo na terceira (mulheres) e na quarta (homens) décadas. As características clínicas em 52 pacientes foram úlceras em 40%, hipoglicemia em 31%, hiperparatiroidismo em 15% e diarréia e doença hipofisária em 6% [7].

Rastreamento

História familiar abrangente (processo sem custo) e análise de DNA para mutação de NEM-1 (cara) devem ser feitas em pacientes que têm ou com suspeita de ter risco hereditário de NEM-1. As fontes e os custos das análises de mutação podem ser encontrados em www.geneclinics.org. Vários benefícios resultam de pacientes com mutação positiva: supervisão clínica e tratamento se intensificam; cirurgias para componentes como doença multiglandular de paratiróide e tumores enteropancreáticos multifocais são diferentes daquelas nos pacientes esporádicos; e a busca mandatória de casos em parentes de primeiro grau com risco é simplificada (necessidade de verificar somente uma mutação conhecida). Pacientes com mutação negativa têm tranqüilidade emocional, assim como benefício econômico, porque não são necessários mais testes clínicos. Infelizmente, a mutação não é encontrada em até 30% de probandos em famílias sabidamente com NEM-1 [8]. O rastreamento nessas famílias deve reverter para medida anual de cálcio ionizado, hormônio de paratiróide, gastrina e prolactina [9] e recomendação de RM abdominal a cada dois anos. Embora a expressão clínica ocorra em geral depois da idade de 10 anos, o autor recomenda que o rastreamento seja iniciado na idade de cinco anos por causa de relatos de prolactinoma nessa idade [10] e insulinoma na idade de seis anos [8].

Resultado falso-negativo na triagem de mutação pode ocorrer em indivíduos de família com mutação conhecida em freqüências "estimadas por adivinhação" [8]. A análise de uma segunda amostra separada é recomendada para diminuir o risco de 0,25% de perda de um afetado.

Até agora, nenhum resultado falso-positivo de teste de mutação foi relatado, e o autor está ciente da falta de estimativas de erros de administração, de amostragem e de laboratórios de referência.

Pacientes com três outras doenças geralmente consideradas esporádicas merecem testes de mutação. Elas são: síndrome de Zollinger-Ellison (SZE), porque aproximadamente 33% têm NEM-1; hiperparatiroidismo familiar, porque 14 a 16% têm NEM-1; e insulinoma, dos quais 4 a 10% têm a síndrome [11-13].

Doença enteropancreática

A doença enteropancreática está presente em até 75% dos pacientes com NEM-1. Em geral é multicêntrica e encontrada no antro gástrico, no pâncreas e na submucosa duodenal (particularmente gastrinomas). A doença maligna oculta está presente em metade desses pacientes na meia-idade [14]. A maioria secreta hormônio (Tabela 9.1) que produz síndrome clínica distinta; ocasionalmente são secretados múltiplos hormônios. Cromogranina A e polipeptídeo pancreático são outros hormônios que podem ser secretados por esses tumores, que produzem concentrações suficientes para serem marcadores úteis dos tumores enteropancreáticos.

Tumores secretores de gastrina

Tumores secretores de gastrina são os tumores funcionantes mais comuns com o maior potencial maligno. Cerca de 90% têm componente duodenal. Metade tem metástase antes que o diagnóstico seja feito [14]. A maioria deles são pequenos, múltiplos e se localizam dentro do pâncreas e do duodeno. A síndrome clínica causada por excesso de secreção de gastrina – SZE – não difere entre NEM-1 e tumores esporádicos [7,15]. Em séries clínicas iniciais, úlcera péptica multifocal e esofagite causando dor, obstrução pilórica, perfuração ou hemorragia foram relatadas em 50% dos pacientes; diarréia aquosa ocorreu em 13% [7].

Diagnóstico

Medidas de gastrina basal e secreção horária de ácido gástrico são mandatórias.

Gastrina alta (geralmente > 200 pg/mL) e secreção alta de ácido gástrico são marcadores de SZE em pacientes sem história de medicamentos para diminuir acidez ou cirurgias. Secreção de ácido gástrico excedendo 15 mEq/h é observada em 68 a 97%. Esses testes excluem 88 a 96% dos pacientes com úlcera duodenal comum [16]. Para distinção de pacientes com sintomas de SZE e valores minimamente elevados de gastrina basal, aconselha-se teste de secretina usando 2U/kg. Aumento de gastrina de 200 mg/mL ou mais é diagnóstico de SZE, sem respostas falso-positivas e somente respostas falso-negativas ocasionais relatadas [17,18]. A história é um modo sem custo de excluir outras causas de gastrina alta, como antro gástrico retido, obstrução de via de saída gástrica e insuficiência renal.

Se for planejada uma cirurgia, que estudos de localização devem ser feitos? Estudos de localização mais favorecidos são cintilografia de receptor de somatostatina com octreotida (SRS) e ultra-sonografia endoscópica (USE). Ambas têm sensibilidade na faixa de 80 a 90%, com o aviso de que SRS pode não revelar muitos tumores menores que 1,5 cm [19, 20]. Alguns também usam ressonância magnética (RM) e tomografia computadorizada (TC) para excluir metástases que contra-indicariam uma intervenção cirúrgica; no entanto, essas modalidades são insensíveis na detecção de tumores menores, localizando somente 26% e 31% de insulinomas e gastrinomas, respectivamente [21,22]. Em um estudo de caso-controle de pacientes com gastrinoma, USE foi acurada em 83%, perdendo tumores em quatro e prevendo tumores não-existentes em dois de 36 pacientes (resultado falso-positivo) [23]. Foi barata, diminuindo os custos de localização em 50%. Se esses procedimentos não forem bem-sucedidos, sensibilidade comparável é possível com a mais cara e demorada amostra transepática transvenosa percutânea ou injeção arterial de um secretagogo com amostra venosa para medida de hormônio.

Tratamento

Na maioria dos pacientes, inibidores de bomba de próton, bloqueadores de receptor H_2 e análogos de somatostatina para hormônios outros que não gastrina prevêem eficazmente a morbidade [14].

Quando é feita, a cirurgia costuma incluir pancreatectomia distal, ultra-sonografia intra-operatória e palpação (para delinear tumores adicionais a serem removidos da cabeça do pâncreas e da submucosa duodenal) e linfadenectomia em torno do tronco celíaco e do ligamento hepático. Indicações de cirurgia em NEM-1 estão evoluindo. Não sabemos se a cirurgia precoce diminui os sintomas e a morte por câncer sem aumentar a morbidade. Estudos randomizados a longo prazo de pacientes tratados sem cirurgia em comparação com cirurgia padronizada, que focaliza a sobrevida e a morbidade operatória, não estão disponíveis. Todos os clínicos concordam com cirurgia em falha de tratamento clínico ou como paliativo para doença avançada. Aqueles com tendência mais conservadora citam 100% de sobrevida em

15 anos em pacientes com tumores menores que 1,5 cm não-submetidos à cirurgia [24]. Outro estudo não mostra cura cirúrgica para gastrinomas maiores que 2,5 cm [25]. Isso enfraquece os argumentos para remoção de tumores maiores que 3 cm, que são ainda refutados pela falta de correlação entre o tamanho do tumor primário e a incidência de metástases regionais e à distância e a descoberta isolada de metástase associada com tumor primário de 3 mm [26].

Clínicos menos conservadores argumentam que os pacientes devem ser operados por causa da dificuldade de prever quais tumores primários produzirão metástases e quando isso vai acontecer. O grupo da University of Michigan operou 15 pacientes pré-sintomáticos. Sua intervenção incluiu pancreatectomia distal, ultra-sonografia intra-operatória, palpação e remoção de tumores localizados na cabeça do pâncreas, na submucosa duodenal e no antro, assim como dissecção de linfonodos ao longo do eixo celíaco e do ligamento hepático. Todos os pacientes continuaram a ter níveis normais de gastrina, e somente um teve diabetes melito [27]. Skogseid et al. têm resultados complementares [28]. O seguimento é de curto prazo em ambos os estudos, mas os resultados iniciais sugerem necessidade de estudo maior randomizado.

Tumores secretores de insulina e outros tipos de tumores

Entre 10 e 30% dos tumores enteropancreáticos secretam insulina. O paciente mais jovem estudado tinha seis anos de idade. Os tumores, em sua maioria, são secretores de insulina; alguns produzem insulina e gastrina [29]. Ambos os tipos causam hipoglicemia.

Diagnóstico

O diagnóstico é baseado no achado simultâneo de níveis de glicemia abaixo de 45 mg/dL e concentrações inapropriadamente altas de insulina (>10 mU/mL). Requisitos típicos para esse estudo são 72 horas de jejum com medidas de glicose plasmática e insulina a cada seis horas ou medida de peptídeo-C antes e durante hipoglicemia induzida [29, 30].

Tratamento

A cirurgia é recomendada para todos os pacientes. O tratamento inicial para o insulinoma é a pancreatectomia distal, que deve retirar cerca de 85% da glândula [13, 31]. Esse procedimento é favorecido por três razões. Primeira, porque o tecido multicêntrico secretor de insulina está presente em mais de 90% dos pacientes; segunda, porque 5 a 15% dos tumores são malignos; terceira, porque insuficiência endócrina e exócrina são significativamente diminuídas com pancreatectomia distal em comparação com pancreatectomia total. A monitorização intra-operatória de glicose é útil na determinação do grau de pancreatectomia. Depois da cirurgia, se a hipoglicemia persistir, pode-se usar diazóxido; se houver metástases, estreptozocina, dacarbazina ou análogos de somatostatina podem ser eficazes [32].

Tumor secretor de glucagon sem síndrome de necrólise foi relatado em mulher euglicêmica, e hiperglucagonemia, em cinco de seis pacientes hiperglicêmicos que tinham necrólise [10,33]. Polipeptídeo intestinal vasoativo e outros hormônios foram encontrados (Tabela 9.1). Comportamento maligno é raro. Esses tumores são ressecados quando não-controlados com medicamentos.

Doença da paratiróide

A doença da paratiróide multiglandular e hiperplásica é a manifestação mais penetrante e geralmente mais inicial da NEM-1; afeta 87 a 97% dos pacientes, sendo detectada na segunda e terceira décadas de vida [14]. Localizações de glândulas ectópicas, como timo, tiróide e paraesofágica, são comuns, e glândulas suplementares não são incomuns. A NEM-1 é rara entre casos de hiperparatiroidismo. O diagnóstico diferencial inclui hiperparatiroidismo familiar isolado, hipercalcemia hipocalciúrica familiar e as causas mais comuns. Embora seja comumente assintomática, os sintomas e sinais usuais de hiperparatiroidismo podem ocorrer, incluindo osteopenia grave em 40% [34]. As medidas de densidade mineral óssea são muito importantes para avaliação e seguimento.

Diagnóstico

O diagnóstico é estabelecido pelo achado de altas concentrações séricas de cálcio e de hormônio de paratiróide (PTH). Por causa de possível hipercalcemia hipocalciúrica familiar, as relações cálcio/depuração de creatinina devem ser calculadas. Há consenso de que múltiplas glândulas paratiróides são afetadas com um espectro de doença, desde hiperplasia de todas as glândulas por meio de combinações de doença ectópica, adenomatosa e hiperplásica. Essa multiplicidade exige que todas as glândulas sejam identificadas na cirurgia inicial; portanto, antes da cirurgia inicial, não são necessários exames de imagem das paratiróides. O autor pensa que: cirurgias de paratiróides em NEM-1 devem ser feitas somente por um cirurgião endócrino experiente; a medida intra-operatória de PTH é importante nessa síndrome; antes da cirurgia os pacientes devem saber que a recidiva é comum e que a reoperação é possível; o hipoparatiroidismo é possível mesmo até depois de autotransplante.

Tratamento

Indicações de cirurgia de certo modo são complexas, mas semelhantes às da doença esporádica. A cirurgia de escolha é a paratiroidectomia subtotal com preservação de 30 a 50 mg de tecido identificável (embora isso tenha alto índice de recidiva, necessitando nova cirurgia). A paratiroidectomia total com autotransplante do tecido removido também é possível. Falha infreqüente do auto-enxerto leva a hipoparatiroidismo, e o enxerto pode ser hiperfuncionante e causar hipercalcemia recorrente com necessidade de revisão. Em qualquer caso, é aconselhada a criopreservação do tecido da paratiróide por causa do aumento dos índices de hipoparatiroidismo [35,36]. Em casos selecionados, a ablação com álcool do tecido da paratiróide pode ser usada para tratar a recidiva quando glândulas adicionais são localizadas. Recidivas potencialmente incômodas com hipercalcemia e osteoporose podem ser tratadas com bisfosfonatos.

O autor concorda com a sugestão recente de Ferolla et al. [37] de que a timectomia profilática pode ser feita durante a paratiroidectomia em pacientes com NEM-1. Eles relataram que 3,1% (oito de 180) de casos de NEM-1 no registro italiano tinha tumor carcinóide tímico maligno, com morte ou metástases em 50%. Por causa disso e do fato de que o timo é local comum de glândulas paratiróides supranumerárias, parece razoável retirar o timo sempre que possível.

Doença hipofisária

A prevalência de doença hipofisária na NEM-1 varia de 18 (achados clínicos) a 94% (resultados de autópsia) e é queixa inicial em 4% dos casos [7,38,39]. Os tipos de tumor são mostrados na Tabela 9.1. O espectro patológico varia de hiperplasia, passando por adenoma até carcinoma (raro). Os tumores, na maioria, são pequenos microadenomas, e tumores secretores de prolactina são mais comuns – até 60%. Um macroadenoma secretor de prolactina foi relatado em criança com cinco anos de idade [10]. Um fenótipo raro, a variante de Burin, manifesta-se com prolactinoma e hiperparatiroidismo [40]. Os sintomas, sinais, diagnóstico e tratamento dos tumores hipofisários são semelhantes aos da doença esporádica. O seguimento a longo prazo da hipófise deve incluir exame, prolactina, fator de crescimento semelhante à insulina (IGF-1), medida e RM da hipófise, começando na idade de 20 anos e repetido a cada dois anos.

Doenças associadas

Os tumores carcinóides ocorrem em até 10% dos pacientes [41,42]. A história natural dessas lesões na NEM-1 é esparsa. Na maioria, os tumores não hipersecretam e, assim, os sintomas são raros e tardios. TC e RM são usadas para rastreamento e seguimento. Por causa do aumento de comportamento maligno de carcinóides tímicos, a timectomia profilática é recomendada quando é feita a paratiroidectomia [37,41]. Carcinóides gástricos de células semelhantes às enterocromafins são comuns. Os tumores encontrados na ocasião da endoscopia para SZE devem ser removidos. Angiofibromas múltiplos faciais estão presentes em 88%, e colagenomas, em 72% [43]. Em famílias afetadas são excelente marcadores de NEM-1. Anomalias adrenocorticais ocorrem em até 40%. Na maioria, são adenomas benignos, mas há espectro patológico e clínico variável. Lipomas cutâneos e viscerais e leiomiomas uterinos ocorrem em cerca de 10% dos pacientes e são tratados sintomaticamente.

NEOPLASIA ENDÓCRINA MÚLTIPLA TIPO 2

As glândulas envolvidas e a penetrância da doença em pacientes com NEM-2 são mostradas na Tabela 9.1. Estágios precursores existem para todos os componentes: hiperplasia de célula-C precede CMT; hiperplasia adrenomedular não-nodular precede feocromocitoma; e hiperplasia paratiróide normocalcêmica oculta é observada [44-46]. Mais de 1.000 parentes são conhecidos. Previamente, manifestações clínicas assíncronas levavam à descoberta, começando na terceira década. Agora ocorre detecção quase instantânea de bebês assintomáticos ou crianças pré-sintomáticas por causa da identificação de mutações do códon RET ou altas concentrações plasmáticas de calcitonina, o hormônio marcador de hiperplasia de célula-C ou CMT. Pacientes com NEM-2A têm fenótipo normal e doença de paratiróide. Pacientes com NEM-2B têm fenótipo normal; doença de paratiróide patente é distintamente incomum. Separamos esse componente em 1975 [47] porque ele podia ser reconhecido no exame físico e se associava com maiores mortalidade e morbidade do que a NEM-2A. As principais características são bem estabelecidas [48,49]. Os pacientes têm aspecto marfanóide com comprimento excessivo dos membros, articulações frouxas, escoliose, deformidades torácicas anteriores e ganglioneuromas de mucosas, mas nenhuma ectopia de cristalino e anomalias cardiovasculares da síndrome de Marfan. Podem ocorrer fraqueza peroneal localizada ou fraqueza muscular difusa. A ganglioneuromatose difusa pode aparecer como nódulos amarelos ou brancos nas placas tarsais dos olhos, associada com espessamento das fibras do nervo corneano e nódulos hemisféricos róseos, amarelos ou translúcidos, salpicando a ponta e o terço anterior da língua, projeções alongadas posteriores às comissuras orolabiais e nódulos nos lábios. Funcionalmente, a ganglioneuromatose no trato digestivo produz disfagia, constipação, diarréia, megacólon e diverticulose.

Rastreamento

O teste para mutações de RET nos indivíduos com risco de NEM-2 é o padrão-ouro nessa síndrome. Foi substituído, mas não eliminado, pelos testes de estímulo de calcitonina para achados de casos [50]. As fontes atuais de análise de mutação podem ser encontradas em www.geneclinics.org. Este é um dos melhores exemplos de efetividade de custos em endocrinologia. Por menos de US$1.000 aqueles com uma mutação podem ser aconselhados a fazer tiroidectomia, porque o CMT se desenvolve em mais de 95%. Skinner et al. [51] relatou índice de cura de 88% em 50 pacientes consecutivos fazendo tiroidectomia profilática para NEM-2A na idade de 19 anos ou menos, com base na identificação por teste de mutação RET. Mais importante, pacientes com dois resultados negativos, assim como seus sucessores, ficarão aliviados e podem ser excluídos do tratamento. Para evitar falha no diagnóstico, quando um resultado inicial é negativo, o teste é repetido em amostra separada. O índice estimado de 5% de falso-negativos supostamente é causado por amostras rotuladas erradamente ou pela falha na identificação de mutações novas e desconhecidas. A repetição do teste deve diminuir esse índice de falso-negativos para 0,25%. Isso não elimina a possibilidade de que uma mutação nova ou desconhecida tenha causado o problema. Quando essa possibilidade for grande, recomenda-se teste de estímulo de calcitonina naqueles considerados em risco. Resultados RET falso-positivos foram relatados, mesmo em amostras repetidas; um grupo relatou que 3,4% das amostras dão resultados falso-positivos [52]. Talvez os testes estivessem errados; é mais provável que alguns portadores necessitem décadas para desenvolver uma segunda mutação que causa desenvolvimento de CMT, e alguns podem nunca desenvolvê-la.

Todos os pacientes com CMT devem ser testados. Entre os pacientes supostamente com doença esporádica, a chance de ser um caso inicial de NEM-2 hereditária é de 5,8%, com variação até 24% [53]. Entre os parentes de primeiro grau de pessoas com mutações RET, o risco individual é de 50%. Entre todos os pacientes com feocromocitoma, 4 a 8% serão casos iniciais de NEM-2 [53]. Neumann et al. [54] fizeram análise mutacional de 271 pacientes supostamente com feocromocitoma esporádico. Embora 24% tivessem mutações sugerindo doença de Von Hippel-Lindau, síndrome feocromocitoma-paraganglioma e neurofibromatose, somente 4,8% tinham NEM-2. Entre os pacientes com doença de Hirschsprung, mutações RET foram encontradas em cerca de 50% [14]. Nenhuma evidência sugere eficácia de custos no rastreamento de pacientes com hiperparatiroidismo familiar.

Testes baseados em medida de calcitonina continuam a ter um papel, particularmente em três populações:

1. os 2 a 5% dos familiares de indivíduos sabidamente com NEM-2, nos quais uma mutação não foi identificada [55];
2. os casos em que é possível CMT familiar com base na história, mas com análise RET negativa;
3. os pacientes seguidos após tiroidectomia.

O autor favorece testes de estímulo com pentagastrina ou infusão curta de cálcio, com o aviso de que as amostras devem ser enviadas a laboratório de referência, tendo ensaios muito sensíveis padronizados em pessoas normais para o secretagogo usado. O estímulo não deve ser usado quando a concentração basal de calcitonina é sabidamente alta, porque a calcitonina é um potente vasodilatador, podendo causar choque.

Carcinoma medular de tiróide

O CMT na NEM origina-se nas células parafoliculares, ou células-C (assim chamadas por causa da síntese e secreção de calcitonina). O tumor é sólido com amilóide no estroma e alta incidência de metástase no gânglio linfático – particularmente no compartimento central do pescoço. O CMT é bilateral, multicêntrico, associado com hiperplasia de célula-C e encontrado nas regiões lateral, superior e média dos lobos. Quando detectado em pacientes jovens por rastreamento de mutações ou de calcitonina, em geral é oculto. Quando detectado clinicamente, com freqüência após a segunda década de vida, apresenta-se como uma massa com ou sem metástases cervicais.

Diagnóstico

A detecção da mutação RET estabelece que o paciente tem potencial para desenvolver tumor, tem hiperplasia de célula-C ou pode ter CMT. Se a suspeita for forte e os estudos de mutação RET forem negativos, a doença pode ser confirmada por achado de altas concentrações de calcitonina, basais ou estimuladas por secretagogo.

Tratamento

Pacientes com mutações de NEM-2, hiperplasia de células-C ou CMT necessitam tiroidectomia capsular total, dissecção nodal central do pescoço e dissecção funcional lateral do pescoço em idades mais jovens [9,56,57]. A última referência resume elegantemente o motivo de a linfadenectomia ser mandatória; o tumor metastático não foi percebido em mais de 50% das vezes em que o procedimento foi feito de modo eletivo, e os nódulos eram palpáveis. Os autores mostraram que pacientes com CMT unilateral/bilateral tinham gânglios linfáticos positivos conforme se segue: centrais, 88/78%; ipsilaterais, 81/71%; e contralaterais, 44/49%. Quando a cirurgia é feita por uma equipe experiente, a incidência de paralisia de corda vocal, hipoparatiroidismo e complicações estéticas é baixa.

As idades recomendadas para a tiroidectomia inicial em indivíduos RET-positivos são baseadas em recentes correlações genótipo-fenótipo: estimativas de virulência ou transformação maligna do tumor ligadas à mutação conhecida, dados de sobrevida e estágio patológico do tumor e das metástases [56,58]. Pacientes com NEM-2B e mutações no 833, 918 e 922 no códon RET têm formas mais agressivas de CMT. A sobrevida em 10 anos é de 40 a 50%. O CMT microscópico é comum no primeiro ano de vida, e metástases também foram encontradas na idade de 1 ano [59,60]. A tiroidectomia é recomendada na idade de seis meses. Na opinião do autor*, o CMT esporádico é o segundo em virulência, com sobrevida em 10 anos de 55 a 69%; alguns discordam [61]. A virulência é menor em pacientes com NEM-2A e mutações 611, 618 e 634 no códon RET, nos quais a sobrevida em 10 anos é de 90 a 95%. Esses índices de sobrevida são um pouco tendenciosos, porque muitos pacientes foram operados em tenra idade e o índice de recidiva é maior ou a sobrevida é pior naqueles operados quando eram mais velhos. A incidência de persistência aumenta rapidamente e se relaciona com a década da cirurgia [62,66]. Dois pacientes com mutação 634 merecem nota por causa de transformação maligna atípica: um tinha CMT com dois anos de idade e o outro tinha metástases aos cinco anos [63,64]. O autor não concorda com recomendações de tiroidectomia depois da idade de cinco anos com base em dados de genótipo-fenótipo e sugere que seja feita na idade de dois anos. No entanto, ela deve ser feita por um cirurgião endócrino-pediátrico experiente. O risco mais baixo para CMT inicial e diminuição de sobrevida são daqueles com mutações 609, 620, 768, 791, 804 e 891. Metástases em gânglios linfáticos são "extremamente incomuns" antes dos 20 anos de idade, de modo que o autor concorda que a cirurgia seja adiada até então [61].

A tiroidectomia precoce diminuiu a mortalidade no CMT hereditário para menos de 5%, com índices relatados de 1,5% em pacientes operados por causa de detecção com rastreamento de calcitonina *versus* 24% daqueles com tumor sintomático [14,65]. Nenhum dos pacientes do autor com tiroidectomia total na primeira década da vida teve tumor residual. Essa observação inicial foi estendida por Skinner et al. [51], que relataram 50 cirurgias consecutivas em pacientes com NEM-2A operados na idade de 19 anos por causa de mutação RET positiva; 88% foram curados, com seguimento médio de sete anos, e os autores relataram "menor incidência de doença persistente recidivante em crianças que foram submetidas à tiroidectomia antes da idade de oito anos".

Todos os pacientes necessitam reposição de levotiroxina. Depois da cirurgia, quando os pacientes tiverem concentrações normais e estáveis de cálcio, um teste de estímulo de calcitonina deve ser feito para avaliação do resultado.

---

*N. de R.T. Embora mantido conforme o original, destacamos que essa postura de "personalizar" opiniões ("o autor pensa", etc.) confronta com o próprio conceito de Medicina Baseada em Evidências, em que predomina a postura de "as evidências mostram".

O principal problema não-resolvido é o que fazer em pacientes que continuam a ter altas concentrações de calcitonina depois da cirurgia primária ou nos quais se desenvolvem metástases definidas. O autor pensa que os pacientes com tumor agressivo e provavelmente aqueles com genótipos RET associados com aumento de virulência do tumor e aumentos progressivos de concentrações de calcitonina devem ser alvo de tentativas agressivas de controle do tumor. Os mais necessitados seriam pacientes com tempos mais curtos para dobrar calcitonina. Em 2005, Barbet et al. [67] aumentaram e estenderam o trabalho de Miyauchi et al. [68], de 1984, demonstrando que pacientes que no pós-operatório tinham medida seriada de tempo para dobrar calcitonina de menos de seis meses tinham sobrevida em 10 anos de 8% em comparação com 37% daqueles com tempo para dobrar de 6 a 24 meses e 100% de sobrevida naqueles com tempo para dobrar mais longo que 24 meses.

Em pacientes sem evidência de metástases à distância ou de metástases hepáticas diretamente visualizadas (93% das quais não são percebidas por procedimentos radiográficos convencionais), recomenda-se a cirurgia de Tissel, com extensa microdissecção cervical, feita com intenção curativa. Moley [69] mostrou que 38% dos pacientes submetidos a essa cirurgia secundária tinham valores negativos de calcitonina estimulada por secretagogo depois de cinco anos.

A radioterapia foi decepcionante. O tratamento com iodo radiativo não diminuiu a recidiva de CMT nem aumentou a sobrevida. Radiação com raio externo pode prolongar brevemente a sobrevida e dar alguma diminuição objetiva do tumor [70]. A quimioterapia-padrão, como com doxorrubicina ou outros protocolos de combinação, não produz remissão completa e tem efeitos colaterais difíceis. Ensaios recentes sugerem que melhores tratamentos logo surgirão. Os CMTs armazenam [I^{131}]metaiodobenzilguanidina (MIBG) em vesículas de catecolaminas e também têm múltiplos receptores de somatostatina. Gao [71] relatou que tratamento com MIBG ou análogo de somatostatina, acoplado com o radioisótopo emissor de radiação β [^{90}Y]-DOTATOC, tem benefícios antitumorais. Cuccuru [72] relatou atividade antitumoral induzida pelo inibidor de RET RPI em camundongos portadores de xenoenxerto de CMT.

Feocromocitoma

A prevalência de feocromocitoma (F) em NEM-2 varia de 12% no jovem, passando por 42% em parentes com idade madura, até 100% [73]. Nguyen et al. [74] relataram prevalência de 16% em uma população francesa com menos de 30 anos de idade de portadores de mutação não-inicial de gene de NEM-2, que foram rastreados com medida de catecolaminas urinárias. O espectro patológico estende-se de hiperplasia de medula adrenal bilateral a grandes F multinodulares com envolvimento de glândula adrenal acessória. F maligno é raro, mas ocorreu em 24% dos pacientes na nossa experiência inicial [45]. Ganglioneuromas adrenais unilaterais foram relatados em NEM-2A e NEM-2B [75]. Assincronia é comum com grande tumor ipsilateral e hiperplasia ou tumor pequeno contralaterais impalpáveis. Detecção em estágio inicial comumente produz nível baixo de doença cromafim em pacientes assintomáticos e normotensos. Nas síndromes NEM, o F certamente é estabelecido como ameaça à vida. Modigliani et al. [76], estudando a população EROMEN de 300 pacientes com

NEM-2, relatou que 25 (65%) de 39 mortes foram devidas a F e que em 40% dessas mortes o F não foi diagnosticado.

Diagnóstico

Os pacientes com NEM-2 (mutação positiva do códon RET, adrenalectomia bilateral prévia por feocromocitoma, com feocromocitoma metastático) devem ser rastreados em intervalos anuais e talvez antes de anestesia geral ou outros procedimentos estressantes. Machen et al. [77] sugeriram que o rastreamento de rotina para F naqueles com risco geneticamente codificado seja baseado no desenvolvimento do tumor relacionado com idade mais jovem. Eles recomendaram que o rastreamento comece na idade de 10 anos em pacientes portadores de mutações RET 630, 634 e 918. O autor recomenda a idade de cinco anos naqueles com mutação 918, porque foram relatadas duas crianças com NEM-2B na idade de cinco e oito anos, com hiperplasia de medula adrenal bilateral [78].

O teste atualmente mais indicado para NEM-2 é a medida de metanefrina plasmática livre [79], que tem maior sensibilidade e especificidade do que as catecolaminas plasmáticas e as catecolaminas urinárias [80,81]. Antes disso, o diagnóstico era confirmado pelo achado de altos conteúdos de epinefrina em urina de 24 horas ou relação alta epinefrina/norepinefrina [82]. TC e RM têm 98% e 100% de sensibilidade para localização de F. A TC é mais barata. A cintilografia MIBG é útil na busca de metástases funcionantes ou quando supostamente estão presentes tumores bilaterais, e a TC revela somente aumento unilateral. A cintilografia MIBG detecta 25% dos tumores não-detectados pela TC [78].

Tratamento

Uma vez estabelecido o diagnóstico, deve ser iniciado bloqueio com agentes α- e β-adrenérgicos e tratamento de reposição de glicocorticóide. Em doença bilateral, a adrenalectomia bilateral endoscópica ou aberta é a cirurgia preferida. Para doença "unilateral", a adrenalectomia laparoscópica é favorecida. A decisão sobre adrenalectomia bilateral ou unilateral é complexa e deve ser totalmente discutida com cada paciente antes do procedimento. Embora seja verdadeiramente bilateral, a doença cromafim pode ser diagnosticada como assíncrona. Assim, a adrenalectomia inicial unilateral deixa o paciente com risco contínuo de hipertensão ou crise hipertensiva (particularmente na gravidez), baixo risco de câncer e necessidade de seguimento urinário e radiográfico (talvez mutagênico, se for usada a TC). Uma revisão de resultados de cirurgia inicial em 72 pacientes indicou que 88% necessitaram adrenalectomia total; 55% dos pacientes com adrenalectomia unilateral inicial necessitaram adrenalectomia total por razões clínicas em uma média de 4,8 anos depois da cirurgia original [83]. O consenso é que, depois de adrenalectomia bilateral, o risco de insuficiência e crise adrenal é real. Os pacientes necessitam tratamento diário com glicocorticóide e mineralocorticóide, orientação cuidadosa sobre o tratamento de insuficiência adrenal, prevenção e tratamento de crises, seguimento médico próximo e aconselhamento, devendo usar notificação da necessidade de glicocorticóide parenteral e expansão de volume em emergências. Raras mortes por insuficiência adrenal foram relatadas [12]. Como conseqüência, mais cirurgiões estão usando adrenalectomia bilateral ou unilateral laparoscópica, chamadas cirurgias de poupança cortical, inicialmente ou em situações extraordinárias [84]. Faltam resultados a longo prazo sobre insuficiência adrenal, feocromocitoma recidivante e outras complicações dessas cirurgias. O autor se preocupa com a despesa e com o potencial mutagênico da radiação usada em seguimento a longo prazo desses pacientes.

Doença da paratiróide

Evidência clínica ou anatômica de doença da paratiróide está presente em 29 a 64% dos pacientes com NEM-2A. Ela é mais comum em pacientes com mutação no códon 634. Em pacientes com doença da paratiróide, a hiperplasia da paratiróide está presente em 84%, e adenoma de paratiróide, em 16%. Doença da paratiróide patente é distintamente incomum em pacientes com NEM-2B.

Diagnóstico

Clinicamente, observa-se hiperplasia oculta de paratiróide, e leve hipercalcemia é mais comum. De outro modo, a doença é semelhante à variedade esporádica. Concentrações altas simultâneas de cálcio ionizado ou total e PTH confirmam o diagnóstico.

Tratamento

A indicação e os tipos de paratiroidectomia são semelhantes àquelas para os pacientes com NEM-2A e NEM-1. No entanto, em virtude da doença da paratiróide ser comumente oculta em pacientes mais jovens com NEM-2A e porque a cirurgia aumenta a incidência de hipoparatiroidismo, recomenda-se abordagem conservadora na paratiroidectomia em NEM-2. Glândulas grosseiramente aumentadas devem ser removidas e as remanescentes marcadas para futura referência.

REFERÊNCIAS BIBLIOGRÁFICAS

Definição e etiologia

1. *(1C+)* **Steiner AL** et al. Study of a kindred with pheochromocytoma, medullary thyroid carcinoma, hyperparathyroidism and Cushing's disease: Multiple endocrine neoplasia, type 2. Medicine (Baltimore) 1968;47:371-409.
   Primeiro estudo de observação de uma grande família com características NEM-2, assim como primeiro uso dos termos NEM-1 e NEM-2.
2. *(1C+)* **Wermer P.** Genetic aspects of adenomatosis of endocrine glands. Am J Med 1954;16:363.
   Estudo observacional com a primeira documentação de transmissão autossômica dominante de NEM-1.
3. *(1C+)* **Sipple JH.** The association of pheochromocytoma with carcinoma of the thyroid gland. Am J Med 1961;31:163.
   Relata autópsia de homem hipertenso com feocromocitoma bilateral e carcinoma de tiróide (mais tarde diagnosticado CMT) e nota aumento de 14 vezes na incidência de carcinoma de tiróide em pacientes com feocromocitoma.
4. *(1C)* **Marx SJ, Simonds WF.** Hereditary hormone excess: Genes, molecular pathways and syndromes. Endocrine Rev 2005;26:615-661.

Revisão minuciosa, completa e esclarecedora desse assunto.
5. *(1C+)* **Knudson AG Jr, Strong LC.** Mutation and cancer: Neuroblastomas and pheochromocytoma. Am J Hum Genet 1972;24:514-532.
Estudo observacional que registrou a idade de estabelecimento de feocromocitoma familiar e não-familiar. Os resultados permitiram postular que, nas neoplasias hereditárias, uma primeira mutação genética torna as células susceptíveis a uma segunda mutação somática, que as transforma em malignas.
6. *(1C+)* **Frank-Raue K** et al. Coincidence of multiple endocrine neoplasia types 1 and 2: Mutations in the RET protooncogene and MEN 1 tumor suppressor gene in a family presenting with recurrent primary hyperparathyroidism. J Clin Endocrinol Metab 2005;90:4063-4067.

Neoplasia endócrina múltipla tipo 1

7. *(1C+)* **Ballard HS** et al. Familial multiple endocrine adenoma-peptic ulcer complex. Medicine (Baltimore) 1964;43:481-500.
Revisão observacional incial de expressões de doença em pacientes com NEM-1 e famílias que eram diagnosticadas com base em quadro clínico no Henry Ford Hospital.
8. *(1C)* **Marx SJ.** Multiple endocrine neoplasia type 1: Clinical and basic insights: Syllabus for the 11th Annual Meeting of the American Association of Clinical Endocrinologists, Chicago, IL, May 1-5, 2002:14.
Essas nota alfabéticas fornecem informação sobre genética e análise de mutação de pacientes com NEM-1 da instituição cuidando de muitos pacientes.
9. *(1C+)* **Sizemore GW.** Multiple endocrine neoplasia. In: Becker KL, ed. Principles and practice of endocrinology and metabolism. 3rd ed. Lippincott Williams & Wilkins, Philadelphia, 2000:1696.
Capítulo de doenças NEM, incluindo discussões elaboradas de procedimentos de varredura clínica.
10. *(1C+)* **Stratakis CA** et al. Pituitary macroadenoma in a 5-year od: An early expression of MEN 1. J Clin Endocrinol Metab 2000;85:4776-4780.
Relato de caso de criança com aceleração de crescimento e características acromegálicas e morbidade inicial vista nos 85 parentes afetados com 565 NEM-1 observados no National Institute of Health.
11. *(1C)* **Malagelada JR** et al. Medical and surgical options in the management of patients with gastrinoma. Gastroenterology 1983;84:1524-1532.
Revisão com recomendações para tratamento clínico de pacientes com SZE em NEM-1.
12. *(1C)* **Marx SJ** et al. Family studies in patients with primary parthyroid hyperplasia. Am J Med 1977;62:698-706.
Revisão e recomendações para tratamento clínico de hiperplasia primária de paratiróide em pacientes com NEM-1.
13. *(1C)* **Rasbach DA** et al. Surgical management of hyperinsulinism in the multiple endocrine neoplasia, type 1. Arch Surg 1985;120:584-589.
Revisão de 30 pacientes com insulinoma e NEM-1 com recomendações para tratamento cirúrgico.

Doença enteropancreática

14. *(1C+)* **Brandi ML** et al. Guidelines for diagnosis and therapy of MEN type 1 and type 2. J Clin Endocrinol Metab 2001;86:5658-5671.
Artigo de revisão de consenso de um grupo internacional de médicos especializados no tratamento de NEM com dados e orientação para as principais decisões de tratamento em pacientes afetados.
15. *(1C)* **Zollinger RM** et al. Thirty years' experience with gastrinoma. World J Surg 1984;8:427-435.
Estudo observacional que delineia perfeitamente a SZE e comenta sobre sua associação crescente com a doença familiar.

16. *(1C+)* **Jensen RT** et al. Zollinger-Ellison syndrome: Current concepts and management. Ann Intern Med 1983;98:59-75.
    Excelente revisão resumindo os atuais critérios diagnósticos de SZE.
17. *(1C+)* **Deveney CW** et al. The Zollinger-Ellison syndrome: 23 years later. Ann Surg 1978;88:384-393.
    Estudo observacional que apresentou os valores de gastrina em pacientes com SZE e mostra a importância do teste de secretina na diferenciação de pacientes com SZE com gastrina basal normal de outros.
18. *(1C)* **McGuigan JE, Wolfe MM**. Secretin injection test in the diagnosis of gastrinoma. Gastroenterology 1980;79:1324.
    Sumário observacional de resultados com teste de gastrina e secretina em pacientes com SZE.
19. *(1C)* **Shi W** et al. Localization of neuroendocrine tumors with (In-111) DPTA-octreotide scintigraphy (Octreoscan): A comparative study with CT em MR imaging. Q J Med 1998;91:295-301.
    Estudo observacional mostrando a sensibilidade e a especificidade da cintilografia com octreotida para localização de tumor pancreático em comparação com TC e RM.
20. *(1C+)* **Bansal R** et al. Cost effectiveness of EUS for preoperative localization of pancreatic endocrine tumors. Gastrointest Endosc 1999;49:19-25.
    Nesse estudo caso-controle de pacientes submetidos à cirurgia para tumores neuroendócrinos pancreáticos, 36 pacientes que tinham ultra-sonografia endoscópica pré-operatória foram comparados com 36 pacientes que não tinham. A sensibilidade diagnóstica da USE foi de 83%, e a precisão foi de 89%. Esses resultados permitem a suspensão de angiogramas mais caros.
21. *(1C)* **Vinik AI** et al. Transhepatic portal vein catheterization for localization of insulinomas: A ten-year experience. Surgery 1991;199:1-11.
    Comparação de angiografia e TC para localização, mostrando que a angiografia é mais útil para localização de insulinomas, achando 44% com angiografia em comparação com 26% com TC.
22. *(1C)* **Vinik AI** et al. Transhepatic portal vein catheterization localization of sporadic and MEN gastrinomas: A ten-year experience. Surgery 1990;107:246-255.
    Comparação de angiografia, TC e medida venosa transepática de gastrina para localização mostrou que a angiografia e a TC foram igualmente úteis na localização de gastrinomas, encontrando 29% em comparação com 31%, respectivamente, e que a amostra venosa transepática com medida de gastrina foi melhor em cerca de 50%.
23. *(1C)* **Vitale G** et al. Slow release lanreotide in combination with interferon-alpha 2b in the treatment of symptomatic advanced medullary thyroid carcinoma. J Clin Endocrinol Metab 2000;85:983-988.
    Nesse estudo de sete pacientes com CMT, tratamento combinado de lanreotide e interferon por 12 meses diminuiu o rubor e a diarréia significativamente, assim como produziu pelo menos diminuições transitórias na calcitonina, mas não diminuiu o tamanho do tumor nem prolongou a vida.
24. *(1C)* **Norton JA** et al. Comparison of surgical results in patients with advanced and limited disease with multiple endocrine neoplasia type 1 and Zollinger-Ellison syndrome. Ann Surg 2001;234:495-505.
    Cinqüenta e seis pacientes com NEM-1 e SZE com tumor maior que 2,5 cm tinham cirurgias variáveis que não forneceram cura, talvez sugerindo que uma longa espera antes de tentar a cirurgia seja contra-indicada.
25. *(1C)* **Weber HC** et al. Determinants of metastatic rate and survival in patients with Zollinger-Ellison syndrome: A prospective long-term study. Gastroenterology 1995;108:1637-1649.
    Baseados em sobrevida mais longa, os autores recomendam cirurgia em pacientes afligidos com tumores maiores que 3 cm.
26. *(1C)* **Lowney JK** et al. Pancreatic islet cell tumor metastasis in multiple endocrine neoplasia type 1: Correlation with primary tumor size. Surgery 1998;124:1043-1048.

Os autores concluem que o tamanho dos tumores primários em NEM-1 não se relaciona com o potencial metastático, de modo que o tamanho não é um bom critério para justificar a exploração.
27. *(1C)* **Thompson NW.** Management of pancreatic endocrine tumors in patients with multiple endocrine neoplasia type 1. Surg Oncol Clin North Am 1998;7:881-891.
O estudo do dr. Thompson dá uma descrição completa dos procedimentos intra-operatórios nessa doença.
28. *(1B)* **Skogseid B** et al. Surgery for asymptomatic pancreatic lesions in multiple endocrine neoplasia type 1. World J Surg 1996;20:872-876.
Estudo randomizado comparando resultados de cirurgias semelhantes entre oito pacientes pré-sintomáticos e 12 pacientes sintomáticos. Resultados favoráveis ocorreram nos pré-sintomáticos (índice de cura de 25% e nenhuma metástase localizada) em comparação com os sintomáticos (índice de cura de 7% e metástases em 33%).
29. *(1C)* **Service FJ.** Clinical presentation and laboratory evaluation on hypoglycemic disorders in adults. In: Service FJ, ed. Hypoglycemic disorders. Boston, GK Hall, 1983:73. Detalhes de avaliação de hipoglicemia.
30. *(1C)* **Service FJ** et al. C-peptide suppression test for insulinoma. J Lab Clin Med 1977;90:180.
Descreve o teste de supressão de peptídeo-C e mostra seus resultados em pacientes afetados.
31. *(1C)* **Demeure MJ** et al. Insulinomas associated with multiple endocrine neoplasia type 1: The need for a different surgical approach. Surgery 1991;110:998-1004.
Os resultados mostram resultados favoráveis em pacientes com pancreatectomia distal.
32. *(1C)* **Osei K, O'Dorisio TM.** The effects of a potent somatostatin analogue (SMS201-995) on serum glucose and gastro-entero-pancreatic hormones in a malignant insulinoma patient. Ann Intern Med 1985;103:223-225.
Os resultados do estudo indicam diminuição de hipoglicemia em paciente com esse tratamento.
33. *(1C)* **Croughs RJ** et al. Glucagonoma as part of the polyglandular adenoma syndrome. Am J Med 1972;52:690-698.
Relato de caso que sugere a possibilidade de que o glucagonoma desempenhe papel na síndrome.

Doença de paratiróide

34. *(1C)***Burgess JR** et al. Osteoporosis in multiple endocrine neoplasia type 1: Severity, clinical significance, relationship to primary hyperparathyroidism, and response to parathyroidectomy. Arch Surg 1999;134:1119-1123.
Relato de um grupo australiano com grande experiência em NEM-1. Vinte e nove pacientes com NEM-1 tinham hiperparatiroidismo: osteopenia estava presente em 41% e osteoporose em 45%. Em cinco pacientes com paratiroidectomia bem-sucedida e estudos ósseos seqüenciais, a densidade aumentou 5,2% no colo femural e 3,9% na coluna lombar em período de 12 a 24 meses.
35. *(1C)* **Van Heerden JA** et al. Primary hyperparathyroidism in patients with multiple endocrine neoplasia syndromes. Arch Surg 1983;118:533-536.
Quarenta e três pacientes com NEM foram tratados com paratiroidectomia subtotal. O índice de cura foi de 93%, mas 23% finalmente tiveram hipoparatiroidismo. Por causa disso, os autores recomendam criopreservação de tecido para transplante subseqüente.

Doença da hipófise

36. *(1B)* **Lambert LA** et al. Surgical treatment of hyperparathyroidism in patients with multiple endocrine neoplasia type 1. Arch Surg 2005;140:374-382.
Sumário de resultados da experiência do M. D. Anderson Cancer Center em 37 pacientes entre 1973 e 2004, assim como revisão completa do problema.
37. **Ferolla P** et al. Thymic neuroendocrine carcinoma (carcionoid) in multiple endocrine neoplasia type 1 syndrome: The Italian series. J Clin Endocrinol Metab 2005;90:2603-2609.

Experiência resumida sobre pacientes italianos com NEM-1 e carcinóides tímicos malignos. De seus 180 pacientes com NEM-1 familiar, 3,1% tinham esse câncer, que foi fatal ou metastático em 50%.
38. *(1C+)* **Burgess JR** et al. Spectrum of pituitary disease in multiple endocrine neoplasia type 1: Clinical, biochemical and radiological features of pituitary disease in large MEN 1 kindred. J Clin Endocrinol Metab 1996;81:2642-2646.
Relato do espectro de doença hipofisária em 165 membros de uma família com NEM-1: 19% tinham doença hipofisária. Foi sintomática em somente 24%, sugerindo que há necessidade de rastreamento para detecção. O dados apoiam o uso de medidas de subunidade α, prolactina e IGF-1 para rastreamento. Um terço dos prolactinomas não respondeu ao tratamento com bromocriptina, sugerindo menos resposta que nos tumores esporádicos.
39. *(1C)* **Majewski JT, Wilson, SD**. The MEA-I syndrome: An all or none phenomenon? Surgery 1979;86:475-484.
Esse estudo acrescenta mais informação sobre penetrância de NEM-1.
40. *(1C)* **Petty EM** et al. Mapping of the gene for hereditary hyperparathyroidism and prolactinoma (MEN 1 Burin) to chromosome 11q: Evidence for a founder effect in patients from Newfoundland. Am J Hum Genet 1994;54:1060-1066.
Detalhes da variante Burin de NEM-1, que tem predominância de prolactinoma e hiperparatiroidismo.

Doenças associadas

41. *(1C)* **Williams ED, Celestin LR**. The association of bronchial carcinoid and pluriglandular adenomatosis. Thorax 1962;17:120.
Primeiro relato de tumores carcinóides em NEM-1.
42. **Teh BT** et al. Clinicopathologic studies of thymic carcinoids in multiple endocrine neoplasia type 1. Medicine 1997;76:21-29.
O artigo oferece uma excelente e completa revisão desse assunto.
43. *(1C+)* **Darling TN** et al. Multiple facial angiofribromas and collagenomas in patients with multiple endocrine neoplasia type 1. Arch Dermatol 1997;133:853-857.
Em 32 pacientes com NEM-1, angiofibromas faciais foram encontrados em 88%, e colagenomas, em 72%. Os resultados sugerem que essas entidades são excelentes indicadores do estado afetado.

Neoplasia endócrina múltipla tipo 2

44. *(1C+)* **Wolfe HJ** et al. C-cell hyperplasia preceding medullary thyroid carcinoma. N Engl J Med 1973;289:437-441.
Primeira demonstração de lesão precursora de carcinoma medular em duas irmãs com NEM-2 e comparação com espaçamento não-homogêneo em pessoas normais. Isso permitiu a percepção de que a tiroidectomia total seria necessária, mesmo nos casos de lesões não-palpáveis.
45. *(1C+)* **Carney JA** et al. Adrenal medullary disease in multiple endocrine neoplasia, type 2: Pheochromocytoma and its precursors. Am J Clin Pathol 1976;66:279-290.
Esse estudo considerou doença adrenal bilateral nos primeiros 19 pacientes na Mayo Clinic que foram submetidos à adrenalectomia por NEM-2. Delineia a hiperplasia da medula adrenal, mostra que a doença se apresenta assincronicamente e que esses tumores podem ser malignos.
46. *(1B)* **Heath H II** et al. Preoperative diagnosis of occult parathyroid hyperplasia by calcium infusion in patients with multiple endocrine neoplasia, type 2a. J Clin Endocrinol Metab 1976;43:428-435.
Estudo de oito pessoas não-afetadas, seis pacientes normocalcêmicos com NEM-2A e sete pacientes com NEM-2B. Durante infusão de cálcio, uma falha na supressão de PTH ocorreu em pacientes com doença 2A, e durante a cirurgia foi observado que tinham hiperplasia de paratiróide. Aqueles com NEM-2B tiveram supressão de PTH e glândulas

normais na cirurgia. O trabalho estabeleceu que a hiperplasia de paratiróide normocalcêmica poderia ser diagnosticada no pré-operatório em pacientes com NEM-2A e que pacientes com NEM-2B têm função normal de paratiróide.

47. *(1C+)* **Chong GC** et al. Medullary carcinoma of the thyroid gland. Cancer 1975;35:695-704.

    Essa revisão de pacientes da Mayo foi a primeira a sugerir que os termos NEM-2A e NEM-2B deveriam ser usados para distinção de pacientes com NEM-2 cujos achados eram distintos. Os dados de sobrevida também estabeleceram que o CMT em pacientes com NEM-2B era mais virulento que em pacientes afetados por doença esporádica e que, por outro lado, nesses casos, os tumores eram mais virulentos que os tumores em NEM-2A.

48. *(1C)* **Carney JA** et al. Multiple endocrine neoplasia, type 2b. Pathobiol Annu 1978;8:105-153.

    Essa revisão de pacientes da Mayo com NEM-2B estabeleceu as características fenotípicas sutis e patológicas dessa síndrome.

49. *(1C)* **Dyck PJ** et al. Multiple endocrine neoplasia, type 2b: Phenotype recgonition, neurologic features and their pathologic basis. Ann Neurol 1979;6:302-314.

    Essa revisão de pacientes da Mayo estabeleceu características fenotípicas, fisiológicas, patológicas e neurológicas de NEM-2B.

50. *(2B)* **Lips CJM.** Clinical management of the multiple endocrine neoplasia syndrome: Results of a computerized opinion poll at the Sixth International Workshop on Multiple Endocrine Neoplasia an von Hippel-Lindau Disease. J Intern Med 1988;243:589.

    Contém os resultados de um levantamento sobre o tratamento da doença feito por um grupo internacional de médicos especializados em NEM.

51. *(1A)* **Skinner MA** et al. Prophylatic thyroidectomy in multiple endocrine neoplasia type 2A. N Engl J Med 2005;353:1105-1113.

    Estudo prospectivo de 50 pacientes consecutivos, com idade de 19 anos ou menos, com NEM-2A identificada por mutação RET e que foram submetidos à tiroidectomia total. Quarenta e quatro de 50 pacientes, ou 88%, parecem curados por critérios objetivos em período de seguimento de 5 anos ou mais.

52. *(1C)* **Kebebew E** et al. Normal thyroid pathology in patients undergoing thyroidectomy for finding of a RET gene germline mutation: A report of three cases and review of the literature. Thyroid 1999;9:127-131.

    Resume três determinações falso-positivas em mutações de linha germinativa de NEM e revê a literatura em ambos os tipos de resultado.

53. *(1C)* **Neumann HPH** et al. Pheochromocytoma, multiple endocrine neoplasia type 2, and von Hippel-Lindau disease. N Engl J Med 1993;329:1531.

    Relata sobre a incidência de feocromocitona em várias síndromes.

54. *(2B)* **Neumann HPH** et al. Germ-line mutations in nonsyndromic pheochromocytoma. N Eng J Med 2002;346:1159-1466.

    Varredura de mutação de 271 pacientes com suposto feocromocitoma esporádico.

55. *(1C)* **Berndt J** et al. A new hot spot for mutations in the ret proto-oncogene causing familial medullary thyroid carcinoma and multiple endocrine neoplasia type 2 A. J Clin Endocrinol Metab 1998;83:770.

Carcinoma medular da tiróide

56. *(1C)* **Russel CF** et al. The surgical management of medullary thyroid carcinoma. Ann Surg 1983;197:42-48.

    Revisão dos procedimentos cirúrgicos, patologia e situação de 123 pacientes da Mayo Clinic que fizeram cirurgia para CMT. Os resultados sugeriram a necessidade de linfadenectomia central na cirurgia inicial por causa do achado de que, quando terminada, 50% dos pacientes tinham metástases. O estudo também mostrou que, em pacientes submetidos inicialmente à cirurgia, nenhuma diferença foi notada nos resultados em relação àqueles submetidos a procedimentos radicais modificados e a procedimentos radicais no pescoço.

57. *(2B)* **Cohen MS, Moley JF.** Surgical treatment of medullary thyroid carcinoma. J Intern Med 2003;253:616-626.
 Minissimpósio sobre o tratamento cirúrgico baseado na extensa experiência pessoal dos autores, na revisão da literatura e na opinião pessoal.
58. *(1C)* **Saad MF** et al. Medullary carcinoma of the thyroid: A study of the clinical features and prognostic factors in 161 patients. Medicine (Baltimore) 1984;63:319-342.
 Revisão de procedimentos cirúrgicos, patologia e sobrevida de 161 pacientes com CMT submetidos à cirurgia no M.D. Anderson Hospital.
59. *(1C)* **Stjernholm MR** et al. Medullary carcinoma of the thyroid before age 2 years. J Clin Endocrinol Metab 1980;51:252-253.
 Relato de caso de criança com fenótipo de NEM-2B submetida à tiroidectomia total com 23 meses com achado de CMT bilateral.
60. *(1C)* **Smith V** et al. Intestinal ganglioneuromatosis and multiple endocrine neoplasia type 2B: Implications for treatment. Gut 1999;45:143-146.
 Relato de metástases na idade de um ano. Isso justifica o adiantamento da cirurgia para seis meses em pacientes com NEM-2B.
61. *(1C)* **Machens A** et al. Advances in the management of hereditary medullary thyroid cancer. J Intern Med 2005;257:50-59.
 Revisão dos dados do grupo EUROMEN centrados em correlações genótipo-fenótipo em pacientes com NEM diagnosticada com oncogene RET, com interpretações pessoais.
62. *(1B)* **Sizemore G** et al. Multiple endocrine neoplasia type 2. Clin Endocrinol Metab 1980;9:299-315.
 Revisão da experiência inicial da Mayo Clinic com pacientes tendo NEM-2, citando a experiência dos autores. A Figura 5 mostra os índices de recidiva por década de cirurgia.
63. *(1C)* **Modigliani E** et al. Prognostic factors for survival and for biochemical cure in medullary thyroid carcinoma: Results in 899 patients: The CETC Study Group, Groupe d´Étude des Tumeurs à Calcitonine. Clin Endocrinol (Oxf) 1998;48:265-273.
 Revisão do rastreamento e resultados operatórios no grupo nacional francês de estudo em NEM.
64. *(1C+)* **Gill JR** et al. Early presentation of metastatic medullary cancer on multiple endocrine neoplasia, type IIA: Implications for therapy. J Pediatr 1996;129:459-464.
 Metástase na idade de cinco anos em paciente com a mutação mais benigna do códon 634 em NEM-2A. Ela leva à recomendação de cirurgia mais cedo nesse grupo.
65. *(1C+)* **Telenius-Berg M** et al. Impact of screening on prognosis in the multiple endocrine type 2 syndromes: Natural history and treatment results in 105 patients. Henry Ford Hosp Med J 1984;32:225-231.
 Grande estudo observacional de 12 famílias suecas com NEM-2A, com alguns dados se estendendo até 1730. Comparando os resultados de mortalidade em pacientes achados por rastreamento de pentagastrina com os daqueles que tinham sintomas, foi observado índice de mortalidade por CMT em cinco anos após a cirurgia de 1,5% em 68 pacientes descobertos por rastreamento *versus* 24% dos primeiramente vistos com sintomas. O caso inicial, na maior família, levou ao diagnóstico de 71 afetados.
66. *(1C)* **Sizemore GW** et al. Epidemiology of medullary carcinoma of the thyroid gland: A 5-year experience (1971-1976). Surg Clin North Am 1977;57:633-645.
 Estudo observacional de 75 pacientes da Mayo Clinic tratados nos anos 1970. O diagnóstico e o tratamento na primeira década não causaram persistência do tumor. O diagnóstico, a partir daí, mostrou aumento progressivo na persistência a partir de 31% na segunda década até 67% durante a sétima década.
67. *(1C)* **Barbet J** et al. Prognostic impact of serum calcitonin and carcinoembryonic antigen doubling times in patients with medullary thyroid carcinoma. J Clin Endocrinol Metab 2005;90:6077-6084.
 Grande estudo observacional retrospectivo avaliando valor preditivo de tempos para dobrar calcitonina no pós-operatório na sobrevida de pacientes com carcinoma medular de tiróide.

68. *(1C)* **Miyauchi A** et al. Relation of doubling-time of plasma calcitonin levels to prognosis and recurrence of medullary thyroid carcinoma. Ann Surg 1984;199:461-466.
    Pequeno estudo observacional previu que a sobrevida em CMT diminui em pacientes com tempo rápido para dobrar calcitonina.
69. *(1C)* **Moley JF** et al. Improved results of cervical reoperation for medullary thyroid carcinoma. Ann Surg 1997;225:734-740.
    Resultados de um estudo prospectivo de técnica de dissecção cervical extensa de Tisell, em pacientes selecionados, mostraram que 38% produziam (e continuaram produzindo) resultados negativos no teste de calcitonina em seguimento de cinco anos. A cirurgia teve índices razoáveis de morbidade e nenhuma mortalidade.
70. *(1C+)* **Simpson WJ** et al. Management of medullary carcinoma of the thyroid. Am J Surg 1982;144:420-422.
    Esse estudo mostrou aumento de duas vezes na sobrevida naqueles submetidos à radiação externa secundária.
71. *(1B)* **Gao Z** et. al. The role of combined imaging in metastatic medullary thyroid carcinoma. J Cancer Res Clin Oncol 2004;130:649-656.
    Relato de capacidades de imagens e possibilidades de tratamento para I^{131}/I^{123}-MIBG em pacientes com CMT metastático.
72. *(1B)* **Cuccuru G** et al. Cellular effects and anti-tumor activity of RET inhibitor RPI-1 on MEN2A-associated medullary thyroid carcinoma. J Natl Cancer Inst 2004;96:1006-1014.
    Demonstração de inibição de tumor em camundongos portadores de xenoenxerto subcutâneo por TT ou CMT.

Feocromocitoma

73. *(1C)* **Howe JR** et al. Prevalence of pheochromocytoma and hyperparathyroidism in multiple endocrine neoplasia type 2A: Results of long-term follow-up. Surgery 1993;114:1070-1077.
    Os autores concluem que a penetrância de feocromocitoma e hiperparatiroidismo é variável em diferentes parentes com NEM-2A, mas que a prevalência geral de feocromocitoma é próxima de 40% e que a de hiperparatiroidismo, 35%.
74. *(1C)* **Nguyen L** et al. Pheochromocytoma in multiple endocrine neoplasia type 2: A prospective study. Eur J Endocrinol 2001;144:37-44.
    Estudo prospectivo de 87 franceses portadores de mutação de códon MEN RET, com idade 0,8-29 anos, rastreados com determinações de catecolaminas em urina de 24 horas, durante média de 7,6 anos de estudo. Quatorze (16%) dos 87 tinham feocromocitoma. A TC falhou em identificar 25% dos tumores e a MIBG diagnosticou corretamente 10 de 11 pacientes.
75. *(1C)* **Lora MS** et al. Adrenal ganglioneuromas in children with multiple endocrine neoplasia type 2: A report of two cases. J Clin Endocrinol Metab 2005;90:4383-4387.
    Relato de casos de ganglioneuroma adrenal unilateral em crianças com NEM-2A e NEM-2B.
76. *(1B)* **Modigliani E** et al. Pheochromocytoma in multiple endocrine neoplasia type 2: European study. J Intern Med 1995;238:363-367.
    Revisão de experiência de consórcio europeu com NEM-2.
77. *(1B)* **Machens A** et al. Codon-specific development of pheochromocytoma in multiple endocrine neoplasia type 2. J Clin Endocrinol Metab 2005;90:3999-4003.
    Estudo de grupo com período médio de observação de 27 anos, medindo tempo para diagnóstico de feocromocitoma em 206 pacientes consecutivos com mutação RET. As menores idades de manifestação de genótipos 918, 634, 618 e 620 foram 22, 18, 29 e 39 anos, respectivamente. Eles concluíram que o rastreamento anual deve iniciar-se na idade de 10 anos naqueles com mutações nos códons 918, 634 e 630, e a partir da idade de 20 anos no restante.
78. *(2B)* **Decker RA** et al. Evaluation of children with multiple endocrine neoplasia type 2B following thyroidectomy. J Pediatr Surg 1990;25:939-943.
    Nesse relato estão descrições de dois casos com feocromocitoma precoce.

79. *(1A)* **Pacak K** et al. Biochemical diagnosis, localization and management of pheochromocytoma: Focus on multiple endocrine neoplasia type 2 in relation to other hereditary syndromes and sporadic forms of the tumor. J Intern Med 2005;257:60-68.

A Figura 1 desse minissimpósio compara concentrações plasmáticas de metanefrinas e catecolaminas para fazer diagnóstico de feocromocitoma em NEM-2, von Hippel-Lindau e pacientes esporádicos. Para feocromocitoma em NEM-2, a medida de metanefrina plasmática foi melhor.

80. *(1C+)* **Lenders JW** et al. Biochemical diagnosis of pheochromocytoma: Which test is best? JAMA 2002;287:1427-1434.

Comparação de múltiplos tipos de catecolaminas e metabólitos na detecção de feocromocitoma.

81. *(1C)* **Lenders JWM** et al. Phaechromocytoma. Lancet 2005;366:665-675.

Artigo de revisão de feocromocitoma.

82. *(1C+)* **Gagel RF** et al. Natural history of the familial medullary thyroid carcinoma-pheochromocytoma syndrome and the identification of the preneoplastic stages by screening studies: A 5-year report. Trans Assoc Am Physicians 1975;88:177-191.

Nesse estudo de catecolaminas urinárias fracionadas em 77 membros em risco de famílias com NEM-2, membros não-afetados tinham excreção de epinefrina abaixo de 20 mg/24 h com média de 6 mg, e oito membros com feocromocitoma tinham valores acima do normal com média de 108 mg/24 h.

83. *(1C)* **van Heerden JA** et al. Surgical management of the adrenal glands in the multiple endocrine neoplasia 2 syndrome. World J Surg 1984;8:612-621.

Dezessete pacientes com NEM-2 foram submetidos à adrenalectomia bilateral por causa de doença adrenomedular. Com seguimento médio de 10 anos, a necessidade de tratamento de reposição adrenal não causou problemas; ocorreram sete gestações sem eventos importantes e 23 cirurgias necessitando anestesia geral sem eventos importantes.

84. *(1C)* **Neumann HP** et al. Preserved adrenocortical function after laparoscopic bilateral sparing surgery for hereditary pheochromocytoma. J Clin Endocrinol Metab 1999;84:2608-2610.

Quatro pacientes com feocromocitoma adrenal bilateral hereditário foram tratados com cirurgia laparoscópica de modo a poupar o órgão. No pós-operatório, todos os pacientes tiveram excreção urinária normal de epinefrina e norepinefrina e resposta de cortisol normal a ACTH intravenoso.

10
Tumores carcinóides

Nathan J. O'Dorisio, M. Sue O'Dorisio e Thomas M. O'Dorisio

Definição 361	Patologia 362
Etiologia 361	Diagnóstico 363
Epidemiologia 362	Tratamento 364

DEFINIÇÃO

Os tumores neuroendócrinos são caracterizados pela produção, armazenamento e secreção de polipeptídeos, aminas biogênicas e hormônios. Os tumores carcinóides, primeiramente classificados no início dos anos 1990 por Oberndorfer, estão sob essa designação. Oberndorfer notou pequenos tumores do trato gastrintestinal (TG) que eram mais indolentes que os adenocarcinomas e semelhantes aos tumores múltiplos, inicialmente achados e descritos por Lubarsch em autópsia de dois pacientes em 1888. A síndrome carcinóide é uma constelação incomum de sintomas (<10% desses tumores) caracterizada por diarréia, rubor (mais freqüentemente facial), hipotensão, sibilos, edema e sudorese noturna.

ETIOLOGIA

Os tumores carcinóides se originam de células neuroendócrinas e podem ser classificados conforme o local onde ocorrem. A localização classicamente é baseada nas divisões embrionárias do trato alimentar, sendo divididas em intestino anterior (pulmões, brônquios, estômago e pâncreas), intestino médio (intestino delgado, apêndice e cólon proximal) e intestino posterior (cólon distal, reto e trato geniturinário). Entre os tumores do intestino anterior, os do sistema pulmonar supostamente têm sua origem nas células de Kulchitsky, localizadas na mucosa. No estômago, os tumores se originam nas células enterocromafins (CE) e são associados com hiperplasia secundária a estados hipergastrinêmicos. Estudos em humanos com inibidores de bomba de prótons ainda não corroboraram hiperplasia de CE induzida por gastrina. A associação entre carcinóide gástrico e Zollinger-Ellison com síndrome de neoplasia endócrina múltipla tipo 1 (NEM-1) é quase 100% [1]. Entre os tumores do intestino médio, os do intestino delgado supostamente derivam de hiperplasia das células intra-epiteliais produtoras de serotonina. Os tumores do apêndice presumidamente se originam de células subepiteliais da submucosa e da lâmina própria [2]. O motivo da hiperplasia é desconhecido. Dos tumores do intestino posterior, os carcinóides do cólon também se originam de células do epitélio produtoras de serotonina, enquanto, no reto, as células contêm "glicentina" (peptídeo residual de aminoácido-67) e peptídeos semelhantes ao glucagon (GLP) [2]. A síndrome carcinóide é relacionada com a liberação desses peptídeos e aminas produzidas e armazenadas nos tumores carcinóides. A maioria dos sintomas é devida à superprodução de triptofano (especialmente a amina serotonina) ou diminuição da eliminação de produtos de metabolismo. Isso é mais evidente na superprodução de serotonina quando os tumores carcinóides metastatizam no fígado.

EPIDEMIOLOGIA

Os tumores carcinóides são o tipo de tumor neuroendócrino mais comum em adultos, representando aproximadamente 55% de todas as novas ocorrências anuais que afetam o trato GI. A ocorrência geral, no entanto, ainda é rara. Vários estudos postularam que a incidência é um a dois casos por 100 mil pessoas [3,4]. O índice é semelhante em mulheres, homens e entre as raças, com variações leves baseadas na localização e no tipo de tumor expresso. Os carcinóides ocorrem por meio do espectro da idade, com o pico da incidência entre 50 e 70 anos de idade. Entre os tumores carcinóides, o local mais comum é o apêndice, seguido pelo reto e pelo íleo. O carcinóide também é o tumor mais comum no apêndice e pode representar até um terço das neoplasias do intestino delgado. Em contraste, os tumores carcinóides representam menos de 2% dos tumores órgão-específicos nos sistemas pulmonar, gástrico e colorretal. A síndrome carcinóide ocorre somente na minoria dos pacientes, 75 a 80% dos quais têm doença do intestino delgado outra que não carcinóide. A incidência de síndrome carcinóide, em geral, é de 10% para doença de intestino delgado (especialmente íleo) e menos de 1% para tumores do apêndice e do reto e em geral reflete metástases hepáticas. Por causa da natureza de crescimento lento desses tumores, a prevalência é estimada em cerca de 185 mil por ano.

PATOLOGIA

Conforme previamente mencionado, os tumores carcinóides são classificados de acordo com as diferentes divisões embrionárias do trato GI (intestino anterior, médio e posterior). As células individuais são divididas em "típicas" e "atípicas", sendo as primeiras classificadas como insular, trabecular, glandular, indiferenciada e mista [2,5]. Maligno *versus* benigno é baseado na histologia celular, assim como no tamanho do tumor na cirurgia e no local da ocorrência primária. Carcinóides pulmonares "típicos" são indolentes e se localizam na região perilar, com menos de 15% metastatizando. Em contraste, carcinóides "atípicos" do pulmão têm 30 a 50% de incidência de metástases e freqüentemente são mais agressivos. Eles podem secretar hormônio adrenocorticotrófico (ACTH) e ocorrerem com síndrome de Cushing. Dos carcinóides gástricos, até 75% são tipo 1 – associados com gastrite atrófica crônica –, 10 a 15% são tipo 2 – associados com síndrome de Zollinger-Ellison – e o restante é esporádico ou tipo 3. Os tumores, na maioria, têm diâmetro menor que 1 cm, e os tipos 1 e 2 têm evolução mais benigna. Tumores maiores que 2 cm (e tumores tipo 3) têm maior probabilidade de metástases na ocasião do diagnóstico. Carcinóide do intestino delgado é mais comum no íleo e costuma apresentar múltiplos locais de envolvimento. Ao contrário dos tumores gástricos, tamanho do tumor maior ou menor que 2 cm é um preditor menos confiável de metástases [6]. Foi observado que tumores ileais maiores que 2 cm na cirurgia têm metástases locais ou regionais em 100% das vezes. No apêndice, a maioria dos tumores ocorre na ponta e não apresentam sintomas. Dos tumores do apêndice, 95% são menores que 1 cm; no entanto, o tamanho de 2 cm parece se relacionar com metástases e síndrome carcinóide [6]. Tumores colônicos em geral se localizam do lado direito, com a maioria ocorrendo em torno do ceco. Esses tumores tendem a ser maiores no diagnóstico (5 cm) e comumente são associados com metástases à distância, embora menos de 5% exibam características de síndrome carcinóide. Carcinóides retais ocorrem de modo mais predominante (99%) na zona definida como 4 cm a 13 cm acima da linha denteada, embora o motivo para isso não seja conhecido. A maioria (dois de três) é menor que 1 cm, mas a associação com metástase e síndrome carcinóide é novamente definida pelo tamanho absoluto de 2 cm.

Entre os tumores carcinóides, mais de 80% expressam receptores de somatostatina. Dos cinco subtipos de receptor de somatostatina atualmente conhecidos, os tipos 2, 3 e 5 foram demonstrados em tumores carcinóides, com predominância do tipo 2. Conforme já mencionado, a síndrome carcinóide pode ser atribuída ao metabolismo alterado de triptofano e subseqüente conversão em serotonina e outros produtos de metabolismo. Diarréia, rubor, sudorese noturna e manifestações cardíacas (especialmente lesão de válvulas direitas) foram ligados com esse mecanismo, enquanto histamina de alguns tumores gástricos pode ser associada com rubor atípico e prurido, assim como com aumento de ocorrência de úlceras duodenais observadas nessa população.

A síndrome carcinóide em geral é diretamente relacionada com a capacidade do tumor em secretar serotonina na circulação e evitar a quebra que ocorre no fígado [7]. Do mesmo modo, ela pode exceder o limiar de metabolismo hepático, resultando em concentrações altas de serotonina circulante. Evidência disso pode ser observada na alta associação com metástases hepáticas e na baixa incidência em pacientes com doença limitada ou local. Há uma particularidade em relação a essa síndrome nos carcinóides ovarianos: embora raros, são mais freqüentemente associados com essa síndrome por causa de sua circulação sistêmica direta.

Supõe-se que a secreção episódica de serotonina e peptídeos vasoativos é devida à natureza não-autonômama dos tumores neuroendócrinos e à presença neles de receptores subtipo 2 de somatostatina.

DIAGNÓSTICO

Por causa da natureza indolente (supostamente em parte devida à ligação de somatostatina endógena ao receptor subtipo 2 de somatostatina [sst2]) e principalmente por causa da apresentação oculta da maioria das neoplasias carcinóides, o diagnóstico em geral é feito tardiamente na evolução da doença. O acometimento pulmonar costuma se manifestar como tosse, pneumonia recorrente ou hemoptise. Tumores gástricos comumente são achados em endoscopia de rotina por causa de sintomas de dor abdominal e gastrite, enquanto aqueles no intestino delgado podem ocorrer com sinais de obstrução ou dor abdominal inespecífica; alguns lamentavelmente são rotulados como de origem "psicossomática". Lesões apendiculares comumente são achadas durante apendicectomia rotineira em apendicite, mas podem ocorrer com obstrução se localizadas na base em vez de na ponta do apêndice. Dor abdominal sem obstrução é queixa comum em tumores colônicos, assim como dor retal com tumores associados. Sangramento intestinal é incomum em tumores retais e colônicos e praticamente inexiste em tumores de intestino delgado. Os carcinóides retais muitas vezes são achados incidentalmente em colonoscopia ou sigmoidoscopia rotineiras. A síndrome carcinóide é em geral característica e pode ser o quadro inicial do tumor subjacente.

Por causa da heterogeneidade dos sintomas e da evolução indolente da maioria dos carcinóides, há pouco consenso quanto à melhor modalidade de exames de imagem. O pequeno tamanho da maioria dos tumores funcionantes (<2 cm) é um problema na maioria das estratégias diagnósticas. Em tumores carcinóides com alta afinidade de receptores de somatostatina subtipo 2, a cintilografia com octreotida foi superior a outras modalidades, com sensibilidade de 89% [7]. Essa cintilografia também permite localização de pequenas lesões e define a extensão de metástases à distância. Cromogranina A é um membro da família dos polipeptídeos armazenados nos grânulos secretórios de células neuronais e neuroendócrinas e seus tumores. Os níveis plasmáticos de cromogranina A atualmente são considerados o melhor "marcador" geral de tumores neuroendócrinos, incluindo carcinóides [8]. Quando há suspeita de tumor carcinóide, ensaios específicos para o produto secretório em questão são a melhor escolha. Mais comum é a coleta de urina de 24 horas para dosagem de ácido 5-hidroxi-indol-acético (5-HIAA), embora os níveis sangüíneos algumas vezes possam ser usados. É importante notar que, se não houver metástases hepáticas, o nível de 5-HIAA pode não estar significativamente elevado. O diagnóstico de tumor carcinóide sintomático pode ser muito difícil, especialmente no início, quando esses tumores não são autônomos e estão sob controle regulador (via somatostatina e sua ligação com o receptor tipo 2 de somatostatina na membrana do tumor). Em relação a isso, sugerimos que seja feita cintilografia com octreotida pelo menos uma vez no início do estudo diagnóstico do paciente. Serotonina plasmática seriada também pode ser útil, sendo considerada muito sensível mas não específica.

TRATAMENTO

A base do tratamento, na maioria dos tumores carcinóides, é a remoção cirúrgica e o controle sintomático. Para lesões pulmonares, a ressecção local mostrou-se relacionada com baixo índice de recidiva e sobrevida de cinco anos de 90%. Carcinóides gástricos tipo 1 e 2, menores que 1 cm, são tratados com ressecção endoscópica com excelente prognóstico, enquanto as lesões tipo 3 e as maiores que 2 cm necessitam gastrectomia radical. Por causa da natureza mais maligna e da freqüência mais alta de metástases no diagnóstico, os tumores de intestino delgado freqüentemente são tratados com ressecção de intestino delgado e mesentério. Apoiamos extirpação de tumores primários de intestino delgado, independentemente da existência de metástases, pois é comum causarem obstrução. Tumores simples envolvendo o apêndice podem ser tratados com apendicectomia, enquanto lesões maiores que 2 cm freqüentemente são tratadas com hemicolectomia direita. O envolvimento do cólon freqüentemente necessita colectomia total, enquanto lesão retal menor que 1 cm pode ser tratada com ressecção local. Lesões retais maiores que 2 cm, no entanto, devem ser encaminhadas para ressecção anterior baixa ou abdominoperineal. Em pacientes nos quais houver lesão de válvula cardíaca associada com carcinóide, a troca de válvula pode ser benéfica, embora muitas vezes esteja associada com alto índice de morbidade e mortalidade. Em metástases hepáticas de carcinóides, a literatura crescente sugere que deve ser oferecida ressecção local e remoção máxima possível do tumor como adjuntos cirúrgicos. Além disso, essa remoção máxima possível pode melhorar os sintomas e diminuir a necessidade de octreotida.

Em relação ao diagnóstico de tumores carcinóides, o advento de análogos de somatostatina (predominantemente acetato de octreotida, Sandostatin) também levou à melhoria do tratamento e da expectativa de vida de pacientes com esses tumores. Atualmente, Sandostatin LAR de depósito (mensalmente) e Lanreotide SR (de duas em duas semanas) são os tratamentos de escolha para o controle de sintomas associados com essas neoplasias e podem também diminuir a incidência de lesão cardíaca do carcinóide (Lanreotide SR atualmente não está disponível nos Estados Unidos). Esses congêneres diminuem os sintomas (incluindo diarréia e rubor) em 88% dos pacientes, assim como diminuem os níveis de 5-HIAA em até 72%. Também são recomendados para administração antes da cirurgia ou da quimioterapia para evitar ocorrência de crise carcinóide. O tratamento antineoplásico com radionucleotídeo dirigido contra receptor específico de somatostatina [OctreoTher Yttrium-90-DOTA-(tyr)-octreotide] continua a evoluir, sendo favorecido como tratamento alternativo viável à quimioterapia. Estudos recentes mostraram melhoria nos sintomas e estabilização ou regressão parcial do tumor em 65 a 70% dos pacientes assim tratados há mais de três anos.

Embora – em menor extensão do que os análogos de somatostatina – o interferon-α diminua os sintomas e o tamanho do tumor, a alta incidência de efeitos colaterais pode ser incapacitante e ter custo significativo. Estudos recentes mostram que a somatostatina usada em conjunto com interferon-α é superior ao uso isolado de cada um. Os resultados de ensaios com quimioterapia foram desapontadores, mostrando índices de resposta menores que 20%. Atualmente, a quimioterapia é recomendada apenas quando outros tratamentos, em especial cirurgia e octreotida, falharam. Em geral, PET fortemente positiva e cintilografia com octreotida fracamente positiva podem prever melhor resposta à quimioterapia. Nos pacientes sintomáticos com envolvimento hepático refratário aos tratamentos de primeira linha, quimioembolia da artéria hepática pode resultar em diminuição dos níveis hormonais e do tamanho do tumor. Mais uma vez, esse procedimento pode ser associado com morbidade significativa, incluindo febre, náusea e vômitos, especialmente quando as artérias hepáticas são usadas para embolias completas.

REFERÊNCIAS BIBLIOGRÁFICAS

1. **Kulke MH, Mayer RJ.** Carcinoid tumors. N Engl J Med 1999;340:858-868.
   Essa revisão abrangente (135 referências) discute tumores carcinóides da classificação à incidência por meio do quadro clínico, diagnóstico e tratamento.
2. **Capella C** et al. Revised classification of neuroendocrine tumours of the lung, pancreas and gut. Virchows Arch 1995;1995:547-560.

Esse artigo propõe um sistema de classificação europeu de tumores neuroendócrinos do pulmão, do pâncreas e do intestino. É uma estrutura proposta em tentativa de incluir as características morfológicas, funcionais e biológicas dos tumores.

3. *(1C)* **Modlin IM, Sandor A.** An analysis of 8305 cases of carcinoid tumors. Cancer 1997;79:813-829.

Essa revisão retrospectiva é a maior publicada. Os 8.305 casos foram tirados de bancos de dados e programas de levantamento do National Cancer Institute. Os autores observaram a incidência geral, a ocorrência individual do tumor e os dados de sobrevida. Concluíram que a incidência geral de carcinóide parece ter aumentado nos últimos 20 anos, provavelmente por causa de melhoria dos levantamentos, dos registros de dados e das tecnologias diagnósticas. O estudo também aponta um índice de 45,3% de doença metastática na ocasião do diagnóstico e sobrevida geral específica da doença em cinco anos de 50,4%.

4. *(1C)* **Godwin JD.** Carcinoid tumors: An analysis of 2837 cases. Cancer 1975;36:560-569.

Revisão retrospectiva de 2.837 casos dos arquivos do National Cancer Institute que serviram como os casos iniciais utilizados na referência 2 supracitada. Eles relatam tumores achados no pulmão, no ovário, na via biliar e no trato gastrintestinal. A prevalência geral foi mais alta no apêndice, no reto e no íleo. Houve baixo índice de neoplasias múltiplas concomitantes. A sobrevida de cinco anos variou de 99% para tumores do apêndice a 33% para tumores do sigmóide. Os achados deste estudo foram comparados com os de outros estudos.

5. **Arnold R.** Diagnosis and management of neuroendocrine tumors. In: 8th United European Gastroenterology Week, www. Medscape.com, 2001.

Revisão do sistema patológico atual de classificação, discussão da patologia, marcadores diagnósticos, modalidades de imagem e opções atuais de tratamento.

6. **Loftus JP, van Heerden JA.** Surgical management of gastrointestinal carcinoid tumors. Adv Surg 1995;28:317-336.

Essa revisão discute brevemente a história dos tumores carcinóides gastrintestinais e seu espectro de doença. Segue-se discussão completa dos desafios que os cirurgiões enfrentam quando confrontados com esses tumores. Os desafios incluem carcinóides descobertos acidentalmente, importância do tamanho, diagnóstico e prognóstico, assim como tratamento incluindo quimioterapia adjuvante.

7. **Caplin ME** et al. Carcinoid tumor. Lancet 1998;352:799-805.

Revisão da patologia dos tumores carcinóides e discussão abrangente das novas opções de tratamento disponíveis incluindo octreotida para diagnóstico e tratamento. Os autores concluem que atualmente há melhores ferramentas diagnósticas e opções de tratamento para pacientes com tumores carcinóides. Também recomendam que os pacientes sejam tratados com abordagem multidisciplinar.

8. *(1B)* **Baudin E** et al. Neuron-specific enolase and chromogranin A as markers of neuroendocrine tumours. Br J Cancer 1998;78:1102-1107.

Níveis de cromogranina A (CgA) e enolase neurônio-específica (NSE) foram medidos em 128 pacientes com tumores neuroendócrinos para comparar sensibilidade, especificidade e valor prognóstico. Níveis altos de CgA foram significativamente associados com a presença de outras secreções e massa pesada de tumor. A CgA parece ser melhor marcador de evolução de tumor do que a NSE, e os autores recomendam a CgA como marcador geral de rastreamento em pacientes com tumores neuroendócrinos.

9. *(1C+)* **Feldman JM, O'Dorisio TM.** Role of neuropeptides and serotonin in the diagnosis of carcinoid tumors. Am J Med 1986;81 (suppl 6B):41-48.

Essa revisão de casos observou diferentes marcadores para diagnóstico de tumores neuroendócrinos. Os autores concluem que serotonina é o melhor marcador específico, mas não sensível devido à sua natureza de secreção episódica.

10. **Krenning EP** et al. Somatostatin receptor scintigraphy. Ann NY Acad Sci 1994;733:416.

Esta revisão abrangente observa o papel da somatostatina marcada com radiação na localização e no diagnóstico de tumores neuroendócrinos. O artigo cobre a distribuição,

o perfil de efeitos colaterais e os estudos *in vitro* e *in vivo* com essa tecnologia. Também cobre interações entre os receptores naturais de somatostina e a somatostatina marcada.
11. *(1C+)* **Nuttall KL, Pingree SS.** The incidence of elevations in urine 5-hydroxyindoleacetic acid. Ann Clin Lab Sci 1998;25:167-174.
Esse ensaio randomizado controlado estabeleceu a faixa de referência para ácido 5-hidroxiindolacético (5-HIAA) na urina em 947 amostras. Os resultados mostraram freqüentes elevações de 5-HIAA na urina, e o resultado elevado deve ser usado somente para corroborar suspeita de carcinóide diante de outros achados consistentes. Também apontam que o 5-HIAA usualmente não aumenta até que os tumores carcinóides tenham metastatizado para o fígado.
12. *(1C)* **Janson ET** et al. Carcinoid tumors: Analysis of prognostic factors and survival in 301 patients from a referral center. Ann Oncol 1997;36:607-614.
Trezentos e um pacientes consecutivos com carcinóide foram avaliados em 15 anos com respeito à distribuição do tumor, produção de hormônios, fatores prognósticos e sobrevida. Observou-se que a sobrevida era significativamente mais curta com carcinóide do intestino médio, em pacientes com mais de cinco metástases hepáticas e altos níveis de 5-HIAA, cromogranina A plasmática e neuropeptídeo K.
13. **Maton PN.** The carcinoid syndrome. JAMA 1988;260:1602-1605.
Esse artigo de revisão apresenta uma mulher com 54 anos de idade com síndrome carcinóide como base para discussão dessa síndrome. O autor discute a síndrome e a sua relação com tumores carcinóides, com a patologia e o tratamento de vários tumores e da própria síndrome.
14. **Dunne MJ** et al. Sandostatin® and gastroenteropancreatic endocrine tumors: Therapeutic characteristics. In: O'Dorisio TM, ed. Sandostatin® in the treatment of gastroenteropancreatic endocrine tumors: Consensus Round Table, Scottsdale (Arizona), 1987. Springer Verlag (London): Sandoz Medical Publications, 1989, 93-113.
Esse capítulo é uma revisão em profundidade (35 referências) das características terapêuticas do octreotida (Sandostatin). Os autores mostram que a octreotida tem perfil baixo de efeitos colaterais e é benéfica para diminuição dos sintomas de tumores carcinóides, incluindo diarréia, rubor e aumento de níveis séricos de ácido 5-hidroxiindolacético. Não observaram resposta significativa no tamanho do tumor à administração da droga. Esses resultados foram então reunidos e usados por Elton e colaboradores para a aprovação da FDA no início de 1989.
15. *(1C+)* **Paganelli G** et al. Receptor-mediated radiotherapy with 90Y-DOTA-D-Phel-Tyr3-octreotide. Eur J Nucl Med 2001;28:426-434.
Esse estudo tomou 30 pacientes consecutivos com tumores positivos para receptor de somatostatina e observou a dose, o perfil de segurança e a eficácia terapêutica. Os pacientes foram divididos em grupos de cinco e tomaram doses subseqüentemente mais altas de radioterapia em incrementos de 0,37 GBq. A dose injetável total nesse estudo foi limitada pela estimativa da dose tóxica para os rins em 20 a 25 Gy. Os autores notaram resposta completa ou parcial em 23%, doença estável em 64% e progressão em 13%. Também concluem que altas doses (total 7,77 GBq) foram de baixo risco para mielotoxicidade, mas toxicidade cumulativa para os rins ainda era um fator de risco e devia ser estreitamente monitorizada.
16. *(1C)* **Thompson GB** et al. Carcinoid tumors of the gastrointestinal tract: Presentation, management and prognosis. Surgery 1985;98:1054-1063.
Estudo de revisão de casos de 154 pacientes tratados cirurgicamente de carcinóides gastrintestinais na Mayo Clinic entre 1972 e 1982. Os locais mais freqüentes de envolvimento tumoral foram íleo (43%), reto (30%) e apêndice (11%). Eles relatam que es estudos pré-operatórios tiveram valor limitado, exceto por endoscopia, e que o índice geral de mortalidade foi de 2,6%. Também houve incidência extraordinariamente alta de metástases de tumores primários ileais menores que 1 cm (18%).
17. **Que FG** et al. Hepatic surgery for metastatic gastrointestinal neuroendocrine tumors. Cancer Control 2002;9:67-79.

Essa revisão avaliou o papel e o fundamento para cirurgia hepática citorredutiva no tratamento de metástases hepáticas de tumores gastrintestinais neuroendócrinos malignos.

18. *(1B)* **Arnold R** et al. Gastroenteropancreatic endocrine tumours: Effect of Sandostatin® on tumour growth. Digestion 1993;54:72-75.

    Cento e quinze pacientes com tumores endócrinos gastrenteropancreáticos malignos entraram neste ensaio prospectivo para determinação da eficácia de 200 μg de octreotida (Sandostatin) no crescimento tumoral. O estudo foi capaz de mostrar efeito inicialmente favorável em 54% em três meses; no entanto, o efeito foi curto, pois somente 38% mostraram resposta em 12 meses. Também provaram que o efeito espelhava a supressão de níveis séricos e urinários de hormônio.

19. **Plockinger U** et al. Guidelines for the diagnosis and treatment of neuroendocrine gastrointestinal tumours. Neuroendocrinology 2004;80:394-424.

    Diretrizes de consenso da European Neuroendocrine Tumor Society. Essas diretrizes cobrem o quadro clínico, o diagnóstico e as opções de tratamento de tumores neuroendócrinos do intestino anterior, médio e posterior.

20. **Kwekkeboom DJ** et al. Overview of results of peptide receptor radionuclide therapy with 3 radiolabeled somatostatin analogs. J Nucl Med 2005;46(suppl 1):62S-66S.

    Essa revisão observa três diferentes compostos de octreotida marcada com radiação e a eficácia variável no tratamento de tumores gastrenteropancreáticos.

21. **Sutcliffe** et al. Management of neuroendocrine liver metastases. J of Surg 2004;187(1).

    Revisão de conceitos relativos ao diagnóstico e ao tratamento de metástases hepáticas de tumores neuroendócrinos.

11
Síndromes endócrinas paraneoplásicas

Subhash Kukreja

Hipercalcemia de malignidade 369   Bisfosfonatos e metástases ósseas 376

Células cancerosas em geral produzem peptídeos que não são normalmente sintetizados pelo tecido de origem. Além disso, peptídeos produzidos de modo parácrino ou autócrino podem ser produzidos em quantidades maiores pelas células cancerosas e liberados na circulação. Células cancerosas freqüentemente não têm o maquinário para processar peptídeos em hormônios maduros e, portanto, somente precursores ou formas incompletas da proteína em geral são liberados. Esses peptídeos parciais ou formas precursoras dos hormônios podem ser biologicamente inativos ou podem ter atividade biológica fraca. Portanto, as síndromes clínicas devidas à produção ectópica desses hormônios são observadas com menos freqüência do que poderia ser previsto, com base em estudos de imunoensaio. Produção ectópica de hormônios esteróides por células cancerosas é rara. Contudo, os hormônios esteróides podem estar presentes em concentrações mais altas por causa de aumento de produção de enzimas pelas células tumorais (p. ex., a síntese de 1α-hidroxilase por certos linfomas permite aumento na síntese de 1,25-diidroxivitamina D [1,25(OH)2D]). Outro exemplo é o aumento de atividade da aromatase no carcinoma hepatocelular com conversão de androgênios a estrogênios, resultando em ginecomastia.

A síndrome paraneoplásica é definida como manifestações clínicas relacionadas com o tumor que ocorrem à distância do local do tumor e são mediadas por fatores humorais. As síndromes endócrinas são delineadas na Tabela 11.1 [1-12]. Hipercalcemia de malignidade é uma das síndromes endócrinas mais comuns devida à produção de hormônio ectópico, sendo descrita com algum detalhe. Outras síndromes endócrinas comuns, como a síndrome de Cushing e a síndrome da secreção inapropriada de hormônio antidiurético, foram anteriormente descritas neste livro. Além disso, muitas manifestações paraneoplásicas não-endócrinas de câncer não são referidas neste capítulo (p. ex., policitemia, várias neuropatias, degeneração cerebelar).

HIPERCALCEMIA DE MALIGNIDADE

Definição

Em condições fisiológicas, o cálcio sérico é mantido dentro de faixa estreita. O cálcio sérico é ligado a proteínas compostas predominantemente de albumina, de

Tabela 11.1 ■ Síndromes endócrinas paraneoplásicas

Manifestações clínicas	Hormônios	Tumores comuns	Diagnóstico	Tratamento	Comentários
Hipocalcemia [1]	Fatores estimulantes de osteoblasto que ainda não foram totalmente caracterizados	Câncer de próstata mais comum Câncer de pulmão e mama menos comuns	Hipocalcemia, hipomagnesemia, PTH sérico alto, magnésio sérico baixo Lise do tumor ou efeitos de quimioterapia também podem causar hipocalcemia	Cálcio intravenoso ou oral e grandes doses de 1,25$(OH)_2$D	Há extenso envolvimento ósseo por lesões osteoblásticas, e a hipocalcemia é difícil de controlar
Osteomalacia oncogênica [2,3]	Fator 23 de crescimento de fibroblasto, fator 7 de crescimento de fibroblasto	Tumores mesenquimais, hemangiopericitomas, câncer de próstata	Hipofosfatemia, normocalcemia, 1,25$(OH)_2$D baixa e raquitismo ou osteomalacia	Procura e remoção do tumor se possível; calcitriol e fosfato	Os tumores podem ser difíceis de ser encontrados e usualmente são benignos
Síndrome de secreção inapropriada de ADH [4]	Hormônio antidiurético	Carcinoma de pulmão de pequenas células, outros tipos celulares de câncer de pulmão, câncer pancreático, timoma, linfoma	Hiponatremia, baixa osmolaridade sérica, aumento de osmolaridade urinária, sódio urinário >20 mEq/L, ácido úrico sérico baixo, uréia baixa	Restrição de fluidos, salina, furosemida, salina hipertônica em situações de emergência; demeclociclina	A síndrome pode ocorrer devido a estímulo de secreção de ADH por agentes quimioterápicos e opiáceos

(*Continua*)

Tabela 11.1 ■ Síndromes endócrinas paraneoplásicas *(Continuação)*

Manifestações clínicas	Hormônios	Tumores comuns	Diagnóstico	Tratamento	Comentários
Síndrome de Cushing ectópica [5,6]	ACTH	Câncer de pulmão de pequenas células, carcinóide bronquial, timoma, câncer pancreático, feocromocitoma, carcinoma medular de tiróide	Cortisol sérico alto, sem supressão com dose alta de dexametasona, sem estímulo com CRH ou desmopressina e nenhum gradiente na amostra de seio petroso inferior	Remoção do tumor se possível Cetoconazol, metirapona, amino-mitotano, aminoglutetamida	A síndrome devida a tumores carcinóides é difícil de diferenciar da doença independente de hipófise
Acromegalia [7]	Secreção de GHRH mais comum que secreção de GH	Carcinóide, tumores pancreáticos endócrinos	GH e IGF elevados, nenhuma resposta a GHRH, ensaio de GHRH.	Remoção do tumor primário, análogos de somatostatina, antagonistas de receptor de GH	Causa rara de acromegalia; GH ectópico ligado a osteoartropatia hipertrófica mas não provado
Hipertiroidismo [8,9]	hCG	Tumores trofoblásticos Secreção ectópica de TSH é rara	T4 e T3 altos, TSH baixo e falta de resposta de TSH a TRH	Ablação de tiróide usualmente não necessária	hCG estimula receptor de TSH Octreotida não é útil
Hipoglicemia [10-12]	Pro-IGF-2 (big IGF-2)	Tumores mesenquimais (fibroma, mesotelioma, fibrossarcoma e rabdomiossarcoma), carcinoma hepatocelular e adrenal	IGF-2 alto, IGF-1 e IGF-BP3 baixos, nível de insulina suprimido	Remoção do tumor primário, tratamento com GH, estreptozocina, infusão de glucagon, alta dose de glicocorticóides, glicose	

modo que, em condições normais, quase 45% do cálcio está disponível na forma ionizada, fisiologicamente ativa, ou livre. Na presença de hipoalbuminemia, os valores de cálcio sérico total podem ser baixos, enquanto os valores de cálcio ionizado podem ser normais ou até altos. Ao contrário, em alguns casos de mieloma múltiplo, globulinas anormais podem ligar cálcio, de modo que o cálcio sérico total é alto e o cálcio ionizado é normal [13, 14]. Várias fórmulas de correção foram criadas para corrigir cálcio sérico total para concentrações de proteína sérica/albumina. Essas fórmulas de correção são derivadas de análise de regressão de cálcio sérico e albumina/proteínas totais. Nenhuma dessas fórmulas prevê precisamente o estado do cálcio ionizado [15, 16], que deve, portanto, ser medido, a fim de que se avalie precisamente o estado do cálcio quando anomalias de proteínas estiverem presentes.

Hipercalcemia associada com malignidade (HAM) é definida como aumento dos níveis de cálcio sérico em paciente com câncer (tumor sólido ou hematológico), no qual a hipercalcemia é causada por fatores produzidos pelo câncer. Isso implica que a hipercalcemia deve ser revertida pela retirada do tumor. Na prática, no entanto, a remoção completa ou a cura do tumor raramente são obtidas, porque a doença em geral é avançada na ocasião do diagnóstico de hipercalcemia. Outras doenças associadas com hipercalcemia (p. ex., hiperparatiroidismo primário, sarcoidose, ingestão excessiva de vitamina D) podem ocorrer, por coincidência, em pacientes com tumor maligno e devem ser excluídas. Isso é particularmente importante, porque a presença de hipercalcemia em paciente com câncer indica prognóstico muito ruim. A demonstração de que a hipercalcemia em paciente com câncer não é devida à malignidade pode indicar melhor prognóstico.

Etiologia

Se houver metástases ósseas em paciente hipercalcêmico com câncer, tradicionalmente supõe-se que elas são as responsáveis pela hipercalcemia. No exame do cálcio sérico em pacientes com metástases ósseas, no entanto, Ralston et al. [17] mostraram que, ao contrário das expectativas, havia correlação inversa entre os níveis de cálcio sérico e o número de lesões metastáticas ósseas em pacientes com vários tumores malignos. Hipercalcemia freqüentemente é observada sem metástases ósseas significativas em certos tipos de tumores (p. ex., carcinomas escamocelulares), enquanto, em outros tumores (p. ex., carcinoma de pulmão de pequenas células e carcinoma de próstata), em geral são observadas metástases ósseas na ausência de hipercalcemia. A secreção local de fatores osteolíticos por certos tumores pode ter papel significativo na patogenia de hipercalcemia e metástases ósseas.

A reabsorção óssea está aumentada na maioria dos pacientes com HAM. Vários fatores osteolíticos secretados por células cancerosas foram descritos. No caso de tumores sólidos, esse fator é a proteína relacionada com hormônio de paratiróide (PTHrP) [18]. O peptídeo tem homologia estrutural com PTH somente em oito dos primeiros 13 aminoácidos e, ainda assim, espantosa similaridade existe nas ações biológicas dos dois peptídeos. Níveis séricos altos de PTHrP são observados em 70 a 100% dos pacientes com hipercalcemia resultante de tumores sólidos, incluindo câncer de mama [18]. As células do câncer de mama derivadas de lesões na medula óssea produzem PTHrP com maior freqüência do que aquelas derivadas de outros locais metastáticos [19].

No caso de mieloma múltiplo e outras doenças hematológicas malignas, várias outras citocinas, como fatores de necrose tumoral, ligante RANK, interleucinas 1 e 6 (IL-1 e IL-6), fator de crescimento de hepatócito e proteína-1α inflamatória de macrófago foram implicadas em aumento de osteólise [20]. No entanto, estudos recentes mostram que, mesmo no mieloma múltiplo e em outras doenças hematológicas malignas, os níveis séricos de PTHrP são altos em cerca de um terço dos casos e que esse peptídeo pode ser também responsável em parte pelo aumento da osteólise nesses tumores [21].

Outro fator que tem um papel na patogenia da hipercalcemia nos linfomas de Hodgkin e não-Hodgkin é o aumento da produção sérica de $1,25(OH)_2D$ [22]. Nesses tumores, o tecido linfomatoso é capaz de converter 25-(OH)D no metabólito ativo $1,25(OH)_2D$. Os níveis séricos de $1,25(OH)_2D$ são altos (ao contrário da hipercalcemia de tumores sólidos e mieloma múltiplo, na qual esses níveis são suprimidos).

Por conseguinte, PTHrP é o principal fator responsável pela hipercalcemia na maioria dos tumores sólidos e em algumas doenças hematológicas malignas. O aumento de atividade de 1α-hidroxilase resultando em aumento de $1,25(OH)_2D$ sérica é o fator responsável em muitos casos de linfomas de Hodgkin e não-Hodgkin, enquanto várias citocinas podem ser responsáveis pela hipercalcemia no mieloma múltiplo e em certas outras doenças hematológicas malignas. A etiologia da hipercalcemia associada com tumores sólidos, quando os níveis de PTHrP não estão altos (até 30% dos casos relatados), ainda não foi definida. Em muitos desses casos, a hipercalcemia pode ser causada por secreção de fatores osteolíticos locais pelo tumor presente no osso. Alternativamente, os ensaios usados para medida de PTHrP podem não ser sensíveis o bastante para detectar aumento de produção desse peptídeo.

Epidemiologia

Foi relatado que a hipercalcemia afeta cerca de 10 a 40% de todos os pacientes com câncer em alguma época durante a evolução da doença. No entanto, isso pode refletir uma tendenciosidade de seleção, especialmente se os estudos forem feitos em pacientes hospitalizados. A hipercalcemia ocorre em estágios tardios de câncer, e esses pacientes têm maior probabilidade de serem internados. Na ocasião da apresentação inicial, a incidência de hipercalcemia em pacientes com câncer é cerca de 1% [23]. Câncer de pulmão não de pequenas células, câncer renal, linfoma, mieloma múltiplo e câncer de mama são os tumores mais comumente associados com hipercalcemia. A incidência mais alta de hipercalcemia em base de porcentagem é observada no carcinoma renal [23]. Carcinoma de próstata, cólon e de pequenas células do pulmão raramente são associados com hipercalcemia, apesar da alta prevalência de metástases ósseas nesses tumores.

Fisiopatologia

A proteína relacionada com PTH, apesar de sua limitada homologia com este, parece agir através do mesmo receptor do PTH (receptor PTH/PTHrP tipo 1). As características clínicas da hipercalcemia de malignidade devida a tumores sólidos é semelhante às do hiperparatiroidismo em muitos aspectos (p. ex., hipercalcemia, hipofosfatemia, hipocalciúria relativa e aumento de reabsorção óssea). Em outros aspectos, as manifestações de hipercalcemia em malignidade devida à hiperprodução de PTHrP são diferentes daquelas do hiperparatiroidismo primário, incluindo 1,25 $(OH)_2D$ sérica mais baixa e diminuição de formação óssea observada [24,25]. A diminuição de formação óssea observada em HAM pode ser relacionada com a secreção de outras citocinas (p. ex., IL-1 e IL-6), embora os mecanismos permaneçam amplamente inexplicados. No caso de linfomas de Hodgkin e não-Hodgkin, os níveis séricos altos de 1,25$(OH)_2D$ aumentam a absorção gastrintestinal de cálcio e o PTH sérico é suprimido com aumento de fosfato sérico e de excreção urinária de cálcio.

Diagnóstico

O hiperparatiroidismo primário é a causa mais comum de hipercalcemia na população geral. Na maioria dos exemplos, a hipercalcemia está presente por longo tempo, sendo de leve a moderada. Na HAM, a segunda causa mais comum de hipercalcemia, esta em geral é mais intensa e ocorre em tempo relativamente curto. Ela se manifesta tardiamente na evolução do tumor maligno, que muitas vezes está avançado na ocasião da confirmação do diagnóstico de hipercalcemia. História completa e exame físico e estudos simples laboratoriais e radiológicos geralmente revelam a fonte da malignidade (câncer de pulmão, cabeça e pescoço, esôfago, mama, mieloma múltiplo, linfomas). Tumores retroperitoneais (p. ex., carcinoma renal e alguns linfomas) podem não estar prontamente aparentes na avaliação inicial, mas, mesmo nesses casos, os sinais clínicos e os estudos simples de imagem em geral revelam o câncer. O teste laboratorial com rendimento mais alto no diagnóstico diferencial de hipercalcemia é a medida do PTH sérico. O nível sérico de PTH está alto ou na faixa normal alta em todos os pacientes com hiperparatiroidismo primário. Ao contrário, os níveis de PTH sérico estão suprimidos em quase todos os casos de hipercalcemia de malignidade, com rara exceção de poucos casos relatados de produção de PTH nativo pelo câncer [26]. Na presença de um tipo de tumor comumente associado com HAM, a presença de supressão de nível de PTH confirma a etiologia da hipercalcemia. Se os níveis séricos de PTH não estiverem elevados, é muito provável que o paciente tenha hiperparatiroidismo concomitante. Se for observada hipercalcemia em associação com um tipo de tumor não-comumente associado com hipercalcemia (p. ex., câncer de pulmão de pequenas células, câncer de próstata, câncer de cólon) e os níveis séricos de PTH estiverem suprimidos, outra causa de hipercalcemia deve ser procurada.

Os níveis séricos de PTHrP são altos em 70 a 100% dos pacientes com hipercalcemia devida a tumores sólidos, e esse ensaio pode ser usado em pacientes nos quais a causa de hipercalcemia não for logo aparente. Medida de 1,25$(OH)_2D$ sérica tem valor no diagnóstico de hipercalcemia em doenças granulomatosas e nos linfomas Hodgkin e não-Hodgkin, onde esses níveis geralmente são altos. Eletroforese de proteínas no soro e na urina é útil no diagnóstico de mieloma múltiplo. Na presença de função renal normal, os valores de fosfato sérico são baixos ou na faixa normal baixa na HAM, semelhante ao que se observa no hiperparatiroidismo primário. Outros testes (p. ex., cálcio em urina de 24 horas, medida de adenosina-monofosfato cíclica na urina) têm valor limitado no diagnóstico diferencial.

Tratamento

Pacientes com hipercalcemia em geral têm depleção de volume por causa de náusea,vômitos e poliúria resultantes de diminuição da capacidade de concentração urinária por efeito direto da hipercalcemia nos túbulos renais. Infusão de NaCl 0,9% 3 a 4 L/dia freqüentemente diminui a concentração sérica de cálcio em 1 a 1,5 mg/dL. O aumento de reabsorção óssea é o principal mecanismo pelo qual os tumores produzem hipercalcemia; agentes que inibem atividade de osteoclastos são altamente eficazes no tratamento desses pacientes. Os agentes nessa classe são plicamicina, calcitonina, nitrato de gálio e bisfosfonatos [27]. Os bisfosfonatos são potentes agentes anti-reabsortivos, que se tornaram as drogas de escolha no tratamento de hipercalcemia. O primeiro bisfosfonato usado para esse fim foi o etidronato, mas foi substituído pelos bisfosfonatos de segunda e terceira gerações (p. ex., pamidronato, alendronato e zoledronato). Pamidronato e zoledronato intravenosos agora são aprovados para tratamento de HAM. Pamidronato, 90 mg, em infusão de 2 a 4 horas é tão eficaz quanto a dose dada em 24 horas. Uma síndrome semelhante à gripe é observada em até 20% dos pacientes, mas esse efeito adverso é transitório. Hipocalcemia pode ocorrer em pequena porcentagem de pacientes, mas em geral é assintomática [28, 29]. O zoledronato parece ser mais potente que o pamidronato [30]. A administração mais rápida de zoledronato (em período de 5 minutos) é associada com o risco de desenvolvimento de insuficiência renal, não sendo, portanto, recomendada. Outros bisfosfonatos, como ibandronato e clodronato, também são eficazes. Esses compostos não são aprovados para uso nos Estados Unidos, mas são amplamente usados em outros países [29]. Os efeitos iniciais dos bisfosfonatos na diminuição do cálcio sérico são observados em 12 a 24 horas, com pico em 4 a 7 dias. O efeito geralmente dura de 1 a 3 semanas, dependendo da extensão da produção de PTHrP pelo tumor.

Pacientes hipercalcêmicos com linfoma Hodgkin e não-Hodgkin, por mecanismo associado com aumento de produção de 1,25(OH)$_2$D, respondem bem a glicocorticóides. Devem receber 20 a 40 mg/dia de prednisona. Pacientes com hipercalcemia resultante de mieloma múltiplo respondem bem a bisfosfonatos e a glicocorticóides.

Em estudos em animais, a inibição de ligante RANK por osteoprotegrina resulta em potente inibição de reabsorção óssea e reversão da hipercalcemia em dois modelos animais de hipercalcemia humoral de malignidade [31]. Um anticorpo humanizado contra ligante RANK (denosumab ou AMG 162) foi desenvolvido, mostrando-se que ele aumenta a densidade mineral óssea e inibe a reabsorção óssea em mulheres com osteoporose [32]. Estudos futuros determinarão se esses agentes são seguros e eficazes no tratamento de hipercalcemia de malignidade.

Prognóstico

O prognóstico é ruim em pacientes com câncer na ocasião em que a hipercalcemia se torna aparente, com sobrevida mediana de somente 30 a 70 dias [33,34]. No câncer de mama com hipercalcemia leve (cálcio sérico ionizado, 1,36-1,48 mmol/L), o prognóstico é melhor, com sobrevida mediana de 17,7 meses. O tratamento da hipercalcemia é principalmente paliativo e a diminuição dos níveis séricos de cálcio nesses pacientes melhora significativamente os sintomas e a qualidade de vida [33,34].

BISFOSFONATOS E METÁSTASES ÓSSEAS

Evidências laboratoriais sugerem que, depois da disseminação e ligação de células tumorais na medula óssea, o aumento de osteólise tem papel significativo no estabelecimento e crescimento do tumor no osso. Em modelos animais, a administração de agentes que inibem a reabsorção óssea resulta em diminuição da incidência e da gravidade das metástases ósseas. Por conseguinte, existe um forte fundamento para a utilidade do tratamento reabsortivo na prevenção e no tratamento de metástases ósseas. Novos bisfosfonatos, como zoledronato, podem oferecer efeitos benéficos adicionais na redução do crescimento esquelético do tumor por inibição de angiogênese através de diminuição dos níveis de fator de crescimento endotelial vascular (VEGF) [35]. Uma revisão recente da literatura disponível concluiu que bisfosfonatos como pamidronato, zoledronato, ibandronato e clodronato são eficazes na redução da incidência de eventos esqueléticos como fratura patológica, compressão de medula espinal e hipercalcemia, sem benefício comprovado no prolongamento da sobrevida [36-38]. No caso de mieloma múltiplo, foi mostrada forte evidência de que a adição de bisfosfonatos à quimioterapia-padrão resulta em redução de futuras complicações esqueléticas de fratura vertebral e dor sem afetar a sobrevida [39].

REFERÊNCIAS BIBLIOGRÁFICAS

1. *(1C)* **Kukreja SC** et al. Hypocalcemia in patients with prostate cancer. Calcif Tissue Int 1988;43:340-345.
   Esse artigo descreve um caso de hipocalcemia grave em paciente com extensas metástases osteoblásticas de câncer de próstata. A prevalência de hipocalcemia foi examinada em 112 pacientes adicionais. A prevalência de verdadeira hipocalcemia baseada em medida de cálcio ionizado em pacientes com câncer de próstata é baixa (< 2%), mesmo que os níveis de cálcio total diminuam até 14%; a maioria desses pacientes têm metástases ósseas.
2. **Shimada T** et al. Cloning and characterization of FGF23 as a causative factor of tumor-induced osteomalacia. Proc Natl Acad Sci USA 2001;98:6500-6505.
   Evidência recente mostrou que mutações de sentido equívoco no motivo RXXR de FGF-23 ocorre no raquitismo dominante hipofosfatêmico ligado ao cromossomo X, resultando em diminuição de sua degradação. No raquitismo hipofosfatêmico ligado ao cromossomo X, mutações na protease, PHEX, que degrada FGF-23, foi demonstrada. Neste estudo os autores identificaram que FGF-23 é o fator hipofosfatêmico sintetizado e secretado por um tumor associado com osteomalacia oncogênica. A administração de FGF-23 reproduziu as características clínicas da doença em camundongos, incluindo baixos níveis de 1,25(OH)D. A produção aumentada de FGF-23 em osteomalacia oncogênica

e a diminuição da degradação no raquitismo hipofosfatêmico parecem ser a ligação que explica a perda de fosfato nessas doenças.
3. *(1C)* **Carpenter TO** et al. Fibroblast growth factor 7: An inhibitor of phosphate transport derived from oncogenic osteomalacia-causing tumor. J Clin Endocrinol Metab 2005;90:1012-1020.
Nesse estudo, os autores demonstram que, em dois pacientes com osteomalacia oncogênica, uma produção excessiva de FGF-7 em vez de FGF-23 foi responsável pela perda renal de fosfato e hipofosfatemia. Portanto, membros da família FGF (outros que não FGF-23) são expressos por tumores associados com osteomalacia oncogênica e podem ter papel na mediação dessa síndrome.
4. *(1C)* **Berghmans T** et al. A prospective study on hyponatremia in medical cancer patients: Epidemiology, aetiology and differential diagnosis. Support Care Cancer 2000;8:192-197.
A incidência de hiponatremia (Na sérico < 130 mEq/L) foi determinada prospectivamente em todos os pacientes admitidos em um hospital de câncer em um período de 11 meses. A incidência observada foi de 3,7%. Depleção de sódio e síndrome de secreção inapropriada de hormônio antidiurético explicaram hiponatremia em cerca de um terço do total de casos. Uréia, ácido úrico e valores de excreção fracionada de sódio foram mais úteis no diagnóstico diferencial. O índice de mortalidade nos pacientes hiponatrêmicos foi mais alto (19,5%) do que no grupo como um todo (6,3%).
5. *(1C)* **Ilias I** et al. Cushing's syndrome due to ectopic corticotropin secretion: Twenty years experience at the National Institutes of Health. J Clin Endocrinol Metab 2005;90:4955-4962.
Os autores relatam sua experiência no diagnóstico e tratamento de 90 pacientes com síndrome de Cushing ectópica em centro de pesquisa clínica terciário. Oitenta e seis por cento a 94% dos pacientes não responderam ao CRH ou à supressão com dexametasona, enquanto 66 de 67 tinham amostra negativa de seio petroso inferior (IPSS). Para controlar o hipercortisolismo, 62 pacientes receberam tratamento clínico e 33 foram submetidos à adrenalectomia bilateral. Exames de imagem localizaram tumor em 67 de 90 pacientes. A cirurgia confirmou tumor secretor de ACTH em 59 de 66 pacientes e curou 65%. Os autores concluíram que IPSS negativo é o melhor teste na identificação de síndrome de ACTH ectópico. Embora somente 47% tenham se curado, a sobrevida é boa, exceto em pacientes com câncer de pulmão de pequenas células, carcinoma medular de tiróide e gastrinoma.
6. *(1C)* **Kaltsas GA** et al. A critical analysis of the value of simultaneous inferior petrosal sinus sampling in Cushing's disease and the occult ectopic adrenocorticotropin syndrome. J Clin Endocrinol Metab 1999;84:487-492.
Nesse estudo, a freqüência de síndrome de Cushing ectópica oculta foi de 5,5% (seis casos comparados com 107 casos de doença de Cushing). Amostra de seio petroso inferior depois de CRH mostrou gradiente sinus/periferia menor que 2 em todos os casos de síndrome de ACTH ectópico. Relação bilateral seio petroso inferior/periferia maior que 2, obtida 5 minutos depois de estímulo com CRH, teve sensibilidade de 97% e especificidade de 100% no diagnóstico de doença de Cushing.
7. *(1C)* **Thorner MO** et al. Extrahypothalamic growth-hormone – releasing factor (GRF) secretion is a rare cause of acromegaly: Plasma GRF leves in 177 acromegalic patients. J Clin Endocrinol Metab 1984;59:846-849.
Secreção ectópica de hormônio liberador de hormônio de crescimento (GHRH) é causa provada de acromegalia. Nesse estudo, os níveis plasmáticos de GHRH estavam na faixa normal em todos os 177 pacientes acromegálicos. Com base nos resultados do estudo, parece que secreção ectópica de GHRH é causa rara de acromegalia.
8. *(1C)* **Morley JE** et al. Choriocarcinoma as a cause of thyrotoxicosis. Am J Med 1976;60:1036-1040.
Três pacientes com hipertiroidismo associado com coriocarcinoma são descritos. A diminuição da gravidade de hipertiroidismo foi paralela ao declínio de níveis séricos de hCG. O soro desses pacientes continha bioatividade de TSH relacionada com hCG.

9. *(1C)* **Hershman JM**. Human chorionic gonadotropin and the thyroid: Hyperemesis gravidarum and throphoblastic tumors. Thyroid 1999;9:653-657.
   Essa revisão descreve que tumores trofoblásticos, mola hidatiforme e coriocarcinoma secretam quantidades muito grandes de hCG e causam hipertiroidismo quando o hCG sérico excede cerca de 200 UI/mL. Há correlação entre a gravidade bioquímica do hipertiroidismo e o hCG sérico nesses pacientes. A remoção da mola ou quimioterapia eficaz do coriocarcioma curam o hipertiroidismo.
10. *(1C)* **Hizuka N** et al. Serum insulin-like growth factor II in 44 patients with non-islet cell tumor hypoglicemia. Endocr J 1998;45(suppl):S61-S65.
    Níveis séricos de pro-IGF II (IGF "grande") foram elevados em 31 de 44 pacientes com hipoglicemia e tumor não de ilhota. Níveis altos de IGF II foram observados em somente 13 de 31 pacientes. Níveis séricos de IGF I foram baixos em todos os pacientes, incluindo 11 que não tinham níveis altos de IGF II. Sugeriu-se que nível alto de IGF II e nível baixo de IGF I desempenham papel na patogenia da síndrome.
11. *(1C)* **Drake WM** et al. Dose-related effects of growth hormone on IGF-I and IGF-binding protein-3 levels in non-islet cell tumour hypoglycaemia. Eur J Endocrinol 1998;139:532-536.
    Os autores trataram dois pacientes com hipoglicemia e tumor não de célula de ilhota usando hormônio de crescimento recombinante. Esse tratamento resultou em aumento de níveis séricos de IGF-1 e de proteína 3 ligante de IGF (IGFBP-3) e melhoria da hipoglicemia. O mecanismo do efeito benéfico parece parcialmente relacionado ao aumento de níveis de IGFBP-3 com resultante diminuição de níveis séricos de IGF-2. Os níveis de IGFBP-3, no entanto, não se normalizaram completamente apesar de dose alta de tratamento com hormônio de crescimento, sugerindo que outros mecanismos podem estar envolvidos na explicação dos efeitos benéficos do tratamento com hormônio de crescimento nessa síndrome.
12. *(1C)* **Bourcigaux N** et al. Treatment of hypoglycemia using combined glucocorticoid and recombinant human growth hormone in a patient with a metastatic non-islet cell tumor hypoglycemia. Clin Ther 2005;27:246-251.
    Em paciente com hipoglicemia e tumor inoperável não de células de ilhota, o nível de glicemia de jejum foi normalizado com combinação de dose baixa de prednisona e hGH recombinante. Essa combinação foi mais eficaz que monoterapia com dose alta de qualquer droga no restabelecimento do sistema IGF e tratamento a longo prazo de hipoglicemia e não causou eventos adversos.

Hipercalcemia de malignidade

13. *(1C)* **Pearce CJ** et al. Hypercalcaemia due to calcium binding by a polymeric IgA kappa-paraprotein. Ann Clin Biochem 1991;28:229-234.
    Um paciente com mieloma múltiplo e elevação de cálcio sérico total e cálcio ionizado normal é descrito. Estudos *in vitro* mostraram que houve ligação anormal de cálcio na paraproteína IgAκ, explicando, assim, o falso achado de hipercalcemia.
14. *(1C)* **Smith BJ** et al. Frequency of calcium binding by monoclonal immunoglobulins in multiple myeoloma. Ann Clin Lab Sci 1984;14:261-264.
    Para examinar a freqüência com a qual a ligação anormal de cálcio em paraproteína pode resultar em aumento de cálcio total com valores normais de cálcio ionizado, os autores estudaram 34 pacientes com mieloma múltiplo. Cálcio total e ionizado estavam altos em três pacientes. Nessa série, nenhuma ligação anormal entre paraproteínas e cálcio foi observada. Isso sugere que cálcio sérico falsamente elevado não é comum em pacientes com mieloma múltiplo.
15. *(1C)* **Ladenson JH** et al. Failure of total calcium corrected for protein, albumin, and pH to correctly assess free calcium status. J Clin Endocrinol Metab 1978;46:986-993.
    Os autores usaram várias fórmulas publicadas para corrigir cálcio observado para proteína sérica e anomalias de albumina em 2.454 amostras enviadas para análise de cálcio e correlacionaram esses valores com as medidas de níveis de cálcio ionizado. Nenhuma

das fórmulas produziu concordância melhor do que a observada entre cálcio não-corrigido e cálcio ionizado. O estudo concluiu que a correção do cálcio sérico medido não parece prever adequadamente a situação de cálcio medida por cálcio livre.
16. *(1C)* **Shemerdiak WP** et al. Evaluation of routine ionized calcium determination in cancer patients. Clin Chem 1981;27:1621-1622.
Nesse estudo, foram determinados níveis séricos de cálcio total e ionizado em 59 controles e 95 pacientes com câncer. Várias fórmulas de correção foram usadas para determinar se poderiam prever o estado de cálcio melhor do que por medida de cálcio total somente. Dos 95 pacientes com câncer, 12 foram julgados hipercalcêmicos por medida de cálcio total e ionizado. Onze pacientes adicionais tinham cálcio ionizado alto e cálcio total normal; a elevação de cálcio sérico nesses pacientes, no entanto, foi leve. A aplicação de vários fórmulas de correção não ajuda significativamente na identificação desses pacientes. O estudo concluiu que na maioria dos pacientes com câncer a medida de cálcio total é adequada. Na presença de anomalias de proteínas, as fórmulas de correção não ajudam na classificação correta do estado de cálcio. Nesses pacientes, o cálcio ionizado deve ser determinado para avaliação precisa do estado de cálcio.
17. *(1C)* **Ralston S** et al. Hypercalcaemia and metastatic bone disease: Is there a causal link? Lancet 1982;2:903-905.
Cintilografias ósseas em 725 pacientes não-selecionados com câncer na Glasgow Royal Infirmary foram revisadas. Mais análises foram feitas em 160 pacientes com metástases ósseas definidas e em 35 pacientes hipercalcêmicos sem metástases ósseas. Carcinoma broncogênico e de mama foram os dois diagnósticos mais comuns (48% e 31%, respectivamente). Do total de 87 pacientes hipercalcêmicos, 40% não tinham evidência de metástases ósseas e somente 32,5% dos pacientes com metástases ósseas tinham hipercalcemia. Os níveis séricos de cálcio total ajustados foram significativamente mais baixos em pacientes com extensas metástases (> 6 lesões na cintilografia óssea), em comparação com aqueles com doença mais leve (< 6 lesões na cintilografia óssea). Os autores concluíram que parece não existir ligação causal entre metástases ósseas e hipercalcemia.
18. **Rankin W** et al. Parathyroid hormone-related protein and hypercalcemia. Cancer 1997;80(suppl):1564-71.
Excelente revisão da descoberta e da fisiologia da proteína relacionada com PTH e da evidência ligando-a com a patogenia de hipercalcemia de malignidade, incluindo a observada em câncer de mama.
19. **Martin TJ** et al. Mechanisms in the skeletal complications of breast cancer. Endocr Relat Cancer 2000;7:271-284.
Cerca de 70% dos pacientes com câncer de mama avançado terão metástases ósseas, e cerca de 30% terão hipercalcemia. A revisão descreve que vários fatores osteolíticos como PTHrP podem estar envolvidos na patogenia de ambas as manifestações do câncer.
20. **Callander NS** et al. Myeloma bone disease. Semin Hematol 2001;38:276-285.
Destruição óssea ocorre em 70 a 80% dos pacientes com mieloma múltiplo. Essa é uma excelente revisão dos vários fatores ativadores de osteoclasto implicados na patogenia da lesão óssea do mieloma múltiplo. Eles incluem fatores de necrose tumoral, ligante RANK, IL-1 e IL-6, fator de crescimento de hepatócito e proteína-1a inflamatória de macrófago. Citocinas ósseas (p. ex., IL-6) são liberadas como resultado de osteólise e podem, por sua vez, ter um papel no estímulo de crescimento de células mielomatosas. Isso é o fundamento para o uso de tratamento anti-reabsortivo no controle do mieloma múltiplo.
21. *(1C)* **Firkin F** et al. Parathyroid hormone-related protein in hypercalcaemia associated with haematological malignancy. Br J Haematol 1996;94:486-492.
Nesse estudo prospectivo de pacientes internados em unidade de clínica de hematologia, a hipercalcemia foi detectada em 18 de 165 pacientes. Dos 17 pacientes que foram mais investigados, a hipercalcemia foi atribuída a hiperparatiroidismo primário em três pacientes. Os outros casos de hipercalcemia ocorreram como se segue: nove com mieloma múltiplo, cinco com linfoma não-Hodgkin de célula B e um com hiperplasia mielóide. Os níveis de PTHrP foram elevados e se relacionaram com aumento de nível de cálcio sérico

em três de nove casos de mieloma e dois de quatro pacientes com linfoma. Assim, a PTHrP parece estar envolvida na patogenia de hipercalcemia em malignidades hematológicas.

22. *(1C)* **Seymour JF** et al. Calcitriol production in hypercalcemic and normocalcemic patients with non-Hodgkin lymphoma. Ann Inter Med 1994;121:633-640.
Nesse estudo prospectivo feito em centro médico de encaminhamento, os níveis séricos de 1,25(OH)$_2$D estavam altos em 12 de 22 pacientes hipercalcêmicos usando faixa de referência desenvolvida com base em pacientes hipercalcêmicos com mieloma como população de controle. Se a faixa de referência a partir de indivíduos normocalcêmicos fosse usada, somente metade dos pacientes seriam classificados como tendo níveis altos de 1,25(OH)$_2$D.

23. *(1C+)* **Vassilopoulou-Sellin R** et al. Incidence of hypercalcemia in patients with malignancy referred to a comprehensive cancer center. Cancer 1993;71:1309-1312.
Nessa análise retrospectiva de dados laboratoriais de 7.667 pacientes registrados em centro de referência de câncer, a incidência de hipercalcemia nos primeiros dois meses do registro foi determinada. Hipercalcemia intensa, definida como nível sérico de cálcio acima de 12 mg/dL, estava presente em 40 (0,52%), e hipercalcemia moderada, definida como nível sérico de cálcio de 10,8 a 12 mg/dL, estava presente em um adicional de 48 pacientes (0,63%) com incidência total de 1,05%. Carcinoma de pulmão não de pequenas células, câncer de rim, linfoma, mieloma múltiplo e câncer de mama foram mais comumente associados com hipercalcemia. A incidência mais alta de hipercalcemia em base de porcentagem foi observada em carcinoma de rim. Carcinoma de próstata, cólon e de pulmão de pequenas células raramente são associados com hipercalcemia, apesar da alta prevalência de metástases ósseas nesses tumores.

24. *(1C)* **Stewart AF** et al. Biochemical evaluation of patients with cancer-associated hypercalcemia: Evidence for humoral and nonhumoral groups. N Engl J Med 1980;303:1377-1383.
Nesse estudo prospectivo de 50 pacientes hipercalcêmicos com câncer vistos em hospital universitário, níveis de cAMP na urina, cálcio sérico, PTH e 1,25(OH)$_2$D foram determinados. Níveis urinários de cAMP nefrogênico (marcador de ação de PTH no rim) estavam altos em 41 pacientes com hipercalcemia de malignidade e em pacientes com hiperparatiroidismo primário. Os níveis séricos de PTH estavam elevados em pacientes com hiperparatiroidismo primário e baixos em pacientes com câncer. O estudo forneceu forte evidência de que o fator ou os fatores humorais responsáveis por hipercalcemia têm forte semelhança de ação biológica com PTH, embora sejam imunologicamente diferentes. Esse e outros estudos semelhantes são a base da descoberta posterior da PTHrP. O estudo também descreve que os níveis séricos de 1,25(OH)$_2$D são mais baixos em hipercalcemia de malignidade, em comparação com hiperparatiroidismo primário.

25. **Stewart AF.** Clinical practice: Hypercalcemia associated with cancer. N Engl J Med 2005;352:373-379.
Essa revisão fornece informações práticas atualizadas sobre o diagnóstico e o tratamento de pacientes com hipercalcemia associada com malignidade.

26. *(1C+)* **Nussbaum SR** et al. Highly sensitive two-site immunoradiometric assay of parathyrin, and its clinical utility in evaluating patients with hypercalcemia. Clin Chem 1987;33:1364-1367.
É descrita a imunorradiometria altamente sensível e específica de dois locais para PTH sérico. Houve completa separação de valores de PTH sérico em 37 pacientes com hiperparatiroidismo primário diagnosticado cirurgicamente e 23 pacientes com hipercalcemia de câncer. Na hipercalcemia de malignidade, os níveis de PTH estavam no limite normal inferior ou abaixo dele. Estudos subseqüentes feitos em várias centenas de pacientes com ambas as síndromes confirmaram esses achados.

27. *(1B)* **Ralston SH** et al. Comparison of aminohydroxypropylidene diphosphonate, mithramycin, and corticosteroids/calcitonin in treatment of cancer-associated hypercalcaemia. Lancet 1985;2:907-910.

Trinta e nove pacientes com hipercalcemia devida a câncer foram distribuídos aleatoriamente para receber difosfonato de aminoidroxipropilideno (pamidronato, 15 mg/dia, em salina até que o cálcio sérico se normalizasse); mitramicina (plicamicina, 25 mg/kg, e repetida depois de 48 horas se o cálcio sérico ainda estivesse alto); ou calcitonina mais corticosteróide (calcitonina de salmão, 400 unidades MRC a cada oito horas e prednisona, 40 mg/dia). A calcitonina/corticosteróide teve o tempo de ação mais rápido (< 24 horas), mas os efeitos foram de curta duração, com a maioria dos pacientes permanecendo hipercalcêmicos durante os dias 6 a 9 depois do início do tratamento. Os efeitos da plicamicina foram observados em 48 horas, durando 6 a 9 dias. Os efeitos de pamidronato foram em 72 horas, mas duraram mais de nove dias.

28. *(1A)* **Nussbaum SR** et al. Single-dose intravenous therapy with pamidronate for the treatment of hypercalcemia of malignancy: Comparison of 30-, 60-, and 90 mg dosages. Am J Med 1993;95:297-304.

Nesse ensaio clínico multicêntrico randomizado e duplo-cego, 50 pacientes com câncer com cálcio sérico corrigido acima de 12 mg/dL foram tratados com pamidronato, 30, 60 ou 90 mg, administrado em infusão de 24 horas. O cálcio sérico foi corrigido em 40%, 61% e 100% dos pacientes recebendo dose de 30, 60 e 90 mg, respectivamente. A duração mediana da ação foi de 4, 5 e 6 dias nos três grupos, respectivamente.

29. **Body JJ.** Current and future directions in medical therapy: Hypercalcemia. Cancer 2000;88(suppl):3054-3058.

Revisão do tratamento atual de hipercalcemia de câncer, incluindo comparação dos bisfosfonatos mais novos de segunda e terceira geração (p. ex., clodronato, pamidronato, ibandronato, zoledronato). Depois de hidratação inicial, os bisfosfonatos são o tratamento mais eficaz disponível. O controle da hipercalcemia pode ser obtido em mais de 90% dos casos com uso de bisfosfonatos.

30. *(1A)* **Major P** et al. Zoledronic acid is superior to pamidronate in the treatment of hypercalcemia of malignancy: A pooled analysis of two randomized, controlled clinical trials. J Clin Oncol 2001;19:558-567.

Nessa análise conjunta de dois ensaios randomizados multicêntricos paralelos, 275 pacientes foram avaliados para eficácia de 4 ou 8 mg de zoledronato administrado em infusão de 5 minutos, ou 90 mg de pamidronato administrado em infusão de 2 horas. Os índices de resposta completa no dia 10 foram de 88,4%, 86,7% e 69,7% para 4 mg de zoledronato, 8 mg de zoledronato e 90 mg de pamidronato, respectivamente. A duração mediana da resposta completa foi de 32, 43 e 18 dias, respectivamente. O estudo indica que zoledronato, 4 ou 8 mg, é superior a pamidronato no tratamento de hipercalcemia de câncer.

31. *(1A)* **Morony S** et al. The inhibition of RANKL causes greater suppresion of bone resorption and hypercalcemia compared with bisphosphonates in two models of humoral hypercalcemia of malignancy. Endocrinology 2005;146:3235-3243.

Os autores usaram o inibidor de RANKL osteoprotegerina (OPG) para avaliar o papel da hipercalcemia mediada por osteoclastos em dois modelos murinos de HAM. Em ambos os modelos, a OPG (0,2-5 mg/kg) causou reversão rápida de hipercalcemia estabelecida, e a velocidade e a duração da supressão da hipercalcemia foram significativamente maiores com OPG (5 mg/kg) do que com alta dose de bisfosfonatos (pamidronato ou ácido zoledrônico, 5 mg/kg). A OPG também causou maior diminuição da superfície do osteoclasto e de marcadores bioquímicos de reabsorção óssea em comparação com qualquer bisfosfonato. O tratamento anti-reabsortivo com inibidor de RANKL poderia ser a abordagem fundamental no controle de HAM.

32. *(1A)* **McClung M** et al. Denosumab in postmenopausal women with low bone mineral density. N Engl J Med 2006;354:821-831.

Nesse estudo foram testados os efeitos do anticorpo monoclonal totalmente humano denosumab (antes conhecido como AMG 162), que se liga ao RANKL com alta afinidade e especificidade e inibe a ação dele, na densidade mineral óssea e nos marcadores de reabsorção óssea em 412 mulheres após a menopausa. O tratamento com denosumab por 12 meses resultou em aumento da densidade mineral óssea e inibição da reabsorção óssea de modo dose-dependente, e esses efeitos foram maiores que os observados com alendronato.

33. *(1C)* **Ralston SH** et al. Cancer-associated hypercalcemia morbidity and mortality: Clinical experience in 126 treated patients. Ann Intern Med 1990;112:499-504.
Análise retrospectiva de 126 pacientes consecutivos com hipercalcemia associada a câncer em hospital de ensino no Reino Unido. O estudo examinou os efeitos do tratamento para baixar o cálcio no alívio dos sintomas e na sobrevida em 126 pacientes com vários cânceres (câncer de células escamosas de pulmão foi o mais comum, com 43 casos, e câncer de mama foi o segundo mais comum, com 22 casos). O índice de sobrevida dependeu da possibilidade do tratamento anticâncer específico – 26 pacientes –, nos quais a sobrevida mediana foi de 135 dias em comparação com sobrevida de 30 dias naqueles que não receberam tratamento anticâncer. Houve benefícios paliativos significativos com o tratamento anti-hipercalcêmico. Sintomas de poliúria, constipação, anorexia, náusea/vômito e letargia melhoraram significativamente depois que os níveis de cálcio sérico foram controlados. Em muitos casos, os sintomas melhoraram o suficiente para os pacientes terem alta do hospital.

34. *(1C)* **Kristensen B** et al. Survival in breast cancer patients after the first episode of hypercalcaemia. J Intern Med 1998;244:189-198.
O estudo foi conduzido em centro de câncer na Dinamarca. Um grupo consecutivo de 212 pacientes hipercalcêmicos com câncer de mama foi observado durante o seguimento para determinação da sobrevida. Desses, 193 tinham metástases ósseas e foram posteriormente analisados com base nos níveis séricos de cálcio. Os pacientes continuaram recebendo outros tratamentos para câncer. A sobrevida mediana geral foi de 6,7 meses. A sobrevida mediana nos pacientes com hipercalcemia leve (cálcio ionizado 1,36-1,48 mmol/L; $n = 102$), hipercalcemia moderada (1,49-1,60 mmol/L; $n = 41$) e hipercalcemia intensa (1,61 mmol/L; $n = 50$) foi de 17,7, 2,8 e 1,4 meses, respectivamente. Um segundo grupo de 51 pacientes hipercalcêmicos que receberam bisfosfonatos também foi estudado. A sobrevida nesse grupo não foi significativamente diferente daquela dos que não receberam esses agentes. A sobrevida no câncer de mama diminuiu significativamente em pacientes com calcemia moderada e intensa. Também foi mostrado que o tratamento com bisfosfonato não prolonga a sobrevida.

Uso de bisfosfonato em metástases ósseas e dor óssea

35. *(1C)* **Vincenzi B** et al. Zoledronic acid-related angiogenesis modifications and survival in advanced breast cancer patients. J Interferon Cytokine Res 2005;25:144-151.
Quarenta e dois pacientes consecutivos com câncer de mama com evidência cintilográfica e radiográfica de metástases ósseas foram tratados com infusão única de 4 mg de ácido zoledrônico antes de quimioterapia. Houve diminuição significativa nos níveis circulantes de VEGF depois de 21 dias em 60% dos pacientes. A análise de sobrevida mostrou que pacientes com diminuição de níveis circulantes de VEGF tiveram tempo mais longo para primeiro evento relacionado com esqueleto ($p = 0,0002$), para progressão de doença óssea ($p = 0,0024$) e para piora do estado de desempenho ($p = 0,0352$) do que aqueles sem diminuição de VEGF.

36. *(1A)* **Hillner BE** et al. American Society of Clinical Oncology guideline on the role of bisphosphonates in breast cancer: American Society of Clinical Oncology Bisphosphonates Expert Panel. J Clin Oncol 2000;18:1378-1391.
Revisão da literatura atual sobre o uso de bisfosfonatos não mostra impacto na sobrevida geral. A revisão indica que há benefícios, como diminuição de complicações esqueléticas (fraturas patológicas), cirurgia para fratura ou fratura incapacitante, radiação, compres-

são da medula espinal e hipercalcemia. Pamidronato intravenoso, 90 mg, em 1 a 2 horas, a cada 3 ou 4 semanas, é recomendado em pacientes com câncer de mama metastático que têm evidência confirmada por exame de imagem de destruição lítica de osso e que atualmente estejam recebendo tratamento sistêmico com hormônios ou quimioterapia. Para mulheres com cintilografia óssea anormal, mas sem destruição óssea revelada por exame de imagem e sem dor localizada, não há dados suficientes para sugerir o uso de bisfosfonatos. O início do tratamento com bisfosfonatos em paciente sem evidência de metástases ósseas, mesmo na presença de metástases extra-esqueléticas, não é recomendado.

37. *(1A)* **Wong R** et al. Bisphonates for the relief of pain secondary to bone metastases. Cochrane Database Syst Rev 2002;2:CD002068.

Essa revisão incluiu 30 estudos randomizados controlados (21 cegos, quatro abertos e cinco ativamente controlados) com total de 3.682 indivíduos. Nos oito estudos nos quais a dor pode ser avaliada, dados cumulativos mostraram benefícios no grupo de tratamento, com NNT em 4 semanas de 11 (IC 95% 6-36) e em 12 semanas de 7 (IC 95% 5-12). Um estudo mostrou pequena melhoria na qualidade de vida no grupo do tratamento em 4 semanas. Os bisfosfonatos devem ser considerados como tratamento de segunda linha.

38. *(1A)* **Pavlakis N** et al. Bisphosphonates for breast cancer. Cochrane Database Syst Rev 2005;3:CD003474.

Atualização da revisão anterior (Cochrane Database Syst Rev. 2002;(1):CD003474). Vinte e um estudos randomizados foram incluídos. Todos os estudos em câncer de mama avançado incluíram mulheres com evidência clínica de metástases ósseas (osteolíticas e/ou mistas osteolíticas/osteoblásticas) por radiografia simples e/ou cintilografia óssea. Em geral bisfosfonatos intravenosos reduziram o risco de evento esquelético em 17% (IC 95% 0,78-0,89) em comparação com bisfosfonatos orais, que diminuíram o risco de evento esquelético em 16% (IC 95%, 0,76-0,93). Entre os bisfosfonatos atualmente disponíveis, zoledronato 4 mg IV diminui o risco de evento esquelético em 41% (RR 0,59; IC 95 0,42-0,82), em comparação com 33% com pamidronato 90 mg IV (RR 0,77; IC 95% 0,69-0,87), 18% com 6 mg de ibandronato IV (RR 0,82; IC 95% 0,67-1,00), 14% com 50 mg de ibandronato oral (RR 0,86; IC 95% 0,73-1,02) e 16% com 1.600 mg de clodronato oral (RR 0,84; IC 95% 0,72-0,98). A conclusão geral da análise revelou que, em mulheres com câncer de mama avançado e metástases ósseas clinicamente evidentes, o uso de bisfosfonatos (orais ou intravenosos), além de tratamento hormonal ou quimioterapia, quando comparado com placebo ou nenhum bisfosfonato, diminui o risco de eventos esqueléticos e o ritmo de evento esquelético, assim como aumenta o tempo para evento esquelético. Alguns bisfosfonatos também podem diminuir a dor óssea em mulheres com câncer de mama avançado e metástases ósseas clinicamente evidentes e podem melhorar a qualidade de vida global. O tempo ótimo para início do tratamento com bisfosfonato e sua duração são incertos. Em mulheres com câncer de mama inicial, a eficácia dos bisfosfonatos permanece uma questão aberta para pesquisa.

39. *(1A)* **Djulbegovic B** et al. Bisphosphonates in multiple myeloma. Cochrane Database Syst Rev 2001;4:CD003188.

Essa revisão sistêmica foi feita para determinar se a adição de bisfosfonato a tratamento-padrão no mieloma múltiplo diminui a morbidade relacionada com o esqueleto (fraturas patológicas), a mortalidade relacionada com o esqueleto e a mortalidade em geral. Além disso, os efeitos dos bisfosfonatos na dor, na qualidade de vida e na incidência de hipercalcemia foram examinados. Foram incluídos 11 ensaios randomizados com 1.113 pacientes analisados como grupos de bisfosfonatos e 1.070 analisados como grupo-controle. O tratamento com bisfosfonatos resultou em diminuição da incidência de novas fraturas vertebrais (NNT = 10) e em melhoria da dor (NNT = 11). Não houve efeito na sobrevida.

12

Genética

Peter Kopp

Definição	385	Fisiopatologia	392
Etiologia	386	Diagnóstico	393
Epidemiologia	387	Tratamento	397

DEFINIÇÃO

O componente genético contribui virtualmente em todas as doenças, com exceção do traumatismo simples. Muitas doenças cromossômicas e monogênicas podem agora ser explicadas em nível molecular, permitindo o estabelecimento do diagnóstico por análise mutacional (Tabelas 12.1 e 12.2) [1-4]. É importante reconhecer que *modificadores* genéticos e ambientais também podem influenciar fortemente o fenótipo em doenças monogênicas, que simplesmente apresentam a forma menos complexa em um contínuo de doenças complexas [5]. Por exemplo, irmãos com mutações idênticas no fator de transcrição PROP1, que leva à deficiência combinada de hormônios hipofisários (CPHD) [6], podem ter constelações variáveis de deficiências de hormônios de hipófise anterior e o estabelecimento dos defeitos hormonais pode diferir [7]. Na fenilcetonúria (PKU), o desenvolvimento de defeitos neurológicos é dependente na quantidade de fenilalanina na dieta. Em *doenças complexas*, também referidas como doenças *poligênicas* ou *multifatoriais*, vários ou múltiplos genes contribuem na patogenia, tipicamente em conjunto com fatores ambientais e de estilo de vida, como no diabetes melito tipo 2 (ver Capítulo 6) [5,8-11].

A informação sobre a seqüência do genoma humano através do *Human Genome Project* (HGP) está facilitando substancialmente a análise genética [5,9,12], e os avanços em andamento na caracterização funcional do genoma, transcriptoma e proteoma humanos estão mudando fundamentalmente nossa compreensão dos mecanismos moleculares subjacentes aos processos (fisio)patológicos [12]. Esforços em andamento, como o projeto HapMap, facilitarão a compreensão de doenças complexas [13]. O projeto HapMap determinou polimorfismos de nucleotídeo único (SNPs), variantes que ocorrem em média a cada 300 pares de base (bp) através do genoma, em amostras de DNA de múltiplos indivíduos com quatro antecedentes étnicos diferentes. SNPs adjacentes são herdados juntos em bloco, referidos como haplótipos; daí o nome HapMap. Esses blocos podem ser identificados por marcador SNP selecionado, o chamado Tag SNPs. A disponibilidade dessa informação permite a caracterização de um número limitado de SNPs para determinação do conjunto de haplótipos presentes em um indivíduo (p. ex., em casos e controles). Isso, por sua vez, agora permite a execu-

Tabela 12.1 ■ Doenças cromossômicas com manifestações endócrinas

Doença	Fenótipo	Defeito cromossômico	OMIM
Síndrome de Turner	Insuficiência ovariana, baixa estatura, doença auto-imune de tiróide	45, XO	
Síndrome de Klinefelter	Hipogonadismo, estatura alta	47, XXY	
Síndrome de Prader-Willi	Estatura baixa, obesidade, hipogonadismo	del15 q11-13 (cópia paterna) Dissomia uniparental materna	176270

ção de estudos de associação com todo o genoma pela busca de associação de certos haplótipos com um fenótipo de doença de interesse, passo essencial para revelar os fatores genéticos contribuintes em doenças complexas.

Em virtude das mutações *somáticas* em genes que controlam o crescimento celular, sobrevida e diferenciação serem elementos-chave na patogenia da neoplasia, tumores benignos e malignos também podem ser vistos como doenças genéticas [5,10,14]. Além disso, muitos tumores malignos são associados com predisposição conferida por mutações hereditárias em *linha germinativa*. As síndromes de neoplasia endócrina múltipla 1 e 2 (NEM-1 e NEM-2) são excelentes exemplos para ilustrar isso (ver Tabela 12.2) [15]. A NEM-2 também destaca o impacto da análise genética para detecção de portador no tratamento clínico de famílias com essa síndrome tumoral (Capítulo 9) [15]. Compreender toda a patogenia molecular do câncer também é de suma importância no desenvolvimento de novas modalidades terapêuticas. As mutações RET na tirosina-quinase causando NEM-2 [15] ou da serina-treonina-quinase B-Raf encontrada freqüentemente em tumores papilares da tiróide [16] as tornam alvos atrativos para tratamento com inibidores de quinase [17], um paradigma mostrando-se bem-sucedido na leucemia mielóide crônica pela inibição específica do Bcr-Abl da tirosina-quinase através de imatinib [18].

Numerosas doenças endócrinas foram elucidadas em nível molecular [2-5, 19]. Para visão geral abrangente e para discussão dos princípios de genética humana, estrutura de DNA e análises de biologia molecular, que estão além do objetivo deste capítulo, o leitor deve consultar várias revisões abrangentes e livros didáticos [5, 8, 10, 20].

ETIOLOGIA

Mutações no DNA causam alterações e função anormal no RNA codificado e nos produtos protéicos, levando, desse modo, à doença [21]. Mutações podem acontecer aleatoriamente ou através de fatores como radiação e produtos químicos. Mutações ocorrendo na linha germinativa (espermatozóides e oócitos) podem ser transmitidas para a progênie. Se a linha germinativa for mosaico, a mutação pode ser transmitida para alguns descendentes, mas não para outros [5]. Mutações ocorrendo durante o desenvolvimento inicial levam a *mosaicismo* somático, ilustrado pela síndrome de McCune-Albright [22]. Mutações somáticas conferindo vantagem de crescimento para células ou diminuição da apoptose, podem ser relacionadas com neoplasia [14]. Alterações epigenéticas (p. ex., metilação alterada de DNA) também são encontradas com freqüência em tumores malignos e podem resultar em alteração de expressão de gene [14]. Com exceção das repetições triplas de nucleotídeos [5], que podem se expandir progressivamente, as mutações em geral são estáveis.

Estruturalmente, as mutações são muito diversas [21]: podem envolver todo o genoma, como na triploidia, ou alterações numéricas totais ou estruturais nos cromossomos ou nos genes individuais [8,19]. Grandes deleções podem afetar uma parte de um gene, um gene inteiro ou vários genes (*síndrome do gene contíguo*). Mutações afetando nucleotídeos únicos são referidas como *mutações de ponto*. Mutação na região de codificação levando à substituição de aminoácido é referida como *mutação de sentido equívoco*, e uma mutação resultando em um códon de parada é *mutação sem sentido*. Deleções de pequenos nucleotídeos ou inserções causam mudança no quadro de leitura, tipicamente resultando em proteína anormal de comprimento variável depois da deleção. Ainda não há avaliação suficiente quanto à possibilidade da ocorrência de mutações em regiões não-codificadoras. Mutações em seqüências intrônicas podem destruir ou criar locais doadores ou receptores de emendas, e mutações em seqüências regulares resultam em alteração na transcrição do gene.

EPIDEMIOLOGIA

A freqüência de doenças monogênicas é muito variável [21]. Algumas doenças monogênicas são extremamente raras. Muitas doenças recessivas ocorrem somente em populações endógamas ou em casamentos consangüíneos. Em muitas doenças dominantes e ligadas ao cromossomo X, mutações *de novo* representam fração significativa dos casos [5,8,10]. Os índices de novas mutações em doenças autossômicas dominantes e ligadas ao cromossomo X são estimados em cerca de 10^{-5} a 10^{-6}/lócus por geração. Outras doenças monogênicas, no entanto, apresentam relativa freqüência. Os exemplos clássicos incluem fibrose cística (populações do norte da Europa), as talassemias (Mediterrâneo, sudeste da Ásia) e traço/doença de anemia falciforme (África Ocidental) [1]. Geralmente, supõe-se que o acúmulo desses alelos deletérios em uma população é devido à vantagem seletiva nos heterozigotos. Por exemplo, heterozigotos para mutação de anemia falciforme têm mortalidade e morbidade por malária diminuídas porque seus eritrócitos fornecem meio menos favorável para os parasitas *Plasmodium*.

Os padrões de distribuição de diferentes genótipos em uma população é o foco da genética de populações [8,10]. Se a freqüência de um alelo for conhecida – e supondo que a população esteja em estado de equilíbrio –, a freqüência dos genótipos pode ser determinada (*teorema de Hardy-Weinberg*). Isso é útil no cálculo de freqüências de transportadores, prevalência de doença e estimativas de penetrância. O equilíbrio pode ser modificado por migração, novas mutações e desvio genético (flutuações aleatórias nas freqüências dos alelos em pequenas populações).

Tabela 12.2 ■ Base molecular de doenças endócrinas selecionadas

Doença/Fenótipo[a]	Gene	Herança	OMIM7
Doenças hipotalâmicas e hipofisárias			
CPHD (GH,PRL,TSH,LH,FSH)	PROP1	AR	601538
Baixa estatura	GH	AR,AD	139250
Diabetes insípido neuro-hipofisário	AVP-NPII	AD,AR	192340
Obesidade	Receptor de leptina	AR	601007
Tiróide			
Hipotiroidismo congênito com hipoplasia de tiróide	PAX8	AD	167415
Síndrome de Bamforth-Lazarus: hipotiroidismo congênito, fenda palatina, cabelo pontudo	TTF2 (FOXE1)	AR	602617
Síndrome de Pendred: surdez sensório-neural, diminuição de organificação de iodo	PDS(SLC26A4)	AR	274600
Hipotiroidismo congênito, defeitos de tiroglobulina	TG	AR	188450
Resistência a hormônio da tiróide	THRB	AD, (AR)	190160
Doenças da paratiróide e dos ossos			
Hipercalcemia hipocalciúrica familiar benigna	CASR	AD	601199
Hipoparatiroidismo familiar	CASR	AD	601199
Osteodistrofia hereditária de Albright	GNAS1	AD	103580
Glândula adrenal			
Hiperplasia adrenal congênita, 21-hidroxilase	CYP21	AR	201910
Aldosteronismo remediável com glicocorticóide	Gene de fusão CYP11B2-CYP11B1	AD	103900
Hipoplasia adrenal, hipogonadismo congênito	DAX1 (NROB1)	X	300473

(Continua)

Tabela 12.2 ■ (*Continuação*)

Doença/Fenótipo[a]	Gene	Herança	OMIM7
Pâncreas			
MODY 1	HNF4α	AD	125850
MODY 2	GCK	AD (mutações inativantes)	125851
MODY 3	HNF1α	AD	600496
MODY 4, cistos renais	IPF1	AD	606392
MODY 5	HNF1β	AD	604284
MODY 6	NEUROD1	AD	606394
Agenesia pancreática	IPF1	AR	600733
Gônadas			
Insensibilidade a andrógenos, inativação de receptor de andrógeno	AR	AR	300068
Insensibilidade a andrógenos, deficiência de 5α-redutase	SRD5A2	AR	607306
Deficiência de aromatase, genitália feminina com masculinização durante a puberdade	CYP19A1	AR	107910
Metabolismo de água e sal			
Diabetes insípido nefrogênico (forma ligada ao cromossomo X)	AVPR2	X	304800
Diabetes insípido nefrogênico	AQP2	AR, AD	107777
Síndrome de Liddle: acidose metabólica hipocalêmica, hipertensão	SCNN1B ou SCNN1G	AD	177200

(*Continua*)

Tabela 12.2 ■ Base molecular de doenças endócrinas selecionadas (*Continuação*)

Doença/Fenótipo[a]	Gene	Herança	OMIM7
Metabolismo de lipídeos			
Obesidade	LEP	Leptina	164160
Hipercolesterolemia familiar	LDLR	AD	606945
Síndromes tumorais			
Neoplasia endócrina múltipla tipo 1	NEM 1	AD	131100
Adenoma de paratiróide, adenoma de hipófise, tumores pancreáticos			
Neoplasia endócrina múltipla tipo 2	RET	AD	171400
A. Carcinoma medular de tiróide, feocromocitoma, hiperplasia de paratiróide			
B. + ganglioneuromas			
Doença de von Hippel-Lindau	VHL	AD	193300
Carcinomas renais, feocromocitomas, outros tumores			
Mosaicismo somático			
Síndrome de McCune-Albright: puberdade precoce, displasia fibrosa, manchas café-com-leite, hipertiroidismo	GNAS1	Mutação somática mosaica adquirida no início do desenvolvimento	174800
Síndromes complexas			
Síndrome poliglandular auto-imune tipo 1: insuficiência adrenal, hipoparatiroidismo, candidíase	AIRE	AR	240300

(*Continua*)

Tabela 12.2 ■ *(Continuação)*

Doença/Fenótipo[a]	Gene	Herança	OMIM7
Doenças complexas			
Diabetes melito tipo 1	HLA DR3/4-DQ201/0302, HLA DR4/4-DQ0300/03022, HLA DR3/3-DQ0201/0201 Insulina VNTR, NEUROD, CTLA4		222100
Diabetes melito tipo 2	*Múltiplos outros* CPN10, PPAR ... INS, SUR1, IPF1, IRS-1 *Múltiplos outros*		125853

[a] Essa lista contém somente exemplos selecionados. Além disso, o leitor deve estar ciente de que o mesmo fenótipo ou semelhante pode ser causado por mutações em outros genes.
AD: autossômico dominante; AR: autossômico recessivo; X: cromossomo X; CPHD: deficiência combinada de hormônio hipofisário.
Modificada de Kopp P. Genetics, genomics, proteomics, and bioinformatics. In: Brook GD, Brown R (eds). Clinical pediatric endocrinology, 5th ed. Blackwell Science, Oxford, 2005, pp.18-44.

A epidemiologia genética de doenças complexas é desafiadora, porque vários ou múltiplos *loci* podem contribuir para o fenótipo e porque ele é influenciado por múltiplas interações gene-gene e gene-meio ambiente. No campo endócrino, isso é muito bem ilustrado pelo nosso conhecimento atual da genética do diabetes melito (Capítulo 6) [11]. As formas autossômicas dominantes monogênicas do diabetes (MODY 1 a 6; estabelecimento de diabetes juvenil na maturidade) foram elucidadas em nível molecular e são causadas por mutações graves nos genes essenciais para desenvolvimento e/ou função das células beta pancreáticas [23]. Essas mutações são raras na população. Em contraste, nosso conhecimento sobre a base genética do diabetes melito tipo 2 ainda é relativamente modesto [11]. Isso pode ser explicado pela dificuldade na detecção de alelos que contribuem apenas levemente para o fenótipo e pelo fato de que esses alelos são freqüentes na população geral. Além disso, deve-se reconhecer que o diagnóstico clínico do diabetes melito tipo 2 pode incluir várias entidades de diminuição de ação e secreção de insulina e que a elucidação dos componentes genéticos exige coleção mais homogênea de pacientes.

FISIOPATOLOGIA

De modo amplo, as doenças endócrinas podem ser classificadas em quatro tipos principais: (a) excesso de hormônios, (b) deficiência de hormônios, (c) resistência a hormônios e (d) tumores de glândulas endócrinas sem alterações na secreção de hormônios [2]. Numerosas doenças nessas categorias recentemente foram explicadas por mutações em genes envolvidos em crescimento ou função de tecidos endócrinos, levando à melhor compreensão da fisiopatologia em nível molecular e muitas vezes fornecendo meios para diagnósticos precisos [2-4,24].

As conseqüências funcionais de mutações podem ser amplamente classificadas como mutações de ganho de função e de perda de função [5]. Mutações de ganho de função em geral são dominantes. Em contraste, mutações inativantes costumam ser recessivas e afetam indivíduos homozigotos ou heterozigotos compostos (carregando dois alelos mutantes no mesmo gene) para a mutação que causa a doença. Alternativamente, mutação em alelo único pode resultar em *haploinsuficiência*, situação na qual um alelo normal não é suficiente para manter um fenótipo normal e isso pode resultar em herança dominante [5]. Haploinsuficiência é um mecanismo freqüentemente observado em doenças associadas com mutações nos fatores de transcrição ou em enzima limitantes de ritmo [25-27]. Mutação em alelo único também pode resultar em perda de função através de efeito negativo dominante [28,29]. Nesse caso, o alelo mutado interfere com a função do produto do gene normal por um de vários mecanismos:

a) a proteína mutante pode interferir somente com outros membros de um complexo protéico multimérico, como no exemplo das mutações na aquaporina 2 na forma autossômica dominante do diabetes insípido nefrogênico [29,30];
b) a proteína mutante pode ocupar locais de ligação nas proteínas ou promotores de elementos de resposta, como no exemplo da resistência a hormônios de tiróide [28]; ou

c) a proteína mutante pode ser citotóxica, como, por exemplo, no diabetes insípido neuroipofisário autossômico dominante [31], no qual as proteínas anormalmente dobradas são retidas no retículo endoplasmático, levando à destruição progressiva dos neurônios secretores de vasopressina.

DIAGNÓSTICO

Abordagem do paciente

Não é demais enfatizar que um exame clínico cuidadoso com fenotipagem completa, usando exames bioquímicos e complementares apropriados é absolutamente essencial [32]. Deve-se estar sempre consciente da possibilidade de *fenocópias*, isto é, fenótipo idêntico ou semelhante ao da doença suspeita, mas com patogenia genética distinta ou não-genética [33]. Por exemplo, obesidade pode ser simplesmente conseqüência de fatores de estilo de vida, mas também pode ser causada por vários defeitos mendelianos [34]. A presença de fenocópias em família pode ser problemática, porque pode confundir exames de ligação e teste genético.

A história familiar é de grande importância para reconhecimento do componente hereditário. Ela deve incluir o estabelecimento de uma genealogia do núcleo da família ou de sua extensão [5,8,10]. A história em combinação com a genealogia pode ter relevância prática para aconselhamento genético, detecção de portadores, estimativa quantitativa do risco de indivíduos na família ou intervenção precoce e prevenção de doença em parentes do(s) paciente(s) inicial(is). No entanto, a estimativa precisa do risco quase sempre é possível somente após teste genético. Os antecedentes étnicos são relevante porque certos alelos são mais comuns em certas populações.

Na avaliação de parentes de paciente inicial com doença genética, os fenômenos de *expressividade* e *penetrância incompleta* variáveis devem sempre serem considerados [5]. A penetrância é completa se todos os portadores de uma dada mutação expressam o fenótipo e *incompleta* se alguns indivíduos não expressam o fenótipo. A penetrância incompleta é caracterizada por fenótipo de doença que pula gerações, com portadores não-afetados transmitindo o gene mutante. Expressividade descreve o grau de expressão do fenótipo, o *espectro fenotípico*. Os mecanismos resultando em expressividade variável e penetrância incompleta incluem a necessidade de modificadores, como *antecedente genético*, sexo e fatores ambientais, enfatizando-se novamente que esses fatores desempenham papel proeminente não apenas em doenças complexas, mas também em traços mendelianos.

A *heterogeneidade fenotípica* também pode surgir de diferenças no efeito de mutações em diferentes locais do mesmo gene. Isso é bem ilustrado por mutações no receptor de andrógeno; mutações leves podem causar epispádia, e inativações graves do receptor resultam em resistência completa à testosterona com testículo feminilizante [35].

Informações sobre doenças genéticas

Se o clínico busca informações sobre doença genética ou sobre um fenótipo particular não-sindrômico ou sindrômico, a consulta ao catálogo *Online Mendelian*

Inheritance in Man (OMIM) (http://www.ncbi.nlm.nih.gov/omim/), constantemente atualizado, é um excelente ponto de partida (Tabela 12.3). O OMIM relaciona milhares de doenças genéticas e fornece informações sobre o fenótipo clínico, a base molecular, as variantes alélicas, os relevantes modelos em animais e as referências pertinentes. Conexões com outros recursos eletrônicos (p. ex., PubMed, para busca na literatura, GenBank, para informação de seqüência, bancos de dados compilando mutações gênicas) fornecem informações relevantes para clínicos e pesquisadores. Bancos de dados adicionais selecionados, que fornecem informações relevantes, estão relacionados na Tabela 12.3, e vários capítulos recentes de livros didáticos discutem a etiologia genética e os mecanismos subjacentes a doenças endócrinas [2-4].

Aconselhamento genético

A consulta com um médico geneticista e/ou conselheiro médico em geral é indicada para o tratamento de pacientes com doença genética esporádica ou herdada [36,37]. Isso é útil para fins diagnósticos, para identificação de problemas de tratamento e para determinação do risco genético em parentes e filhos. Também pode ser importante para apoio psicológico apropriado.

Teste genético

O teste genético visa a detecção (molecular) de alterações associadas com doenças herdadas ou esporádicas. Dependendo do teste, ele será feito com fontes, como cromossomos em metáfase, DNA genômico ou mitocondrial, RNA, cromossomos, proteínas ou metabólitos [5,8,10,20]. Diferentes formas clinicamente relevantes de teste genético incluem teste de pré-implante, teste pré-natal, rastreamento de recém-nascidos, rastreamento de portadores, teste diagnóstico, testes de paternidade/maternidade e testes de zigosidade. Testes de pesquisa e investigação são importantes para melhorar o conhecimento de doenças raras ou desenvolver novos testes clínicos, mas os resultados nem sempre são disponíveis para o paciente e para o médico.

O teste de diagnóstico molecular deve ser feito para confirmar ou excluir o diagnóstico feito na avaliação clínica e no teste bioquímico. Informações sobre o defeito genético exato pode ter valor, porque podem dar certeza sobre o diagnóstico; podem permitir previsão da evolução clínica e servir como base para aconselhamento genético e diagnóstico molecular em outros membros da família ou em futuras gravidezes.

Teste preditivo, ou rastreamento de portadores, permite identificação de indivíduos portadores de mutação e determina quem não tem risco por causa da ausência da mutação. Isso é exemplificado pela análise de crianças de famílias com NEM-2 (Capítulo 9) [15].

Se o teste genético for considerado, o primeiro membro afetado e a família devem ser cuidadosamente informados sobre as conseqüências potenciais de resultados positivos, incluindo desconforto psicológico e a possibilidade de discriminação. Também importante é a discussão do significado de resultados negativos. Isso deve incluir discussão de resultados falso-negativos e inconclusivos e as limitações técnicas dos testes. Por esses motivos, o teste genético deve ser feito somente após obten-

Tabela 12.3 ■ Bancos de dados genéticos selecionados

Site	Conteúdo	URL
OMIM Online Mendelian Inheritance in Man	Catálogo de doenças humanas genéticas	http://www.ncbi.nlm.nih.gov/omim/
National Center for Biotechnology Information (NCBI)	Portal com *links* a bancos de dados genômicos, PubMed, OMIM e recursos educacionais *on line*	http://www.ncbi.nlm.nih.gov/
GeneTests	Diretório de laboratórios oferecendo teste genético	http://www.genetests.org/
GeneCards	Banco de dados de genes humanos e seu papel em doença	http://bioinformatics.weizmann.ac.il/cards/
American College of Medical Genetics	Portal com bancos de dados relevantes para diagnóstico, tratamento e prevenção de doenças genéticas	http://www.acmg.net/
Chromosomal Variation in Man	Catálogo de doenças cromossômicas	http://www.wiley.com/legacy/products/subject/life/borgaonkar/access.html
Mitochondrial Disorders	Catálogo de doenças associadas com mutações de DNA mitocondrial	http://www.wustl.edu/neuromuscular/mitosyn.html
DNA Repeat Sequences & Disease	Catálogo de doenças associadas com repetições de DNA	http://www.neuro.wustl.edu/neuromuscular/mother/dnarep.html
National Organization for Rare Disorders	Catálogo de doenças raras incluindo quadro clínico, diagnóstico, avaliação e tratamento	http://www.rarediseases.org/
HapMap Project Web	Portal para o International Haplotype Map Project	http://www.hapmap.org

ção de consentimento informado. O teste genético em crianças ocasiona problemas éticos adicionais. Diretrizes éticas publicadas pela American Society of Human Genetics e pela American Academy of Pediatrics abordam aspectos que devem ser considerados no teste de crianças e adolescentes [38,39]. Salvo se puder fornecer conhecimento relevante sobre a patologia molecular de uma doença, a análise deve ser limitada a situações nas quais os resultados podem ter impacto no tratamento médico e necessita consentimento informado dos pacientes. Se não existir nenhum benefício aparente, o teste deve ser adiado até que o paciente possa consentir independentemente. Isso, por exemplo, é relevante nas doenças devastadoras, como doença de Huntington.

Coleta de amostra

A coleta de amostra depende da natureza do teste e deve ser feita conforme as instruções do laboratório que faz a análise [40]. Se uma mutação que causa doença for esperada por causa de transmissão via linha germinativa, o DNA é mais comumente coletado de células sangüíneas nucleadas e, em geral, 5 mL de EDTA são suficientes para isso. No caso de mutações somáticas, que são limitadas ao tecido afetado, uma amostra adequada da lesão serve para extração de DNA ou RNA. O RNA degrada-se rapidamente, e a amostra para sua extração tem que ser congelada ou imersa imediatamente em soluções especiais. Para análise citogenética, as células quase sempre são coletadas do sangue periférico ou de esfregaços bucais, mas outros tecidos também podem servir como fonte. Os testes bioquímicos continuam a ter papel importante na análise de doenças metabólicas e necessitam coleta apropriada de plasma, soro e urina. Para detecção da patogenia, o material a ser analisado varia e pode incluir sangue, líquor, tecidos sólidos, escarro ou fluidos obtidos através de lavagem bronquioalveolar.

Laboratórios que executam testes genéticos

O teste genético está se tornando mais prontamente disponível através de laboratórios comerciais para várias doenças endócrinas (p. ex., NEM-2, hiperplasia adrenal congênita [CAH], várias formas de MODY e diabetes insípido nefrogênico e diabetes insípido neuroipofisário dominante autossômico). Para doenças raras, o teste pode ser feito somente em laboratórios especializados. O site *GeneTests* (http://www.genetests.org/servlet/access), uma fonte de informação genética de fundo público, contém um Laboratory Directory útil na identificação de CLIA (Clinical Laboratory Improvement Amendments) – laboratórios aprovados que oferecem teste de doenças hereditárias (Tabela 12.3). Para outras doenças raras, o teste pode ser disponível somente através de laboratórios de pesquisa.

Limitações práticas do teste genético

Certos desafios conceituais e técnicos que podem estar relacionados com o teste genético muitas vezes não são evidentes. Além de problemas no manuseio de amostras e erros técnicos, há, entre outras, possibilidades de heterogeneidade de lócus, heterogeneidade alélica e polimorfismos [2,5,8,10].

A heterogeneidade de lócus, também referida como heterogeneidade não-alélica, designa o fato de o fenótipo idêntico ou muito semelhante poder resultar de mutações em diferentes genes localizados em lócus diferentes dentro do genoma. Hipotiroidismo congênito devido a defeitos na síntese de hormônio da tiróide dentro do tirócito pode ser causado por mutações em vários genes codificadores proteínas que exercem passos essenciais nesse processo (NIS, transportador de sódio/iodo; PDS/SLC26A4, pendrina; TPO, peroxidase tiroideana; TG, tiroglobulina; THOX2, oxidase tiroideana 2) [41]. Nessa situação, o teste genético é complexo e caro, porque diferentes genes devem ser analisados. A heterogeneidade de lócus também pode causar problema para estudos de ligação, porque pode diminuir a capacidade de identificação do lócus da doença.

A heterogeneidade alélica indica que diferentes mutações no mesmo gene podem causar fenótipo idêntico ou semelhante. Por exemplo, mais de 1.420 mutações são conhecidas no gene CFTR (Cystic Fibrosis Mutation Database: http://genet.sickkids.on.ca/cftr/). Embora a análise inicial seja focalizada em mutações particularmente freqüentes, um resultado negativo não exclui a presença de mutação em outro local do gene. Deve-se sempre estar ciente de que as análises mutacionais em geral se focalizam na região de codificação de um gene sem considerar regiões reguladoras e intrônicas. Considerando-se que quaisquer mutações causadoras de doença podem estar localizadas fora de regiões codificadoras, qualquer resultado negativo deve ser interpretado com cuidado. O desenvolvimento de tecnologias novas e mais baratas de seqüenciamento é, portanto, necessário.

Polimorfismos são variações de seqüência que podem ocorrer mais ou menos freqüentemente no genoma da população geral. Muitos não têm consequências funcionais, mas alguns podem levar a alterações sutis de função no produto do gene (RNAm ou proteína). Embora polimorfismos de ocorrência freqüente possam ser detectados com relativa facilidade pela avaliação de sua presença em um grupo de indivíduos normais não-relacionados, polimorfismos raros necessitam análises funcionais rigorosas in vitro para distingui-los das mutações que causam doenças.

TRATAMENTO

Dado o amplo espectro de doenças com componente genético ou base genética, a discussão dos tratamentos está além dos objetivos deste capítulo. Do mesmo modo, a discussão de terapia gênica, a transferência de material genético para o paciente [42], ainda em fases iniciais experimentais, não podem ser discutidas aqui. Deve-se reconhecer que a genética molecular já tem impacto significativo no tratamento de doenças humanas. Peptídeos hormonais (insulina, hormônio de crescimento, eritropoietina, tirotrofina, hormônio de paratiróide), fatores de crescimento (fatores estimulantes de colônia), citocinas (interferons) e vacinas (hepatite B) podem agora ser produzidos em grandes quantidades usando tecnologia de DNA recombinante. Modificações dirigidas desses peptídeos fornecem ao clínico melhores tratamentos, exemplificados pelos análogos de insulina geneticamente modificados com cinética alterada [54]. Inibidores específicos, cujo melhor exemplo é o imatinib, como inibidor de tirosina-quinase de Bcr-Abl [18], servem como prova do princípio de que a elucidação da patogenia molecular tem grande importância no desenvolvimento de novas modalidades terapêuticas.

AGRADECIMENTOS

Este trabalho foi patrocinado pelo 1R01 DK63024-01 do NIDDK/National Institutes of Health.

REFERÊNCIAS BIBLIOGRÁFICAS

1. **Scriver CR** et al., eds. The metabolic and molecular bases of inherited disease. 8th ed. McGraw-Hill, New York, 2000.
Livro didático abrangente com capítulos relevantes sobre doenças hereditárias.
2. **Jameson JL, Kopp P.** Applications of molecular biology and genetics in endocrinology. In: DeGroot LD, Jameson JL eds. Endocrinology. 5th ed. WB Saunders, Philadelphia, 2006, pp. 83-108.
Revisão apresentando importantes princípios de biologia molecular juntamente com discussão detalhada da base molecular de muitas doenças endócrinas.
3. **Kopp P.** Genetics, genomics, proteomics, and bioinformatics. In: Brook GD, Brown R, eds. Clinical pediatric endocrinology. 5th ed. Blackwell Science, Oxford, 2005, pp. 18-44.
Revisão detalhada contendo várias tabelas sumarizando a base molecular das doenças endócrinas.
4. **Potter AE, Phillips JA.** Genetic disorders in pediatric endocrinology. In: Pescovitz OH, Eugster EA, eds. Pediatric endocrinology: Mechanisms and management. Lippincott Williams & Wilkins, Philadelphia, 2004, pp.1-23.
Revisão com discussão da base molecular de muitas doenças pediátricas importantes e tabelas úteis.
5. **Kopp P, Jameson JL.** Principles of human genetics. In: Braunwald E et al., eds. Harrison's principles of internal medicine. 16th ed. McGraw-Hill, New York, 2004, pp. 359-379.
Capítulo abrangendo os elementos essenciais para compreensão dos princípios de biologia molecular e doenças hereditárias.
6. **Moseley CT, Phillips JA.** Pituitary gene mutations and the growth hormone pathway. Semin Reprod Med 2000;18:21-29.
Revisão de nanismo discutindo deficiência isolada de hormônio de crescimento (IGHD), deficiência combinada de hormônio hipofisário (CPHD) e resistência a hormônio de crescimento (GH) devida a defeitos no receptor de GH e de fator de crescimento 1 semelhante à insulina (IGF-1).
7. *(1C1)* **Fluck C** et al. Phenotypic variability in familial combined pituitary hormone deficiency caused by a PROP1 gene mutation resulting in the substitution of Arg?Cys at codon 120 (R120C). J Clin Endocrinol Metab 1998;83:3727-3734.
Nesse estudo, cinco indivíduos com deficiência combinada de hormônio hipofisário (CPHD) causada pela mesma mutação na transcrição do fator PROP1 (R120C) de duas famílias consangüíneas foram seguidos longitudinalmente. O estudo destaca que há variabilidade no fenótipo em termos de deficiência hormonal e que o estabelecimento temporal dos defeitos também é variável.
8. **Gelehrter TD** et al., eds. Principles of medical genetics. 2nd ed. Lippincott Williams & Wilkins, Philadelphia, 1998.
Excelente e equilibrada introdução aos princípios da genética médica.

9. **Guttmacher AE, Collins FS.** Genomic medicine: A primer. N Engl J Med 2002;347:1512-1520.
    Resumo curto e panorama sobre o impacto da medicina genômica.
10. **Nussbaum RL** et al., ed. Thompson and Thompson genetics in medicine. 6th ed. Elsevier Science, New York, 2001.
    Excelente introdução aos princípios da genética médica.
11. **Florez JC** et al. The inherited basis of diabetes mellitus: Implications for the genetic analysis of complex traits. Annu Rev Genomics Hum Genet 2003;4:257-291.
    Discussão detalhada da genética das formas monogenéticas do diabetes melito, assim como do diabetes melito tipo 1 e 2. A discussão realça os desafios na elucidação de doenças complexas.
12. **Collins FS** et al. A vision for the future of genomics research. Nature 2003;422:835-847.
    Excelente visão geral sobre marcos na genética e na genômica e visão dos impactos da genômica na biologia, na saúde e na sociedade.
13. *(1C1)* **Altshuler D** et al. A haplotype map of the human genome. Nature 2005; 437:1299-1320.
    Esse estudo apresenta o banco de dados HapMap de variação comum no genoma humano. Mais de um milhão de polimorfismos de nucleotídeo único (SNPs) foram obtidos em 269 amostras de DNA de quatro populações. Esses dados documentam a generalidade dos locais de recombinação, uma estrutura tipo bloqueio de desequilíbrio de ligação e baixa diversidade de haplótipos, levando a substancial correlação de SNPs com muitos de seus vizinhos. O estudo mostra como a fonte HapMap pode orientar o planejamento e a análise de estudos de associação genética, derramar luz na variação estrutural e na recombinação e identificar lócus que podem ter sido objeto de seleção natural durante a evolução humana.
14. **Balmain A** et al. The genetics and genomics of cancer. Nat Genet 2003;33:238-244.
    Boa revisão dos princípios da genética do câncer.
15. *(1C1)* **Brandi ML** et al. Guidelines for diagnosis and therapy of MEN type 1 and type 2. J Clin Endocrinol Metab 2001;86:5658-5671.
    Declaração de consenso de um grupo internacional resumindo as recomendações atuais para diagnóstico, tratamento e controle de pacientes com NEM-1 e NEM-2.
16. *(1C)* **Kimura ET** et al. High prevalence of BRAF mutations in thyroid cancer: Genetic evidence for constitutive activation of the RET/PCT-RAS-BRAF signaling pathway in papillary thyroid carcinoma. Cancer Res 2003;63:1454-1457.
    Esse estudo demonstrou mutações somáticas no B-RAF (V599E) em 35,8% dos cânceres papilares da tiróide. Além disso, demonstrou que cânceres albergando mutações B-RAF não contêm mutações em outras proteínas da mesma via de sinalização, como RET/PTC e RAS.
17. **Fagin JA.** How thyroid tumors start and why it matters: Kinase mutants as targets for solid cancer pharmacotherapy. J Endocrinol 2004;183:249-256.
    Excelente revisão sobre alterações moleculares achadas em cânceres de tiróide e seu impacto potencial no desenvolvimento de novas modalidades terapêuticas.
18. **Druker BJ** et al. Effects of a selective inhibitor of the Abl tyrosine kinase on the growth of Bcr-Abl positive cells. Nat Med 1996;2:561-566.
    Esse importante estudo mostrou que o imatinib, um inibidor da tirosina-quinase de proteína Abl, diminui a proliferação celular e a formação de tumor por células expressando Bcr-Abl. Em ensaios formadores de colônia de células obtidas de pacientes com leucemia mielóide crônica, a formação de colônia podia ser inibida em 92-98%. Os autores concluíram que "esse composto pode ser útil no tratamento de leucemias bcr-abl positivas", uma previsão que se confirmou.
19. **Fechner PY.** Genetic syndromes with endocrinopathies. In: Pescovitz OH, Eugster EA, eds. Pediatric endocrinology: Mechanisms and management. Lippincott Williams & Wilkins, Philadelphia, 2004, pp. 24-34.
    Revisão curta sobre síndromes genéticas com componentes endócrinos.

20. **Jameson JL.** Application of molecular biology and genetics in endocrinology. In: DeGroot L, Jameson J, eds. Endocrinology. 4th ed. Saunders, Philadelphia, 2001, pp.143-166. Visão geral dos princípios de biologia molecular e técnicas selecionadas.
21. **Antonarakis SE** et al. The nature and mechanisms of human gene mutations. In: Scriver CR et al., eds. The metabolic and molecular bases of inherited disease. 8th ed. McGraw-Hill, New York, 2000, pp. 343-377.
Discussão detalhada dos mecanismos e conseqüências de mutações de DNA.
22. *(1C1)* **Weinstein LS** et al. Activating mutations of the stimulatory G protein in the McCune-Albright syndrome. N Engl J Med 1991;325:1688-1695.
Esse estudo relatou a base molecular da síndrome de McCune-Albright (MAS) (mutações somáticas no gene GNAS1, que codifica a subunidade estimulatória G a). Esses pacientes são mosaicos para essas mutações, que ocorrem no início do desenvolvimento. O mosaico explica o fenótipo altamente variável nos pacientes com MAS.
23. **Hattersley AT.** Molecular genetics goes to the diabetes clinic. Clin Med 2005;5:476-481. Essa revisão discute como o teste de genética molecular pode ser usado para fazer o diagnóstico de 1 a 2% de todos os pacientes diabéticos com diabetes monogênico. O diagnóstico de diabetes monogênico é relevante porque pode ter conseqüências terapêuticas. Pacientes com glicoquinase MODY não necessitam tratamento; pacientes HNF1a MODY são muito sensíveis a dose baixa de sulfoniluréias; e pacientes com diabetes neonatal devido a mutações Kir6.2, apesar de serem insulinodependentes, podem suspender a insulina e serem bem controlados com altas doses de sulfoniluréia em comprimidos.
24. **Marx SJ, Simonds WF.** Hereditary hormone excess: Genes, molecular pathways, and syndromes. Endocr Rev 2005;26:615-661.
Boa discussão sobre doenças genéticas resultando em síndromes de excesso de hormônio.
25. **Seidman JG, Seidman C.** Transcription factor haploinsufficency: When half a loaf is not enough. J Clin Invest 2002;109:451-455.
Essa revisão curta destaca a importância de mutações nos fatores de transcrição levando à haploinsuficiência como causa de doenças genéticas.
26. **De Felice M, Di Lauro R.** Thyroid development and its disorders: Genetics and molecular mechanisms. Endocr Rev 2004;25:722-746.
Essa revisão discute a base molecular do desenvolvimento da tiróide e de defeitos de desenvolvimento associados com hipotiroidismo congênito.
27. **New MI.** An update of congenital adrenal hyperplasia. Ann N Y Acad Sci 2004;1038:14-43.
Revisão abrangente de aspectos clínicos, genéticos, epidemiológicos e terapêuticos de hiperplasia adrenal congênita.
28. **Refetoff S** et al. The syndromes of resistance to thyroid hormone. Endocr Rev 1993;14:348-399.
Revisão abrangente de resistência a hormônio da tiróide.
29. *(1C1)* **Mulders SM** et al. An aquaporin-2 water channel mutant which causes autosomal dominant nephrogenic diabetes insipidus is retained in the Golgi complex. J Clin Invest 1998;102:57-66.
Mutações no gene do canal de água aquaporina-2 (AQP2) causam diabetes insípido nefrogênico recessivo autossômico (DIN). Nesse estudo, uma mutação na cauda carboxiterminal do AQP2 (E258k) foi identificada como causa da forma dominante autossômica do DIN. O mutante tinha efeito dominante-negativo na permeabilidade da água conferida pelo tipo selvagem de AQP2. Análises de imunoblot e análises microscópicas revelaram que AQP2-E258K não era, em contraste com os mutantes AQP2 em DIN recessiva, retardado no retículo endoplasmático, mas retido no compartimento de Golgi. Supondo-se que AQPs se tetramerizam, a herança dominante de DIN nesse paciente parece ser causada pela retenção do tipo selvagem através do mutante. O estudo ilustra que diferentes mutações na mesma proteína podem ter conseqüências funcionais variáveis, resultando, assim, em diferentes padrões de herança.
30. **Morello JP, Bichet DG.** Nephrogenic diabetes insipidus. Annu Rev Physiol 2001;63:607-630.

Revisão abrangente de aspectos clínicos, genéticos, epidemiológicos e terapêuticos das várias formas de diabetes insípido nefrogênico.
31. *(1C1)* **Ito M** et al. Molecular basis of autosomal dominant neurohypophyseal diabetes insipidus: Cellular toxicity caused by the accumulation of mutant vasopressin precursors within the endoplasmic reticulum. J Clin Invest 1997;99:1897-1905.
Mutações no gene de arginina vasopressina (AVP) causam diabetes insípido neuro-hipofisário familiar dominante (FNDI). Nesse estudo, o tipo selvagem de vários genes AVP mutantes foram estavelmente expressos em células de neuroblastoma neuro2A. Cada um dos mutantes exibiu diminuição de tráfico intracelular de precursores de AVP mutante, resultando em secreção ineficiente de AVP imunorreativo. Estudos de imunofluorescência mostraram grande acúmulo de precursores de AVP mutante dentro do retículo endoplasmático, e as células mostraram diminuição da viabilidade. O estudo fornece evidência de que a herança dominante é causada por toxicidade neuronal das proteínas mutantes.
32. **Aylsworth AS.** Defining disease phenotypes. In: Haines JL, Pericak-Vance MA, eds. Gene mapping in complex human diseases. Wiley-Liss, New York, 1998, pp. 53-76.
Visão prática discutindo a abordagem do paciente e a definição de fenótipo.
33. *(1C1)* **Kopp P** et al. Phenocopies for deafness and goiter development in a large inbred Brazilian kindred with Pendred's syndrome associated with a novel mutation in the PDS gene. J Clin Endocrinol Metab 1999;84:336-341.
Nesse estudo, 41 indivíduos de uma grande linhagem altamente endogâmica no nordeste do Brasil foram examinados quanto a características da síndrome de Pendred (bócio, diminuição de organificação de iodo e surdez congênita neurossensorial). Estudos de ligação e análises de seqüência da região codificadora do gene PDS foram feitos com DNA de 36 indivíduos. O paciente inicial, com a clássica tríade de surdez, teste de perclorato positivo e bócio, era homozigoto para uma mutação, resultando em mudança de quadro e parada prematura do códon. Dois outros pacientes com surdez eram homozigotos para essa mutação; 19 eram heterozigotos e 14 eram homozigotos para o tipo selvagem do alelo. Surpreendentemente, seis indivíduos surdos nessa linhagem não eram homozigotos para a mutação do gene PDS; três eram heterozigotos e três eram homozigotos para o tipo selvagem do alelo, sugerindo provável causa genética distinta da sua surdez. Todos os três indivíduos homozigotos para mutação PDS tinham bócio. No entanto, o bócio também foi encontrado em 10 indivíduos heterozigotos e em seis indivíduos sem mutação PDS, provavelmente sendo causado por deficiência de iodo. A comparação de fenótipo e genótipo revelou que fenocópias geradas por causas distintas ambientais e/ou genéticas estão presentes nessa linhagem e que o diagnóstico da síndrome de Pendred pode ser difícil sem análise molecular.
34. **Farooqi IS, O'Rahilly S.** Monogenic obesity in humans. Annu Rev Med 2005;56:443-458.
Essa revisão discute as formas monogênicas de obesidade, em particular as doenças que resultam de rompimento genético da via leptina-melanocortina, mas também outras formas sindrômicas de obesidade. A revisão contém fotografias que ilustram as conseqüências dramáticas dessas mutações.
35. **McPhaul MJ** et al. Genetic basis of endocrine disease, 4: The spectrum of mutations in the androgen receptor gene that causes androgen resistance. J Clin Endocrinol Metab 1993;76:17-23.
Essa revisão antiga ilustra que mutações no gene do receptor de androgênio (AR) causam amplo espectro de anomalias fenotípicas, variando de fenótipo feminino (feminização testicular completa) a homens subvirilizados ou inférteis.
36. **Fine BA.** Genetic counseling. In: Jameson JL, ed. Principles of molecular medicine. Humana Press, Totowa, 1998, pp. 89-95.
Uma breve revisão sobre a profissão de conselheiro genético, sobre o processo de aconselhamento e sobre aspectos do treinamento.
37. **Harper P.** Practical genetic counseling. 5th ed. Oxford University Press, New York, 2004. Manual cobrindo todos os aspectos do aconselhamento genético.

38. *(1C1)* **American Society of Human Genetics Board of Directors, American College of Medical Genetics Board of Directors.** Points to consider: ethical, legal, and psychosocial implications of genetic testing in children and adolescents. Am J Hum Genet 1995;57:1233-1241.
    Consenso de diretrizes para teste genético em crianças e adolescentes.
39. *(1C1)* **Nelson RM** et al. Ethical issues with genetic testing in pediatrics. Pediatrics 2001;107:1451-1455.
    Consenso de diretrizes para teste genético em pediatria incluindo rastreamento de recém-nascidos, teste de portadores e teste de susceptibilidade a doenças de estabelecimento tardio.
40. **Vance JM.** The collection of biological samples for DNA analysis. In: Haines JL, Pericak-Vance MA, eds. Gene mapping in complex human disease. Wiley-Liss, New York, 1998:201-211.
    Diretriz prática discutindo todos os aspectos da coleta de amostras.
41. **Kopp P.** Perspective: genetic defects in the etiology of congenital hypothyroidism. Endocrinology 2002;143:2019-2024.
    Revisão dos defeitos genéticos causando hipotiroidismo congênito.
42. **Pfeifer A, Verma IM.** Gene therapy: Promises and problems. Annu Rev Genom Hum Genet 2001;2:177-211.
    Revisão das técnicas usadas em transferência genética e riscos e problemas potenciais.
43. **Brown EM** et al. Disorders with increased or decreased responsiveness to extracellular Ca^{21} owing to mutations in the Ca^{21}-sensing receptor. In: Spiegel AM, ed. G proteins, receptors and disease. Humana Press, Totowa, 1998, pp.181-204.
    Essa revisão apresenta a fisiologia do receptor sensível a cálcio (CASR) e as conseqüências de mutações ativantes e inativantes. Mutações inativantes monoalélicas no CASR causam hipocalciúria hipercalcêmica familiar (FHH), mutações inativantes bialélicas resultam em hiperparatiroidismo neonatal grave (NSHPT). No outro extremo do espectro, mutações ativantes no CASR causam hipocalcemia dominante autossômica (ADH).
44. *(1C1)* **Neumann HP** et al. Germ-line mutations in nonsyndromic pheochromocytoma. N Engl J Med 2002;346:1459-1466.
    Nesse estudo, 271 pacientes com feocromocitoma não-sindrômico e sem história familiar da doença foram analisados para mutações nos genes associados com formas familiares de feocromocitomas: o proto-oncogene RET (associado com neoplasia endócrina múltipla tipo 2 (NEM-2), o gene supressor de tumor VHL (associado com doença de Von Hippel-Lindau), a subunidade D de desidrogenase (SDHD) e a subunidade B de succinato-desidrogenase (SDHB). Sessenta e seis (24%) tinham mutações. Desses, 30 tinham mutações de VHL, 13 de RET, 11 de SDHD e 12 de SDHB. Idade mais jovem, tumores multifocais e tumores extra-adrenais foram significativamente associados com a presença de mutação. Em virtude de quase um quarto dos pacientes com feocromocitoma aparentemente esporádico poderem ser portadores de mutações, os autores concluíram que análises de rotina de mutações RET, VHL, SDHD e SDHB são indicadas para identificação de síndromes associadas com feocromocitoma, que, de outro modo, seriam perdidas.
45. **Phelan JK, McCabe ER.** Mutations in NR0B1 (DAX1) and NR5A1 (SF1) responsible for adrenal hypoplasia congenita. Hum Mutat 2001;18:472-487.
    Mutações no fator de transcrição DAX1 (NR0B1) causam hipoplasia adrenal congênita ligada ao cromossomo X (AHC) e podem resultar em hipogonadismo hipogonadotrófico. Essa revisão fornece uma visão geral excelente sobre mutações DAX1 e suas conseqüências. Também discute o papel de mutações SF1, que resultam também em CAH e desenvolvimento gonadal anormal em homens.
46. **Achermann JC** et al. Genetic causes of human reproductive disease. J Clin Endocrinol Metab 2002;87:2447-2454.
    Excelente visão geral dos defeitos genéticos resultantes em disfunção hipotálamo-hipofisária ou gonadal.
47. **Lifton RP** et al. Molecular mechanisms of human hypertension. Cell 2001;104:545-556.

Excelente revisão discutindo a base molecular da hipertensão, incluindo doenças mendelianas, resultando em alteração da reabsorção renal de sódio e aumento da pressão arterial.
48. **Rader DJ** et al. Monogenic hypercholesterolemia: New insights in pathogenesis and treatment. J Clin Invest 2003;111:1795-1803.
Essa revisão sumariza a patogenia molecular e o tratamento de formas monogênicas de hipercolesterolemia grave, assim como implicações no tratamento de formas comuns de hipercolesterolemia.
49. **Garg A.** Acquired and inherited lipodystrophies. N Engl J Med 2004; 350:1220-1234.
Excelente revisão das várias formas de lipodistrofias.
50. *(1C)* **Hegele R.** LMNA mutation position predicts organ system involvement in laminopathies. Clin Genet 2005;68:31-34.
Laminopatias são uma família de doenças multissistêmicas monogênicas que resultam de mutação na lâmina A *LMNA* (MIM 150330). Atualmente 16 fenótipos de doenças distintas resultam de várias mutações *LMNA*, incluindo 12 fenótipos autossômicos dominantes (AD) e quatro autossômicos recessivos (AR). Eles incluem, entre outros, lipodistrofia familiar parcial (Dunnigan) e distrofia muscular de Emery-Dreifuss. Neste estudo, 91 mutações de lâmina A (LMNA) relatadas como causativas associadas com laminopatias foram então classificadas conforme sua posição e analisadas por análise de grupamento hierárquico (HCA) para montagem de 16 laminopatias em duas classes com base no órgão envolvido. Laminopatia classe HCA e mutação em posição LMNA foram fortemente associadas, e os achados apóiam a hipótese de que o fenótipo de laminopatia e o genótipo LMNA são associados de modo não-aleatório. A HCA pode ser uma ferramenta para auxiliar no estudo de associações genótipo-fenótipo ou "fenômica".
51. **Weinstein LS** et al. Endocrine manifestations of stimulatory G protein alpha-subunit mutations and the role of genomic imprinting. Endocr Rev 2001;22:675-705.
Revisão completa das complexidades no gene GNAS1 e o papel da impressão na expressão gênica. Mutações de perda de função monoalélica no gene *GNAS1* leva à osteodistrofia hereditária de Albright (AHO). Transmissão paterna de mutações *GNAS1* levam a fenótipo isolado de AHO (*pseudo*pseudo-hipoparatiroidismo), enquanto transmissão materna leva a AHO em combinação com resistência a PTH, TSH e gonadotrofinas (pseudo-hipoparatiroidismo tipo IA). Essas diferenças fenotípicas são explicadas por impressão tecido-específica do gene *GNAS1*, expressa primariamente a partir do alelo materno na tiróide, nas gônadas e no túbulo renal proximal. Na maioria de outros tecidos, o gene *GNAS1* é expresso bialelicamente. Em paciente com resistência isolada renal ao PTH (pseudo-hipoparatiroidismo tipo IB), impressão defeituosa do gene *GNAS1* resulta em diminuição de expressão de GNAS1 nos túbulos renais proximais.
52. **Betterle C** et al. Autoimmune adrenal insufficiency and autoimmune polyendocrine syndromes: Autoantibodies, autoantigens, and their applicability in diagnosis and disease prediction. Endocr Rev 2002;23:327-364.
Revisão abrangente de aspectos clínicos, genéticos, epidemiológicos e terapêuticos de insuficiência adrenal autossômica e síndromes poliglandulares auto-imunes.
53. **Clayton EW.** Ethical, legal and social implications of genomic medicine. N Engl J Med 2003;349:562-569.
Excelente pequena revisão sobre assuntos éticos, legais e sociais associados com teste genético e genômica.
54. **Hirsch IB.** Insulin analogues. N Engl J Med 2005;352:174-183.
Essa excelente revisão destaca a evolução da insulina obtida de animais até a produção de recombinantes e sua modificação dirigida.

Índice

A

Ablação de remanescentes da tireóide com iodo radiativo no câncer de tiróide, 87-89
Ablação térmica com laser no tratamento de nódulos de tiróide, 84-86
Acarbose
   em complicações do diabetes, 264-265
   no diabetes tipo 2, 249-250, 252-253, 274-275
Ácido nicotínico
   em lipoproteína de alta densidade e triglicerídeos, 307-310
   em lipoproteína de baixa densidade, 199t, 306-307
Acidose hiperclorêmica com tratamento para cetoacidose diabética, 256-258
Aconselhamento em puberdade precoce, 214-217
Acromegalia, 51-55
   agonista da dopamina, tratamentos, 53-55
   definição, 51-52
   diagnóstico, 51-53
   epidemiologia, 51-52
   etiologia, 51-52
   fisiopatologia, 51-52
   neurocirurgia, 52-53
   quadro clínico, 51-52
   radioterapia, 52-55
   tratamento, 52-55
   tratamentos com análogos da somatostatina, 52-53
   tratamentos com antagonista do receptor do hormônio de crescimento, 53-55
Addison, doença de, 123-124. *Veja também* Insuficiência adrenal
Adenoma unilateral de adrenal como causa primária de hiperaldosteronismo, 115-116

Adenomas
   adrenais, causa de hiperaldosteronismo primário, 115-116
   nódulos da tiróide, 82-86
   tumores hipofisários, 37-41
Adiposidade abdominal na obesidade, 321-322
Adolescentes, diabetes tipo 1,
   dieta, 246-247
   hipoglicemia, epidemiologia da, 261-262
   manifestações clínicas em, 243-245
Adrenarca e telarca prematuras, 214-217
Agentes antiinflamatórios não-esteroidais e tratamento analgésico, doença de Paget, 163-164
Agonistas de dopamina para acromegalia, 53-55
Agonistas de hormônio liberador de gonadotrofina, no hirsutismo, 212-214
Amenorréia, 203-208, 211
   amenorréia primária, 204-205, 209t
   amenorréia secundária, 205-207, 210t
   cirurgia, 206-208, 211
   definição, 203-204
   diagnóstico, 206-207
   doença hipofisária, 204-206
   doença hipotalâmica, 204-206
   doença ovariana, 204-205
   doenças uterinas, 204-206
   doenças vaginais, 204-206
   epidemiologia, 203-204
   etiologia, 203-204
   fisiopatologia, 203-206
   hiperandrogenismo, 205-207
   insuficiência ovariana, 205-206
   síndrome de Asherman, causas de, 206-207
   síndrome de Turner, tratamento, 206-207
   tratamento, 206-208, 211

Índice

tratamentos de hiperplasia adrenal, 208, 211
AMG 162 na osteoporose, 160-161
Amostra de veia adrenal, 114-115
 no hiperaldosteronismo primário, 117-118
Análogos de longa ação de insulina no diabetes melito tipo 1, 246-247
Angiofibromas faciais na neoplasia endócrina múltipla tipo 1, 345-346
Angioplastia para infarto de doença cardiovascular diabetes, 265-267
 do miocárdio em complicações, 265
Anomalias adrenocorticais em neoplasia endócrina múltipla tipo 1, 345-346
Antiácidos, osteomalacia por, 179-180
Anticoncepcionais orais no tratamento de hirsutismo, 212-214
Anticonvulsivantes, osteomalacia por, 179-180
Anticorpos anticitoplasma de células de ilhota, presença no diabetes melito tipo 1, 242-243
Anticorpos antiperoxidase nas doenças da tiróide, medidas de, 74-75
Anticorpos anti-receptor, nas doenças da tiróide, medidas de, 74-75
Antidepressivos tricíclicos na neuropatia diabética, 270-271
Apo-B-167-168 defeituosa familiar, 298t
Aspirina em doença cardiovascular do diabetes, 264-265
Atividade da renina plasmática na insuficiência adrenal, 127-128
Atividade física no tratamento da obesidade, 326-327
Auto-anticorpos em doenças da tiróide, medidas de, 74-75
Avaliação de risco de fratura na osteoporose, 153t

B

β-bloqueadores
 complicação do diabetes, 265-267
 em doença cardiovascular
 no tratamento de hipertiroidismo, 80-81
Biguanidas no diabetes tipo 2, 250-252
Biópsia óssea em doenças ósseas metabólicas, 150-152
Biópsia por aspiração com agulha fina de nódulos de tiróide, 83-84
 no câncer de tiróide, 84-86
Biópsia sural na neuropatia diabética, 270-271
Bisfosfonatos
 metástases ósseas e, 376-377
 na doença de Paget, 161-164
 na hipercalcemia de malignidade, 374-376
 na hipercalcemia, 171-174
 na osteoporose, 152-157
 no hiperparatiroidismo primário, 165-168
Bloqueadores de receptor da angiotensina, uso em complicações renais do diabetes, 273-274
Bracelete de alerta médico no hipopituitarismo, 46-48

C

Cálcio sérico em doenças ósseas metabólicas, 147-148
Calcitonina
 hipercalcemia de malignidade, tratamento de, 374-376
 níveis em doenças ósseas metabólicas, 148-149
 tratamento de doença de Paget, 163-164
 tratamento de osteoporose, 156-157
 tratamentos de hipercalcemia, 172-174
Câncer
 adenomas, 37-41, 82-86, 115-116
 câncer de tiróide, 84-89. *Veja também* Câncer de tiróide
 carcinoma de paratiróide, 167-169. *Veja também* Carcinoma de paratiróide
Câncer de tiróide, 84-89
 biópsia por aspiração com agulha fina, 84-86
 cirurgia, 86-87
 classificação, 84-86
 definição, 84-86
 diagnóstico, 84-87
 epidemiologia, 84-86
 marcadores tumorais, 86-87

supressão de hormônio estimulante da
    tiróide, 87-89
testes de função de tiróide, 84-87
tratamento de ablação de remanescentes
    da tireóide com iodo radiativo,
    87-89
tratamento, 86-89
uso de tiroglobulina como marcador de
    tumor, 86-87
Câncer diferenciado de tiróide, 84-89
    biópsia por aspiração com agulha fina,
        84-86
    cirurgia, 86-87
    classificação, 84-86
    definição, 84-86
    diagnóstico, 84-87
    epidemiologia, 84-86
    marcadores tumorais, 86-87
    supressão de hormônio estimulante de
        tiróide, 87-89
    testes de função de tiróide, 84-87
    tratamento de remanescentes da tiróide
        com ablação com iodo radiativo,
        87-89
    tratamento, 86-89
    uso de tiroglobulina com marcador de
        tumor, 86-87
Carcinoma de paratiróide, 167-169
    diagnóstico, 168-169
    epidemiologia, 167-168
    manifestações clínicas, 168-169
    patogenia, 167-169
    tratamento, 168-169
Carcinoma medular de tiróide
    definição, 84-86
    marcadores de, 86-87
    na neoplasia endócrina múltipla
        diagnóstico, 348-349
        tipo 2, 348-349
        tratamento, 348-350
Carcinomas
    câncer de tiróide, 84-89. *Veja também*
        Câncer de tiróide
    carcinoma de paratiróide, 167-169. *Veja
        também* Carcinoma de paratiróide
Cetoacidose diabética, 253-258
    achados laboratoriais, 255-256
    acidose hiperclorêmica com tratamento
        para, 256-258
    definição, 255-256
    diagnóstico, 255-256
    epidemiologia, 253-255
    etiologia, 253-255
    fisiopatologia, 253-256
    manifestações clínicas, 255-256
    monitorização do tratamento, 256-258
    prognóstico, 256-258
    tratamento com bicarbonato, 256-258
    tratamento com fosfato, 256-258
    tratamento com insulina, 255-258
    tratamento com potássio, 256-258
    tratamento de manutenção com insulina,
        255-258
    tratamento de reposição de fluidos,
        255-256
    tratamento, 255-258
Cinacalcet
    para hipercalcemia, 172-174
    para hiperparatiroidismo primário,
        167-168
Cintilografia
    cintilografia da cortical adrenal, 112-114
    cintilografia da medular adrenal,
        112-114
    em doenças da tiróide, 75-76
    em doenças ósseas metabólicas, 75-76
Cintilografia com iodocolesterol no
    hiperaldosteronismo primário,
    117-118
Cintilografia com octreotida na doença
    hipotálamo-hipofisária, 37-38
Cintilografia cortical adrenal, 112-114
Cintilografia de todo o corpo com iodo, nas
    doenças da tiróide, 75-78
Cirurgia
    na amenorréia, 206-208, 211
    na doença de Paget, 163-164
    na hipercalcemia, 170-171
    na neuropatia diabética, 270-271
    na obesidade, 328-329
    na síndrome de Cushing, 121-122
    no câncer da tiróide, 86-87
    no feocromocitoma, 131-134
    no hiperparatiroidismo primário,
        165-168
    no hipertiroidismo, 80-81
    no incidentaloma adrenal, 122-123
    nos nódulos da tiróide, 83-84
Cirurgia bariátrica para obesidade,
    328-329
Colagenomas em neoplasia endócrina
    múltipla tipo 1, 345-346

Colesterol
  lipoproteína de alta densidade e triglicerídeos, 307-311
  lipoproteína de baixa densidade, 300-308
Colestiramina, osteomalacia por, 179-180
Coma hiperosmolar, 258-261
  achados laboratoriais, 258-259
  controle de fluidos, 258-259
  definição, 258-259
  diagnóstico, 258-259
  epidemiologia, 258-259
  etiologia, 258-259
  fisiopatologia, 258-259
  manifestações clínicas, 258-259
  monitorização de nível de fosfato, 259-261
  suplementação de potássio, 259-261
  tratamento com eletrólitos, 259-261
  tratamento com insulina, 259-261
  tratamento, 258-261
Complicações cardiovasculares do diabetes, 263-265. Ver também Doença cardiovascular
Complicações oculares do diabetes, 265-270
  controle da pressão arterial, 267-268
  controle de glicose, 267-268
  diagnóstico, 267-268
  epidemiologia, 267-268
  etiologia, 265-267
  fisiopatologia, 265-268
  prevenção, 267-270
  tratamento antiplaqueta, 267-268
  tratamento, 267-270
  uso de fotocoagulação com *laser*, 267-270
  uso de inibidores de aldose-redutase, 267-268
  vitrectomia, 268-270
Controle da pressão arterial em complicações do diabetes
  e doença cardiovascular, 264-265
  e doença ocular, 267-268
  e doença renal, 273-274
Controle de glicose em complicações do diabetes
  complicações cardiovasculares, 264-265
  complicações oculares, 267-268
  complicações renais, 271-273
  neuropatia diabética, 270-271
Corticotrofina no hipopituitarismo
  deficiência de, 41-43
  medidas no plasma, 44-45
Cortisol
  em doenças adrenais na síndrome de Cushing
    avaliação, 109-110
    deficiência de, na insuficiência adrenal, 126-127
    medidas de, 119-120
    no hipopituitarismo, tratamentos de deficiência, 46-48
  Cushing, síndrome de, 118-122
    avaliação, 119-122
    cirurgia, 121-122
    etiologia, 118-119
    exames de imagem, 121-122
    imagem radiológica, 121-122
    medicamentos, 121-122
    medidas de cortisol, 119-120
    medidas do ritmo circadiano, 119-120
    patogenia, 118-119
    quadro clínico, 118-120
    teste de supressão com dexametasona, 119-120
    testes de localização, 119-120
    testes de nível basal de ACTH, 119-120
    testes diagnósticos, 119-120
    tratamento médico dirigido, 121-122
    tratamento, 121-122

D

Deficiência de LCAT, 298t
Densitometria óssea em doença óssea metabólica, 149-152
Diabetes insípido central
  etiologia, 56-57
  tratamento, 57-59
Diabetes insípido nefrogênico
  etiologia, 56-57
  fisiopatologia, 56-57
  tratamento, 57-59
Diabetes insípido, 55-59
  definição, 55-56
Diabetes melito tipo 1, 241-249
  achados laboratoriais, 243-245
  análogos de insulina de ação ultra-rápida, 245-246
  análogos de insulina de longa ação, 246-247
  anticorpos antiinsulina, rastreamento de 242-243
  definição, 241-242

diagnóstico, 242-245
dieta, 246-247
epidemiologia, 242-243
esquemas de insulina no tratamento, 243-246
etiologia, 241-242
exercício e, 246-247
fisiopatologia, 242-243
genes do complexo de histocompatibilidade principal, 241-242
genes do diabetes melito insulinodependente, 241-243
genética, 241-243, 391t
hipoglicemia no, 261-262
injeções diárias múltiplas de insulina, 245-246
insulina de ação intermediária, 245-246
insulina em pré-mistura, 246-247
insulina regular, 245-246
manifestações clínicas, 243-245
medida de liberação de primeira fase de insulina, 243-245
monitorização de glicemia, 246-247
presença de anticorpos anticitoplasma de células de ilhota, 242-243
prevenção, 243-245
rastreamento, 242-245
tipos de insulina, 245-247
transplante de pâncreas, 246-249
transplante de rim e, 246-249
tratamento com insulina, 243-247
tratamento com pramlintide, 246-247
tratamento convencional com insulina, 243-246
tratamento glicêmico intensivo, 274-275
tratamento insulínico intensivo, 245-246
Diabetes melito tipo 2, 248-255
achados laboratoriais, 249-250
base genética, 391t
definição, 248-249
diagnóstico, 249-252
dieta como fator de risco, 248-249
epidemiologia, 248-249
etiologia, 248-249
etnia como fator de risco, 248-249
exercício como tratamento, 250-252
falta de exercício como fator de risco, 248-249
fatores de risco, 248-249
fisiopatologia, 248-250
hipertensão como fator de risco, 248-249
hipoglicemia, 261-262

história familiar como fator de risco, 248-249
manifestações clínicas, 250-252
obesidade como fator de risco, 248-249
prevenção, 249-252
rastreamento, 249-250
restrições dietéticas, 250-252
transplante de pâncreas, 253-255
tratamento com biguanidas, 250-252
tratamento com drogas, 250-255
tratamento com exenatida, 253-255
tratamento com inibidor de α-glicosidase, 252-253
tratamento com insulina, 252-255
tratamento com meglitinida, 252-253
tratamento com metformina, 250-255
tratamento com pioglitazona, 252-253
tratamento com pramlintide, 253-255
tratamento com repaglinida, 252-253
tratamento com rosiglitazona, 252-253
tratamento com sulfoniluréia, 252-255
tratamento com tiazolidinodiona, 252-255
tratamento combinado, 253-255
tratamento de diminuição de peso, 250-252
tratamento glicêmico intensivo, 274-275
Diabetes melito, 241-277
cetoacidose, 253-258
coma hiperosmolar, 258-261
complicações, 262-274. *Veja também* doenças específicas
cardiovascular, 262-267
controle de glicose, 264-265, 267-268, 270-273
ocular, 265-270
renal, 270-274
controle glicêmico intensivo, 273-277
diabetes melito tipo 1, 241-249. *Veja também* Diabetes melito tipo 1
diabetes melito tipo 2, 248-255. *Veja também* Diabetes melito tipo 2
hipoglicemia, 172-178
Diálise em hipercalcemia, 172-174
Dieta
modificações para lipoproteína de baixa densidade, 303-304
no tratamento do diabetes
diabetes melito tipo 1, 246-247
diabetes melito tipo 2, 248-249, 250-252
Diminuição de peso no diabetes melito tipo 2, 250-252

410 ▪ Índice

Disbetalipoproteinemia familiar, 298t
Dislipidemias, 297, 299-311
   base genética, 259-261
   hereditárias, 298t
   homocisteína, 310-311
   lipoproteína (A), 310-311
   lipoproteína de alta densidade e triglicerídeos, 307-311. *Veja também* Lipoproteína de alta densidade e triglicerídeos
   lipoproteína de baixa densidade, 300-308. *Veja também* Lipoproteína de baixa densidade
   metabolismo de lipoproteína, 297, 299-301
   na doença cardiovascular de diabetes, 264-265
Doença cardiovascular, complicação do diabetes, 262-267
   angioplastia para infarto do miocárdio, 265-267
   aspirina, 264-265
   controle da pressão arterial, 264-265
   controle de glicose, 264-265
   controle lipídico, 264-265
   diagnóstico, 264-265
   epidemiologia, 262-263
   etiologia, 262-265
   inibidores da ECA, 265-267
   insulina pós-infarto, 265-267
   prevenção, 264-267
   riscos de derivação coronária, 265-267
   tratamento antiplaqueta, 265-267
   tratamento, 264-267
   trombólise, 265-267
   uso de *stent*, 265-267
   β-bloqueadores, 265-267
Doença de Cushing, 53-56
   achados laboratoriais, 53-56
   diagnóstico, 53-56
   etiologia, 53-55
   manifestações clínicas, 53-55
   patogenia, 53-55
   tratamento, 55-56
Doença de paratiróide
   base genética, 388t
   neoplasia endócrina múltipla
      diagnóstico, 344-346
      tipo 1, 344-345
      tratamento, 345-346
   neoplasia endócrina múltipla
      diagnóstico, 351-352
      tipo 2, 351-352
      tratamento, 352-353
Doença enteropancreática, na neoplasia endócrina múltipla tipo 1, 341-343
Doença hipofisária
   amenorréia, 204-206
   base genética, 388t
   neoplasia endócrina múltipla tipo 1, 345-346
Doença hipotalâmica
   amenorréia, 204-206
   base genética, 388t
Doença hipotálamo-hipofisária, 33-61
   acromegalia, 51-55
   cintilografia com octreotida, 37-38
   deficiência hipofisária posterior, 35-36
   diabetes insípido, 55-59
   doença de Cushing, 53-56
   eixo, avaliação do, 33-36
   exame de imagem do sistema hipotálamo-hipofisário, 35-38
   gonadotrofinas
      deficiência e excesso, 34-35, 41-42
      tratamento com, 46-48
   hiperprolactinemia, 46-50
   hipopituitarismo, 41-48
   hormônio adrenocorticotrófico
      deficiência e excesso, 35-36
   hormônios de crescimento
      deficiência, 34-35
      excesso, 34-35
      no hipopituitarismo, 41-43, 45-46
      secreção de, achados laboratoriais na, 42-43
      tratamento com, 45-46
   síndrome da secreção inapropriada de hormônio antidiurético, 57-61
   tirotrofina
      deficiência e excesso, 34-35
      no hipopituitarismo
      deficiência, 41-42
      secreção de, achados laboratoriais na, 42-45
   tumores hipofisários, 37-41
Doença óssea metabólica, 147-180. *Veja também* Doenças ósseas metabólicas; doenças específicas
Doença renal no diabetes, 270-274
   controle da glicose, 271-273
   controle da pressão arterial, 273-274
   definição, 270-271

Índice ■ **411**

diagnóstico, 271-273
epidemiologia, 271-273
etiologia, 270-271
fisiopatologia, 271-273
prevenção, 271-274
restrição de proteínas, 273-274
tratamento, 271-274
uso de bloqueadores de receptor de
 angiotensina, 273-274
uso de inibidores da aldosterona,
 273-274
uso de inibidores da ECA, 273-274
Doenças críticas e tratamento glicêmico
 intensivo, 276-277
Doenças da adrenal, 109-134, *Veja também*
 doenças específicas
amostra da veia adrenal, 114-115,
 117-118
avaliação da função glicocorticóide,
 109-111
avaliação da função mineralocorticóide,
 110-111
avaliação da hiperplasia adrenal
 congênita, 110-111
avaliação da medula adrenal, 110-111
avaliações de cortisol, 109-110
base genética, 264t
cintilografia da cortical adrenal, 112-114
cintilografia da medula adrenal, 112-114
exames de imagem, 110-115, 117-118,
 121-123, 127-128
feocromocitoma, 128-134, 349-352
hiperaldosteronismo primário, 114-119
incidentaloma, 121-124
insuficiência, 123-130
medidas de hormônio
 adrenocorticotrófico, 109-111
produção de andrógeno adrenal,
 avaliação de, 110-111
ressonância magnética, 111-114
síndrome de Cushing, 118-122
testes dinâmicos das adrenais, 110-111
tomografia computadorizada, 111-112
tomografia por emissão de pósitron,
 112-115
Doenças da tiróide, 73-90
avaliação da função da tiróide, 73-75
base genética, 388t
câncer, 84-89. *Veja também* Câncer
 de tiróide
captação de iodo radiativo, 75-76
cintilografia, 75-76

cintilografia de todo o corpo com I[131],
 75-78
medidas de anticorpos
 antiperoxidase, 74-75
concentrações de tiroglobulina, 74-75
exames de imagem, 75-78
hipertiroidismo, 77-81. *Veja também*
 Hipertiroidismo
hipotiroidismo, 80-83. *Veja também*
 Hipotiroidismo
medidas de anticorpo anti-receptor,
 74-75
medidas de anticorpos antitiroglobulina,
 74-75
medidas de anticorpos, 74-75
medidas de tirotrofina, 73-75
medidas de tiroxina, 74-75
medidas de triiodotironina, 74-75
síndrome do eutiróideo doente, 84-89.
 Veja também Síndrome do
 eutiróideo doente.
tomografia computadorizada, 75-76
tomografia por emissão de pósitrons com
 fluordesoxiglicose, 77-78
ultra-sonografia, 75-76
Doenças das gônadas, base genética, 389t
Doenças do sistema reprodutor, 203-223.
 Veja também doenças específicas
amenorréia, 203-208, 211. *Veja também*
 Amenorréia
hipogonadismo masculino, 215-217. *Veja
 também* Hipogonadismo
 masculino
hirsutismo, 208, 211-214. *Veja também*
 Hirsutismo
infertilidade, 219-220. *Veja também*
 Infertilidade
menopausa, 220-222. *Veja também*
 Menopausa
puberdade precoce, 214-217. *Veja
 também* Puberdade precoce
Doenças ósseas metabólicas, 147-180. *Veja
 também* doenças específicas
avaliação, 147-149
base genética, 388t
biópsias, 150-152
calcitonina
 níveis de, 148-149
 tratamento, 156-157, 163-164
características, 150t
carcinoma de paratiróide, 167-169. *Veja
 também* Carcinoma de paratiróide

cintilografia, 150-152
densitometria óssea, 149-152
doença de Paget, 160-164. *Veja também*
   Doença de Paget
   estado de proteína relacionada com
      hormônio da paratiróide, 147-149
   estado do hormônio da paratiróide,
      147-148
   exames de imagem, 149-152
   excreção de cálcio, 148-149
   fosfatase alcalina específica do osso,
      para medida de formação óssea,
      148-149
   hipercalcemia, 168-174, *Veja também*
      Hipercalcemia
   hiperparatiroidismo primário, 163-168.
      Veja também Hiperparatiroidismo
      primário
   hipocalcemia, 172-178. *Veja também*
      Hipocalcemia
   marcadores bioquímicos de metabolismo
      ósseo, 148-149
   marcadores de formação óssea, 148-149
   marcadores de reabsorção óssea, 886
   metabólitos de vitamina D, 147-148
   níveis de fosfato, 147-148
   níveis de magnésio, 147-148
   níveis séricos de cálcio, 147-148
   osteocalcina para medida de formação
      óssea, 148-149
   osteomalacia, 176-180. *Veja também*
      Osteomalacia
   osteoporose, 150-161. *Veja também*
      Osteoporose
   situação de hormônio intacto da
      paratiróide, 147-148
   uso clínico de marcadores, 148-149
Doenças pancreáticas, base genética de, 389t
Doenças uterinas na amenorréia 204-206
Doenças vaginais na amenorréia, 204-206
Doenças/insuficiência ovarianas, na
   amenorréia, 204-206
Drogas antitiroideanas mais L-T4, no
   tratamento do hipertiroidismo,
   78-81
Drogas antitiroideanas no tratamento do
   hipertiroidismo, 78-80

E

Efeito pleiotrófico de estatinas em lipoproteína
   de baixa densidade, 305t

Eletrólitos
   na insuficiência adrenal, 127-128
   no coma hiperosmolar, 259-261
Espironolactona no hirsutismo, 212-214
Estatinas
   tratamento de lipoproteína de alta
      densidade e triglicerídeos, 308-310
   tratamento de lipoproteína de baixa
      densidade, 303-308
Esteróides gonadais no hipopituitarismo,
   tratamento com, 45-48
Etidronato em osteomalacia induzida por
   drogas, 179-180
Etnia, como fator de risco no diabetes melito
   tipo 2, 248-249
Exame de imagem do sistema hipotálamo-
   hipofisário, 35-38
Excreção de cálcio em doenças ósseas
   metabólicas, 148-149
Exenatida no diabetes melito tipo 2, 253-255
Exercício
   no diabetes melito tipo 1, 246-247
   no diabetes melito tipo 2
      falta de, como fator de risco para,
         248-249
      tratamento, 250-252
   tratamento da osteoporose, 159-160
Ezetimiba em lipoproteína de baixa
   densidade, 306-307

F

Feocromocitoma familiar, 130-131
Feocromocitoma, 128-134
   cirurgia, 131-134
   definição, 128-130
   diagnóstico, 130-132
   epidemiologia, 128-131
   etiologia, 128-130
   fisiopatologia, 130-131
   hereditário, 130-131
   medicação, 131-132
   medida de catecolaminas e produção,
      130-132
   neoplasia endócrina múltipla
      diagnóstico, 351-352
      tipo 2, 349-350
      tratamento, 351-352
   tratamento com fenoxibenzamina,
      131-132
   tratamento, 131-134
Fertilização *in vitro*, 220-222

Finasterida no hirsutismo, 212-214
Fluidos
  tratamento de coma hiperosmolar,
    258-259
  tratamento de reposição em cetoacidose
    diabética, 255-256
Fosfatase alcalina específica de osso para
  medir formação óssea, em doenças
  ósseas metabólicas, 148-149
Fosfato
  em doenças ósseas metabólicas, 147-148
  monitorização no coma hiperosmolar,
    259-261
  na cetoacidose diabética, 256-258
Fotocoagulação com *laser* nas lesões
  oculares do diabetes melito,
    267-270
Função mineralocorticóide, avaliação de,
    110-111

G

Genes do complexo de histocompatibilidade
  principal no diabetes melito tipo
  1, 241-242
Genes do complexo de histocompatibilidade
  principal no diabetes melito tipo
  1, 241-242
Genes e doenças genéticas, 261-398-399
  abordagem do pacientes para diagnóstico, 392-394
  aconselhamento, 394, 396
  bancos de dados, 395t
  base molecular das doenças, 388t-391t
  coleta de amostras, 394, 396-397
  definição, 252-397
  diabetes melito tipo 1, 241-243, 391t
  diagnóstico, 392-397
  doenças cromossômicas com manifestações endócrinas, 386t
  doenças, informações sobre, 392-394, 396
  epidemiologia, 385-387, 392
  etiologia, 385-387, 392
  fisiopatologia, 387, 392-394
  teste, 394, 396-397
  tratamento, 396-399
Glicocorticóides
  em osteomalacia induzida por drogas,
    179-180
  função, avaliação de, 109-111
  na hipercalcemia de malignidade,
    tratamento, 374-376

  na hipercalcemia, 171-172
Gonadotrofinas
  nas doenças hipotálamo-hipofisárias
    deficiência e excesso de, 34-35, 41-42
    tratamento com, 46-48
  no hipopituitarismo
    deficiência de, 41-42
    tratamento com, 46-48
Graves, doença de, 77-81
  diagnóstico, 78-80
  epidemiologia, 77-78
  etiologia, 77-78
  fisiopatologia, 77-78
  tratamento, 78-81
Gravidez e hiperprolactinemia, 51-52

H

Hálito cetônico na cetoacidose diabética,
    255-256
Hiperaldosteronismo primário, 114-119
  adenoma adrenal unilateral como causa
    de, 115-116
  amostra de veia adrenal, 117-118
  cintilografia com iodocolesterol, 117-118
  definição, 114-115
  diagnóstico, 115-118
  epidemiologia, 114-115
  etiologia, 114-115
  exames de imagem, 117-118
  fisiopatologia, 114-116
  hiperplasia adrenal bilateral idiopática
    como causa de, 115-116
  níveis plasmáticos de aldosterona,
    115-116
  tratamento, 117-119
Hiperandrogenismo, amenorréia no, 205-207
Hipercalcemia, 168-174
  causas, 170t
  cirurgia, 170-171
  de malignidade, 369, 372-376
    definição, 369, 372-373
    diagnóstico, 373-374
    epidemiologia, 373-374
    etiologia, 372-374
    fisiopatologia, 373-374
    prognóstico, 374-376
    tratamento, 374-376
  diagnóstico, 168-172
  diálise em, 172-174
  diminuição da absorção intestinal,
    171-172

dirigido para a causa primária, 171-172
emergências, 172-174
excreção urinária de cálcio, aumento,
    171-172
inibição da reabsorção óssea, 171-174
manifestações clínicas, 170t
tratamento com ácido zoledrônico,
    171-172
tratamento com bisfosfonatos, 171-174
tratamento com calcitonina, 172-174
tratamento com cinacalcet, 172-174
tratamento com glicocorticóide, 171-172
tratamento com hidratação, 171-172
tratamento com mitramicina, 172-174
tratamento com pamidronato, 171-172
tratamento com prednisona, 171-172
tratamento, 171-174
Hipercolesterolemia familiar
    combinada, 298t
Hiperparatiroidismo primário, 163-168
    características, 150t
    diagnóstico, 165-167
    epidemiologia, 164-165
    manifestações clínicas, 165t
    patogenia, 164-165
    tratamento cirúrgico, 165-168
    tratamento clínico, 167-168
    tratamento com bisfosfonatos, 165-168
    tratamento com cinacalcet, 167-168
    tratamento com estrogênio, 167-168
    tratamento, 165-168
Hiperplasia adrenal
    amenorréia, tratamento, 208, 211
    hiperaldosteronismo primário, causa de,
        115-116
Hiperplasia adrenal congênita, avaliação,
    110-111
Hiperprolactinemia, 46-57
    diagnóstico, 48-50
    epidemiologia, 48-49
    etiologia, 46-49
    fisiopatologia, 48-49
    gravidez e, 51-52
    hirsutismo, causa de, 208, 211, 210t
    tratamento, 49-50
Hipertensão como fator de risco de diabetes
    melito tipo 2, 248-249
Hipertiroidismo, 77-81
    achados laboratoriais, 78-80, 79t
    cirurgia, 80-81
    definição, 77-78
    diagnóstico, 78-80, 79t
    drogas antitiroideanas mais L-T4,
        tratamento com, 78-81
    drogas antitiroideanas, tratamento com,
        78-80
    epidemiologia, 77-78
    etiologia, 77-78, 79t
    fisiopatologia, 77-78
    níveis de TSH, 73-74
    tratamento com iodo radiativo, 80-81
    tratamento com β-bloqueador, 80-81
    tratamento, 78-81
Hipertrigliceridemia familiar, 298t
Hipoalfalipoproteinemia familiar, 298t
Hipoalfalipoproteinemia primária, 298t
Hipocalcemia, 172-178
    causas, 174t
    diagnóstico, 172-175
    emergências, 175-176
    manifestações clínicas, 174t
    tratamento com doxercalciferol, 175-176
    tratamento com hormônio de
        paratiróide, 176-178
    tratamento com magnésio, 176-178
    tratamento com paricalcitol, 175-176
    tratamento com suplementação de
        cálcio, 175-176
    tratamento com vitamina D, 175-176
    tratamento, 175-178
Hipófise posterior, nas doenças hipotálamo-
    hipofisárias, deficiência na,
        35-36
Hipofosfatasia, 178-180
Hipoglicemia assintomática, 259-261
Hipoglicemia, 259-263
    classificação, 259-261
    complicações, 262-263
    definição, 259-261
    diagnóstico, 261-262
    epidemiologia, 261-262
    etiologia, 259-261
    falta de consciência, 262-263
    fisiopatologia, 259-262
    manifestações clínicas, 261-262
    no diabetes melito tipo 1, 261-262
    no diabetes melito tipo 2, 261-262
    tratamento, 261-263
Hipogonadismo masculino, 215-220
    definição, 215-217
    diagnóstico, 215-217, 219
    etiologia, 215-217, 219
    hipogonadismo masculino adquirido,
        217, 219

Índice ■ **415**

hipogonadismo masculino congênito, 217, 219
  tratamento com testosterona, 217, 219-220
  tratamento, 218t, 217, 219-220
Hipopituitarismo, 41-48
  achados laboratoriais, 42-45
  braceletes de alerta médico, 46-48
  classificação e achados clínicos, 41-43
  corticotrofina
    deficiência, 41-43
    medidas no plasma, 44-45
  deficiência de hormônio
    de crescimento, 41-42
    secreção de, achados laboratoriais
      na, 42-43
    tratamento, 45-46
  diagnóstico, 41-46
  fisiopatologia, 41-42
  gonadotrofinas
    deficiência, 41-42
    tratamento com, 46-48
  níveis de prolactina, 44-45
  secreção de hormônio folículo-
    estimulante,
    achados laboratoriais na, 42-43
  secreção de hormônio luteinizante,
    achados laboratoriais na, 42-43
  teste combinado de hipófise anterior,
    44-45
  teste de tolerância à insulina, 45-46
  tirotrofina
    deficiência, 41-42
    secreção de, achados laboratoriais
      na, 42-45
  tratamento com esteróide gonadal, 45-48
  tratamento com hormônio de tiróide,
    46-48
  tratamento com reposição de estrogênio,
    46-48
  tratamento com reposição de
    testosterona, 45-46
  tratamento de deficiência de cortisol,
    46-48
  tratamento, 45-48
Hipotiroidismo central, medidas de TSH,
  73-74
Hipotiroidismo subclínico, diagnóstico de,
  82-83
Hipotiroidismo, 80-83
  definição, 80-81
  diagnóstico, 82-83

  epidemiologia, 80-81
  etiologia, 80-81
  fisiopatologia, 80-81
  hipotiroidismo subclínico, 82-83
  tratamento com levotiroxina mais
    triidotironina, 82-83
  tratamento com levotiroxina, 82-83
  tratamento, 82-83
Hirsutismo, 208, 211-214
  definição, 208, 211
  diagnóstico, 211-212
  epidemiologia, 208, 211-212
  etiologia, 208, 211
  hiperlactinemia, causa de, 208, 211, 210t
  sensibilização à insulina com
    tiazolidinodionas, 212-214
  tratamento com acetato de ciproterona,
    212-214
  tratamento com agonista de hormônio
    liberador de gonadotrofina,
    212-214
  tratamento com anticoncepcionais orais,
    212-214
  tratamento com espironolactona, 212-214
  tratamento com finasterida, 212-214
  tratamento com metformina, 212-214
  tratamento para remoção de pêlos,
    211-212
  tratamento, 211-214
História familiar no diabetes melito tipo 2,
  fator de risco, 248-249
Homocisteína, 310-311
Hormônio adrenocorticotrófico na
    insuficiência adrenal
  medida de, 127-128
  medidas de, 109-111
  na doença hipotálamo-hipofisária,
    deficiência e excesso, 35-36
  teste de estímulo, 126-128
Hormônio da tiróide no hipopituitarismo,
  tratamento com, 46-48
Hormônio de paratiróide
  em doenças ósseas metabólicas, 147-149
  na hipocalcemia, 176-178
Hormônio estimulante de tiróide. *Veja*
  Tirotrofina
Hormônio folículo-estimulante no
  hipopituitarismo, achados
  laboratoriais na secreção de, 42-43
Hormônios de crescimento
  na acromegalia, tratamento com
    antagonistas de receptor, 53-55

na doença hipotálamo-hipofisária
  deficiência de, 33-35, 41-42
  excesso de, 34-35
  no hipopituitarismo, 41-43, 45-46
  secreção, achados laboratoriais em,
    42-43
  tratamento com, 45-46
na osteomalacia, 178-179
na puberdade precoce, 215-217
no hipopituitarismo
  deficiência, 41-42
  secreção, achados laboratoriais, 42-43
  tratamento com, 45-46
Hormônios luteinizantes no
  hipopituitarismo, achados
  laboratoriais na secreção de,
    42-43

I

Ibandronato
  na doença de Paget, 163-164
  na osteoporose, 154-157
Imagem radiológica na síndrome de
  Cushing, 121-122
Imagem, exames de
  do sistema hipotálamo-hipofisário, 35-38
  em doenças adrenais, 110-115, 117-118,
    121-123, 127-128
  na insuficiência adrenal, 127-128
  na síndrome de Cushing, 121-122
  nas doenças da tiróide, 75-78
  no hiperaldosteronismo primário, 117-118
  no incidentaloma adrenal, 122-123
  óssea, 149-152
Incidentaloma adrenal, 121-124
  cirurgia, 122-123
  definição, 121-122
  diagnóstico, 122-123, 123t
  etiologia, 121-123
  exames de imagem, 122-123
  história e exame físico, 122-123
  seguimento, 123-124
  tomografia computadorizada, 123-124
  tratamento, 122-124
Infarto do miocárdio. *Veja também* Doença
  cardiovascular
  complicações do diabetes no tratamento
    glicêmico intensivo, 276-277
Infertilidade
  definição, 219-220

diagnóstico, 219-220
epidemiologia, 220-222
etiologia, 219-220
fertilização *in vitro*, 220-222
tratamento com inseminação
  intra-uterina, 220-222
tratamento com testosterona, 220-222
tratamento da infertilidade masculina,
  220-222
tratamento, 220-222
Inibição de proteína transferidora de éster
  de colesterol em lipoproteína de
  alta densidade e triglicerídeos,
    308-311
Inibidores da ECA
  complicações de doença cardiovascular
    no diabetes, 265-267
  complicações de doença renal no
    diabetes, uso de, 273-274
Inibidores de absorção de colesterol
  na lipoproteína de baixa
  densidade, 305t
Inibidores de aldose-redutase, uso
  em complicações oculares do diabetes,
    267-268
  em neuropatia diabética, 270-271
Inibidores de aldosterona, uso em
  complicações renais do diabetes,
    273-274
Injeção percutânea de etanol no
  tratamento de nódulos de
  tiróide, 83-84
Injeções diárias múltiplas de insulina no
  diabetes melito tipo 1, 245-246
Insuficiência adrenal, 123-130
  atividade da renina plasmática, 127-128
  correção de anomalias de eletrólitos,
    127-128
  definição, 123-124
  diagnóstico laboratorial, 126-128
  diagnóstico, 123-127
  epidemiologia, 123-127
  etiologia, 123-127
  exames de imagem, 127-128
  fisiopatologia, 126-127
  medidas de hormônio
    adrenocorticotrófico, 127-128
  produção de aldosterona, 126-128
  produção de cortisol, 126-127
  restauração de volume, 127-128
  sintomas clínicos, 126-127

teste de estímulo de cosintropina, 126-128
teste de estímulo de hormônio
   adrenocorticotrófico, 126-128
teste de hipoglicemia com insulina,
   127-128
teste de hormônio liberador de
   corticotrofina, 127-128
teste de metirapona, 127-128
tratamento com reposição de andrógeno
   adrenal, 128-130
tratamento, 127-130
Insulina
   auto-anticorpos, rastreamento de,
      no diabetes melito tipo 1,
      242-243
   na cetoacidose diabética, tratamento
      com, 255-258
   na insuficiência adrenal, teste de
      hipoglicemia, 127-128
   na neoplasia endócrina múltipla tipo 1
      tumores secretores de insulina e
      outros tumores, 344-345
   no coma hiperosmolar, tratamento,
      259-261
   no diabetes melito tipo 1
      esquemas de tratamento, 243-246
      genes do diabetes melito
         insulinodependente, 241-243
      rastreamento de auto-anticorpos,
         242-243
      tipos de, 245-247
      tratamento, 243-247
   no diabetes melito tipo 2, tratamento,
      252-255
   no hipopituitarismo, teste de tolerância,
      45-46
   no hirsutismo, sensibilização com
      tiazolidinodionas, 212-214
   no tratamento glicêmico intensivo escala
      deslizante, 276-277
   pós-infarto, complicação cardiovascular
      do diabetes, 265-267
Insulina de ação intermediária no
   tratamento do diabetes melito
   tipo 1, 245-246
Insulina inalada para diabetes melito tipo 1,
   245-246
Insulina pré-misturada, no diabetes melito
   tipo 1, 246-247
Interferon-α em tratamento de tumor
   carcinóide, 364-366

L

Leiomiomas uterinos, na neoplasia endócrina
   múltipla tipo 1, 345-346
Levotiroxina
   mais liotironina no tratamento de
      hipotiroidismo, 82-83
   no tratamento de hipotirodismo, 82-83
   no tratamento supressivo de nódulos da
      tiróide, 83-84
Lipomas cutâneos em neoplasia
   endócrina múltipla tipo 1, 345-346
Lipomas viscerais na neoplasia endócrina
   múltipla tipo 1, 345-346
Lipoproteína (A), 310-311
Lipoproteína de alta densidade e
   triglicerídeos, 307-311
   inibição de proteína transferidora de
      éster de colesterol, 308-311
   mudanças terapêuticas no estilo de vida,
      307-308
   tratamento com ácido fíbrico, 308-310
   tratamento com ácido nicotínico,
      308-310
   tratamento com estatinas, 308-310
   tratamento com fibrato, 308-310
   tratamento com niacina, 307-310
   tratamento com óleo de peixe, 308-310
   tratamentos, 307-311
Lipoproteína de baixa densidade, 300-308
   ensaios de prevenção primária, 300-303
   ensaios de prevenção secundária,
      302-304
   ensaios, 300-304
   estratégias não-farmacológicas, 307-308
   inibidores de 3-hidroxi-3-metilglutaril-
      coenzima A-redutase, 303-304
   inibidores de absorção de colesterol,
      305t
   "mais baixo é melhor", 303-304
   modificações na dieta, 303-304
   opções de tratamento, 303-308
   seqüestrantes de ácido biliar, 305t,
      306-307
   tratamento com ácido fíbrico, 305t,
      306-307
   tratamento com ácido nicotínico, 305t,
      306-307
   tratamento com estatinas, 303-308
   tratamento com ezetimibe, 306-307
   tratamento com óleo de peixe, 305t

418 ▪ Índice

tratamento com zetia, 306-307
tratamento combinado, 306-308

M

Magnésio
   em doenças ósseas metabólicas, níveis
      de, 147-148
   na hipocalcemia, 176-178
Marcadores bioquímicos de metabolismo
   ósseo em doenças ósseas
   metabólicas, 148-149
Marcadores de formação óssea em doenças
   ósseas metabólicas, 148-149
Marcadores de reabsorção óssea em doenças
   ósseas metabólicas, 148-149
Marcadores tumorais no câncer da tiróide,
   86-87
Medida de catecolaminas e produção em
   feocromocitoma, 130-132
Medida de liberação de primeira fase de
   insulina no diabetes melito tipo
   1, 243-245
Medidas de ritmo circadiano na síndrome de
   Cushing, 119-120
Medula adrenal
   avaliação, 110-111
   cintilografia, 112-114
   feocromocitoma, 128-134, 349-352
Menopausa, 220-223
   definição, 220-222
   diagnóstico, 220-222
   tratamento com estrogênio, 222-223
   tratamento de reposição hormonal,
      220-223
   tratamento, 220-223
Menstruação, ausência de. *Veja* Amenorréia
Metabolismo de lipoproteína, 297, 299-301
Metástases ósseas, tratamento com
   bisfosfonatos, 376-377
Metformina
   no tratamento de hirsutismo, 212-214
   no tratamento do diabetes melito tipo 2,
      250-255
Mitramicina na hipercalcemia
   tratamento, 172-174
Monitorização de glicemia no diabetes tipo
   1, 246-247
Monitorização do tratamento em
   osteoporose, 160-161
Mudanças de alimentação no tratamento da
   obesidade, 323-327

Mudanças no estilo de vida no tratamento
   da obesidade, 323-327
Mudanças nutricionais no tratamento da
   obesidade, 323-327

N

Neoplasia endócrina múltipla, 339, 341-353
   definição, 339, 341
   epidemiologia, 339, 341
   etiologia, 339, 341-342
   tipo 1, 341-346
      angiofibroma facial, 345-346
      anomalias adrenocorticais, 345-346
      base genética, 390t
      colagenomas, 345-346
      doença de paratiróide, 344-346
      doença enteropancreática, 341-343
      doença hipofisária, 345-346
      doenças associadas, 345-346
      etiologia, 339, 341
      leiomiomas uterinos, 345-346
      lipomas cutâneos e viscerais,
         345-346
      órgão envolvido, 340t
      rastreamento, 341-342
      tumores carcinóides, 345-346
      tumores secretores de gastrina,
         342-345
      tumores secretores de insulina e
         outros tumores, 344-345
   tipo 2, 345-353
      base genética, 390t
      carcinoma medular de tiróide,
         348-350
      doença de paratiróide, 351-353
      etiologia, 339, 341-342
      feocromocitoma, 349-352
      órgão envolvido, 340t
      rastreamento, 346-349
Neurocirurgia na acromegalia, 52-53
Neuropatia diabética, 268-271
   achados laboratoriais, 268-271
   antidepressivos tricíclicos
      uso de, 270-271
   biópsia sural, 270-271
   cirurgia, 270-271
   classificação, 268-270
   controle de glicose, 270-271
   diagnóstico, 268-271
   epidemiologia, 268-270
   fisiopatologia, 268-270

Índice ■ **419**

inibidores de aldose-redutase, uso de, 270-271
manifestações clínicas, 268-270
tratamento com duloxetina, 270-271
tratamento com pregabalina, 270-271
tratamento, 270-271
Niacina, lipoproteína de alta densidade e triglicerídeos, tratamento, 307-310
Nitrato de gálio na hipercalcemia de malignidade, 374-376
Níveis plasmáticos de aldosterona no hiperaldosteronismo primário, 115-116
Nódulos da tiróide, 82-86
  biópsia por aspiração com agulha fina, 83-84
  cirurgia, 83-84
  diagnóstico, 82-84
  epidemiologia, 82-83
  etiologia, 82-83
  tratamento com ablação térmica com *laser*, 84-86
  tratamento com injeção percutânea de etanol, 83-84
  tratamento com iodo radiativo, 83-84
  tratamento supressivo com levotiroxina, 83-84
  tratamento, 83-86
Nódulos de tiróide. *Veja* Nódulos de tiróide

O

Obesidade, 321-329
  alterações na alimentação, 323-327
  atividade física no tratamento da, 326-327
  cirurgia, 328-329
  definição, 321-322
  diabetes melito tipo 2, fator de risco, 248-249
  epidemiologia, 321-323
  etiologia, 322-323
  farmacoterapia, 326-329
  fisiopatologia, 322-352
  mudanças no estilo de vida no tratamento da, 323-327
  mudanças nutricionais no tratamento da, 323-327
  mudanças terapêuticas no estilo de vida, 323-327
  tratamento com orlistat, 326-329
  tratamento com rimonabant, 328-329
  tratamento com sibutramina, 326-327
  tratamento com topiramato, 328-329
  tratamento comportamental, 323-352
  tratamento, 323-327
Orlistat no tratamento da obesidade, 326-329
Osteocalcina para medir formação óssea, em doenças ósseas metabólicas, 148-149
Osteomalacia induzida por drogas, 179-180
Osteomalacia oncogênica, 178-179
Osteomalacia, 176-180
  características, 150t
  hipofosfatasia, 178-180
  osteomalacia induzida por droga, 179-180
  osteomalacia oncogênica, 178-179
  raquitismo
    dependente de vitamina D, 178-179
    hipofosfatêmico, 178-179
    tipo 1 e 2, 178-179
  tratamento com hormônio de crescimento, 178-179
Osteonecrose da mandíbula com tratamento com bisfosfonatos, 152-157
Osteonecrose da mandíbula em tratamento com bisfosfonato, 152-157
Osteoporose, 150-161
  AMG 162, 160-161
  avaliação de risco de fratura, 153t
  características, 150t
  causas secundárias de, 153t
  critérios da OMS, 150t
  definição, 150-152
  diagnóstico, 150t, 152-153, 90t
  epidemiologia, 150-152
  fisiopatologia, 150-152
  monitorização do tratamento, 160-161
  recomendações para rastreamento, 153t
  suplementação de cálcio, 159-160
  suplementação de vitamina D, 159-160
  terapia de reposição hormonal, 156-158
  tratamento com ácido zoledrônico, 159-160
  tratamento com alendronato, 152-158
  tratamento com bisfosfonatos, 152-157
  tratamento com calcitonina, 156-157
  tratamento com denosumab, 160-161
  tratamento com exercício, 159-160
  tratamento com ibandronato, 154-157

tratamento com raloxifeno, 156-157
tratamento com ranelato de estrôncio,
    160-161
tratamento com risedronato, 154-156
tratamento com teriparatida, 157-160
tratamento combinado de TRH e
    alendronato, 157-158
tratamento, 152-161
uso de protetores de quadril, 159-160

P

Paget, doença de, 160-164
    características, 150t
    cirurgia para deformidades graves,
        163-164
    diagnóstico, 161-163
    epidemiologia, 160-161
    fisiopatologia, 161-163
    tratamento com ácido zoledrônico,
        163-164
    tratamento com alendronato, 163-164
    tratamento com antiinflamatórios não-
        esteroidais e analgésicos, 163-164
    tratamento com bisfosfonato, 161-164
    tratamento com calcitonina, 163-164
    tratamento com ibandronato, 163-164
    tratamento com pamidronato, 163-164
    tratamento com risedronato, 161-163
    tratamento, 163-164
Pamidronato
    na doença de Paget, 163-164
    na hipercalcemia, 171-172
    de malignidade, tratamento, 374-376
Paricalcitol na hipocalcemia, 175-176
Pioglitazona no diabetes melito tipo 2,
    252-253
Plicamicina no tratamento de hipercalcemia
    de malignidade, 374-376
Potássio
    na cetoacidose diabética, 256-258
    no coma hiperosmolar, 259-261
Pramlintide
    no diabetes melito tipo 1, 246-247
    no diabetes melito tipo 2, 253-255
Prednisona na hipercalcemia, 171-172
Pregabalina, tratamento, na neuropatia
    diabética, 270-271
Produção de aldosterona em insuficiência
    adrenal, 126-128
Produção de andrógeno adrenal, avaliação
    da, 110-111

Prolactina
    hiperprolactinemia, 46-50. *Veja também*
        Hiperprolactinemia
    no hipopituitarismo, níveis de, 44-45
Puberdade precoce, 214-217
    aconselhamento, 214-217
    adrenarca e telarca prematuras, 214-217
    central, 214-217
    definição, 212-215
    diagnóstico, 214-215
    etiologia, 214-215
    fisiopatologia, 214-215
    tratamento com hormônio de
        crescimento, 215-217
    tratamento, 214-217

R

Radioimunoensaio no exame de imagem
    do sistema hipotálamo-hipofisário,
        35-38
Radioterapia
    na acromegalia, 52-55
    nos tumores hipofisários, 39-41
Raloxifeno na osteoporose, 156-157
Ranelato de estrôncio, tratamento com, na
    osteoporose, 160-161
Raquitismo
    raquitismo hipofosfatêmico, 178-179
    tipos 1 e 2, 178-179
Repaglinida no diabetes melito tipo 2,
    252-253
Ressonância magnética em doenças
    adrenais, 111-114
Restrição protéica em doença renal
    complicações do diabetes,
        273-274
Rimonabant, no tratamento da obesidade,
    328-329
Riscos de derivação coronária como
    complicação do diabetes, 265-267
Risedronato
    na doença de Paget, 161-163
    na osteoporose, 154-156
Rosiglitazona no diabetes melito tipo 2,
    252-253

S

Seqüestrantes de ácido biliar em
    lipoproteína de baixa densidade,
        305t, 306-307

Índice ▪ **421**

Sibutramina no tratamento da obesidade, 326-327
Síndrome de Asherman, causa de, 206-207
Síndrome de quilomicronemia familiar, 298t
Síndrome de secreção inapropriada de hormônio antidiurético, 57-61
  achados clínicos, 59-60
  achados laboratoriais, 59-60
  diagnóstico, 59-61
  epidemiologia, 57-59
  etiologia, 57-59, 59t
  fisiopatologia, 57-59
  tratamento a curto prazo, 60-61
  tratamento a longo prazo, 60-61
  tratamento futuro, 60-61
  tratamento, 60-61
Síndrome do eutiróideo doente, 87-90
  definição, 87-89
  diagnóstico, 87-90
  etiologia, 87-89
  fisiopatologia, 87-89
  tratamento com reposição de triiodotironina, 89-90
  tratamento, 89-90
Síndromes endócrinas paraneoplásicas, 369, 372-377
  bisfosfonatos e metástases ósseas, 376-377
  hipercalcemia de malignidade, 369, 372-376. *Veja também* Hipercalcemia
Somatostatina, análogos da, 52-53
  na acromegalia no tratamento do tumor carcinóide, 364-366
Stents, uso em doença cardiovascular complicação de diabetes, 265-267
Sulfoniluréia, no diabetes melito tipo 2, 250-255
Suplementação de cálcio
  na osteoporose, 159-160
  tratamento de hipocalcemia, 175-176

T

Tangier, doença de, 194t
Teriparatida na osteoporose, 157-160
Teste combinado de hipófise anterior para hipopituitarismo, 44-45
Teste de estímulo de cosintropina em insuficiência adrenal, 126-127
Teste de hormônio liberador de corticotrofina em insuficiência adrenal, 127-128
Teste de metirapona na insuficiência adrenal, 127-128
Teste de supressão com dexametasona na síndrome de Cushing, 119-120
Testes de dinâmica adrenal para doenças adrenais, 110-111
Testosterona
  na infertilidade, 220-222
  no hipogonadismo masculino, 217, 219-220
  no hipopituitarismo, 45-46
Tiazolidinodiona no diabetes melito tipo 2, 252-255
Tiroglobulina
  medida de anticorpos nas doenças da tiróide, 74-75
  nas doenças da tiróide, concentração de, 74-75
  no câncer da tiróide, uso como marcador de tumor, 86-87
Tirotoxicose, secreção inapropriada de TSH, 73-74
Tirotrofina
  na doença hipotálamo-hipofisária, deficiência e excesso de, 34-35, 41-42
  nas doenças da tiróide, medidas de, 73-75
  no hipopituitarismo, 41-42
  no tratamento de câncer da tiróide, supressão de, 87-89
Tiroxina nas doenças da tiróide, medidas de, 74-75
Tomografia computadorizada
  em doenças da adrenal, 111-112
  em doenças da tiróide, 75-76
  em incidentaloma de adrenal, 123-124
Tomografia por emissão de pósitrons com fluorodesoxiglicose em doenças da tiróide, 77-78
Tomografia por emissão de pósitrons nas doenças adrenais, 112-115
Topiramato no tratamento da obesidade, 328-329
Transplante de pâncreas
  no diabetes melito tipo 1, 246-249
  no diabetes melito tipo 2, 253-255
Transplante de rim no diabetes melito tipo 1, 246-249

422 ■ Índice

Tratamento antiplaqueta
  em doença ocular, complicação de diabetes, 267-268
  em doenças cardiovasculares, complicações no diabetes, 265-267
Tratamento com acetato de ciproterona em hirsutismo, 212-214
Tratamento com ácido fíbrico em lipoproteína de alta densidade e triglicerídeos, 308-310
  em lipoproteína de baixa densidade, 305t, 306-307
Tratamento com ácido zoledrônico
  na doença de Paget, 163-164
  na hipercalcemia, 171-172
  na osteoporose, 159-160
Tratamento com bicarbonato na cetoacidose diabética, 256-258
Tratamento com denosumab na osteoporose, 160-161
Tratamento com doxercalciferol para hipocalcemia, 175-176
Tratamento com duloxetina para neuropatia diabética, 270-271
Tratamento com estrogênio
  na menopausa, 222-223
  no hiperparatiroidismo primário, 167-168
  no hipopituitarismo, 46-48
Tratamento com fibratos em lipoproteína de alta densidade e triglicerídeos, 308-310
Tratamento com inseminação intra-uterina na infertilidade, 220-222
Tratamento com iodo radiativo
  nas doenças da tiróide, 75-76
  no hiperparatiroidismo, 80-81
  nos nódulos da tiróide, 83-84
Tratamento com meglitinida no diabetes melito tipo 2, 252-253
Tratamento com óleo de peixe
  em lipoproteína de alta densidade e triglicerídeos, 308-310
  em lipoproteína de baixa densidade, 305t
Tratamento comportamental na obesidade, 323-352
Tratamento de infertilidade masculina, 220-222

Tratamento de reposição de andrógeno adrenal na insuficiência adrenal, 128-130
Tratamento de reposição hormonal, inibidores de 3-hidroxi-3-metilglutaril-coenzima A, 303-304
  na menopausa, 220-223
  na osteoporose, 156-158
Tratamento glicêmico intensivo, 273-277
  definição, 273-274
  diabetes melito tipo 1, 274-275
  diabetes melito tipo 2, 274-275
  doença crítica e, 273-274
  epidemiologia, 274-275
  escala deslizante de insulina, 276-277
  etiologia, 273-274
  fisiopatologia, 274-277
  fundamentos, 273-274
  infarto do miocárdio e, 276-277
  infusão intravenosa, 276-277
  paciente de ambulatório, 274-275
  paciente internado em outras circunstâncias, 276-277
Tratamento para remoção de pêlos no hirsutismo, 211-212
Tratamento supressivo com levotiroxina no nódulo de tiróide, 83-84
Tratamentos com alendronato
  na doença de Paget, 163-164
  na osteoporose, 152-156, 157-158
Tratamentos com inibidor de α-glicosidase no diabetes melito tipo 2, 252-253
Triglicerídeos e lipoproteína de alta densidade, 307-311
Triidotironina mais levotiroxina no tratamento de hipotireoidismo, 82-83
Triiodotironina
  nas doenças da tiróide, medidas de, 74-75
  no tratamento da síndrome do eutiróide doente, 89-90
Trombólise em doença cardiovascular complicação de diabetes, 265-267
Tumores
  carcinóides, 345-346, 361-362. *Veja também* Tumores carcinóides
  feocromocitomas, 128-134. *Veja também* Feocromocitoma

na neoplasia endócrina múltipla tipo 1,
secretores de insulina e outros
tumores, 344-345
tumores gástricos secretores, na
neoplasia endócrina múltipla
tipo 1, 342-345
tumores hipofisários, 37-41. *Veja também*
Tumores hipofisários
Tumores carcinóides, 361-366
definição, 361-362
diagnóstico, 363-364
epidemiologia, 362-363
etiologia, 361-362
neoplasia endócrina múltipla tipo 1,
345-346
patologia, 362-364
tratamento, 363-366
Tumores hipofisários, 37-41
diagnóstico, 38-39
epidemiologia, 38-39
etiologia, 37-38
fisiopatologia, 38-39
radioterapia, 39-41
tratamento, 38-41
Tumores secretores de gastrina na neoplasia
diagnóstico, 342-343
endócrina múltipla tipo 1, 342-343
tratamento, 342-345
Turner, síndrome de, 206-207

U

Ultra-sonografia em doenças da tiróide,
75-76
Uso de protetor de quadril na osteoporose,
159-160

V

Vitamina D
na hipocalcemia, 175-176
nas doenças ósseas metabólicas,
147-148
raquitismo, 178-179
suplementação de, na osteoporose,
159-160
Vitrectomia em complicação ocular do
diabetes, 268-270

Z

Zetia em lipoproteína de baixa densidade,
306-307
Zoledronato na hipercalcemia de
malignidade, 374-376

GRÁFICA EDITORA
Pallotti
IMAGEM DE QUALIDADE

Santa Maria - RS - Fone/Fax: (55) 3220.4500
www.pallotti.com.br